国家卫生和计划生育委员会"十二五"规划教材
全国中医药高职高专院校教材
全国高等医药教材建设研究会规划教材
供中药等专业用

中药药理与应用

第 3 版

主　编　徐晓玉

副主编　冯彬彬　袁先雄　李淑雯

编　委　(按姓氏笔画为序)

王　雪（黑龙江中医药大学佳木斯学院）

石　青（安徽中医药高等专科学校）

付彦君（辽宁中医药大学）

冯彬彬（重庆三峡医药高等专科学校）

朱　峰（河北北方学院）

刘　莲（北京卫生职业学院）

刘　娟（西南大学荣昌校区）

李淑雯（江西中医药高等专科学校）

吴　君（山东中医药高等专科学校）

尚远宏（攀枝花学院医学院）

周建辉（南阳医学高等专科学校）

姚淑琼（湖南中医药高等专科学校）

袁先雄（湖北中医药高等专科学校）

徐晶晶（厦门医学高等专科学校）

徐晓玉（西南大学中医药学院）

人民卫生出版社

图书在版编目（CIP）数据

中药药理与应用/徐晓玉主编. —3 版. —北京：
人民卫生出版社，2014
ISBN 978-7-117-18921-7

Ⅰ.①中…　Ⅱ.①徐…　Ⅲ.①中药学-药理学-
高等职业教育-教材　Ⅳ.①R285

中国版本图书馆 CIP 数据核字（2014）第 097526 号

| 人卫社官网 | www.pmph.com | 出版物查询，在线购书 |
| 人卫医学网 | www.ipmph.com | 医学考试辅导，医学数据库服务，医学教育资源，大众健康资讯 |

中药药理与应用
第 3 版

主　　编：徐晓玉
出版发行：人民卫生出版社（中继线 010-59780011）
地　　址：北京市朝阳区潘家园南里 19 号
邮　　编：100021
E - mail：pmph @ pmph.com
购书热线：010-59787592　010-59787584　010-65264830
印　　刷：三河市君旺印务有限公司
经　　销：新华书店
开　　本：787×1092　1/16　印张：22
字　　数：549 千字
版　　次：2005 年 6 月第 1 版　　2014 年 7 月第 3 版
　　　　　2018 年 1 月第 3 版第 5 次印刷（总第 10 次印刷）
标准书号：ISBN 978-7-117-18921-7/R·18922
定　　价：39.00 元

打击盗版举报电话：010-59787491　E-mail：WQ @ pmph.com
（凡属印装质量问题请与本社市场营销中心联系退换）

《中药药理与应用》网络增值服务编委会名单

主　编　徐晓玉

副主编　袁先雄　冯彬彬　李淑雯

编　委　（按姓氏笔画为序）

王　雪（黑龙江中医药大学佳木斯学院）

石　青（安徽中医药高等专科学校）

付彦君（辽宁中医药大学）

冯彬彬（重庆三峡医药高等专科学校）

朱　峰（河北北方学院）

刘　莲（北京卫生职业学院）

刘　娟（西南大学荣昌校区）

李淑雯（江西中医药高等专科学校）

吴　君（山东中医药高等专科学校）

尚远宏（攀枝花学院医学院）

周建辉（南阳医学高等专科学校）

姚淑琼（湖南中医药高等专科学校）

袁先雄（湖北中医药高等专科学校）

徐晶晶（厦门医学高等专科学校）

徐晓玉（西南大学中医药学院）

全国中医药高职高专国家卫生和计划生育委员会规划教材第三轮修订说明

全国中医药高职高专卫生部规划教材第1版(6个专业63种教材)2005年6月正式出版发行,是以安徽、湖北、山东、湖南、江西、重庆、黑龙江等7个省市的中医药高等专科学校为主体,全国20余所中医药院校专家教授共同编写。该套教材首版以来及时缓解了中医药高职高专教材缺乏的状况,适应了中医药高职高专教学需求,对中医药高职高专教育的发展起到了重要的促进作用。

为了进一步适应中医药高等职业教育的快速发展,第2版教材于2010年7月正式出版发行,新版教材整合了中医学、中药、针灸推拿、中医骨伤、护理等5个专业,其中将中医护理学专业名称改为护理;新增了医疗美容技术、康复治疗技术2个新专业的教材。全套教材共86种,其中38种教材被教育部确定为普通高等教育"十一五"国家级规划教材。第2版教材由全国30余所中医药院校专家教授共同参与编写,整个教材编写工作彰显了中医药特色,突出了职业教育的特点,为我国中医药高等职业教育的人才培养作出了重要贡献。

在国家大力推进医药卫生体制改革,发展中医药事业和高等中医药职业教育教学改革的新形势下,为了更好地贯彻落实《国家中长期教育改革和发展规划纲要(2010-2020)》和《医药卫生中长期人才发展规划(2011-2020)》,推动中医药高职高专教育的发展,2013年6月,全国高等医药教材建设研究会、人民卫生出版社在教育部、国家卫生和计划生育委员会、国家中医药管理局的领导下,全面组织和规划了全国中医药高职高专第三轮规划教材(国家卫生和计划生育委员会"十二五"规划教材)的编写和修订工作。

为做好本轮教材的出版工作,成立了第三届中医药高职高专教育教材建设指导委员会和各专业教材评审委员会,以指导和组织教材的编写和评审工作,确保教材编写质量;在充分调研的基础上,广泛听取了一线教师对前两版教材的使用意见,汲取前两版教材建设的成功经验,分析教材中存在的问题,力求在新版教材中有所创新,有所突破。新版教材仍设置中医学、中药、针灸推拿、中医骨伤、护理、医疗美容技术、康复治疗技术7个专业,并将中医药领域成熟的新理论、新知识、新技术、新成果根据需要吸收到教材中来,新增5种新教材,共91种教材。

新版教材具有以下特色:

1. 定位准确,特色鲜明 本套教材遵循各专业培养目标的要求,力求体现"专科特色、技能特点、时代特征",既体现职业性,又体现其高等教育性,注意与本科教材、中专教材的区别,同时体现了明显的中医药特色。

2. 谨守大纲,重点突出 坚持"教材编写以教学计划为基本依据"的原则,本次教材修订的编写大纲,符合高职高专相关专业的培养目标与要求,以培养目标为导向、职业岗位能力需求为前提、综合职业能力培养为根本,注重基本理论、基本知识和基本技能的培养和全面素质的提高。体现职业教育对人才的要求,突出教学重点、知识点明确,有与之匹配的教学大纲。

3. 整体优化,有机衔接 本套教材编写从人才培养目标着眼,各门教材是为整个专业培养目标所设定的课程服务,淡化了各自学科的独立完整性和系统性意识。基础课教材内容服务于专业课教材,以"必需,够用"为度,强调基本技能的培养;专业课教材紧密围绕专业培养目标的需要进行选材。全套教材有机衔接,使之成为完成专业培养目标服务的有机整体。

4. 淡化理论,强化实用 本套教材的编写结合职业岗位的任职要求,编写内容对接岗位要求,以适应职业教育快速发展。严格把握教材内容的深度、广度和侧重点,突出应用型、技能型教育内容。避免理论与实际脱节,教育与实践脱节,人才培养与社会需求脱节的倾向。

5. 内容形式,服务学生 本套教材的编写体现以学生为中心的编写理念。教材内容的增减、结构的设置、编写风格等都有助于实现和满足学生的发展需求。为了解决调研过程中教材编写形式存在的问题,本套教材设有"学习要点"、"知识链接"、"知识拓展"、"病案分析(案例分析)"、"课堂讨论"、"操作要点"、"复习思考题"等模块,以增强学生学习的目的性和主动性及教材的可读性,强化知识的应用和实践技能的培养,提高学生分析问题、解决问题的能力。

6. 针对岗位,学考结合 本套教材编写要按照职业教育培养目标,将国家职业技能的相关标准和要求融入教材中。充分考虑学生考取相关职业资格证书、岗位证书的需要,与职业岗位证书相关的教材,其内容和实训项目的选取涵盖相关的考试内容,做到学考结合,体现了职业教育的特点。

7. 增值服务,丰富资源 新版教材最大的亮点之一就是建设集纸质教材和网络增值服务的立体化教材服务体系。以本套教材编写指导思想和整体规划为核心,并结合网络增值服务特点进行本套教材网络增值服务内容规划。本套教材的网络增值服务内容以精品化、多媒体化、立体化为特点,实现与教学要求匹配、与岗位需求对接、与执业考试接轨,打造优质、生动、立体的网络学习内容,为向读者和作者提供优质的教育服务、紧跟教育信息化发展趋势并提升教材的核心竞争力。

新版教材的编写,得到全国40余家中医药高职高专院校、本科院校及部分西医院校的专家和教师的积极支持和参与,他们从事高职高专教育工作多年,具有丰富的教学经验,并对编写本学科教材提出很多独到的见解。新版教材的编写,在中医药高职高专教育教材建设指导委员会和各专业教材评审委员会指导下,经过调研会议、论证会议、主editor人会议、各专业编写会议、审定稿会议,确保了教材的科学性、先进性和实用性。在此,谨向有关单位和个人表示衷心的感谢!

希望本套教材能够对全国中医药高职高专人才的培养和教育教学改革产生积极的推动作用,同时希望各位专家、学者及读者朋友提出宝贵意见或建议,以便不断完善和提高。

全国高等医药教材建设研究会
第三届全国中医药高职高专教育教材建设指导委员会
人民卫生出版社
2014 年 4 月

全国中医药高职高专第三轮规划教材书目

中医学专业

1	大学语文（第3版）	孙 洁	12	中医妇科学（第3版）	盛 红
2	中医诊断学（第3版）	马维平	13	中医儿科学（第3版）★	聂绍通
3	中医基础理论（第3版）★	吕文亮	14	中医伤科学（第3版）	方家选
		徐宜兵	15	中药学（第3版）	杨德全
4	生理学（第3版）★	郭争鸣	16	方剂学（第3版）★	王义祁
5	病理学（第3版）	赵国胜	17	针灸学（第3版）	汪安宁
		苑光军	18	推拿学（第3版）	郭 翔
6	人体解剖学（第3版）	盖一峰	19	医学心理学（第3版）	侯再金
		高晓勤	20	西医内科学（第3版）★	许幼晖
7	免疫学与病原生物学（第3版）	刘文辉	21	西医外科学（第3版）	贾 奎
		刘维庆	22	西医妇产科学（第3版）	周梅玲
8	诊断学基础（第3版）	李广元	23	西医儿科学（第3版）	金荣华
9	药理学（第3版）	侯 晞	24	传染病学（第2版）	陈艳成
10	中医内科学（第3版）★	陈建章	25	预防医学	吴 娟
11	中医外科学（第3版）★	陈卫平			

中医骨伤专业

26	中医正骨（第3版）	莫善华	30	骨科手术（第3版）	黄振元
27	中医筋伤（第3版）	涂国卿	31	创伤急救（第3版）	魏宪纯
28	中医骨伤科基础（第3版）★	冼 华	32	骨伤科影像诊断技术	申小年
		陈中定	33	骨科手术入路解剖学	王春成
29	中医骨病（第3版）	谢 强			

中 药 专 业

34	中医学基础概要（第3版）	宋传荣	40	中药方剂学（第3版）	吴俊荣
		何正显			马 波
35	中药药理与应用（第3版）	徐晓玉	41	有机化学（第3版）★	王志江
36	中药药剂学（第3版）	胡志方			陈东林
		李建民	42	药用植物栽培技术（第2版）★	宋丽艳
37	中药炮制技术（第3版）	刘 波	43	药用植物学（第3版）★	郑小吉
		李 铭			金 虹
38	中药鉴定技术（第3版）	张钦德	44	药事管理与法规（第3版）	周铁文
39	中药化学技术（第3版）	李 端			潘年松
		陈 斌	45	无机化学（第3版）	冯务群

46	人体解剖生理学（第3版）	刘春波	48	中药储存与养护技术	沈 力
47	分析化学（第3版）	潘国石			
		陈哲洪			

针灸推拿专业

49	针灸治疗（第3版）	刘宝林	52	推拿治疗（第3版）	梅利民
50	针法灸法（第3版）★	刘 茜	53	推拿手法（第3版）	那继文
51	小儿推拿（第3版）	佘建华	54	经络与腧穴（第3版）★	王德敬

医疗美容技术专业

55	医学美学（第2版）	沙 涛	61	美容实用技术（第2版）	张丽宏
56	美容辨证调护技术（第2版）	陈美仁	62	美容皮肤科学（第2版）	陈丽娟
57	美容中药方剂学（第2版）★	黄丽萍	63	美容礼仪（第2版）	位汶军
58	美容业经营管理学（第2版）	梁 娟	64	美容解剖学与组织学（第2版）	杨海旺
59	美容心理学（第2版）★	陈 敏	65	美容保健技术（第2版）	陈景华
		汪启荣	66	化妆品与调配技术（第2版）	谷建梅
60	美容手术概论（第2版）	李全兴			

康复治疗技术专业

67	康复评定（第2版）	孙 权	72	临床康复学（第2版）	邓 倩
68	物理治疗技术（第2版）	林成杰	73	临床医学概要（第2版）	周建军
69	作业治疗技术（第2版）	吴淑娥			符逢春
70	言语治疗技术（第2版）	田 莉	74	康复医学导论（第2版）	谭 工
71	中医养生康复技术（第2版）	王德瑜			
		邓 沂			

护 理 专 业

75	中医护理（第2版）★	杨 洪	83	精神科护理（第2版）	井霖源
76	内科护理（第2版）	刘 杰	84	健康评估（第2版）	刘惠莲
		吕云玲	85	眼耳鼻咽喉口腔科护理（第2版）	肖跃群
77	外科护理（第2版）	江跃华	86	基础护理技术（第2版）	张少羽
		刘伟道	87	护士人文修养（第2版）	胡爱明
78	妇产科护理（第2版）	林 萍	88	护理药理学（第2版）★	姜国贤
79	儿科护理（第2版）	艾学云	89	护理学导论（第2版）	陈香娟
80	社区护理（第2版）	张先庚			曾晓英
81	急救护理（第2版）	李延玲	90	传染病护理（第2版）	王美芝
82	老年护理（第2版）	唐凤平	91	康复护理	黄学英

★为"十二五"职业教育国家规划教材。

第三届全国中医药高职高专教育教材建设指导委员会名单

顾 问

刘德培 于文明 王 晨 洪 净 文历阳 沈 彬 周 杰
王永炎 石学敏 张伯礼 邓铁涛 吴恒亚

主任委员

赵国胜 方家选

副主任委员（按姓氏笔画为序）

王义祁 王之虹 吕文亮 李 丽 李 铭 李建民 何文彬
何正显 张立祥 张同君 金鲁明 周建军 胡志方 侯再金
郭争鸣

委 员（按姓氏笔画为序）

王文政 王书林 王秀兰 王洪全 刘福昌 李灿东 李治田
李榆梅 杨思进 宋立华 张宏伟 张俊龙 张美林 张登山
陈文松 金玉忠 金安娜 周英信 周忠民 屈玉明 徐家正
董维春 董辉光 潘年松

秘 书

汪荣斌 王春成 马光宇

第三届全国中医药高职高专院校中药专业教材评审委员会名单

主任委员

胡志方

副主任委员

李 铭 潘年松

委 员（按姓氏笔画为序）

李 端 杨德全 宋丽艳 张钦德 陈 斌 金 虹

　　为了更好地贯彻落实《国家中长期教育改革和发展规划纲要》和《医药卫生中长期人才发展规划（2011－2020 年）》，推动中医药高职高专教育的发展，培养中医药类高级技能型人才，在总结汲取前两版教材成功经验的基础上，在全国高等医药教材建设研究会、全国中医药高职高专教材建设指导委员会的组织规划下，按照全国中医药高职高专院校各专业的培养目标，确立本课程的教学内容并编写了本教材。

　　《中药药理与应用》是一本介绍中药的现代药理作用及其现代临床应用的教材。中药药理学是在中医药理论指导下，运用现代科学技术和方法，研究中药与机体相互作用及其作用规律的一门科学，是介于传统中药学与现代药理学之间的一门交叉学科。由于中药学的理论体系来源于长期的临床实践，其实用价值与临床密不可分，本教材在学术思想上和服务对象上将充分体现与临床的密切结合。

　　本教材是在卫生部"十一五"规划教材《中药药理与应用》（第 2 版）的基础上补充修订而成。在药物的分类上继承了第 1 版、第 2 版的分类体系，依据现代临床实际需要分为辨证治本、祛因治病、对症治标 3 类。在分节、分目、节目名称及内涵、药物的取舍及归属等方面，遵循的原则是"以传统功效应用为基础，以现代科学研究为依据"。本版教材补充了近 5 年来中药药理临床应用的新进展，根据《中华人民共和国药典》2010 版修订了相应内容，规范了药物分类名称，删减不重要的内容，淡化研究性内容，修改了第 2 版中的不当或疏漏之处。较之第 2 版教材，本版教材临床实用性更强，术语更加科学规范，机制性研究内容更少。

　　本教材定位于中药现代药理与临床应用的高层次教科书，着重介绍迄今为止中药现代药理及现代临床研究所取得的成熟内容。主要面向基层医院药剂科、社区医疗保健体系、药品生产企业、药品销售行业的中药学专业技术人员。主要供中药专业以及中西医结合、中医学、药学、临床医学等专业高职高专学生使用。也可作为介绍中医药研究成果的资料，供中药学、药学专业科研工作者和新药开发者，以及中医学、中西医结合医学、临床医学等专业临床医师参考使用。

《中药药理与应用》 编委会

2014 年 5 月

总 论

各 论

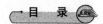

总　论

 学习要点

1. 中药药理学与传统中药学、西药药理学的联系与区别。
2. 中药药理学的学术地位和作用。
3. 中药药理学发展概况。

第一节　中药药理学的学科性质

中药药理学（Pharmacology of Traditional Chinese Medicine）是在中医药理论指导下，运用现代科学技术和方法研究中药与机体相互作用及其作用规律的一门科学。是介于传统临床中药学与西医药理学之间的一门交叉学科。其主要内容是阐明传统中药治病的现代科学依据，阐明传统功能与现代药理之间的相互关系，并揭示中药新的临床作用及其作用机制。

中药药理学不同于传统中药学之处，是在于采用现代自然科学技术和方法对中药治病疗效进行研究和解释。如运用西医药理学、生物化学、免疫学、细胞生物学、分子生物学、天然药物化学、数理统计学等技术和方法，研究和揭示中药临床治病的效果及其机制，并将现代研究的结果与传统中药功能及应用相联系。

中药药理学不同于现代药理学的特点是不脱离中医、中药的基本理论，即用中医药理论进行指导，并将研究结果与传统功能及应用密切联系。具体体现在以下几个方面：第一，不脱离传统中医对于中药的认识和理论阐释；第二，重视中药对机体的整体调节作用，重视动物整体实验的结果以及模拟体内条件的体外实验结果等；第三，不违反辨证施治的原则研究和利用中药的现代药理作用；第四，将现代药理学理论与传统中医药理论联系起来论述中药的作用机制。例如，人参传统功能与现代药理作用的相互对应关系大致为：大补元气、挽救虚脱的功能与强心、抗心肌缺血、调节血压、抗休克等作用有关；补脾气、益肺气的功能与增强免疫、促进蛋白质及核酸合成、调节内分泌、增强抗应激能力、延缓衰老等作用有关；益气而活血的功能与抗凝血、扩张血管、降血脂、抗肿瘤作用有关；益气而养血的功能与促进骨髓造血作用有关；益气而扶正祛邪的功能之一体现与抗肿瘤作用有关；生津止渴的功能与降低血糖、抗糖尿病有关；安神益智功能的药理作用基础为增强记忆、调节中枢神经系统功能、延缓衰老等。

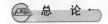

中药药理学研究的范围与现代药理学相同，有两个方面：其一，中药对机体的作用、作用机制、产生作用的物质基础，即研究中药药效学；其二，机体对中药的作用，即机体对中药的吸收、分布、代谢、排泄过程，即研究中药药动学。

第二节 中药药理学的学科任务

中药药理学的学科任务是探讨中药防病治病的现代科学原理，具体有以下几个方面。

1. 验证中药疗效 对于传统的中药功能，中药药理学采用与之相对应的现代药理学指标进行验证。例如，清热药是否能降低发热动物体温，补益药是否能增强机体免疫力，活血化瘀药能否改善血液浓、黏、凝、滞状态，纠正心、脑血管病理及微循环障碍等。中药药理学从另一个侧面验证和认识中药疗效。

2. 探讨中药作用机制 在证实其药理作用的基础之上，中药药理学进一步研究其发挥作用的途径、环节或靶点，揭示其作用机制。例如，研究显示，某些具有健脾补肾扶正祛邪功能的中药或复方对肿瘤形成的启动阶段有阻断作用。例如太子参、白术、四君子汤等具有反启动作用，能够抑制起始因子对大鼠肝、胃细胞介导细胞突变。又如，补肾益精中药为主的复方"还精煎"治疗老年病取得显著疗效，研究发现"还精煎"能延缓下丘脑-垂体-性腺和胸腺等组织和超微结构的老化；提高老年大鼠胸腺重/体重比值，增加胸腺胞浆蛋白质和核 RNA、DNA 含量；提高老年大鼠血清胸腺因子功能，延长淋巴细胞体外存活率。其作用机制是通过影响下丘脑 E_2 与 DHT 受体结合，胸腺细胞核 E_2 与 DHT 受体结合，从而削弱性激素对胸腺的致萎缩作用而实现的。

3. 分析中药药效物质 结合中药化学分析进行中药药效物质基础的研究，是中药药理学的另一个重要任务。对单味药成分分析发现，滋补肝肾的五味子，具有保肝作用，其保肝有效成分为五味子素；活血行气止痛的延胡索，其止痛有效成分为延胡索乙素；麻黄平喘的有效成分为麻黄碱等。复方拆方分析发现，蒿芩清胆汤治邪在少阳往来寒热具有显著的抗疟疾疗效，是因其中的青蒿有抗疟疾的作用，抗疟疾有效成分为青蒿素。当归芦荟丸主治湿热证，通过拆方分析发现青黛抗急性粒细胞性白血病，主要成分为靛玉红，并经过中药化学结构改造使靛玉红衍生物更便于肠道吸收。

4. 研究中药的毒副作用 随着中药使用越来越广泛，成分纯度越来越高，中药制剂越来越多样化，中药的毒副作用越来越明显。研究中药毒性和副作用，阐明其物质基础和作用环节，确定药物安全性范围，亦是中药药理学的重要任务。

中药药理学植根于传统中药广泛的临床应用基础，并为中医疗效提供了客观依据。由于中药药理作用是进行中药质量评价，制剂工艺条件筛选，中成药研究开发，中药现代应用及合理应用的关键依据，因此，中药药理学实际上还承担着以下任务：①通过中药的现代研究，阐明中医理论的现代科学本质。例如阐明中医治法、治则、脏腑功能、中药配伍等重要理论核心问题的科学内涵与实质。②利用中药现代研究结果，更加合理地指导临床用药，提高临床疗效，减少中药毒副反应。③结合中药现代药理研究，提高中药饮片质量标准化水平，研制新的中成药或改良中药剂型。中药药理学在这些工作中承担着主要药效学、药动学、急性毒性、长期毒性等研究的任务。④结合中药现代药理研究，开发新药源、寻找新药材、寻找新中药、发掘中药新用途。寻找贵重药材的代用品，变野生药材为家种，变非中药为中药，扩大中药原有用药范围等工作，都必须在药效学实验验证条件下进行。⑤通过中药现代药理研究，为中西医结合提供依据。由于药理作用是药效物质与人体生化物质相结合的环节，因此，中医与西医两套医学理论的相通之处，以及中药与西药两类药物的作用相通之处，均可以通过药理作用及其作用机制得到揭示。

第三节　中药药理学的发展简史

尽管中药的使用在我国有几千年的历史，但是中药现代药理研究开始于20世纪20年代，据今尚不足100年。

20世纪20年代初期，陈克恢等开始系统研究麻黄、当归的化学成分与药理作用。研究成果报道以后，在国内外引起了强烈的反响和广泛的关注，并由此而开启了传统中药的现代科学研究。

20世纪30年代，主要进行单味药研究，涉及药物50多种。研究较为深入的药材有防己、黄连、贝母、半夏、三七、川芎、地龙、何首乌、人参等。

20世纪40年代，主要研究内容为抗病原微生物的中药发掘和效果验证。其成果主要有抗疟疾药青蒿、常山；抗阿米巴原虫药鸦胆子、白头翁；驱蛔药使君子等，以及丹参、杏仁、防风、冬虫夏草、远志、五加皮等单味药的研究。

20世纪50年代起，新中国的成立给民族医学带来了生机，国家的重视使古老的中医药焕发了青春。此期的研究主要是围绕西医疾病或症状进行有目的的中药疗效验证和药物筛选，在强心、降压、镇痛、驱虫、抗菌、解热、利尿、治血吸虫、抗高血压、抗肿瘤等方面取得较为丰硕的成果。

20世纪60年代，中药药理学在两个方面具有显著进展：其一，中药药理的研究，开始结合中医理论、中医"证"的动物模型研究；其二，中药药理的研究，开始结合西医临床，在对西医常见病进行中医辨证分型的基础上，研究中药的治疗作用。例如，高血压分为肝火亢盛、肝肾阴虚、阴阳两虚等证候类型，观察清肝泻火药、滋阴补肾药、滋阴壮阳药的降压作用。

20世纪70年代开始了中药复方的药理研究，包括全方的药理作用，临床效价的评定，拆方分析某些著名经典方剂中主药、各单味药在复方中的作用及其相互关系。

20世纪80年代在三个方面具有突出进展：①开始研究中药药性理论，对于四性、五味、归经、配伍等传统中药术语的内涵，进行现代科学的解释；②开始研究中药方剂所体现的治法的实质，在揭示活血、扶正、攻下、解毒等治法的实质方面，取得较大成就；③出版了专著、教科书，标志着中药药理学从药理学和中药学中脱颖而出，成为一个独立的分支学科，并且显示出由药→方→法→理（中医药理论核心）的研究发展态势。

20世纪90年代，在学科发展方面进展显著，中药药理学专业创建。成都中医药大学于1991年首次面向全国招收中药药理学本科学生，标志着中药药理学学科体系已经基本形成。在研究水平方面深入到分子水平。由于结合了分子生物学的突飞猛进，使中药作用的机制研究得以深入到蛋白质、核酸等生物大分子结构。

21世纪初期，人类基因组揭秘，中药药理学的研究也开始进入基因水平。一是利用基因芯片技术对中药原生动、植物进行特定基因或DNA序列鉴别，控制中药质量。二是基因芯片高通量筛选的技术优势，为中草药多成分、多靶点的作用特点提供了研究的技术平台。21世纪人类生命科学飞速发展，基因组学、蛋白质组学被应用于中药研究，催生

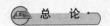

了中药功能组学、中药代谢组学等新兴的研究手段与领域，中药药理学更加蓬勃发展。

本　草　学

　　本草学为古代中药学的称谓。中药是指在中医药理论指导下使用的天然药物及其加工品，包括植物药、动物药、矿物药及其部分化学、生物制品类药物。由于中药以植物药居多，故有"诸药以草为本"的传统概念。五代韩保昇解释："药有玉石草木虫兽，而直言本草者，草类药为最多也。"由于古人的语言习惯以及中药习称为本草，故记载中药的典籍被称为本草或本草学。

（徐晓玉）

复习思考题

1. 中药药理学是一门怎样的学科？
2. 中药药理学对你未来的工作将会有怎样的作用？

第二章　中药药性理论的现代阐释

学习要点

1. 中药传统药性的现代药理作用。
2. 中药各种药味的主要药理作用。
3. 中药归经的现代阐释。
4. 中药中毒的常见因素与预防环节，常见中毒表现。

中药药性理论是关于中药临床特性和功能的基础理论，是对中药临床效果的规律性概括。中药药性理论是中药理论的核心和中医药理论体系的重要组成部分。传统中药药性理论主要包括四性、五味、归经、升降浮沉和有毒无毒。

中药药性理论的形成依据，是以人体为观察对象，从用药后机体的反应中归纳出来的。

第一节　药　性

药性的概念　药性是指中药的寒、凉、温、热属性。传统称为"四性"或"四气"。

药性确定的依据　每味药物的寒热属性，是依据其所治疾病的寒热性质而认定的。能治疗寒性病证的为温热性，能治疗热性病证的为寒凉性。

一、寒凉药的药理作用

寒凉药的药理作用是对抗热证患者的病理变化。中医诊断为热证的患者，其临床表现主要有身热（体温升高或不升高）、口渴喜冷饮、面红目赤、口苦、尿黄少、舌红、苔黄、脉数。由于热邪损伤的脏腑或部位不同，可产生相应部位的临床症状。如痰黄（肺热）、身黄目黄（肝胆热）、惊厥抽搐（肝热）、胃脘灼热（胃热）、烦躁不安、神昏谵语（心热）、局部红肿热痛、发斑（热毒）。如果热邪伤阴导致阴虚，则会出现全身性低热、潮热、盗汗等。中医热证临床症状常见于西医感染性疾病、变态反应与结缔组织疾病、高血压、甲状腺功能亢进症、血液病、恶性肿瘤、自主神经功能紊乱等。热证客观指标通常有心率增快、体温升高、血压升高、血糖升高、耗氧量增加、饮水量增多、尿中儿茶酚胺（CA）与 17-羟皮质类固醇（17-OHCS）排除增多、环腺苷酸（cAMP）排除量高于正常，血中多巴胺-β-羟化酶（DβH）的活性增高，阴虚发热患者血中 cAMP 占优势。热证实质为交感-肾上腺系统兴奋，心血管系统兴奋，代谢增快，中枢神经系统兴奋，体内 CA 合成增多，以及炎症病理反应等。

寒凉药的药理作用以抑制性为主，有以下几方面。

5

1. 抑制作用　寒凉药物对于病理性功能亢进的系统有多方面的抑制作用，从而起到改善临床症状的效果。①抑制交感-肾上腺系统：降低体内 DβH 的活性，减少体内 CA 的合成、提高细胞内的环鸟甘酸（cGMP）水平，并减少尿中 CA 和 cAMP 的排出，使异常的 cAMP/cGMP 的比值恢复正常。如石膏、黄芩、黄连、黄柏、牛黄、柴胡、葛根等。②抑制内分泌、代谢系统：抑制肾上腺皮质功能和性腺功能，使体内 TSH 减少，抑制甲状腺激素的分泌，减少耗氧，降低血糖，抑制 Na^+-K^+-ATP 酶的活性，减少产热。如知母、石膏、黄连、黄柏、黄芩、栀子、大黄等。③抑制心血管系统：减慢心率，扩张血管，降低血压。如葛根、黄芩、黄连、黄柏等。④抑制中枢神经系统：降低脑内兴奋性递质 DβH 活性，增加脑内抑制性物质 5-HT 的含量。如牛黄、丹皮、地龙、钩藤、鱼腥草等。

2. 抗感染作用　寒凉药物具有抗感染的作用。可通过抗细菌、抗病毒、抗真菌、抗炎症、促进免疫等多种途径的综合作用，从而达到控制感染的效果。如金银花、连翘、黄连、黄柏等。

3. 抗肿瘤作用　寒凉药物能够通过抑制肿瘤细胞增殖，诱导肿瘤细胞分化成熟，或促进免疫功能等多种途径，达到抗肿瘤细胞生长的效果。如山慈菇、山豆根、青黛、苦参、大黄、白花蛇舌草等。

二、温热药的药理作用

温热药的药理作用是能对抗寒证患者的病理变化。寒证患者的临床表现有畏寒肢冷、口淡不渴、喜温、面色青白、小便清长、大便清稀、咳痰、流涕清稀色白、身体局部冷痛得热则减、舌淡、苔白、脉迟。中医寒证临床症状常见于现代医学各种原因所致的低血压、某些心血管系统疾病、慢性消耗性疾病后期、内分泌功能减退性疾病、营养不良、体质衰弱。寒证客观指标有心率减慢、体温偏低、血压偏低、耗氧量减少、饮水量减少、心力衰竭、尿中 CA 与 17-OHCS 排除减少、cGMP 排除量高于正常、血中 DβH 的活性减弱。阳虚畏寒患者血中 cGMP 占优势。寒证实质为交感-肾上腺系统功能低下，心血管系统活动减弱，代谢减慢，体内 CA 合成减慢，生殖功能减退，消化功能减弱。

温热药的药理作用大多表现为兴奋性。温热药的药理作用能纠正多个系统的功能低下状况，使之趋于或恢复正常。

1. 兴奋交感-肾上腺系统　增强 DβH 活性，促进体内 CA 的合成。提高细胞内的 cAMP 水平，使异常的 cAMP/cGMP 的比值恢复正常。并使脑内多种兴奋性递质肾上腺素（Ad）、多巴胺（DA）、DβH 的含量增高。如附子、干姜、肉桂、鹿茸等药。

2. 兴奋心血管系统　增强心肌收缩力，正性肌力，正性频率，收缩外周血管，升高血压。如附子、乌头、干姜、麻黄、细辛、丁香、吴茱萸、花椒、高良姜等。

3. 促进能量代谢　促进甲状腺激素的分泌，使 Na^+-K^+-ATP 酶的活性回升，使产热增多。促进糖原分解，升高血糖。如人参、鹿茸、何首乌、肉桂、麻黄等。

4. 促进内分泌　增强下丘脑-垂体-性腺轴、肾上腺皮质轴、胸腺轴等内分泌系统功能，激活肾上腺释放皮质激素，兴奋性腺，促性激素样作用。如淫羊藿、鹿茸、肉苁蓉、何首乌、补骨脂、紫河车等。

第二节 药 味

药味的概念 药味指辛、甘、酸、苦、咸、淡、涩等中药之味，其中前五种为主要药味，所以传统称为"五味"。

药味的含义 药味的含义包括两个方面：第一，指药物的真实滋味。即通过味觉器官而能感受到的真实味道。第二，代表药物作用的标志。中药"药味"是用以总结、归纳中药功能，并推演出临床应用的一种标志，并不一定确有其真实滋味。后者在中医药理论中具有更加重要的意义。

一、辛味药

【药材来源】具有辛味的中药，以植物根、茎、全草、果皮为多，部分为动物药材。

【药效相关物质】与辛味功能密切相关的物质多为植物挥发油、苷类、生物碱等。

【功能及应用】辛味药能散、能行，主要用于解表、化湿、祛风湿、理气、活血、开窍等。

1. 解除表证 主治风寒表证、风热表证或风湿表证，症见发热恶寒、头痛、身痛、头身困重者。

2. 行气消滞 主治气滞证，症见呕吐、腹泻、胀痛、肿胀，或气滞痰阻证，咳嗽、哮喘，或气滞水停证，胸闷、浮肿，或气机闭阻心窍不开神志昏迷等。

3. 活血化瘀 主治血瘀证，症见癥积肿块，刺痛或绞痛，出血而有瘀块，皮肤斑疹或唇、舌紫黯。

【主要药理作用】

1. 扩张皮肤血管 麻黄、桂枝、生姜、薄荷等辛味中药作用显著。扩张皮肤毛细血管，促进体表的血液循环，是辛味药物解除表证的药理作用基础。

2. 抗菌、抗病毒、抗炎症 麻黄、桂枝、防风、细辛、金银花、连翘、柴胡等辛味作用显著。对于细菌、病毒等病原微生物的抑制和抗炎作用，也是辛味药物解表功能的药理作用基础。

3. 调节胃肠平滑肌运动 陈皮、木香、枳实、青皮、厚朴辛味中药等能显著调节胃肠平滑肌运动。这些辛味中药行气消胀的功能与对于胃肠平滑肌运动的调节有密切关系。其对于胃肠平滑肌运动兴奋或抑制作用，利于缓解呕吐、腹泻、腹胀、便秘等脾胃气滞症状。

4. 平喘 杏仁、麻黄、苏子、陈皮、厚朴、马兜铃等辛味中药平喘作用显著。这些辛味药物抑制支气管平滑肌痉挛，缓解哮喘症状的作用，是宣肺平喘、行气消胀，治疗肺气壅滞的药理作用基础。

5. 改善血流动力学 丹参、川芎、桃仁、益母草、水蛭、莪术、延胡索、穿山甲等辛味中药具有较好的扩张血管的作用，能扩张冠状动脉、脑动脉、股动脉或外周血管，缓解组织的缺血缺氧，这些作用是辛味药的活血化瘀功能的基础。

6. 改善血液流变学，抗血栓形成 常用辛味中药如丹参、赤芍、川芎、益母草、蒲黄等，能显著改善血液浓、黏、凝、聚状态，纠正微循环障碍，通过多种途径减少血栓形成等药理作用，体现出辛味药活血化瘀的临床功能。

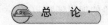

7. 抑制组织异常增生　作用显著的有川芎、当归、丹皮、赤芍、桃仁、红花等辛味中药。这些中药或通过抑制胶原合成，或促进其分解，使增生的结缔组织转化吸收等。

二、甘味药

【药材来源】具有甘味的中药，多为植物根类、动物类或菌类药材。

【药效相关物质】主要为苷类、糖类（尤其是多糖），以及蛋白质、氨基酸、维生素、微量元素等营养物质和性激素等。

【功能及应用】甘味药能补、能和、能缓，主要用于补益脏腑气血阴阳虚损，改善各种虚弱状况，以及调和脏腑，调和药味，缓解拘挛，或缓解疼痛。

1. 补气　主治气虚证，症见食少、乏力、语音低微、自汗、虚喘、易感外邪，舌淡、脉弱等。

2. 补血　主治血虚证，症见面色苍白，头昏、眼花、耳鸣、心悸、失眠、舌淡、脉细弱等。

3. 补阴　主治阴虚证，症见面色潮红、骨蒸、潮热、盗汗、腰酸、耳鸣、舌红少苔，脉细数。

4. 补阳　主治阳虚证，症见畏寒、肢冷、冷痛、面色青白、水肿、痰涎清稀、舌淡、脉迟。

5. 解痉止痛　用于缓解经脉痉挛、肢体疼痛。

6. 缓和药性　用于缓解药物毒性、峻烈之性，减少不良反应。

7. 调和药味　用于协调药物功能，改善中药味道。

8. 调和中焦　用于保护和增强脾胃运化功能。

【主要药理作用】

1. 增强肾上腺皮质功能　甘味药中补气药人参、黄芪、刺五加、白术、甘草，补血药当归、何首乌、熟地黄，补阴药生地黄、玄参、知母，补阳药鹿茸、杜仲、淫羊藿、仙茅均有增强下丘脑-垂体-肾上腺皮质功能的作用。是甘味中药补气、补血、补阴、补阳功能的共同药理作用基础。

2. 促进或调节免疫　黄芪、当归、党参、人参、灵芝、茯苓、银耳、淫羊藿、女贞子、刺五加、紫河车、冬虫夏草等甘味中药，对机体的免疫功能有良好的促进或调节作用，能不同程度地增强非特异性免疫或特异性免疫，提高人体的抗病能力。这些作用是上述甘味中药补益功能，尤其是补气功能的药理作用基础。

3. 增强造血功能　甘味中药人参、黄芪、当归、党参、淫羊藿、冬虫夏草、紫河车、何首乌等能显著刺激骨髓造血功能，促进骨髓红系祖细胞和粒系祖细胞的增殖，增加外周血细胞数量，是甘味中药补血或补气而生血功能的现代药理作用依据。

4. 影响物质代谢　甘味中药本身含有丰富的营养物质，有直接的补充营养，纠正缺失作用。黄芪、枸杞、人参、灵芝等锌（Zn）含量较高，能纠正虚证患者共同表现锌/铜（Zn/Cu）比值的降低。人参、黄芪、淫羊藿等中药能显著促进核酸代谢和蛋白质合成。黄芪、党参、甘草可以提高组织中的 cAMP 的含量，从而影响细胞代谢和功能，增强细胞活力。这些药理作用与上述甘味中药所具有的补益功能，尤其是补阴或补阳功能有密切关系。

5. 改善性功能 鹿茸、淫羊藿、紫河车、黄狗肾、冬虫夏草、脐带等甘味中药具有雄性激素或雌性激素样作用，能兴奋性腺轴功能，提高生殖能力。这种作用与上述甘味中药补益功能尤其是补阳功能的临床效果相吻合。

6. 解毒 甘味的代表药物甘草有多种途径的解毒作用。能在炮制加工或者制剂过程中，通过与毒性生物碱发生反应沉淀，吸附含有羧基、羟基的毒物而减少毒物被吸收。甘草的有效成分具有肾上腺皮质激素样作用，能提高机体对毒物的耐受力，提高肝细胞色素P-450的含量增强肝脏解毒功能，而缓解毒性和，缓和药物作用。这是甘味中药缓和药性的基础。

7. 解痉、镇痛、镇静 代表药物有甘草、白芍。甘草甲醇提取物黄酮类和异甘草素等异黄酮类化合物对于乙酰胆碱、氯化钡、组胺等引起的肠管痉挛性收缩有解痉作用。白芍所含的芍药苷也有解痉作用，并与甘草所含的黄酮类有协同效果。白芍还具有明显的镇痛、镇静作用。上述作用与甘味中药解痉止痛功能的临床效果吻合。

三、酸（涩）味药

【药材来源】酸味药、涩味药多为某些植物的果实。

【药效相关物质】主要为所含鞣质、有机酸等。

【功能及应用】酸味能收敛固涩，用于止泻、止汗、止血、止白带、止滑精、敛黄水、止咳嗽、敛心神等。

1. 收敛固涩 用于治疗久泻、久痢、自汗、盗汗、出血、白带过多、遗精滑精、疮疡溃烂、久咳、虚喘、失眠等。

2. 安蛔止痛 酸味能缓解蛔厥疼痛，用于蛔厥证，腹痛难耐，四肢厥冷。

【主要药理作用】

1. 凝固组织蛋白 五倍子、诃子、石榴皮、乌梅、金樱子等酸味中药所含的鞣质或鞣酸可以与创伤、烧伤、溃疡、黏膜的组织蛋白结合生成不溶于水的鞣酸蛋白，沉淀或凝固于组织表面，形成致密的保护层，利于局部止血、修复、愈合、保护，并可减少组织液的分泌。这是酸味中药收敛固涩之功的主要药理学基础。

2. 抑制细菌生长 五倍子、诃子、石榴皮、乌梅、五味子等酸味中药所含的鞣质或有机酸具有抗菌活性，对于金黄色葡萄球菌、链球菌、伤寒杆菌、痢疾杆菌以及一些致病性真菌具有抑制作用。利于控制感染，减轻消化道、呼吸道、阴道、皮肤慢性炎症反应及组织间液渗出，表现出酸性中药的收敛固涩的临床功能。

3. 镇咳 五味子、乌梅、诃子、罂粟壳等酸味中药有显著的镇咳作用，用于久咳不止而显示出收敛肺气止咳的功能。

4. 镇静安神 五味子、酸枣仁、诃子、罂粟壳等酸味中药对于中枢神经系有明显的镇静、催眠作用，能减少动物自主活动，抗惊厥，促进动物睡眠并延长睡眠时间，是酸味中药收敛心神功能的药理作用基础。

5. 减少肠蠕动 诃子、罂粟壳、乌梅等酸味中药能减轻肠内容物对于神经丛的刺激作用，降低小肠、结肠蠕动，缓解腹泻、腹痛等临床症状，是其收敛止泻、安蛔止痛功能的药理作用基础。

6. 抑制蛔虫 酸味中药所造成的酸性肠道环境，可使蛔虫麻痹，活动抑制而被动排出。

四、苦味药

【药材来源】 具有苦味的中药多为植物根或根茎。

【药效相关物质】 主要为生物碱类、苷类物质。

【功能及应用】 苦味能泄、能燥，主要用于泻火、通便、泻肺、燥湿等。

1. 清泻火热　主治实热证，症见身热、口渴喜冷饮、面红目赤、口苦、便秘、尿黄少、舌红、苔黄、脉数有力。

2. 通泻大便　用于实热便秘证，症见大便秘结不通，干燥难下，或腹痛拒按，或热结旁流。也用于清洁肠道。

3. 降泄肺气　主要用于肺气壅盛，咳嗽、气喘。

4. 燥湿　治疗痰湿病证，症见头身困重、倦怠、胸闷、纳呆、恶心、大便稀溏、小便混浊、水肿、痰饮、风湿、白带过多、舌苔厚或滑腻。

【主要药理作用】

1. 广谱抗菌、抗病毒、抗炎症　黄连、黄芩、黄柏、连翘、板蓝根、贯众、穿心莲、蒲公英、紫花地丁等为数众多的苦味中药，具有广泛的抗致病性细菌、真菌、病毒和减轻炎症反应的作用，能抑制病原微生物的增殖，抑制炎症的病理反应，体现了苦味中药清泄火热的功能，以及燥湿之功。

2. 通便　大黄、虎杖、芦荟、番泻叶、生首乌等苦味中药所含的结合型蒽苷，以及其他中药的成分如牵牛子苷、芫花酯等，能刺激大肠黏膜下神经丛，使肠管蠕动增强而促进大便排出，体现了苦味中药的泻下通便功能。

3. 止咳平喘　苦杏仁、桃仁、半夏、桔梗、柴胡、川贝母、百部等苦味中药抑制咳嗽中枢，具有镇咳作用。麻黄、苦杏仁、款冬花、浙贝母等扩张支气管平滑肌，具有平喘作用。缓解咳嗽哮喘作用是上述苦味药降泄肺气功能的药理基础。

五、咸味药

【药材来源】 具有咸味的中药多为动物类、海产类药。

【药效相关物质】 咸味中药所含碘、钠、钾、镁、钙等无机盐成分丰富，所含的蛋白质类等成分，均与其药理作用有关。

【功能及应用】 传统的功能记载咸味能软坚，临床实际中咸味还广泛应用于惊厥抽搐，或者阳虚体弱，具有平息肝风、温肾壮阳功能。

1. 软坚散结　用于消散癥积肿块、大便坚结。

2. 息风止痉　主治肝风内动，惊厥、抽搐、痉挛、震颤。

3. 补肾壮阳　主治肾阳虚证，畏寒、肢冷、腰膝酸软冷痛、阳痿、不孕等。

【主要药理作用】

1. 抗增生　水蛭、蛀螂、穿山甲、土鳖虫、鳖甲、白花蛇、夏枯草、玄参、僵蚕、牛黄等咸味的中药，具有抗癌细胞增殖或抗结缔组织增生的作用，是软坚散结功能的药理作用基础。

2. 抗单纯性甲状腺肿大　海产类咸味中药昆布、海藻、海蛤壳、海浮石、瓦楞子等富含碘，对缺碘造成的单纯性甲状腺肿大具有治疗作用，是咸味中药软坚散结功能的药理基础之一。

3. 通便 典型药物芒硝为容积行性泻药，可增加肠道水分软化稀释大便而利于排出，是软坚散结功能的现代药理作用依据。

4. 镇静、抗惊厥 牛黄、全蝎、地龙、琥珀、僵蚕、羚羊角、水牛角、蜈蚣、玄参、磁石等具有咸味的中药，尤其是其中动物类药材，具有良好的镇静、抗惊厥作用，与息风止痉功能的临床效果吻合。

5. 改善性功能 鹿茸、紫河车、蛤蚧、海马、黄狗肾、脐带等咸味动物类药材，具有显著的性激素样作用，与补肾壮阳功能的临床效果相同。

六、淡味药

【药材来源】 具有淡味的中药多草本植物类药材。

【药效相关物质】 淡味中药的临床效果与所含钾盐有关。

【功能及应用】 淡味中药功能单一，用于消除水湿。

利水渗湿 主治水湿病证，如水肿、痰饮、风湿、湿热等。用于尿少或无，胸满腹胀有振水声，或四肢肿胀按之凹陷，或胸膈胀满，咳嗽气喘，痰多泡沫，或关节肿痛，或皮肤湿疹，或身目发黄，或阴部瘙痒溃烂，等等。

【主要药理作用】

利尿 茯苓、猪苓、泽泻、萹蓄、金钱草、半边莲等具有显著的利尿作用，是其淡味中药利水渗湿功能的药理作用基础。

第三节 归 经

归经的概念 归经是中药作用的定位。归某经的药物主要对该脏腑及其经络起治疗作用，对其他脏腑经络作用较少或者没有作用。

归经的临床意义 归某经的药物，可以治疗该脏腑、经络及其循行部位的肢体、关节、皮肤疾患。药物性味功能相同，归经不同，所治病证和临床使用对象则不同。例如：黄连、黄芩、黄柏，均性寒，味苦，功能均为清热燥湿、泻火解毒。三黄的不同之处在于，黄连归心经，治疗心经有热，心悸、烦躁、失眠或口舌生疮；黄芩归肺经，治疗邪热壅肺，咳嗽吐黄稠痰、胸痛、咳血或喘促气急；黄柏归肾经，治疗下焦有热，阴部湿疹瘙痒、带下黄臭，或下肢肿胀、风湿，或肝火亢盛，伤耗肾精。掌握归经可以提高临床用药的准确性。

归经的现代研究 关于归经的现代科学依据，有以下4个方面的解释。

一、归经与有效成分在体内的分布相关

中药主要药效成分在体内的分布部位与传统中药归经的部位具有一定的相关性，这是中药归经的物质依据。其方法是采用放射自显影技术对中药药效成分进行体内追踪观察，并将结果与传统归经相比较。发现归肝、胆经的川芎，其同位素标记的重要药效成分 ^{3}H-川芎嗪主要分布在肝脏、胆囊；归肺经的鱼腥草，其同位素标记的主要药效物质 ^{14}C-鱼腥草素绝大多数从呼吸系统排除；而归肝经、心经的丹参，其主要成分 ^{35}S-丹参酮主要分布在肝脏，等等。这些结果，一定程度上为中药传统归经找到了物质方面依据。

微量元素与人体健康和疾病密切相关。微量元素缺乏是虚证患者的普遍共性。研究发

现，微量元素及其金属络合物向组织器官的迁移、富集和亲和作用就是归经的重要基础，这一理论被称为"微量元素归经假说"。补益药大多含有丰富的微量元素，有直接的补充作用。例如，中医理论肾主生长、发育、生殖，主骨生髓，通于脑。现代研究证实，缺少 Zn、Mn 会导致酶活性降低，蛋白质、核酸合成障碍，免疫功能低下，生殖功能低下，反应迟钝，这些现象属于中医"肾虚"。对补骨脂、肉苁蓉、熟地、菟丝子等 21 味补肾助阳药分析，发现其 Zn、Mn、Fe 元素含量丰富，且分布有规律和共性。该类药物归肾经补肾助阳的依据之一，是以微量元素 Zn、Mn、Fe 等作为共同的物质基础，对神经-内分泌-免疫调节网络起调控作用，由此产生的整体效应。又如，中医认为肝藏血，开窍于目。现代研究表明，肝脏是微量元素 Fe、Zn、Mn、Cu 富集的器官，归肝经的中药大多富含 Fe、Zn、Mn、Cu，尤其是 Fe、Zn 含量最为丰富，这些微量元素对于造血、肝组织保护、视力起着较大的作用。

二、归经是中药药理作用的体现部位

古人的归经是以临床疗效为依据的，已知药效成分分布最多的部位，不一定是该药作用最显著的靶器官。研究者从中药药理作用体现部位的角度研究归经，提供了中药归经的功能方面的依据。研究认为，所归之经不一定是该药有效成分分布最多的脏器，而是其功能的体现部位。例如，大黄、芒硝、芦荟、番泻叶、郁李仁、火麻仁等 18 味功能泻下通便的中药归大肠经，其药理作用部位均在大肠，符合率 100%；大黄、三七、仙鹤草、白及、大蓟、小蓟、地榆、茜草等功能止血，归肝经，研究表明具有止血作用，这与中医理论认为出血主要责之于肝不藏血相一致。

中医脏腑的概念与解剖学器官实体有区别又有相关。因此，中药传统归经所归脏腑，与现代研究药理作用所指的器官组织之间，可能吻合，也可能不吻合。例如，南瓜子功能驱虫，其有效成分是南瓜子氨酸，其分布在肝肾最高，而南瓜子归胃、大肠经，实际上指在此发挥驱虫作用。中医理论"诸风掉眩，皆属于肝"，凡是抽搐、震颤、动摇等现代医学神经系统的疾病均与肝相关，而归肝经的中药能止惊厥抽风。天麻、钩藤、全蝎、白花蛇等 22 味功能息风止痉的中药均归肝经，药理作用均能抗惊厥，符合率 100%，但从现代医学角度看，其发挥药理作用的具体部位在神经系统。

中药成分复杂，到底什么是药效成分有时很难下定论，其功能和临床效果常常是多种成分作用于多个系统所产生的综合效应。鉴于此，以药理作用的观点解释归经，与中医药理论本意更为贴近。

三、归经是中药对环核苷酸水平的不同影响

环化核苷酸 cAMP、cGMP 是细胞内调节代谢的重要物质。cAMP 与 cGMP 具有相互拮抗、相互制约的生物学效应，二者必须维持一定的比例，保持一定的动态平衡，才能保证机体功能的正常。研究发现，不同的中药对于不同的脏器组织中 cAMP、cGMP 水平的影响不同。中药导致 cAMP、cGMP 浓度以及 cAMP/cGMP 比值显著变化的脏器组织，与该药归经之间有非常密切的关系。例如，人参归心经，功能大补元气，挽救虚脱，用于气虚欲脱；研究显示，人参通过升高心肌细胞中的 cAMP，降低 cGMP，产生增强心肌收缩力的作用。又如，丹参归肝经，活血化瘀，广泛用于血瘀证；研究显示，丹参能使血小板中的 cAMP 水平升高，抗血小板凝集。

四、归经是受体与药物的特异性亲和能力的表现

受体是一类介导细胞信号转导的功能蛋白质，存在于细胞表面或细胞内。受体具有特异性识别并与相应的配体（药物、递质、激素）结合，触发后续生物效应的能力。每一个靶细胞约有 10^5 个受体。研究发现，相应受体与中药药效物质之间有较大的亲和力，这种亲和力的存在，是中药归经的基础。例如，细辛归心经、肺经、肾经，功能温阳散寒，用于阳虚畏寒、寒饮伏肺、腹中冷痛等。研究显示，细辛中消旋去甲乌药碱含量很高。消旋去甲乌药碱是 β 受体激动剂。$β_1$受体主要在心脏、肠壁占优势，$β_2$受体主要在支气管平滑肌占优势。β 受体兴奋结果是心脏正性肌力、正性频率，心率加快，传导加快；支气管平滑肌松弛，缓解咳嗽哮喘；胃肠平滑肌张力降低，自发性收缩频率和幅度降低，缓解腹痛等等，与细辛的药性、归经和功能相吻合。

第四节　毒　　性

药毒的含义　不同的历史时期中药著作中"毒"的含义各有不同。古代文献中多为广义之毒，其含义有以下三方面：其一，"毒药"是药物的总称，如《周礼》曰："医师掌医之政令，聚毒药以共医事"；其二，"毒性"指药物所具有的能纠正疾病的特殊偏性，即所谓"以毒攻毒"；其三，"毒性"指药物可能对人体造成不良后果，如《诸病源候论》云："凡药物云有毒及有大毒者，皆能变乱，于人为害，亦能杀人。"现代中药专著中，中药毒性多为狭义之毒，特指某些中药对人体能造成不良反应的特性，相似于西药毒性和副作用。

既往中药导致中毒或不良反应的报道不多，中药的毒性作用并未引起人们足够的重视。这是由于历史上绝大多数中药的使用方法是煎煮，煎煮可以降解某些毒性成分；在煎熬之前经过了炮制，炮制也有解毒的效果；中药成分复杂而每一种成分含量通常不多，使其毒性不致显著；配方使用使毒性成分被拮抗，以上种种因素，使得明显的中药急性毒副作用并不常见。随着中药使用越来越广泛，成分纯度越来越高，中药制剂越来越多样化，使用途径和方式越来越复杂，中药的毒副作用随之越来越明显，应引起高度重视。

一、导致中药中毒的常见因素

1. **药物含有较强的毒性成分**　部分中药含有较强的毒性成分，比如川乌、草乌、附子、雪上一枝蒿所含的乌头碱，马钱子所含的番木鳖碱，半夏、天南星、白附子所含的生物碱都有较强的毒性作用。如乌头碱为剧毒成分，可致心室颤动，人口服 0.2mg 即可中毒，3~4mg 即可致死。除了已知的导致急性毒性的成分之外，一些可在体内形成蓄积中毒的成分，可引起中药慢性毒性，如关木通、马兜铃、广防己、青木香所含的马兜铃酸，可导致慢性肾衰竭。此外，尚有一些目前未知或因含量较少，未引起足够重视的毒性成分，随着中药制剂的发展，中药成分的提取分离纯化，其毒性作用将会进一步显露出来。如桔梗口服一般没有毒副反应，但桔梗皂苷有很强的溶血作用。

2. **炮制不规范**　炮制是中药的解毒方法之一，不少有毒中药经过炮制加工，会使原有毒性大大降低。例如，乌头碱在生乌头中含量很高，但不耐热，加热可水解为微毒的氨基醇类乌头原碱，毒性可降低 200~4000 倍。许多生物碱类的毒性成分，加热可降解为微

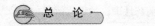

毒或无毒的成分，使毒性作用大大降低。因此，炮制必须规范，内服规定必须用炮制品的中药，不得使用生品。有毒中药生药禁止内服。

3. 用量过大　使用剂量是否恰当，是决定药物是否产生毒副作用的关键因素。不少毒性中药临床导致中毒的原因，都与一次性使用剂量过大，或者长期使用累计用量过大，造成体内蓄积中毒有关。有报道用杏仁 40 粒治疗新生儿咳嗽，导致患儿窒息死亡。亦有用关木通利尿，每日 120g，连续服用 1 个月，导致肾衰竭，全身水肿的案例。均为超量使用有毒中药造成的恶果。

4. 配伍不当　中药配伍应用的结果，可能使毒性降低，也可能使毒性增强。历代本草著作都非常强调配伍禁忌，总结出"十八反"、"十九畏"的配伍禁忌规律，这些认识至今仍指导着中药的临床应用。配伍不当导致中药中毒，除了违反配伍禁忌之外，有毒中药相互配伍使用，使毒性作用增强，是另一个常见因素。

5. 个体差异　不同的个体对于药物的敏感性、耐受性不同，可能造成对药物的不同反应。某些个体对某种具有过敏原性的中药高度敏感，则可能出现过敏反应。在中药引起的过敏反应中，尤其以注射剂导致最多。

二、避免中药中毒的环节

1. 严格采购　中药材的采购要掌握产地来源，辨明真伪，区别容易混淆的品种，禁用伪劣品种。使用品种来源清楚，由 GAP 规范化种植生产的标准药材。

2. 规范炮制　中药炮制品加工工厂要达到 GMP 生产标准。要按照国家有关要求，规范炮制加工工艺流程，生产和使用中药标准饮片。

3. 合理选用　药物对于人体，首要的是安全。但凡药物"用之得当则为良药，用之不当则为毒药"。有毒中药的使用，必须辨证准确，必要时才使用。使用的同时要高度注意配伍禁忌、用药禁忌和病人体质强弱。

4. 用量适当　毒性中药的使用，要严格按照现行版《中华人民共和国药典》（一部）规定的剂量，或者参照权威临床中药学教材中常规的剂量使用，切勿轻易超量使用。并且应以小量渐增法给药，适可而止。即如《神农本草经》谓："若用毒药疗病，先起如黍粟，病去即止，不去倍之，不去十之，取去为度。"

5. 恰当配伍　使用毒性中药，应配伍甘缓药或拮抗毒性作用的药，以降低其毒副反应。通常禁止使用十八反、十九畏等禁忌性配伍。并且要避免多味有毒中药同时使用，或者使用有毒中药时间过长。已知毒性成分相同的中药不宜同时使用，如杏仁、桃仁其毒性成分都是苦杏仁苷，半夏、天南星毒性成分都是相同的生物碱。这些中药相互配伍，其毒性有相加效果。

6. 警慎过敏体质、虚弱体质　临床医师应询问患者中药过敏史，避免使用可能引起过敏的中药。虚证患者，如果体质过分虚弱，不宜单纯使用有毒或作用强烈的中药，应配伍补益药物，或者先补后攻。

三、常见中药毒副作用

1. 对中枢神经系统的毒副作用

【常见药物】马钱子、汉防己、川乌、草乌、附子、雪上一枝蒿、细辛、莪术、斑蝥、山豆根、生天南星、红花油、黄独、麻黄等。

【毒性成分】多为生物碱类。

【毒性作用】多使中枢神经系统先兴奋，后抑制，最后麻痹而死亡。

【中毒表现】唇舌和肢体发麻，头痛、眩晕、烦躁不安、意识模糊、抽搐、惊厥、昏迷、瞳孔缩小或放大、牙关紧闭、甚至死亡。

2. 对心血管系统的毒副作用

【常见药物】川乌、草乌、附子、雪上一枝蒿、蟾蜍、罗布麻叶、万年青、黄花夹竹桃、北五加皮。

【毒性成分】乌头碱、强心苷等。

【毒性作用】心肌损伤、传导阻滞、心律失常、心室颤动等。

【中毒表现】心悸、胸闷、心律失常、血压升高或降低、循环衰竭，甚至死亡。

3. 对肝脏的毒副作用

【常见药物】雷公藤、川楝子、苍耳子、黄独、半夏、蒲黄、青黛等中药损伤肝脏，现已发现有100多种中药有不同程度的肝脏损害作用。

【毒性成分】雷公藤苷、靛玉红、毒性生物碱等。

【毒性作用】肝细胞坏死、肝炎，肝功能障碍。

【中毒表现】肝区疼痛、肝脏肿大、转氨酶升高、黄疸指数升高、清/球蛋白比例倒置，等。

4. 对肾脏的毒副作用

【常见药物】斑蝥、关木通、马兜铃、广防己、青木香、粉防己、延胡索、钩藤、泽泻、肉桂、苍耳子、云南白药等药损伤肾脏。

【毒性成分】马兜铃酸、钩藤碱、毒性蛋白等。

【毒性作用】肾小管坏死、肾衰竭等。

【中毒表现】腰痛、浮肿、尿频、尿少、尿闭、血尿、尿毒症。

5. 对消化道的毒副作用

【常见药物】甘遂、大戟、芫花、巴豆、鸦胆子、苍耳子、决明子、青木香、了哥王、常山、苦参等。

【毒性成分】刺激性的泻素、毒性蛋白、脂肪油、生物碱等。

【毒性作用】胃肠道刺激作用。

【中毒表现】恶心、呕吐、食欲不振、腹痛、腹胀、腹泻、消化道出血。

6. 对呼吸系统的毒副作用

【常见药物】白果、苦杏仁、桃仁、商陆、五味子、苍耳子、山豆根、百部、肉桂、两面针。

【毒性成分】氰苷、氢氰酸等。

【毒性作用】氰苷可水解生成氢氰酸。氢氰酸能抑制细胞色素氧化酶，使细胞氧化反应停止，导致组织窒息。

【中毒表现】呼吸困难、咳嗽、咳血、急性肺水肿、呼吸肌麻痹、呼吸衰竭，甚至窒息死亡。

7. 可引起过敏反应的中药

【常见药物】曾报道引起过敏性休克的中药有鸦胆子外敷，鱼腥草注射液、复方地龙注射液、云南白药、六神丸、地龙、僵蚕、全蝎、蝉蜕、土鳖虫、天花粉、黄药子、大青

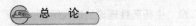

叶、板蓝根、穿心莲、五味子、丹参、三七、冰片、桑椹、附子、鹿茸等，有150多种中药、20余种中药注射液曾引起过敏反应。但引起过敏反应的中药注射剂中，多数已被证实与其生产过程灭菌不严或销售过程被污染有关。

【过敏症状】 轻者表现为皮疹、荨麻疹、红斑、皮肤黏膜水疱、发热，严重者出现脱落性皮炎、过敏性休克。

8. 可致畸致癌的中药

【常见药物】 雷公藤长期接触，可使小鼠细胞染色体畸变。板蓝根、槟榔、款冬花、千里光、广防己、青木香、关木通、马兜铃、细辛、土贝母、野百合、紫草、藿香、石菖蒲、巴豆油等长期喂饲动物可引起细胞突变和癌变，可导致肿瘤生长。

 知识链接

毒药的使用原则

有毒中药的使用，要根据患者体质、病情轻重、药物毒性大小等多方面因素决定，以小心谨慎为原则，适可而止。如《黄帝内经》中提出根据患者体质决定，"能毒者以厚药，不能毒者以薄药"；根据药物毒性强弱决定，"大毒治病十去其六，常毒治病十去其七，小毒治病十去其八，无毒治病十去其九，谷肉果菜，食养尽之，无使过之，伤其正也。"《神农本草经》提出试探性用药，"若以毒药治病，先起如黍粟，病去即止，不去倍之，不去十之，取去为度"。这些精辟的论述，仍不失为毒性中药现代使用的指导原则。

（徐晓玉）

复习思考题

1. 寒凉药、温热药的寒性或热性是如何体现出来的？
2. 辛味药、甘味药、酸味药、咸味药的功能应用分别以哪些药理作用为基础？

第三章 中药药理作用的特点

学习要点

1. 中药临床疗效是多种成分多种作用的综合效应。
2. 中药可产生两种截然相反的药理作用及其原因。

第一节 中药作用的综合性

中药作用的综合性，是指中药的临床效果往往是由多种药效成分，通过多条作用途径，多个作用环节，作用于多个药物靶点所产生的综合效应。

中药作用的综合性，是由于中药化学成分的复杂性所决定的。除了某些较为纯净的天然矿物如石膏、寒水石、朱砂和经过炮制加工的提纯物如芒硝、青黛之外，每一个单味中药，尤其是植物和动物类中药，即是一个小复方。目前已知的单味植物、动物或矿物药材的化学成分少则几种，多则几十种，甚至上百种。中药配伍使用的复方，其化学成分更为复杂。因此，除了提纯的单体成分之外，无论是中药单味使用还是配伍复方使用，其作用效果几乎都是综合性的。

大量的研究显示，即使单味中药的临床效果也往往是多成分、多途径、多环节、多靶点的。如清金散单用一味清热泻火归肺经的黄芩治疗肺热咳血或喘息，从现代药理学角度可知，其疗效基于以下多种成分的多种药理作用：①黄芩苷对多种常见致病性细菌、真菌、病毒和细菌内毒素有抑制作用，能消除大肠杆菌耐药质粒；②黄芩苷、黄芩素、汉黄芩素、汉黄芩苷、黄芩新素Ⅱ能抑制炎症介质的生成和释放，减轻毛细血管扩张、血管壁通透性增强、白细胞趋化等炎症反应；③黄芩苷能通过稳定肥大细胞膜减少炎症介质释放，影响花生四烯酸代谢等途径，以达到抗过敏反应、缓解气管痉挛的作用；④黄芩素、汉黄芩素、黄芩新素Ⅱ、千层纸素能抑制血小板聚集，抑制纤维蛋白原转化为纤维蛋白，具有抗凝血作用；⑤黄芩苷、黄芩总黄酮对于实验性发热动物有显著的解热作用。

复方由于药物本身成分的复杂性，制剂过程中还可能出现新的物质，作用途径更为复杂多样。例如功能益气回阳固脱的参附汤，由人参、附子两味药组成，用于阳气虚脱的"厥脱证"，症见手脚厥冷、冷汗淋漓，口鼻气微，脉微欲绝。"厥脱证"见于现代医学的休克。研究表明，参附注射液对于急性心肌梗死，感染性、创伤性、中毒性休克，以及低血压、慢性心力衰竭等均有较好疗效。其疗效基于：①人参皂苷和附子所含消旋去甲乌药碱有显著的强心和正性肌力作用；②人参皂苷和消旋去甲乌药碱能显著扩张冠状动脉，并提高心肌耐缺氧能力；③人参皂苷、氯化甲基多巴胺和去甲猪毛菜碱对

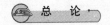

低血压有明显升压作用；④消旋去甲乌药碱有抗心律失常作用；⑤人参皂苷有抗凝血作用等等。

第二节　中药作用的双向性

中药作用的双向性亦称为中药的双向调节作用，是指同一种中药或同一个复方可能产生两种截然相反的作用，既可使机体从功能亢进状态向正常转化，也可使机体从功能低下状态向正常转化。如对中枢神经系统既有兴奋作用，又有抑制作用，对于血压既能升压，又能降压。例如，人参、刺五加、五味子对中枢神经系统的影响，既可加强其抑制过程，又可增强其兴奋过程，促进两过程恢复动态平衡。

大量的研究表明，调节或调控是中药作用的基本形式。许多中药都具有多方面、多个系统、多种形式的调节作用，这种调节作用有利于促进紊乱的功能状态恢复正常。中药的调节作用，尤其是中药的双向调节作用，是中药独特的临床疗效机制和优势。

从现有的研究报道中分析和总结发现，形成中药双向调节作用，与下列因素有关。

一、药物成分的相互拮抗

同一味中药常常含有相互拮抗的化学物质，这是出现中药疗效相反、双向调节作用的物质基础。例如，中医认为，人参有安神、益智功能，用于治疗失眠、心神不安。研究发现，人参皂苷对中枢神经系统的作用是 Rg 类有兴奋作用，Rb 类有抑制作用，Rb_1、Rb_2、Rb_3混合皂苷呈显著的安定效应。中药理论认为，黄芪具有益气扶正的功能，是治疗正气不足，易感外邪的首选药物。"易感外邪"之意，既包括体虚多病，容易感冒，发病，也包括容易过敏，发生变态反应性疾病等。现代研究表明，黄芪对免疫系统有明显影响，黄芪提取成分 F_3 可以提高淋巴因子，白介素-2（IL-2）水平，激活杀伤细胞（LAK），还能逆转环磷酰胺（CTX）引起的免疫功能抑制现象，而 F_2 单体有很强的免疫抑制作用。黄芪具有良好的免疫调节作用，以黄芪为主的著名方剂玉屏风散，功能益卫固表，治疗表虚易感外邪，现代应用既治疗免疫低下的反复感冒，又治疗免疫过亢的过敏反应。

某些药物中相互拮抗成分的溶解性不同，因而不同的加工炮制品种、剂型、给药方法都可能产生不同的药理作用和临床效果。例如，中医妇科极其常用于治疗月经不调、痛经、不孕的当归，功能活血化瘀、调经止痛。有实验报道，当归对离体子宫的作用，当归挥发油、阿魏酸抑制子宫平滑肌收缩；当归水溶性、醇溶性的非挥发性成分具有兴奋子宫平滑肌的作用。提示在临床应用或中成药研究中，应充分考虑提取方法与所得成分及其药效之间的相互关系。

二、剂量大小的差异

中药的剂量，尤其是在体内的血药浓度，是形成双向调节的药量因素。一些中药在一定的范围内，呈现出小剂量兴奋、大剂量抑制的规律。例如，川芎具有活血化瘀、行气止痛功能，常用于痛经等。研究显示，川芎浸膏溶液对离体妊娠家兔子宫的作用，小剂量使子宫平滑肌兴奋，张力增加，收缩力加强；大剂量则抑制子宫平滑肌，甚至麻痹。给妊娠大鼠或家兔连续注射川芎浸膏可使子宫挛缩，胎儿死亡。此外，川芎挥发油对于中枢的影响，小剂量兴奋大脑活动，对延髓的血管运动中枢、呼吸中枢、脊髓反射功能均有一定的兴奋作用；大剂量则转为抑制大脑、脑干，继而抑制延髓中枢、脊髓反射功能，导致血压、体温下降，呼吸困难，运动麻痹，甚至休克。

关于"小剂量兴奋，大剂量抑制"的原因，目前认为小剂量补充了机体缺乏的物质或刺激了低下的器官组织功能，而大剂量可能触发了机体的反馈系统而导致抑制；某些中药随剂量的增加由兴奋到抑制的过程，可能是从显效到中毒的过程。

三、机体的不同状态及反应

当生物体处于不同的功能状态下，对外来刺激的反应性不同，这是形成中药双向调节效果的机体因素，也是最重要的因素。多数中药及复方对于生物体生理状态影响较小或没有影响，对病理状态影响显著。不同的病理状态，对药物的反应性也不同（详见"中药作用的机体依赖性"一节）。

第三节　中药作用的机体依赖性

由于人类对中药的认识和理论来源于服用以后机体的反应，因此，验证和观察中药的药理作用，离不开机体用药时的状况这一基础条件。大量的中药药理研究报道显示，中药的作用，除了动物与人体的差别之外，还有体内与体外的差别，生理状态与病理状态的差别，以及不同病理状态之间的差别。

一、体内实验与体外实验的差别

传统中药理论是以人体为实验对象得来的，其效果依赖于生物活体的体内环境。自中药药理研究开始以来，人们就发现不少中药的作用在体内实验与体外实验结果有很大差异。例如清热解毒药体外实验结果，其直接抗菌力远比抗生素弱，甚至清热解毒最强的中药复方黄连解毒汤的体外抗菌效果，也不及最弱的抗生素作用强。但是对于某些感染性（特别是耐药性、慢性）疾病却临床疗效确切，改善全身症状显著。这是因为清热解毒药除了抗菌作用之外，还有抗细菌毒素，抗病毒，抗炎症，增强非特异性免疫功能，调节特异性免疫，以及解热、镇静等作用，这些作用对于抗感染可起到协同的效果。此外，复方制剂（如黄连解毒汤）作用于细菌生长繁殖的多个环节，具有序列阻断作用，使细菌不易产生耐药性。

二、生理状态与病理状态的差别

多数中药及复方对于生理状态影响较小或没有明显影响，但对病理状态作用显著。例如，黄芩、穿心莲对正常体温并无降低作用，只有对发热的病人有解热作用。桂枝汤对正常动物的免疫功能无明显影响，但可以改善流感病毒所致小鼠肺炎免疫功能低下。茯苓对于健康动物及人无利尿作用，但对于浮肿严重的肾炎病人及心脏病病人均有显著的利尿作用。

中医理论特别强调人的体质对于疾病的发生发展以及对药物反应的影响，不同的体质对于相同的中药甚至相同的剂量将会有不同的反应。年龄、性别、精神状态都与药物的疗效密切相关。这些都是中药药理学中不可忽视的因素。

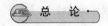

三、病理状态不同的差别

当机体处于不同的病理状态，对药物的反应性也不同。例如，桂枝汤功能发汗解表，温经通阳，调和营卫，常用于风寒感冒，产后阳虚，四肢不温，腹中冷痛等。桂枝汤对于动物体温的影响，对高体温动物可以解热，对低体温动物可以升温。其机制之一是通过影响中枢性发热介质 cAMP 的含量。用 10g/kg 的桂枝汤灌胃大鼠，能抑制脑室注射 cAMP 引起的发热反应。同样给药方法，既可逆转酵母诱导发热的大鼠下丘脑中 cAMP 含量的升高，又可逆转安痛定诱导的体温低下大鼠下丘脑中 cAMP 含量的减少，使二者向正常水平恢复，同时伴有动物发热体温降低或低体温回升。桂枝汤对于肠蠕动的影响，既能明显抑制新斯的明诱发的肠蠕动亢进；又能对抗肾上腺素引起的肠蠕动抑制，使其恢复正常。淫羊藿为补阳药，为虚证患者常用之品。实验发现，淫羊藿多糖可以显著促进正常小鼠脾脏和血清抗体水平提高，又可促进 CTX 诱导的供体小鼠 T_s 的产生，增强对受体鼠抗体生成的抑制，使受体鼠抗体生成明显低于对照组。当归对离体子宫的作用，当归挥发油、阿魏酸，抑制子宫平滑肌收缩，当归水溶性、醇溶性的非挥发性成分具有兴奋子宫平滑肌的作用。对于在体子宫，不论当归挥发油还是非挥发性成分静脉注射，均产生兴奋作用。以50%的当归水煎液给家兔灌胃，连续4天，对子宫内未加压的子宫有轻度的收缩作用。当给子宫内加压时，相同剂量的当归水煎液可使子宫收缩由无节律变为有节律，收缩频率减慢，但是，收缩力加强。

第四节　中药药理作用与传统功能的相关性

中药药理作用与传统功能的相关性，是指从现代科学的角度研究中药的作用所获得的结果，与传统记载的中药临床功能之间的一致程度。这是中药药理研究不容忽视的一个问题。研究这种相关性是中药药理学的基本任务，也是中药现代化发展的迫切需要。中药传统功能是历代临床中医药学家对于中药服用后人体反应的认识和经验总结，中药药理作用是用现代科学手段和方法对中药进行动物或人体实验的所获得的结果，二者必有其相通之处。大量的研究结果表明，中药药理作用与中药传统功能有相当程度的一致性。例如，补气药增强机体免疫；补血药促进骨髓造血；补阳药改善生殖功能；补阴药抗糖尿病；祛风湿药抗炎，镇痛；泻下药促进排便；温里药强心，扩张血管；平肝潜阳药镇静，降低血压；息风止痉药镇静，抗惊厥；安神药镇静、催眠；活血药改善血液流变学，促进血液循环，抗组织增生；解表药抗病原微生物，抗炎，解热，镇痛和提高免疫功能等。以大黄为例，其功能主治与药理作用的相关性大致如下。

大黄传统功能与药理作用的相关性简表

传统功能	主治	相关药理作用
攻积泻下	便秘	通便
清热泻火	温病高热、神昏、谵语、烦躁五官或肢体疮痈红肿热痛	抗菌、抗病毒、抗炎、解热调节免疫
清热解毒	温病热毒炽盛、热毒瘀积、尿毒症	抗菌、抗炎、解热、抗肿瘤、利尿、改善肾功能

续表

传统功能	主治	相关药理作用
利湿退黄	黄疸病身黄、目黄、小便黄	利胆、保肝、抑制胰酶活性、促进胰液排除、利尿
凉血止血	吐血、衄血及各种出血	止血、抗溃疡病
活血化瘀	癥积肿块、唇舌紫黯	抗肿瘤、降血脂、改善血流变

（徐晓玉）

复习思考题

1. 了解了中药药理作用的特点，你对中药的未来发展有何见解？
2. 中药作用的综合性、双向性、机体依赖性是中药的优势还是劣势？

第四章 中药的应用

学习要点

1. 炮制能改变中药的药理作用及其原因。
2. 配伍可以改变中药的药理作用及其原因。
3. 中药剂量不同则药理作用及临床疗效可能不同。

传统中药的应用，涉及原生药材的炮制加工，药物的相互配伍，适当的剂量选择，使用用法，以及服药时的注意事项等。随着中药的现代化发展，新型中成药的创制和使用，也成为中药应用中的重要内容。

第一节 炮 制

中药炮制的概念 中药炮制是根据中医中药理论，按照中医临床辨证论治的需要，调剂、制剂的不同要求，以及药物自身性质特点，所采取的一种专门的制药加工技术。中药炮制就是将原生药材加工成中药饮片的过程。中药炮制加工的设备以及加工操作过程，均应符合国家食品药品监督管理总局所规定的 GMP 规范。

中药饮片是指原生中药材经炮制加工处理后，用于配方、制剂的中药形式。

中药炮制的现代研究表明，炮制可以改变药物成分的质、量、溶出率、理化特性，使其药理作用和临床疗效与非炮制品相比，均有所差异。

一、提高临床疗效

中药炮制加工的首要目的是提高临床疗效，炮制加工过程中的以下环节可以起到提高中药疗效的作用。

1. 提高药效成分溶出率 大多数的炮制方法都可从不同的角度提高药效成分的溶出率，从而增强临床疗效。如切制可增加与溶剂的接触面积，使药效成分易于溶出。煅制煅烧后矿物药质地松脆，药效成分易于溶出。有研究显示，牡蛎经过 900℃、1 小时煅烧后，其浓缩水煎液对抗 0.6mol/L 盐酸所致大鼠胃溃疡形成的抑制率达 94.8%，而同量生牡蛎的溃疡抑制率仅为 23%。酒是良好的有机溶剂，能溶解生物碱及其盐类、苷类、鞣质、有机酸、挥发油、树脂、糖类及部分色素。经酒制后，药物组织的物理状态改变，有利于药物成分被溶剂浸润、溶解、置换、扩散，提高溶出率。

2. 辅料的协同作用增强疗效 植物药材的生物碱是中药普遍存在而重要的药效物质，生物碱（含氮的环核化合物）有似碱的性质，一般不溶或难溶于水。醋制能使生物碱与酸结合生成盐，多数生物碱盐仍具有明显的生物活性，而大多数生物碱盐类又可溶于水，从而提高了有效成分的溶出率。例如，醋炙延胡索水煎液中，延胡索总生物碱的含量比生品水煎液中总生物碱含量高1倍以上。醋炙延胡索的镇痛作用显著强于生延胡索。延胡索镇痛作用的强弱依次为：醇制浸膏、醋制流浸膏＞粉剂＞生品水煎。

3. 破坏共存酶的活性以保存药效成分　含苷类成分的药物通常含有与之相应的专一分解酶，在一定的湿度和温度下容易被相应的酶水解。常用烘、炒、晒、惮制等方法破坏或抑制酶的活性，以保存药效成分。例如，炒槐花、惮黄芩、惮杏仁等。

4. 减少与治疗无关的成分突出药效物质　例如，传统认为生大黄长于泻下通便；酒大黄长于清泻上焦火热，治疗发热、头痛脑胀、目赤肿痛、口舌生疮、耳肿流脓、咳吐黄痰等；大黄炭长于止泻、止血。大黄炮制由生大黄加酒拌蒸熟制成酒大黄，或炒炭制成大黄炭。现代研究显示，大黄泻下成分为蒽苷，抗菌成分为蒽苷元，止泻、止血成分为鞣质。生大黄含结合性蒽苷，加热后结合性蒽苷不耐热，被破坏分解成蒽苷元，而鞣质耐高温保留下来。生大黄结合状态的蒽苷多，泻下力强，抗菌力弱；酒大黄游离型的蒽苷元多，泻下力弱，抗菌力强；大黄炭结合型蒽醌减少4/5，鞣质相对突出，能止泻、止血，抗菌力强。

二、降低毒副作用

一些药物通过炮制，使毒性成分被破坏或含量降低，降低了毒副作用。例如，附子中所含乌头碱为主要毒性成分，可致心室颤动。纯净的乌头碱剧毒，人口服0.2mg即可中毒，3～4mg可致死，该成分在乌头类药材中含量很高，但不耐热。附子经煮制后毒性很强的双酯型乌头碱水解生成苯甲酰单酯型乌头碱，或进一步水解成为氨基醇类乌头原碱。乌头原碱为微毒，毒性降低1/200～1/4000（LD_{50}提高10～100倍）。而附子中消旋去甲乌药碱为强心成分，该成分含量甚微，但是耐热。附子煮制后消旋去甲乌药碱仍保留，强心作用相对显著。马钱子所含生物碱士的宁有很强的中枢神经系统毒性作用，致死量为0.1～0.12g。砂炒马钱子炮制，士的宁及马钱子碱经砂炒后，高温下转化为氮氧化合物或相应的异构体，如异士的宁、异马钱子碱，其毒性大大降低。明矾煮半夏的炮制中，明矾为硫酸铝钾复盐［主要成分$KAl(SO_4)_2 \cdot H_2O$］，可水解生成凝胶状的氢氧化铝，带负电荷，可与带正电荷的半夏有毒生物碱类、苷类吸附结合使毒性降低。半夏浸膏动物实验显示，生半夏毒性最大，次为漂半夏，再次为姜半夏和蒸半夏，白矾半夏毒性最小。表明将半夏用8%的白矾水液浸泡2～3天去毒作用强，且工艺简单。

三、改变作用效果

一些药物经过炮制后，成分发生变化，使药理作用及其临床效果相应变化。例如，人参蒸制成红参，红参中增加了生晒参不存在的人参炔三醇、人参皂苷 Rh_2、20（R)-人参皂苷 Rh_1、20（S)-人参皂苷 Rg_3、20（R)-人参皂苷 Rg_2 等5种成分。其中人参皂苷 Rh_2 对多种癌细胞有抑制效果，人参炔三醇也有抗癌效果。传统中药理论认为，生晒参甘、平，益气生津，用于气阴不足、津伤口渴、消渴；红参甘、温，温补阳气，用于阳气不足、肢冷、脉微欲绝。现代研究显示，生晒参降低血压作用强于红参；红参抗癌、增强心肌收缩幅度、增强动物活动能力、抗衰老、增强小鼠内皮系统吞噬功能、增长动物动情期等作用更强于生晒参。生首乌经黑豆汁拌匀后蒸或煮后炮制成制首乌，其结合性蒽醌含量减少，游离蒽醌衍生物、卵磷脂、总糖与还原糖增多。传统中药理论认为，生首乌苦、平，解毒、消痈、润肠通便；制首乌甘、温，滋阴血、补肝肾、强筋骨、乌须发。现代研究显示，生首乌含有较多结合蒽醌，泻下力强、抗肝肿大；制首乌所含卵磷脂是脑脊髓的主要成分，是血细胞和其他细胞膜的必需原料，并能促进血细胞的发生；游离蒽醌衍生物能促进胆固醇代谢，抑制肠道对胆固醇的再吸收；总糖与还原糖增强非特异性免疫与细胞免疫，也有抗肝肿大作用。生地黄含梓醇苷，经加热蒸制后，变成对羟基梓醇次苷，其结果熟地黄中羟基梓醇次苷、多糖含量增加。

第二节 配　伍

配伍的含义　根据病情、治法、药物性能和综合效果的需要，选择两种或两种以上中药同时使用，称为中药配伍。广义配伍，指全方的多药组合；狭义配伍，特指药性"七情"。

一、药性"七情"配伍

"七情"，是古代医家将两药配合使用可能产生的效果拟人化的描述。

1. 相须　性能作用相同的两药合用，使共同的作用增强，称为相须。例如，金银花配伍连翘，使两药共同的功能清热解毒、疏散风热的效果增强；或者党参配伍茯苓，共同增强补益脾气的临床效果。

2. 相使　性能功能有协同作用的两药合用，辅药增强主药的效果，称为相使。例如，用大黄泻下通便，配伍行气消积的枳实，增强大黄通泻大便的效果。又如，用黄芪为主药，益气健脾而推动水湿运行，配伍利水消肿的防己为辅药，增强黄芪运化水湿之功。

相须、相使配伍的结果，均可使疗效增强，临床上均充分利用。一些经常相互配伍的两个中药，因此而形成了固定的药对。

3. 相畏　一种药物的毒烈之性能被另一种药物减轻或消除，称为相畏。例如，半夏畏生姜，是言半夏之毒可以被生姜缓解。

4. 相杀　一种药物能减轻或消除另一种药物的毒烈之性，称为相杀。例如，生姜之性可以使半夏之毒缓解，称为生姜杀半夏毒。

相畏、相杀的配伍，是一种配伍关系的两种描述，这种配伍可使中药毒性、烈性减轻，常被利用于炮制解毒或解毒配伍。

5. 相恶　一种药物的功能能被另一种药减弱，称为相恶。通常认为人参的补益作用会被莱菔子所减弱，两药不宜合用，称为人参恶莱菔子。

6. 相反　两药合用之后会产生或增强毒性，称为相反。具体内容包括十八反、十九畏。

相恶、相反两种配伍属于配伍禁忌，临床尽量避免。

7. 单行　单味药使用，称为单行。例如，大补元气，挽救虚脱的独参汤；清泻肺热的一味黄芩汤等。

二、配伍对药理作用的影响

1. 相互协同增强疗效　例如，清热泻火，石膏与知母配伍，组成白虎汤主要结构，具有良好的退热作用。实验显示，单用石膏发热家兔体温降低 0.3℃，单用知母降低

0.7℃，石膏、知母合用可降低 1.2℃，白虎汤全方（加粳米、甘草）降低 1.3℃。研究发现，石膏解热作用较弱而短暂，其成分和机制不明确，可能与血 Ca^{2+} 升高有关；知母解热作用强而持久，知母皂苷、菝葜皂苷元、知母半琥珀酸衍生物等多种成分，通过抑制钠泵、交感肾上腺系统的 DβH，抗病原微生物、抗炎症反应等多个途径而降低发热动物体温。当归与川芎配伍，是中医妇科临床极为常用的方剂主要结构，仅此两药配合即为佛手散，具有养血活血、调经止痛功能，再加熟地、白芍，则为养血活血、调经止痛著名的经方四物汤。观察阿魏酸、川芎嗪静脉注射对动情期大鼠在体子宫的抑制作用，结果显示，给药 200mg/kg，子宫张力分别为阿魏酸组 79.8%，川芎嗪组 70.6%，佛手散（当归、川芎各 1/2 组成）组为 61.7%。研究发现，阿魏酸阻断催产素受体，川芎嗪主要作用于子宫的 β 受体。两药分别作用于不同受体，可能是效果增强的机制。

2. 相互拮抗降低毒性　本草著作记载"甘草解百毒"。甘草是中医临床最常使用的一个解毒药。实验显示，给小鼠灌服敌敌畏-甘草混合液，甘草可降低敌敌畏的毒性，降低小鼠死亡率。甘草与附子、乌头同煎，可使乌头碱的溶出率下降 22%，减少乌头碱中毒率。甘草解毒的机制，可通过沉淀、吸附某些生物碱，抗乙酰胆碱，以及甘草甜素在肝脏可分解为甘草次酸和葡萄糖醛酸，后者可与毒物结合而解毒等途径。附子配干姜、甘草组成名方四逆汤，具有回阳救逆之功，用于亡阳虚脱、脉微欲绝之证。研究显示，附子能增强心肌收缩力，加快心率，增加心排出量和心肌耗氧量，正性肌力、正性频率，升高血压。但是，单用强心作用弱而短暂，易致异位心律。干姜所含姜辣素是心肌浆网 Ca^{2+} 泵三磷酸腺苷的激活因子，能增强心肌收缩力，加快心脏收缩频率，升高血压。炙甘草能提高心肌细胞的腺苷二磷酸（ADP）酶，降低 cAMP 的含量，因而只能促进 ATP 的分解而不能促进 ATP 合成，因此对于心脏有负性频率，无正性肌力作用。炙甘草能对抗乌头碱诱发的心律失常。四逆汤全方不仅强心、升压作用显著而持久，而且对心肌的毒性降低，四逆汤水煎剂比附子水煎剂的小鼠半数致死量（LD_{50}）低 4.1 倍。

3. 关于相恶、相反的评价与启示　相恶、相反的药物属于配伍禁忌，一般情况下不宜配合使用。关于十八反、十九畏的研究报道结果不一致，既不是全部有毒，也不是全部无毒。甚至对于同一对相反的药物，不同实验者的报道结果也有不同。综合分析现有研究报道的结果，难以得出具有普遍规律性的结论，需要弄清楚各对相反药物产生毒性作用的特定条件。

值得注意的是，十八反、十九畏各组药对几乎全在传统方剂或者现代中成药处方中出现，并且都是用来治疗沉疴痼疾。历史的经验和现代研究提示，十八反、十九畏药的运用也许能给疑难重症的中药治疗带来突破和希望。

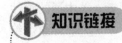

十八反歌、十九畏歌

十八反歌　本草明言十八反，半蒌贝蔹及攻乌；
　　　　　　藻戟芫遂俱战草，诸参辛芍反藜芦。

十九畏歌　硫磺畏朴硝，砒霜畏水银，官桂畏石脂，牙硝畏三棱，
　　　　　　巴豆畏牵牛，丁香畏郁金，狼毒畏密陀，人参畏五灵，
　　　　　　川乌、草乌畏犀角，"十九畏"药要记清！

第三节　药　量

中药剂量的含义　中药剂量一般指单味中药干燥饮片成人内服一日的用量。在制剂处方当中，药量代表处方药物之间的剂量比例。

确定中药剂量的临床依据　中药的常用剂量主要依据《中华人民共和国药典》（一部）规定的剂量范围。但中药剂量范围较宽，临床医师主要依据以下因素决定某味中药的具体用量。①药物因素：主药、鲜药、质重、气味淡薄、作用平和、无毒、入汤剂，通常重用；辅佐药、干药、质轻、气味浓厚、作用峻猛、有毒、入丸散，通常轻用。②患者因素：年轻、体壮、胃强、新病、重病、用于祛邪，宜重用；年老或小、体虚、胃弱、久病、轻病、用于扶正，宜轻用。③因人制宜，因时制宜，因地制宜。有毒药材无论内服、外用，其剂量都要必须按照《中华人民共和国药典》或相关规定严格掌握，不得随意超量。

一、量效正相关关系

一些中药的效果随剂量的增加而递增，出现无效→有效→效果增强的规律，呈现出正相关关系。大多数药物，尤其是无毒药物、补益药物，在常规用量范围内，符合这一规律。例如，给大鼠皮下注射黄芪水煎剂，观察其利尿作用。其结果，随着用量 0.25g/kg 体重、0.3g/kg 体重、0.5g/kg 体重的递增，出现黄芪由无利尿作用，有利尿作用，有显著利尿作用的规律。成人口服黄芪 0.2g/kg 体重，可使尿量显著增加，在服药后 0.5～1 小时作用最明显。

二、量效负相关关系

一些中药的效果随剂量的增加而降低，出现有效→效果减弱→无效的规律，呈现出负相关关系。某些有毒药或无毒药超出常规用药范围，可能出现这种现象。例如，人参干浸膏 20mg/kg 体重，连续口服 3 天，可以增强学习记忆力，如果剂量加大，效果反而会降低。有研究报道，补气固表中成药益气免疫颗粒水提物，对植物血凝素（PHA）刺激 B 淋巴细胞产生 IgG，和小鼠脾细胞溶血空斑形成实验 PFC 数的影响，浓度在 50～100μg/ml 时，有明显的促进作用，当达到 200μg/ml 时，效果降低。其浓度分别为 50μg/ml、100μg/ml、200μg/ml，IgG 依次为 6.9mg/ml、8.1mg/ml、6.3mg/ml，PFC 数依次为 126、130、112。利尿药关木通，常用剂量 3～6g，煎剂或醇浸剂给家兔口服、腹腔注射或静脉注射皆有利尿作用；有报道临床一次性使用 120g，导致急性肾衰竭尿闭者。关木通的毒性成分是马兜铃酸。马兜铃酸最小致死量小鼠为 60mg/kg 体重，家兔为 1.5mg/kg 体重。给大鼠 30mg/kg 静脉注射可引起肾衰竭。其机制为使肾小球滤过率降低，并同时使近曲小管上皮坏死，不能被利尿药所对抗。

三、量效与量毒的关系

毒性较强的中药，通常有效量与中毒量之间距离极短，必须严格掌握剂量，高度警惕中毒。比如以下药物。

全蝎　有毒，功能息风止痉、通络止痛、解毒散结，常用剂量 3～5g。

蜈蚣　有毒，功能息风止痉、通络止痛、解毒散结，常用剂量 3～5g。

制川乌　有毒，功能祛风除湿、温经止痛，常用剂量 1.5～3g。

制草乌　有毒，功能祛风除湿、温经止痛，常用剂量 1.5～3g。

水蛭　小毒，功能破血、逐瘀、通经，常用剂量 1.5～3g。

硫磺　有毒，功能杀虫、止痒、壮阳、通便，常用剂量 1～3g。

马钱子　有毒，功能通络散结、消肿止痛，常用剂量 0.3～0.6g。

天仙子　大毒，功能解痉止痛、安神、平喘，常用剂量 0.06～0.6g。

斑蝥　有毒，功能功毒、蚀疮发疱、破血散结，常用剂量 0.03～0.06g。

蟾酥　有毒，解毒消肿、开窍醒脑，常用剂量 0.015～0.03g。

明矾　功能杀虫解毒、燥湿止痒，常用剂量 0.6～1.5g。

四、作用多向性与剂量的关系

一些中药，采用不同的剂量可能产生不同的作用，应根据临床用药目的而确定其剂量。例如，槟榔用于行气消积（促进胃肠道蠕动）6～15g 即可，用于驱绦虫单用必须每次 60～120g。木香治胃脘痛（缓解胃肠痉挛）3～6g 即可，治胆绞痛（舒张胆道平滑肌）需要 9～15g。枳壳宽胸行气，治疗胸脘胀满疼痛（改善消化系统功能）3～9g 即可，加入补中益气汤治疗胃、子宫、直肠等内脏下垂（收缩平滑肌）需要 15～30g 方可奏效。黄连用于清热泻火（抗病原微生物）当用 10～15g，取其苦燥健胃（促进消化液分泌，增进食欲）只用 1～3g。甘草 1～3g 调和诸药，5～10g 可抗心律失常，30g 以上具有类激素样作用，等等。

五、双向调节作用与剂量的关系

中药的剂量，尤其是在体内的血药浓度，与中药的双向调节作用密切相关。目前的研究提示，大多数中药呈现出"小剂量兴奋，大剂量抑制"的效果，其机制较为复杂（参见"中药作用的双向性"）。

（徐晓玉）

复习思考题

1. 中药是否均为原生态天然产物？举例说明。

2. 中药用量与西药用量相比有什么区别与特点？

各　论

第五章　辨证治本药

学习要点

1. 各类扶正药的药理作用特点，主治区别及其代表药物。
2. 两类解表药主要药理作用的相同与不同，以及各类代表药物。
3. 各类清热药的药理作用特点，相同与不同以及代表药物。
4. 两类祛寒药的主治区别，药理作用特点及代表药物。
5. 两类理气药的药理作用特点，主治区别及代表药物。
6. 各类活血药的药理作用特点，主治区别及代表药物。
7. 两类平肝药的药理作用特点，异同及代表药物。
8. 四类除湿药的药理作用特点，主治区别及代表药物。
9. 两类化痰药的药理作用特点，主治区别及代表药物。

　　辨证治本药，是针对中医证候或者针对病人体质而起治疗作用的药物。主要用于治疗风、寒、暑、湿、燥、火六淫邪气侵袭人体而导致的表证、热证、湿证、寒证；或者情志、饮食、劳倦所伤，脏腑功能紊乱所致的气滞证、血瘀证、痰凝证、阳亢证、脏腑气血阴阳不和的证候，以及由于患者体质虚弱，正气不足而发生的各种虚弱证候，甚至脏腑气血阴阳离决证候。

　　辨证治本药是针对证候本质的药，是临床起主要治疗作用的药物，通常在处方中作主药或者辅药。辨证治本药的使用，必须符合辨证施治的原则，根据每一具体药物的寒、热、温、凉之性、药味和归经，进行恰当选择。

第一节　扶　正　药

　　能扶助人体正气，改善虚弱状况，提高抗病能力，主要用于扶正以祛邪，预防或治疗疾病的中药，称为扶正药，亦称为补益药或补虚药。

　　扶正药通过补充人体物质，或增强脏腑功能，或调节气血、阴阳平衡而鼓舞人体正气，提高综合抗病能力，在未病之时可预防病邪侵袭，在已病之时利于驱邪外出。扶正药对于养生、防病、治病均有重要意义。尤其对于纠正现代临床医学亚健康状况，以避免进一步发展进入临床疾病状态，具有特殊的临床价值。

　　扶正药传统分类按临床应用分为益气、壮阳、养血、滋阴、固脱五类，分别用于气虚证、阳虚证、血虚证、阴虚证和虚脱证。

气、血、阴、阳概念是中医学对机体组成物质和功能活动的高度概括。与现代医学相联系，气主要体现为各系统、各脏器的生理功能和抗病能力；阳主要体现为生长发育、生殖功能以及体温的维持；血基本包括血液、造血系统范畴；广义的阴泛指一切有形的物质，包括血液、体液、器官、组织、细胞、亚细胞结构、蛋白质、核酸、各种细胞因子、酶、基因等等，狭义的阴是指除血液以外的其他物质，多数情况下指体液。

机体物质不足或功能低下所致的病证统称为正气不足的虚证。补气、补阳能振奋衰弱的脏腑功能；补血、补阴能补充机体精、血、津液的不足。

一、益气药

补益脾、肺及其他脏腑气虚，主要治疗气虚证的中药，称为益气药。

【功能与主治】益气中药性味多甘温或甘平，主归肺、脾、心经。功能益气健脾，或补气升阳，或补肺固表，或益气行血，或补气固脱。主要用于治疗气虚证，对于脾气虚、肺气虚、心气不足、气虚血瘀等证的疗效显著。

气虚证的临床表现以神疲倦怠、体倦乏力、稍劳则重、易感外邪、脉弱无力为主。由于气虚所涉及的脏腑不同，临床上又有不同的表现。脾胃气虚，症见食少或稍食即胀、便溏或腹泻时作、易呕、语音低微、水肿，甚则发为中气下陷，症见久泻、久痢不止、脱肛、阴挺、胃下垂、崩漏；肺卫气虚，症见少气懒言、久咳、虚喘、自汗、易感外邪；气虚血瘀则肢体麻木、萎废不用、偏瘫、心悸、脉结代。倘若元气衰微，气虚欲脱则见冷汗淋漓、口鼻气微、神志不清、脉微欲绝。

气虚证临床表现见于现代临床医学各系统功能低下或紊乱。尤其是体质虚弱或慢性消耗性疾病后期所致的免疫功能低下或紊乱。肺气虚多见于慢性呼吸系统疾病；脾胃气虚见于消化不良，肝脏疾病，中气下陷见于慢性腹泻以及平滑肌松弛的内脏脱垂；气虚血瘀常见于中风后遗症等；气虚欲脱见于休克。

【与功能主治相对应的主要药理作用】

1. 增强免疫功能 虚证患者常常伴有免疫功能的低下。补益药能增强机体的免疫功能，对特异性免疫和非特异性免疫均有调节作用，这是扶正祛邪疗效的主要作用机制，可以解释此类中药"补肺、益气、固表"等功能。中药增强免疫功能的药物，以补气药最多。黄芪、女贞子、人参、苦参能升高白细胞（WBC）；黄芪、人参、党参、刺五加能增强吞噬细胞的吞噬功能；黄芪、淫羊藿、女贞子、枸杞子、刺五加能增强或调节细胞免疫；黄芪、人参、淫羊藿、刺五加能增强或调节体液免疫。以黄芪为主药的古方玉屏风散为组方精炼、增强和调节免疫功能效果最为优秀的中药方剂。

2. 改善消化功能 食少、厌油、恶心、呕吐、腹胀、腹泻、嗳气吞酸等临床症状，属于中医脾胃虚弱、中气不足之证。多属于现代医学胃肠运动功能减弱或紊乱，消化功能不良，或肝脏疾病，或胃十二指肠溃疡病。扶正药能改善消化系统功能，调节胃肠运动，解痉，抗溃疡病，保肝，纠正消化功能紊乱所导致的临床症状，体现出"补中益气、健脾益胃"的传统功能。在改善消化系统功能方面，以补气药为优，如党参、白术、黄芪、甘草、白芍、四君子汤、补中益气汤等。

3. 改善心脑血管功能 心气虚证、阳气虚脱证、气虚血瘀证患者多体倦乏力、稍劳则重、心悸、胸闷、胸痛，或冷汗淋漓、脉微欲绝，或中风偏瘫、口眼歪斜、肢体麻木等症，属于现代医学心脑血管功能障碍。扶正药能通过强心，抗心肌缺血，抗心律失常，扩张脑血管，冠状动脉，外周血管等药理作用，改善上述患者的临床症状。这些药理作用也是扶正中药"益气、固脱、补气行血、养心安神"等功能的现代科学依据。人参、黄芪、党参、麦冬、生脉饮、参附汤、芪附汤能增强心肌收缩力；人参、黄芪、党参、当归、淫羊藿能抗心肌缺血；黄芪、人参、刺五加、当归能增加脑血供；黄芪、当归、淫羊藿、党参、人参、白芍能扩张外周血管降低血压；黄芪、刺五加、冬虫夏草、甘草、淫羊藿抗心律失常。

4. 抗应激 抗应激能力，是机体对物理、化学、生物等有害刺激的非特异性抵抗力，是生物体的重要自我保护能力。抗应激能力的高低反映出机体生命力的强弱。药理实验中抗应激能力的强弱通常通过耐缺氧、抗高温、抗低温、抗疲劳、抗放射、调节血压、调节血糖等具体指标来测定。某些扶正中药，主要是补气、壮阳的典型药物具有良好的增强机体抗应激的能力。如人参、党参、刺五加、黄芪、白术、鹿茸、附子等。这些药物增强机体抗应激能力的作用，是其"益气、壮阳"的传统功能的具体体现。

5. 抗血小板集聚 血小板集聚是血栓形成的关键步骤，是导致心、脑或外周血管栓塞的重要原因。心脏冠状动脉血管或脑动脉血管的栓塞，或静脉血栓形成所导致的胸痛、偏瘫、下肢静脉曲张等疾病，中医辨证可能属于气虚血瘀，责之于气不足以行血，而致血瘀。常用补气为主，兼以活血。部分扶正药物具有抗血小板集聚的作用，是其"益气活血"功能的药理作用基础。人参、黄芪、党参、当归、白芍等扶正中药，具有较好的抗血小板聚集的作用。

益气药常用药物与方剂主要药理作用简表

主要药理作用 相应传统功能	增强免疫 益气扶正	改善消化 益气健脾	改善心脑血管功能 益气行血	抗凝血 益气活血	促进造血 益气补血	抗应激 益气扶正
黄芪	+		+	+	+	+
人参	+		+	+	+	+
党参	+	+	+	+	+	+
白术	+	+			±	
刺五加	+		+	+		+
灵芝	+		+			+
三七	+		+	+		
茯苓	+					
淫羊藿	+		+	+		+
玉屏风散	+					
四君子汤	+	+		±	+	
补中益气汤	+		+	+	+	
参附汤	+		+			+

黄芪 Huangqi

【来源采制】黄芪，始载《本经》，原作黄耆。为豆科多年生草本植物蒙古黄芪 *Astragalus membranaceus*（Fisch.）Bge. Var. *mongholicus*（Bge）Hsiao 或膜荚黄芪 *Astragalus membranaceus*（Fisch.）Bge. 的干燥根。春秋两季挖根，除去地上部分及须根，晒干生用或蜜炙用。

【主要成分】黄芪含多糖 A、B、C、D。含氨基酸达 25 种，总量约 1.26%，蛋白质、胆碱、甜菜碱、叶酸、维生素 P、γ-氨基丁酸、淀粉酶等。还含有生物碱、微量元素硒、硅、钴、钼及铁、钙、磷、镁等。从膜荚黄芪中还分离出黄芪皂苷甲、乙、丙、熊竹素和胡萝卜素等。从内蒙黄芪中分离到 5 个黄酮类成分，β-谷固醇、亚油酸、亚麻酸等。

【性味功能】味甘，性微温，归肺、脾、肾经。功能益气、利水、养血、活血、益寿。

【药理作用】

1. 促进和调节免疫功能　黄芪为一味作用全面疗效突出的免疫增强药，对于非特异性免疫和特异性免疫，细胞免疫和体液免疫均有显著的影响。不仅能促进 T 淋巴细胞、B 淋巴细胞、免疫球蛋白、白细胞、巨噬细胞、自然杀伤细胞、干扰素等免疫物质的产生，提高其活性，而且能双向纠正免疫系统的比例失调和功能紊乱，恢复免疫系统的稳态。黄芪不干扰正常的免疫功能。黄芪对免疫系统的促进和调节作用，是其临床广泛用于正气不足、体质虚弱，能"益气补虚"、"益卫固表"、"扶正祛邪"的重要药理作用基础。黄芪的多种成分、黄芪多糖、氨基酸、蛋白质、生物碱、苷类等均为免疫活性物质。

2. 促进机体代谢　黄芪水煎剂给小鼠灌胃可使其体重增加发育良好，空腹游泳时间延长。黄芪多糖可明显增加小鼠脾脏与肝脏细胞 RNA、DNA 和蛋白质含量。黄芪皂苷甲可促进小鼠再生肝细胞 DNA 的合成。黄芪在细胞培养中，可使活细胞数明显增多，细胞生长旺盛，寿命延长。黄芪煎剂可使小鼠血浆内 cAMP 升高，cGMP 降低，通过细胞内 cAMP 及 cGMP 的调整作用，影响细胞的生理代谢。黄芪煎剂给小鼠灌胃，能显著增加^{3}H-亮氨酸掺入血清、肝脏蛋白质的速率，而对蛋白质含量无影响，提示黄芪可以促进血清和肝脏蛋白质的更新。黄芪对蛋白质代谢的促进作用是黄芪"扶正补虚"、"益气生肌"药理作用的另一个重要方面。

3. 强心、降压、扩血管，改善微循环　黄芪益气助阳治阳气虚衰，畏寒肢冷，及益气行滞治中风，半身不遂肢体麻木等病证，与其强心、降压、扩血管，改善微循环等药理作用有关。黄芪能使心脏收缩振幅增大，排血量增加，尤其对因中毒或疲劳而衰竭的心脏更为明显。其作用机制是由于黄芪抑制了心肌细胞内磷酸二酯酶（PDE）的活性，使 cAMP 浓度增高所致。黄芪煎剂、水浸剂、醇浸剂、皮下或静脉注射、灌胃均可使多种动物血压下降。静脉注射其降压作用迅速且短暂，灌胃的降压作用维持较久。黄芪降压成分是 γ-氨基丁酸及黄芪皂苷甲。其降压机制主要是直接扩张外周血管。黄芪具有明显扩张外周血管、冠状血管、脑血管和肠血管的作用。对肾血管亦有扩张作用。大剂量由于血压下降，可反射性引起肾血管收缩。黄芪可改善微循环血流，增强毛细血管抵抗力，防止理化因素所致毛细血管脆性和通透性增加。

4. 抗凝血　黄芪具有抗血小板聚集和促进其解聚的作用。其机制是通过抑制血小板钙调蛋白而抑制磷酸二酯酶的活性，从而增加血小板内 cAMP 含量，发挥抑制血小板作用。黄芪抑制血小板集聚和解聚作用，以及扩张血管、改善微循环等作用是其"益气行滞"的药理作用基础。

5. 利尿、抗肾炎　传统用黄芪益气利水退肿，主治气虚水肿。实验证明黄芪煎剂或浸膏对人与动物均有明显利尿作用。黄芪对血清性肾炎的发病有预防作用，可降低尿中蛋白量，延迟尿蛋白与高胆固醇血症的发生。黄芪可明显改善肾衰动物的肾功能，改善人肾实质细胞代谢，使血肌酐下降。

6. 促进造血功能　传统依据气血相关气能生血的理论，使用黄芪益气以助生血，临床收到满意效果。实验证明黄芪可直接提高骨髓造血功能，促进血细胞的生成、发育和成熟，使红细胞、白细胞、网织红细胞和巨核细胞数量低下的动物恢复正常。黄芪的这种作用的产生，是通过使细胞内 cAMP 含量增加，从而激活了磷酸化酶，促进骨髓细胞的分裂分化，生长旺盛。

7. 抗衰老　黄芪能延长家蚕和果蝇的平均寿命，增加人胎和乳鼠肾细胞体外培养传代数，并使每代细胞的存活时间延长。黄芪能明显降低中老年小鼠脑中单胺氧化酶-B 的活性，减轻由于衰老引起的该酶活性增高，提高中枢儿茶酚胺水平。黄芪多糖具有升高衰老大鼠下降的超氧化物歧化酶水平，降低血浆中过氧化脂质含量，减少脂褐素形成，清除细胞中已形成的脂褐素的作用。黄芪能减少自由基生成，增加自由基清除，可对抗自由基增高引起的多种老年病如肿瘤、心脑血管疾病，对延缓衰老有重要临床价值。

8. 抗病原微生物　黄芪能抗病毒，并对多种细菌有抑制作用，这是黄芪"扶正祛邪"、"托毒排脓"的药理学基础之一。黄芪所含的生物碱、黄酮、苷类均有直接抑杀病毒的作用。黄芪还可通过增强机体对病毒的杀灭能力，如促进机体在病毒刺激下诱生干扰素，以及提高自然杀伤细胞（NK）的活性等，间接发挥抗病毒作用。黄芪水煎剂口服或滴鼻可保护小鼠对Ⅰ型副流感病毒（BB_1）的感染。黄芪还对肺炎双球菌、溶血性链球菌、多种葡萄球菌、痢疾杆菌、白喉杆菌、炭疽杆菌等有抗菌作用。

9. 调节内分泌　黄芪可使血浆皮质醇的含量增高，肾上腺重量增加。黄芪的抗应激作用与增强肾上腺皮质的分泌能力有关。黄芪有促雌激素样作用，可延长小鼠动情期。黄芪对胰岛素性低血糖动物有升高血糖的趋势。

10. 其他药理作用　黄芪有保肝作用，对小白鼠急性四氯化碳中毒性肝炎具有保护肝脏、防止肝糖原减少的作用。黄芪皂苷有抗炎作用，对兔红细胞膜有稳定作用，能明显对抗组胺和 5-HT 引起的大鼠毛细血管通透性增加，并能降低角叉菜胶引起的大鼠足肿胀。黄芪能降低胃液及胃酸的分泌量，预防大鼠幽门结扎法溃疡的发生，有抗溃疡病的作用。

【现代临床应用】

1. 免疫性疾病　黄芪或以黄芪为主的复方广泛用于免疫功能低下或免疫系统紊乱性疾病，如反复上呼吸道感染，慢支炎，支气管哮喘、慢性肾炎、慢性肝炎、结核、肿瘤、白细胞减少、过敏性鼻炎、过敏性紫癜、系统性红斑狼疮、器官移植抗排异反应等。临床处方可辨证选择配伍党参、茯苓、白术、女贞子、淫羊藿、刺五加、山茱萸等药，方如玉屏风散、补中益气汤。

2. 心脑血管病　黄芪与冠心Ⅱ号方合用，可增强活血化瘀作用，对不论有无气虚的冠心病，急性心肌梗死，均可提高疗效。用黄芪加附子组成的芪附汤对充血性心力衰竭，有较强的强心、利尿效果。临床处方可黄芪为主辨证选择配伍丹参、川芎、赤芍、红花、山楂、地龙等活血化瘀降脂降压药，对脑血栓形成、脑动脉硬化等疾病具有防治效果，方如补阳还五汤。

3. 肾炎 用黄芪配益母草治疗肾炎浮肿，可消肿并能不同程度地减少尿蛋白。大剂量（每日达 100g）黄芪用于治疗慢性肾炎取得较好效果。北芪注射液亦可改善慢性肾炎患者的肾功能、降低尿蛋白，调节细胞免疫与体液免疫。对原因不明的浮肿，以生黄芪配车前子、汉防己为佳，方如防己黄芪汤。

4. 病毒性疾病 黄芪或玉屏风散可减少病毒性感冒易患者的发病次数。黄芪对于病毒性心肌炎亦有较好效果。配合麻疹疫苗使用可促进乙型肝炎患者 HBsAg 转阴和 HBeAg 转阴。临床处方可辨证选择配伍白术、防风、板蓝根、金银花等。

5. 消化系统疾病 以黄芪为主的复方，用于治疗消化溃疡、慢性胃炎、慢性结肠炎、小儿肠吸收功能障碍，方如黄芪建中汤。

6. 衰老 黄芪用于各种滋补剂中，能改善年迈体衰者的衰弱症状。宜与女贞子、人参、党参、当归、鹿茸、制首乌、枸杞子、刺五加、淫羊藿等具有抗衰老作用的药物同用。

党参 Dangshen

【来源采制】本品为桔梗科植物党参 Codonopsis pilosula（Franch.）Nannf.、素花党参 Codonopsis pilosula Nannf. Var. modesta（Nannf.）L. T. Shen 或川党参 Codonopsis tangshen Oliv. 的干燥根。秋季采挖，晾晒至干。生用。

【主要成分】主要含有糖类如葡萄糖、菊糖、党参多糖等，党参苷、党参碱，还含有挥发油、黄酮类、甾类、脂肪、氨基酸、微量元素等物质。

【性味功能】味甘，性平。归脾肺经。益气，生津，养血，安神。

【药理作用】

1. 调整胃肠运动 党参对胃肠道运动有双向调节作用。党参对应激状态下大鼠的胃电节律紊乱有调整作用，能对抗应激引起的胃运动增加和胃排空加快，又可引起家兔离体小肠紧张性升高，收缩幅度稍变小。党参对豚鼠离体回肠段有抑制和兴奋两种作用，这种双向调节与其"益气补脾养胃"功能有关。

2. 抗胃溃疡 党参有明显的抗实验性胃溃疡和胃黏膜损伤作用。党参多糖可显著降低大鼠胃液、胃酸分泌和胃蛋白酶活性，抗胃黏膜损伤，对应激型、消炎痛型、醋酸型和幽门结扎型 4 种大鼠胃溃疡模型均有明显的抗溃疡作用。这与党参"益气补脾养胃"的传统功能一致。

3. 增强免疫 党参对机体的免疫功能有调节作用。党参所含的菊糖是免疫佐剂。党参及其多糖能使巨噬细胞的数量增加，细胞体积增大，吞噬功能增强，细胞内的 DNA、RNA、糖类、ACP 酶、ATP 酶、酸性酶及琥珀酸脱氢酶活性显著增强。党参醇沉物能明显增强免疫抑制小鼠巨噬细胞吞噬活力，促进胸腺细胞 E 花环的形成，促进脾脏淋巴细胞 DNA 的合成和淋巴细胞的转化，增强抗体产生细胞的功能，提高抗体滴度。能恢复眼镜蛇蛇毒因子处理后的补体下降、吞噬率下降。

4. 促进造血功能 党参醇、水浸液口服或皮下注射时可使家兔红细胞数及血红蛋含量显著增加，血液浓度增大，但是对于白细胞的影响不明显。切除动物脾脏后效力明显降低，表明党参有通过影响脾脏促进红细胞生成的作用。

5. 抗应激 党参可提高机体对有害刺激的抵抗能力。如党参注射液提高小鼠抗高温和低温的能力；煎剂提高 γ-射线照射小鼠的存活率；多糖延长小鼠游泳时间、抗疲劳，提高耐缺氧能力，增加动物体重等。党参提取物和总糖苷能防止或治疗大鼠因松节油刺激作用引起的白细胞增多。

6. 强心、抗休克、抗心肌缺血 党参能改善循环系统功能。党参可增强心肌收缩力，增加心排出量，对心率无明显影响。静脉输入党参注射液可使晚期失血性休克家兔动脉压回升，动物生存时间延长。党参注射液静脉注射还可对抗垂体后叶素引起的大鼠急性心肌缺血，对异丙肾上腺素引起的心肌缺血也有保护作用。党参可明显增高小鼠心肌糖原、琥珀酸脱氢酶和乳酸脱氢酶的含量，并具有抗常压缺氧、组织细胞缺氧、微循环缺氧的作用。党参能较好地改善心肌的舒张功能，增加心肌的顺应性，使冠状动脉灌注阻力减小，左心室心肌血流供应增多，从而改善心肌缺血。

7. 调节血压 党参对血压有双向调整作用。党参对家兔晚期失血性休克有明显的升压效应，静脉滴注党参注射液后动脉血压迅速回升，动物生存时间延长。而党参浸膏、水提物、醇提物均可使麻醉猫、犬血压显著下降，静脉给药不产生快速耐受性，降压作用主要是由于外周血管扩张所致。

8. 改善血液流变性 党参提取液可抑制 ADP 诱导的家兔血小板凝集，党参注射液可明显降低大鼠全血比黏度及血浆比黏度，抑制体内外血栓形成，并可降低高脂血症家兔血清的低密度脂蛋白、甘油三酯和胆固醇含量。党参口服液可使冠心病病人的血小板凝聚大大降低，提高其对冠心病的疗效。

9. 镇静、催眠、抗惊厥 党参对脑电图有一定影响，脂溶性和水溶性皂苷经脑室给药，均能引起清醒家兔脑电图出现高幅慢波的变化，而静脉给药只有脂溶性部分有此作用。其不同制剂对小鼠自发活动有抑制作用，能协同乙醚、异戊巴比妥钠延长小鼠睡眠时间，并能增加异戊巴比妥钠阈下催眠剂量引起的睡眠小鼠数。水提物和醇提物可协同低浓度氯丙嗪的镇静作用。

10. 益智 党参煎剂、乙醇提取物对动物学习记忆有改善作用。党参煎剂可以增进和改善大鼠学习记忆过程，并能改善樟柳碱、东莨菪碱引起的记忆获得障碍，改善亚硝酸钠引起的小鼠记忆巩固障碍和 40% 乙醇溶液引起的小鼠记忆再现缺损。改善学习记忆的成分为党参总碱。

11. 抗菌、抗炎 体外实验显示，脑膜炎球菌对党参煎剂中度敏感，白喉杆菌、卡他双球菌、副大肠杆菌、大肠杆菌及人型结核菌轻度敏感。党参煎剂对嗜盐菌、肠沙门菌、志贺痢疾杆有显著促生长作用。给大鼠灌服潞党参提取物对角叉菜胶引起的大鼠足趾肿胀有明显抑制作用。

【现代临床应用】

1. 胃肠疾病 党参用于消化性溃疡、慢性胃炎、慢性结肠炎、胃下垂及消化吸收功能低下，小儿单纯性消化不良以及胃肠手术后患者，方如四君子汤、六君子汤、补中益气汤。用六君子汤治疗妊娠呕吐，香砂六味汤治疗胃溃疡、慢性萎缩性胃炎，均获得了满意疗效。

2. 慢性乙型肝炎 以党参为主药的乙肝清口服液治疗慢性乙型肝炎疗效显著。党参为主药，与白术、薏苡仁、茯苓、鸡内金、山药、石斛、麦冬、炙甘草配伍拟健脾方，联合干扰素治疗脾虚型慢性乙型肝炎，显著优于干扰素对照组。临床处方可选用六君子汤等。

3. 造血系统疾病 党参煎剂可用于治疗失血性贫血、白血病减少症、血小板减少症和化疗、放疗所致的造血功能障碍，以及功能性子宫出血等原因引起的贫血。与黄芪、甘草配合，用于治疗血小板减少性紫癜，对白血病及血小板减少症也有一定疗效。临床处方可选用四君子汤、八珍汤、十全大补汤等。

4. 冠心病 党参、黄芪、黄精作益气液静脉点滴，可改善冠心病患者的心绞痛症状，对于左心室功能不全的患者，可增加心室收缩力及左心室排出量。对气虚血瘀证冠心病患者，临床处方可选用四君子汤等。

5. 急性高山反应 党参片可减轻高山反应急性期症状，稳定机体内环境，改善血液循环系统，加快对低氧分压环境的适应性。临床处方可用四君子汤为主。

二、壮阳药

能温补肾阳，主要用于治疗肾阳虚证的中药，称为壮阳药。

【功能与主治】壮阳药性温或热，味多甘，或咸，或辛，主归肾经。功能温肾壮阳，主要用于治疗肾阳虚证，也可用于其他脏腑阳虚之证。

肾阳虚证的临床表现主要有畏寒肢冷、腰膝酸软冷痛、筋骨痿软无力、夜尿频多、水肿、遗尿、久喘、阳痿、遗精、宫冷不孕、生长发育迟缓，舌质淡胖，苔白水滑，脉沉迟无力等。

肾阳为一身之元阳，乃诸阳之本。肾阳之虚得补，其他脏腑之阳则能温煦，从而消除或改善全身阳虚诸症。

阳虚证见于现代临床医学的生殖功能低下，小儿生长发育不良，或者衰老症，或久病重病体质衰弱者。虚证患者，尤其是阳虚证患者多有内分泌腺器官组织或细胞退行性变化、变性或萎缩，壮阳药和一些其他类别的扶正中药常常能逆转这种变化。

【与功能主治相对应的主要药理作用】温肾壮阳中药能改善下丘脑-垂体-各靶腺轴（肾上腺、甲状腺、性腺）的功能，或者对神经-内分泌-免疫网络功能有多层次、多环节、多途径的整体调节。调控中心在下丘脑，作用于下丘脑的分子水平——促肾上腺皮质激素释放因子 CRFmRNA 的表达。改善下丘脑-垂体-各靶腺轴的功能是扶正药"壮阳、补肾"等传统功能的现代药理学基础。

1. 兴奋下丘脑-垂体-肾上腺皮质轴 肾上腺皮质是通过分泌激素，调节机体物质代谢，并参与机体对有害刺激的应激反应的重要内分泌器官。人参、党参、甘草、冬虫夏草、刺五加能兴奋下丘脑-垂体-肾上腺皮质轴。能改善机体生理功能，促进小儿生长发育，延缓衰老，增强机体对有害刺激的应激反应能力。

2. 兴奋下丘脑-垂体-甲状腺轴 甲状腺是调节机体代谢的重要内分泌器官。温肾壮阳对肾阳虚患者或老年人能兴奋下丘脑-垂体-甲状腺轴，促进代谢，从而改善肾阳虚患者畏寒肢冷、腰膝酸软冷痛的临床症状。具有改善内分泌功能的补益药中，人参、刺五加、右归丸能兴奋下丘脑-垂体-甲状腺。

3. 兴奋下丘脑-垂体-性腺轴 鹿茸、淫羊藿、人参、虫草、刺五加能兴奋下丘脑-垂体-性腺轴。促进性功能的代表药物有鹿茸、淫羊藿、紫河车、黄狗肾、脐带等。这些药物能改善男女生殖功能，治疗阳痿、滑精、不育、不孕。

壮阳药常用药物与方剂主要药理作用简表

主要药理作用 相应传统功能	兴奋下丘脑-垂体-肾上腺轴 温肾壮阳	兴奋下丘脑-垂体-性腺轴 温肾壮阳	兴奋下丘脑-垂体-甲状腺轴 温肾壮阳
鹿茸		+	
紫河车		+	+
淫羊藿		+	
补骨脂		+	
蛤蚧		+	
冬虫夏草	+		
脐带		+	
黄狗肾		+	
刺五加	+	+	+
龟鹿二仙胶		+	
右归丸	+	+	+

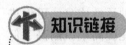 知识链接

下丘脑-垂体-肾上腺轴

下丘脑-垂体-肾上腺轴（LHPA轴）是一个直接作用和反馈互动联合系统，是神经内分泌系统的重要组成部分。它协调腺体、激素和部分中脑，特别是参与介导一般适应综合征的中脑区域的相互作用，调节消化、免疫、心情和情绪、性行为以及能量贮存和消耗等许多生理活动，并参与控制应激反应。

鹿茸　Lurong

【来源采制】 为梅花鹿 *Cervus nippon* Temminck 或马鹿 *Cervus elaphus* Linnaeus 的雄鹿未骨化幼角。

【主要成分】 鹿茸中含有多种游离氨基酸，其中含量最多者为脯氨酸、赖氨酸和丙氨酸。其乙醇提取物中含溶血磷脂酰胆碱，其乙醚提取物中含对氨基苯甲醛，正丁醇提取物中含尿嘧啶、次黄嘌呤、尿素、尿嘧啶核苷、烟酸及肌酐。鹿茸尖部含多胺类物质如精脒、精胺及腐胺。此外，鹿茸中尚含有硫酸软骨素 A 等多糖类物质、神经节苷酯、雌酮及雌二醇、生物活性肽类化合物等。

【性味功能】 味甘、咸，性温。归肝、肾经。补肾阳，益精血，强筋骨。

【药理作用】

1. 性激素样作用　鹿茸兼有雄激素和雌激素样作用。鹿茸可活化核苷酸还原酶的催化反应，使脱氧核苷酸的含量增加，并兴奋垂体性腺轴，使雄性激素和生长素分泌增加。鹿茸可增加肾阳虚模型小鼠血浆中睾酮含量而且使血浆促黄体生成素浓度增加。鹿茸提取物也可显著增加未成年雄性大鼠、小鼠的睾丸、前列腺、贮精囊等性腺重量。未成年雌性

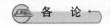

小鼠皮下注射鹿茸精可促进子宫发育和使卵巢增重。鹿茸中所含的雌二醇含量较大，为鹿茸治疗妇女宫冷不孕提供了科学依据。

2. 增强免疫功能　鹿茸对非特异性免疫和特异性免疫功能均有促进作用。鹿茸多糖有促进和调节体液免疫功能，并可增强吞噬细胞的吞噬功能。鹿茸提取物可增加正常小鼠和氨甲蝶呤引发免疫功能低下小鼠脾细胞中玫瑰花结细胞的数量，可增强迟发型超敏反应，说明可增强细胞免疫功能。鹿茸对红细胞凝集素和红细胞溶血素的影响高于生理盐水对照组，提示鹿茸对体液免疫功能也有促进作用。

3. 促进蛋白质和核酸合成　鹿茸可促进体内蛋白质和核酸的合成，加速未成年小鼠生长发育，长期灌服鹿茸提取物的小鼠，其肝脏内蛋白质含量明显增加，在老年小鼠更为显著。这一作用的有效成分主要是多胺类物质，如腐胺、精脒等。

4. 促进造血　鹿茸能促进血细胞的增殖、发育和成熟，使正常家兔的红细胞、血红蛋白和网织红细胞增加。鹿茸对实验性贫血动物可促进骨髓造血功能，使红细胞生成加速。

5. 抗衰老　人在衰老过程中，机体内的单胺氧化酶（MAO）的活性升高，脂质过氧化作用加剧。而鹿茸中的次黄嘌呤、尿嘧啶和磷脂类等物质具有抑制 MAO 活性的功能，能显著增加动物脑内 5-HT 和 DA 的含量。鹿茸还能通过增强超氧化物歧化酶（SOD）的活性和抑制脂质过氧化反应，提高机体的抗氧化能力。

6. 强壮和抗应激　鹿茸为良好的全身强壮剂，能改善睡眠和食欲，消除疲劳，增强机体工作效率，对身体虚弱、久病患者有良好复壮作用。鹿茸含有多种活性成分，可促进全身细胞新陈代谢。鹿茸提取物对饥饿无力小鼠有显著抗疲劳作用，能提高小鼠耐高、低温、耐缺氧能力。

7. 健骨　鹿茸中至少含有 4 种参与局部调节骨生长的活性因子。鹿茸多肽通过促进骨、软骨细胞增殖及促进骨痂内骨胶原的积累和钙盐沉积而加速骨折愈合。在体动物实验显示具有促进骨髓生长及骨折愈合的作用，离体实验显示可增强鸡胚头盖骨细胞、兔肋软骨细胞增殖。

8. 抗胃溃疡　鹿茸多糖灌胃，对醋酸型、应激型和幽门结扎型胃溃疡，皆有明显的抗溃疡作用。但对消炎痛型溃疡无效。鹿茸多糖对五肽胃泌素引起的胃酸增多，有明显抑制作用，但对组胺和毛果芸香碱所致者无效。

【现代临床应用】

1. 性功能减退、不孕症　鹿茸单用或鹿茸精穴位注射或与其他中药配伍，用于治疗男子性功能减退或阳痿、遗精、尿频，效果良好。以鹿茸为主药的至宝三鞭丸或鹿茸、鹿胎或鹿角霜配伍治疗女性性功能低下、不孕症，均取得好的疗效。

2. 骨发育不全、骨折　用于小儿发育不良，筋骨痿软、行迟齿迟、囟门不合等证，老年骨质疏松症以及骨性关节病的治疗。单用或者配伍其他中药应用。

3. 血液系统疾病　取鹿茸内骨髓，用白酒浸渍，制成 20% 的鹿茸血酒，对血小板减少症、白细胞减少症、再生障碍性贫血等引起的症状和血象均有改善。

4. 冠心病、心绞痛　鹿茸与龟甲、人参、红花等配制成冠脉再通丹胶囊治疗冠心病、心绞痛取得较好疗效。

淫羊藿　Yinyanghuo

【来源采制】本品为小檗科植物淫羊藿 *Epimedium brevicornu* Maxim.、箭叶淫羊藿

Epimedium sagittatum（Sieb. et Zucc.）Maxim.、柔毛淫羊藿 *Epimedium pubescens* Maxim.、巫山淫羊藿 *Epimedium wushanense* T. S. Ying 或朝鲜淫羊藿 *Epimedium koreanum* Nakai 的干燥地上部分。夏秋采割。生用或用羊脂熔化后拌炒用。

【主要成分】　各种淫羊藿均以黄酮为主要成分，不同的淫羊藿含有的成分也不同，如淫羊藿苷，淫羊藿次苷 I、朝鲜淫羊藿苷 A、B、C、箭叶淫羊藿苷 A、B、C、去氧甲基淫羊藿苷、去氢淫羊藿素-3-O-α-鼠李糖苷、β-去氢甲基淫羊藿素。还含有异槲皮素、木脂素、木兰素、金丝桃苷和多糖等。

【性味功能】　味辛、甘，性温。归肝、肾经。补肾阳，强筋骨，祛风湿。

【药理作用】

1. 性激素样作用　淫羊藿为常用的补肾壮阳中药，具有雄性激素和雌性激素样作用。淫羊藿多糖能影响脑垂体内分泌功能，提高性激素水平。其雄性激素样作用是通过使精液分泌亢进，精囊充满后刺激感觉神经，间接兴奋性欲而促进性功能。淫羊藿能使小鼠附睾及精囊腺增重，升高血浆睾酮的含量，增加睾丸和提肛肌的重量，对犬精液分泌有促进作用。淫羊藿苷能显著改善勃起功能障碍大鼠的勃起功能。淫羊藿苷体外实验能明显促进大鼠间质细胞睾酮的基础分泌。淫羊藿能明显改善氢化可的松所致"阳虚证"动物模型睾酮及雌二醇的水平低下，改善雄性动物性腺的损害，显著增加大鼠前列腺、贮精囊、提肛肌、海绵球肌、子宫、肾上腺及胸腺的重量。提示淫羊藿对垂体-性腺系统的功能具有促进作用。淫羊藿煎剂还能使雌性大鼠垂体前叶、卵巢、子宫重量增加。淫羊藿性激素样作用的药效物质主要是淫羊藿苷、淫羊藿多糖和水煎液。

2. 增强免疫功能　淫羊藿能增强机体非特异性免疫功能和细胞免疫功能，调节体液免疫功能，有效成分主要为淫羊藿多糖、淫羊藿苷、淫羊藿总黄酮。可以提高小鼠腹腔巨噬细胞的吞噬功能，对免疫功能低下模型小鼠巨噬细胞的吞噬功能有明显增强作用。淫羊藿多糖能促进小鼠 T 细胞和 B 细胞增殖，提高抗体生成水平，能明显提高老年大鼠自然杀伤细胞（NK）活性，可促进胸腺释放成熟细胞。淫羊藿苷并可提高 LAK 细胞杀伤活性。淫羊藿多糖和淫羊藿苷对胸腺都有免疫激活作用，可使小鼠胸腺和脾脏细胞产生白介素-2（IL-2）的能力显著提高，有诱生干扰素（INF）的作用。淫羊藿水煎液可使脾细胞介导的红细胞溶血素和血凝抗体滴度增加，还可使免疫功能低下小鼠脾脏淋巴细胞数、脾脏溶血空斑形成细胞反应恢复到正常水平。

3. 促进核酸代谢　研究证明，"阳虚"的本质之一是核酸代谢低下。淫羊藿煎剂可对抗影响核酸代谢的羟基脲所致"阳虚证动物"的肝脾 DNA 合成降低，改善阳虚症状，减少动物死亡率，证明其有促进核酸代谢和蛋白质合成的作用。淫羊藿多糖在体外能明显提高小鼠的骨髓细胞增殖和 DNA 合成率。

4. 促进造血　淫羊藿苷可促进小鼠脾淋巴细胞产生集落刺激因子（CSF）样活性，还可协同诱生 IL-2、IL-3、IL-6。CSF 是促进人体或动物骨髓细胞增殖、分化、成熟及存活的一类糖蛋白，可促进机体造血并刺激诱导成熟细胞的功能，对机体造血功能具有重要作用。IL-3 可作用于骨髓多能干细胞促进多种血细胞的分化增殖，IL-6 协同 IL-3 支持多能干细胞的增殖，因而淫羊藿可促进造血功能，改善造血系统障碍，对白血病的治疗具有一定的效果。

5. 抗衰老　淫羊藿多糖能明显提高动物血液及其组织中超氧化物歧化酶（SOD）、谷胱苷过氧化物（GSH-Px）的活性；并能明显降低老龄动物血清及肝组织中过氧化脂质

（LPO）的含量，使老龄动物心肌中脂褐质含量降低，从而具有抗氧化、延缓衰老的作用。淫羊藿多糖、淫羊藿总黄酮复合物能提高老龄雄性大鼠下丘脑中单胺类神经递质水平，延缓脑组织衰老，抑制老龄小鼠脑及血中胆碱酯酶活性，增加脑神经递质乙酰胆碱的含量，提高老龄大小鼠的学习记忆能力。淫羊藿水提液（非多糖）亦含有抗氧化成分。

6. 促进骨骼生长　淫羊藿有促进骨骼生长，阻止钙质流失，促进骨细胞活力的作用，能使钙化骨形成增加。淫羊藿水煎液具有促进骨髓细胞 DNA 合成的作用，对于长期应用激素所致的骨质疏松症有拮抗作用。淫羊藿总黄酮对维 A 酸造成的大鼠骨质疏松症有明显的防治作用。

7. 抗心肌缺血、抗心律失常　淫羊藿注射剂、淫羊藿中提取的非氨基酸部分、淫羊藿水溶液等多种制剂及淫羊藿苷均可使多种动物的冠脉流量增加，并对垂体后叶素所致大鼠急性心肌缺血有保护作用，心电图有明显的改善，并能抑制心肌收缩力而使心脏做功减少，降低耗氧量。淫羊藿提取物可部分对抗毒毛花苷 K 及肾上腺素诱导的豚鼠实验性心律失常，并缩短其持续时间。若预先给药，可使室性期前收缩及室性心动过速明显减慢。

8. 强心、降压　淫羊藿煎剂可使离体和在体蟾蜍心脏心肌收缩力增强，恢复戊巴比妥钠造成的人工心衰心肌的张力，使心排出量增加。淫羊藿煎剂对家兔、大鼠及猫均有降压作用。给肾性高血压大鼠灌服淫羊藿甲醇提取物，出现明显的血压下降。

9. 扩张脑血管　淫羊藿可改善脑缺血、缺氧。淫羊藿苷、淫羊藿总黄酮能直接扩张脑血管，显著增加兔和狗脑血流量，降低脑血管阻力，同时血压略有降低。

10. 改善血液流变性、抗血栓形成　淫羊藿可降低红细胞聚集性及降低全血黏度，抑制家兔体外血栓形成。淫羊藿总黄酮体外给药可显著抑制血小板聚集反应，可延长凝血酶原时间。健康人口服淫羊藿煎剂后，血细胞比容明显减少，红细胞电泳时间缩短，血沉加快，从而使全血比黏度明显降低。

11. 抗肿瘤　淫羊藿苷能诱导肿瘤细胞的凋亡，对于培养的鼻咽癌 KB 细胞、人慢性粒细胞白血病 K562 细胞、人急性早幼粒白血病细胞具有显著抑制作用。能诱导人急性早幼粒白血病细胞沿粒系方向分化。能协同诱生 IL-2、IL-3、IL-6 和增强抗癌效应细胞（NK，LAK）活性。淫羊藿总黄酮对荷瘤小鼠低下的细胞免疫功能和红细胞免疫功能具有一定的恢复作用，在一定程度上可抑制肿瘤细胞的生长。

12. 抑菌、抗病毒、抗炎　体外实验，淫羊藿能明显抑制金黄色葡萄球菌和白色葡萄球菌，并对组织内培养的脊髓灰白质炎病毒、E-CHO 病毒和柯萨奇病毒有抑制作用。淫羊藿甲醇提取物皮下注射能显著抑制大鼠蛋清性足肿胀，对家兔灌胃后能对抗组胺所致的毛细管通透性增高作用。

13. 降血脂、降血糖　淫羊藿水煎液对实验性高脂血症家兔，有降低 β-脂蛋白胆固醇和甘油三酯的作用。大鼠灌胃淫羊藿提取液对实验性高血糖有明显的降血糖作用。

【现代临床应用】

1. 心理性勃起功能障碍　淫羊藿与人参、黄芪、阿胶、仙茅等配伍，组成生精助育汤，用于治疗心理性勃起功能障碍。临床处方可辨证选择配伍柴胡、白芍、白术、当归、巴戟天、肉桂、吴茱萸、枸杞子、菟丝子等，或加入逍遥散、五子衍生丸中使用。

2. 骨质疏松症　淫羊藿与十大功劳叶、补骨脂等中药组方制成治瘁补骨丹胶囊，治疗绝经后骨质疏松，可有效防止骨流失，使骨矿含量增加，骨密度明显恢复；含淫羊藿的复方制剂治疗老年类风湿关节炎所致的骨质疏松，可使骨密度测定量明显升高。临床处方可辨证选择配伍巴戟天、杜仲、刺五加、丹参、当归、黄芪、葛根、仙茅、补骨脂、骨碎补等，或加入当归补血汤、右归丸使用。

3. 慢性支气管炎　用单味淫羊藿丸治疗慢性支气管炎，或用淫羊藿、胡桃肉、法半夏等组方治疗久咳虚喘患者。临床处方可辨证选择配伍人参、茯苓、白术、淫羊藿、五味子、刺五加、细辛、干姜、陈皮、半夏、杏仁等，或加入六君子汤、小青龙汤、止嗽散等使用。

4. 冠心病　用淫羊藿浸膏片治疗心绞痛、冠心病均有良好疗效。临床处方可辨证选择配伍延胡索、丹参、川芎、当归、黄芪、红花、赤芍、三七、山楂、蒲黄、人参、党参、附子、制首乌等，或加入桃红四物汤、参附汤使用。

5. 心动过缓　淫羊藿、黄芪为主辨证治疗病态窦房结综合征、窦性心动过缓、房室传导阻滞等缓慢性心律失常，疗效满意。临床处方可辨证选择配伍制附子、干姜、吴茱萸、细辛、肉桂、桂枝、炙麻黄等，或加入麻黄附子细辛汤、四逆汤使用。

6. 老年血管性痴呆　临床处方可辨证选择配伍刺五加、人参、五味子、黄芪、党参、川芎、三七、远志、石菖蒲、银杏叶等，或加入当归补血汤、四君子汤使用。

7. 小儿麻痹症　淫羊藿、桑寄生制成注射液，急性期以肌内注射为主，配合穴位注射，恢复期及后遗症期以穴位注射为主，配合肌内注射，治疗各期小儿麻痹症246例。结果对急性期及刚进入恢复期的病例疗效显著，恢复较快，对后遗症期也有一定效果。临床处方可辨证选择配伍巴戟天、杜仲、刺五加、丹参、当归、黄芪、葛根、熟地黄、仙茅、补骨脂、骨碎补等，甚至紫河车、鹿茸、肉桂，或加入当归补血汤、右归丸使用。

8. 神经衰弱　临床有用浸膏片、总黄酮片、单体淫羊藿苷片3种制剂治疗神经衰弱，或用淫羊藿煎剂离子透入法治疗神经衰弱。

三、养血药

能滋补血液，主要治疗血虚证甚至精髓不足证的中药，称为养血药。

【功能与主治】养血药多甘温或甘平，主归肝、肾或脾经。具有滋补血液，补养肝肾，甚至补精益髓的功能。主要用于治疗血虚证，或血虚重者即精髓不足证。

血虚证临床表现心悸、怔忡、头昏、眼花、失眠、健忘、面色萎黄、唇甲苍白，或妇女月经量少、色淡、后期、闭经，或老人筋脉拘挛疼痛、便秘，舌淡、脉细弱。血虚重证则为精髓不足，甚至脑髓不充，临床多见于久病、重病患者或衰老患者，可见耳聋耳鸣、须发早白、牙齿早脱、筋骨痿软、步履不健、羸瘦多病、健忘，甚至痴呆。

血虚证见于现代临床医学失血性贫血、缺铁性贫血，或骨髓造血系统功能障碍的贫血症，或衰老症等。

 知识链接

贫血诊断标准

　　贫血是指外周血液在单位体积中的血红蛋白浓度、红细胞计数和（或）血细胞比容低于正常低限，以血红蛋白浓度较为重要。我国贫血诊断标准，血红蛋白测定值：成年男性 <120g/L，成年女性 <110g/L；血细胞比容分别 <0.42、0.37，可诊断为贫血。孕妇血红蛋白 <100g/L 为贫血。血红蛋白 90~120g/L 为轻度贫血，血红蛋白 60~89g/L 为中度贫血，血红蛋白 30~59g/L 为重度贫血，血红蛋白 <30g/L 为极重度贫血。

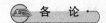

【与功能主治相对应的主要药理作用】

1. 促进造血功能　中医血虚证患者在西医临床检验结果中，可能有外周血红细胞、白细胞的减少或血红蛋白含量的降低，甚至骨髓造血系统功能的低下。部分扶正药物可以促进骨髓造血细胞发生，增加红细胞数和血红蛋白含量，升高白细胞或血小板数量，从而改善上述症状。扶正中药之中，能促进骨髓造血，增加血细胞、血小板数量或血红蛋白含量的中药，主要为典型补气药，如人参、党参、黄芪；以及具有补血或填精补髓功能的重要中药，如当归、熟地黄、鹿茸、何首乌等。此外，三七总皂苷腹腔注射对于骨髓多能造血干细胞的增殖有明显的促进作用，使脾结节中粒细胞、红细胞二系有丝分裂活跃，脾重量增加。能对抗免疫抑制小鼠白细胞减少，促进大鼠急性失血性贫血红细胞、网织红细胞、血红蛋白恢复。中药"补血、填精补髓"的功能，可以从上述这些药物促进骨髓造血功能方面找到现代科学依据。但是，并非所有具有"补血、填精补髓"的功能传统中药，都具有这种药理作用。

2. 补充造血物质　甘味药物，尤其是补血药物，含有丰富的组成血红蛋白、血细胞所必需的营养物质，如叶酸、多种维生素、微量元素、蛋白质、氨基酸等，是其相关药效物质。例如当归、熟地黄、鹿茸、制首乌。

养血药常用药物与方剂主要药理作用简表

主要药理作用	促进造血功能	补充造血物质
相应传统功能	养血	养血
当归	+	+
熟地黄	+	+
鹿茸		+
制首乌		+
黄芪	+	+
人参	+	+
党参	+	
白芍	+	
三七	+	
当归补血汤		+
四物汤	+	+

当归　Danggui

【来源采制】为伞形科植物当归 *Angelica sinensis*（Oliv.）Diels 的干燥根。主产于甘肃省岷县。秋后采挖，切片生用，或经酒拌后炒用。

【主要成分】含挥发油和水溶性成分。挥发油主要成分是含藁本内酯，含量约为45%。其他有正丁烯夫内酯、当归酮、月桂烯等多种成分。水溶性部分含有阿魏酸、丁二酸、烟酸等，另含蔗糖和多种氨基酸、倍半萜类化合物、维生素及无机元素。

【性味功能】味甘、辛、性温。归肝、心、脾经。补血、活血、调经、止痛

【药理作用】

1. 促进造血功能　当归能促进外周血红细胞、白细胞、血红蛋白等含量增加，对因化学药物、放射线照射引起的骨髓造血功能抑制，其作用更为显著。当归多糖是促进造血功能的主要有效成分，从基因水平和蛋白质水平上促进造血调控因子的合成和分泌，进而促进髓系多向性造血祖细胞、晚期红系祖细胞、粒单系造血祖细胞的增殖分化。当归水浸液给小鼠口服能显著促进血红蛋白和红细胞的生成。对小鼠造血干细胞，小鼠与人髓系造血祖细胞的增殖分化均有显著促进作用。当归多糖对 ^{60}Co、苯肼所致骨髓抑制的贫血小鼠红细胞、血红蛋白、白细胞和股骨有核细胞数恢复有显著促进作用。

2. 增强免疫功能　当归及其成分当归多糖、阿魏酸均有增强机体非特异性免疫和特异性免疫功能。①增强非特异性免疫功能：当归多糖、当归水浸液能明显提高腹腔巨噬细胞吞噬能力。对正常小鼠和免疫抑制小鼠巨噬细胞吞噬功能均有增强作用。当归、当归多糖及阿魏酸钠静脉注射也可明显提高单核细胞对染料的廓清率。②增强特异性免疫功能：当归对正常人淋巴细胞转化和小鼠 T-淋巴细胞增殖有促进作用。当归多糖能增加抗 T 细胞依赖性抗原的溶血空斑形成细胞数，以及抗 T 细胞非依赖性抗原的 PFC 数量。当归多糖和内酯可明显促进体外培养的小鼠脾细胞增殖，并明显促进鼠胸腺细胞对抗原的应答。当归多糖腹腔注射能显著增加 IgM 及 PFC，而皮下注射或静脉注射对抗体的产生无明显增强作用。当归多糖可提高 E-花环形成率及酸性 α-萘酚醋酸酯酶染色阳性率。小鼠灌服当归水煎液可明显提高绵羊红细胞（SRBC）抗体溶血素产生和血清中抗体效价。③增强其他免疫作用：当归有良好的干扰素诱导活性，能促进小鼠 IL-2 的产生，并显著增加红细胞的免疫黏附作用。当归多糖可以促进巨噬细胞释放 NO、TNF-α 及活性氧（ROS）等细胞效应因子。

3. 抗血栓形成　当归挥发油成分正丁烯基苯酞和藁本内酯有抑制血小板聚集的作用。阿魏酸钠能明显抑制血小板聚集。当归水煎液、水提酒沉制剂、阿魏酸静脉注射或口服均能抑制由 ADP、胶原、二磷酸腺苷诱导的血小板聚集作用，这是当归对血栓-栓塞性疾病有效的药理学基础。临床急性脑血栓患者经当归治疗后，血液流变性明显改善，血液黏滞性降低，血浆纤维蛋白原含量降低，凝血酶原时间延长，红细胞及血小板电泳时间缩短。

4. 降血脂　当归阿魏酸具有抑制肝合成胆固醇的作用，可竞争性抑制肝细胞中合成胆固醇的限速酶甲羟戊酸-5-焦磷酸脱羟酶活性，使肝脏内胆固醇合成减少，进而使血浆胆固醇含量下降。当归能通过抗氧化和自由基清除，以及抗血栓 3 种途径发挥其抗动脉粥样硬化的作用。

5. 保护心肌、抗心律失常　当归中的有机酸具有抗心肌缺血作用。当归、当归水提物、阿魏酸能使实验动物冠脉流量明显增加，能缓解垂体素引起的心肌缺血。静脉注射当归液可使心肌梗死面积缩小，缺血性心电图得到改善。当归降低心肌耗氧量，对缺血再灌注引起的心肌损伤有保护作用。当归有抗心律失常作用，能延长离体兔心不应期，静脉注射当归对肾上腺素、乙酰胆碱引起的心律失常有一定对抗作用。腹腔注射当归注射液对大鼠心肌缺血再灌注时的心律失常有明显的保护作用。当归煎剂和流浸膏对离体心脏有抑制作用。当归流浸膏，特别乙醚提取物有奎尼丁样作用，对人工心房纤维颤动有治疗作用。

6. 扩血管、降压　当归液静脉注射对麻醉犬冠状血管、脑血管、肺血管及外周血管均有扩张作用，同时使外周血流量增加，血管阻力降低。当归挥发油是其对血管平滑肌解痉作用的主要活性成分，其中藁本内酯活性最强。当归能降低门脉压，可使肝硬化患者门

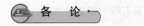

脉血流动力学发生显著改善，肝静脉嵌塞压及肝静脉压力梯度显著下降，门静脉和脾静脉血流量显著减少，并具有起效快、持续时间长、降压幅度大的特点。

7. 调节子宫平滑肌　当归对动物子宫平滑肌呈兴奋和抑制两种作用。当归挥发油及阿魏酸具有抑制子宫平滑肌收缩作用，水溶性及醇溶性的非挥发油成分具有兴奋子宫平滑肌作用。当归挥发油对离体子宫的抑制作用出现迅速而持久，使子宫节律性收缩减少，高浓度时可使子宫收缩完全停止。当归醇浸膏引起子宫平滑肌兴奋，当剂量足够大时会引发子宫强直性收缩。而对于在体子宫，不论当归挥发油还是非挥发性成分静脉注射，均产生兴奋作用。

当归对子宫的作用与子宫所处状态有关。当归水煎液可使未加压的子宫收缩力轻度抑制，而当子宫加压时（类似妊娠子宫），相同剂量的当归水煎液可使子宫收缩由无节律变为有节律，收缩频率减慢，但收缩力加强。子宫平滑肌痉挛性收缩是痛经产生的主要病理学基础，当归对子宫平滑肌的抑制作用可能是其治疗痛经的药理学基础。对于崩漏、产后恶露不尽等伴有子宫收缩不全的病理状态，当归可因其兴奋子宫作用而使之得到改善。

此外，当归腹腔注射能促进卵泡细胞的增殖和分化，此作用与调经功能有关。

8. 抗肿瘤、抗辐射、抗损伤　当归多糖对动物移植性肿瘤有一定的抑制作用，如对艾氏腹水瘤、Lewis 肺癌、腹水型肝癌等均有抑制作用，能延长荷瘤小鼠的生存期。当归多糖可对抗小鼠因 ^{60}Co 照射引起的骨髓造血功能损伤和免疫功能降低。使受辐射的卵巢功能提前进入恢复期，避免卵泡的退化。当归对神经损伤、肌肉萎缩及关节软骨损伤均有一定的保护作用。

9. 抗氧化及衰老　当归具有抗氧化作用，对 D-半乳糖诱导的亚急性衰老小鼠，可明显提高大脑皮质中 SOD 活性，Ca^{2+}-ATP 酶活性，降低脂褐素含量，高剂量时效果更加明显，说明当归具有抗衰老作用。

10. 保肝、利胆　当归有保护肝细胞和促进肝功能恢复的作用。对小鼠急性四氯化碳中毒性肝炎肝损伤有保护作用，可使炎症反应明显减轻，血清转氨酶下降。能改善肝脏多项组织化学异常，增强肝糖原、葡糖糖-6-磷酸酶、5′-核苷酸酶、三磷酸腺苷酶及琥珀酸脱氢酶的活性或反应，而有助于肝细胞功能的恢复。在体外当归能促进肝细胞蛋白质、DNA 及 RNA 的合成。当归煎剂有保护肝脏和防止肝糖原降低的作用，小鼠食 5% 当归粉末膳食后，可使肝脏耗氧量增加。当归水提物、挥发油或阿魏酸钠对大鼠胆汁分泌有明显促进作用，能增加胆汁中固体物及胆酸的排泄量。

11. 保护神经系统　当归注射液可加速全脑缺血后海马区神经再塑和结构重建。250g/L 的当归注射液能够减弱缺氧对在体神经干细胞的刺激，发挥对神经干细胞的保护作用。当归萃取液对因缺氧、缺血所致的神经元 NMDA 受体功能异常增高呈现抑制作用而保护神经元。

12. 抗炎　当归制剂可明显抑制虫卵诱发的肉芽性炎症反应。当归对急性渗出性炎症有较显著的抑制作用，对小鼠腹腔毛细血管通透性增高、二甲苯所致小鼠耳肿胀率、角叉菜胶、甲醛或蛋清所致小鼠足肿胀均有明显抑制作用。当归抗炎作用机制包括降低毛细血管通透性、抑制前列腺素 E_2（PGE_2）合成以及 5-羟色胺（5-HT）释放等。

13. 平喘　藁本内酯及正丁烯夫内酯，可松弛支气管平滑肌。对抗组胺、乙酰胆碱引起的支气管哮喘，有显著平喘作用。

【现代临床应用】

1. 血液疾病 当归是治疗失血性贫血、骨髓造血功能障碍、血小板减少症、白细胞减少、红细胞减少、血红蛋白减少等各种血液疾病的首选药物。常配伍黄芪、熟地黄、制首乌、紫河车或者人参、三七等益气或养血药。临床处方可用当归补血汤、四物汤、八珍汤、十全大补汤等。

2. 心律失常 以当归注射液静脉推注或静脉滴注，或口服当归糖浆，治疗心律失常，以对冠心病引发室性期前收缩疗效最好，对病态窦房结综合征及心房颤动也有一定疗效，但对房室及室内传导异常无效。临床处方可用四物汤、桃红四物汤等。

3. 血栓闭塞性脉管炎 可用当归注射液静脉注射治疗。临床处方可配伍丹参、金银花、玄参、红花、黄芪等，或用四妙勇安汤等。

4. 肝脏疾病 当归丸用于慢性迁延性肝炎、慢性活动性肝炎、肝硬化。当归粉治疗上消化道出血 50 例，有效率88％。临床处方可用逍遥散、桃红四物汤等。

5. 妇科病 当归芍药散用于治疗产后恶露不尽，阴道出血不止。当归单用或复方治疗痛经、月经不调、不孕，可用当归配伍川芎的佛手散，或者用四物汤、桃红四物汤等。

6. 疼痛 当归液穴位注射，治疗偏头痛、头痛、腰腿痛、腰肌劳损、肌肉风湿、四肢关节挫伤，关节炎及各种神经痛有较好效果。当归注射液用于胸外科手术后止痛，也用于人工流产术前肌内注射。

7. 皮肤病 当归粉冲服治疗儿童带状疱疹。0.5％当归注射液耳穴注射治疗湿疹、荨麻疹。2％当归注射液及 2％普鲁卡因各4ml 混合注入穴位，治疗牛皮癣。复方当归注射液，肌内注射治疗多形红斑。

四、滋阴药

能滋补人体阴液，主要用于治疗阴虚证的中药，称为滋阴药。

【功能与主治】滋阴药大多甘寒或酸寒，主归肺、胃或肝、肾经。功能生津益胃，或养阴润肺，或滋补肝肾之阴。主要用于阴虚证，以及由阴虚而导致的消渴病。

阴虚证临床表现主要有低热或潮热、盗汗、五心烦热、渴而多饮、身体消瘦、舌干瘦、少苔或无苔、脉细数。阴虚所伤及的脏腑主要有肺、胃、肝、肾。肺阴虚，症见干咳少痰或无痰、咽干喉痒；胃阴虚，可见胃中嘈杂不适、大便秘结；肝肾阴虚则腰膝酸软、遗精滑精、五心烦热、眼目干涩、耳鸣耳聋。临床上以"烦渴引饮，饮一消一"为主要症状的疾病中医称为"消渴"，症见渴而多饮、消谷善饥、溲数有膏、焦枯消瘦、多发痈疽，常见于西医糖尿病。其病机中医责之于阴虚，用补阴方药治疗。

阴虚证见于现代临床医学的慢性消耗性疾病，如癌症、肝炎、结核病等后期羸瘦体弱者，尤其是内分泌疾病后期如甲状腺功能亢进症、糖尿病、围绝经期综合征，以及结缔组织疾病、老年阴亏体虚、传染性疾病后期等等，凡以低热、消瘦、干燥为特点者。原发性干燥综合征是一类以侵犯外分泌腺为主的自身免疫性疾病，常表现为口、眼干燥，同时伴有肾脏、肝脏等多脏器功能损害，当属于中医阴虚证范畴。

【与功能主治相对应的主要药理作用】

1. 促进核酸、蛋白质合成 阴虚证患者大多有微量元素和其他营养物质的缺乏，大多存在物质代谢的谢障碍。一些养阴中药本身含有丰富的营养物质，如蛋白质、脂肪、糖类、无机盐等，可直接补充营养，纠正缺失，并可通过丘脑-垂体-肾上腺轴影响物质代谢

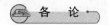

过程，甚至可以通过调节环核苷酸水平来影响物质代谢过程，从而纠正相应的临床症状。这些药理作用，可以理解为中药"养阴、生津、滋补肝肾、填精补髓"功能的微观内容。能促进蛋白质、细胞 DNA 与 RNA 合成的养阴生津药有人参、黄芪、补中益气汤、参麦饮。

2. 抑制下丘脑-垂体-甲状腺轴　一些中药可抑制下丘脑-垂体-甲状腺轴，调节机体的物质代谢，改善阴虚患者低热不退、潮热、盗汗、骨蒸、消瘦、心烦等症状。如生地黄、知母、龟甲、刺五加、六味地黄丸具有抑制下丘脑-垂体-甲状腺轴的作用。

3. 降低血糖　血糖升高是糖尿病患者的必然临床表现，临床有多饮、多食、多尿和消瘦等属于中医阴虚证的症状。降低血糖对于控制糖尿病具有积极意义。可降低血糖的养阴药有知母、麦冬、生地黄、山茱萸，而人参、黄芪双向调节糖代谢。知柏地黄丸、人参白虎汤、生脉饮、玉女煎等养阴生津著名方剂具有较良好的降低血糖的作用。

4. 保肝　慢性肝炎患者属于肝肾亏虚者，常用滋补肝肾进行治疗。滋阴养血补益肝肾的中药，具有保护肝脏细胞，稳定肝脏细胞生物膜，减轻肝细胞肿胀、变性、坏死，降低血清转氨酶的作用。这是中药功能中所谓"养肝、滋补肝肾"的实质之一。何首乌、白芍、枸杞子、当归、黄芪、甘草、女贞子、五味子、酸枣仁等具有养阴补血功能的药物，有较好的保肝作用。

滋阴药常用药物与方剂主要药理作用简表

主要药理作用 相应传统功能	促进蛋白质、核酸合成 滋阴生津	降低血糖 滋阴生津	抑制下丘脑-垂体-甲状腺轴 滋阴清热	保肝 滋阴养肝
知母		+	+	+
生地黄		+	+	+
麦冬		+		
山茱萸		+		
五味子				+
酸枣仁				+
白芍				+
人参	+	+		
黄芪	+	+		+
知柏地黄丸		+	+	
参麦饮	+	+	+	+
人参白虎汤	+	+		

生地黄　Shengdihuang

【来源采制】生地黄为玄参科植物地黄 *Rehmannia glutinosa* Libosch. 的干燥块根。春秋两季采挖，洗净，烘干。生用。

【主要成分】主要含苷类、糖类、氨基酸、微量元素、有机酸等成分。苷类成分主要是梓醇、桃叶珊瑚苷、地黄苷 A、地黄苷 B、地黄苷 C、地黄苷 D、益母草苷等，糖类如木苏糖、棉子糖、葡萄糖、蔗糖、果糖等，多种氨基酸，如精氨酸、丙氨酸等。

【性味功能】 味甘、性寒。入心、肝、肾经。养阴、凉血热。

【药理作用】

1. 对甲亢阴虚证的影响　阴虚病人常有 β-肾上腺素受体-cAMP 系统功能偏亢，M-胆碱受体-cGMP 系统功能偏衰的现象。生地黄水煎液能明显改善甲亢阴虚患者交感肾上腺素能神经兴奋症状，使血浆 cAMP 含量趋向正常。生地黄水煎液对大剂量甲状腺素所造成的甲亢"阴虚证"动物有明显的影响，能调节细胞膜 β-肾上腺素受体的最大结合容量，使该模型动物脑、肾内 β-肾上腺素受体的结合位点数降低，又能使脑内 M-胆碱能受体的结合位点数增加。

2. 对肾上腺皮质激素阴虚证的影响　生地水浸剂灌胃小鼠、家兔，均可拮抗连续服用地塞米松对脑垂体-肾上腺皮质系统的抑制作用，使血浆皮质酮浓度升高，防止肾上腺皮质萎缩，并能调节 cAMP 系统的反应性。生地黄和地塞米松合用，对家兔的垂体和肾上腺皮质形态学未见明显改变，提示生地能减轻糖皮质激素对家兔垂体-肾上腺皮质系统功能和形态的影响。

3. 降血糖　生地黄不仅对家兔正常血糖水平，而且对肾上腺素、氯化铵引起的高血糖也有抑制作用。其醇浸膏溶液，甲、乙醇提取物，水浸出物，水提取物等均有不同的抑制效果。地黄苷 D 给小鼠口服，对自发性糖尿病有降血糖作用。经地黄苷 D 治疗的四氧嘧啶糖尿病模型小鼠，血糖呈现降低趋势。地黄寡糖也可明显降低四氧嘧啶大鼠血糖水平，增加血清胰岛素及肝糖原含量，并可预防葡萄糖和肾上腺素引起的高血糖。

4. 促进造血与止血　生地黄具有刺激骨髓，增加红细胞、血红蛋白及血小板作用，可促进血虚动物红细胞、血红蛋白的恢复，加快骨髓造血细胞 CFU-S、CFU-E 的增殖、分化。地黄寡糖具有促进 $SAMP_8$ 小鼠骨髓粒巨噬系祖细胞、早期和晚期红系祖细胞增殖作用。其显著促进造血作用与其传统补血功能吻合。生地黄煎剂给小鼠灌胃，具有止血作用。

5. 增强免疫　生地黄能促进网状内皮系统的吞噬功能，其水提物能使外周 T 淋巴细胞显著增加，其醇提物能促进溶血素抗体的形成。生地黄对刀豆球蛋白 A（ConA）诱导的淋巴细胞的 DNA 合成和蛋白质合成以及 IL-2 的产生都有明显的增强作用，多糖类为其有效成分。地黄低聚糖可增强正常小鼠的 PFC 反应，也可提高环磷酰胺抑制小鼠及荷瘤小鼠的 PFC，促进荷瘤小鼠的脾淋巴细胞增殖反应及 ConA 诱导的增殖反应，表明其可增强体液及细胞免疫功能。

6. 抗衰老　生地和熟地均具有抗氧化损伤作用。生地水煎液于体外能抑制大鼠肝匀浆过氧化脂质的生成，清除超氧自由基和羟自由基，减轻自由基对机体组织的破坏，而起到延缓组织老化、抗衰老的作用。

7. 抗肿瘤　地黄多糖体外对 S_{180}、HL_{60} 瘤细胞生长无明显的直接细胞毒作用，但体内给药对多种小鼠移植瘤有明显的抑制生长作用。能提高 S_{180} 荷瘤小鼠的脾脏 T 淋巴细胞的增殖能力，并可较长时间维持在较高水平，能部分阻碍瘤株对脾脏 NK 细胞活力的抑制作用，改善由于肿瘤生长引起的 IL-2 分泌能力的下降。

8. 镇静　地黄对中枢神经系统有明显的镇静作用，怀地黄水提液可抑制小鼠的自主活动，加强阈下催眠剂量的戊巴比妥钠和硫喷妥钠催眠效果，同时能对抗安钠咖的兴奋作用，但不能对抗硝酸士的宁和戊四氮所致的惊厥作用。对高血压病人失眠症状有明显改善。

【现代临床应用】

1. 糖尿病　知柏地黄丸为治疗糖尿病的常用处方。此外，生地、熟地、玄参等组方可用于治疗Ⅰ型糖尿病，玄石地黄汤用于治疗Ⅱ型糖尿病。临床处方可辨证选择配伍人参、知母、葛根、玉米须、山茱萸、灵芝，或者配伍地骨皮、黄连、黄柏、夏枯草等。也可选用玉女煎。

2. 胃出血　地黄煎剂与法莫替丁治疗轻度胃出血疗效比较有显著性差异，显示地黄煎剂对胃出血有良好的止血效果。临床处方可根据具体辨证选择配伍大黄、黄芩、栀子、蒲黄、三七、仙鹤草等。或用十灰散，或配合云南白药使用。

3. 功能性子宫出血　临床报道以六味地黄丸合二至丸为基本方，治疗功能性子宫出血阴虚证，取得较好疗效。临床处方可根据具体辨证选择配伍益母草、绵马贯众、牡丹皮、黄芩、栀子、炒荆芥、蒲黄、三七、仙鹤草，或者黄芪、红花、香附、熟地黄等。或用十灰散，或配合云南白药使用。

4. 血小板减少性紫癜　临床处方可根据具体辨证选择配伍当归、黄芪、人参、党参、制首乌、熟地黄、白芍、淫羊藿、刺五加等，或者加入八珍汤、当归补血汤使用。

5. 席汉综合征　临床处方可根据具体辨证选择配伍肉桂、吴茱萸、制附子、干姜、人参、茯苓、白术、淫羊藿、巴戟天、仙茅、当归、黄芪、熟地黄、制首乌等，甚至紫河车、鹿茸、蛤蚧，或者加入十全大补汤、金匮肾气丸使用。

6. 免疫性疾病　生地煎剂治疗风湿性关节炎、类风湿关节炎可明显减轻症状。地黄对过敏性支气管哮喘、荨麻疹等疾病的一般症状也有改善效应。此外，还配合免疫抑制剂用于红斑性狼疮、慢性肾炎等免疫性疾病的治疗，可以减轻免疫抑制剂的毒副作用，增强其疗效，缓解临床症状。临床处方可根据具体疾病种类和辨证选择配伍黄芪、当归、党参、茯苓、白术、淫羊藿、巴戟天、防风等，或加入玉屏风散、四君子汤使用。

知母　Zhimu

【来源采制】为百合科植物知母 *Anemarrhena asphodeloides* Bge. 的根茎。春、秋二季采挖，生用，或用盐水炒用。

【主要成分】根茎主含皂苷及其苷元。如知母皂苷 A-Ⅰ、A-Ⅱ、A-Ⅲ、A-Ⅳ、B-I 和 B-Ⅱ，菝葜皂苷元。另含芒果苷（Mangiferin）、异芒果苷等。

【性味功能】味苦、甘，性寒。归肺、胃、肾经。滋阴、泻火热。

【药理作用】

1. 改善阴虚　知母为滋阴泻火的要药，其药理作用基础可能与调节 β-肾上腺素受体及 M-胆碱受体调控机制有密切关系。氢化可的松或甲亢型"阴虚"动物模型均可见肾、脑 β 受体最大结合容量 RT 明显高于正常，cAMP 系统对 β 激动剂异丙肾上腺素的反应性也显著增强，表明实验性"阴虚"模型有 β-肾上腺素受体及 M-胆碱受体调节机制的失衡，或为 β-肾上腺素受体系统一方偏亢，或同时有 M-胆碱受体系统对应的一方偏衰。知母水煎剂灌服可使上述两种模型鼠注射异丙肾上腺素后血浆 cAMP 峰值明显降低，β-肾上腺素受体的 RT 值也明显为低，对于"甲高"模型的 M 受体 RT 降低，则知母可显著提高之。知母能使甲亢模型小鼠 β 受体 cAMP 系统对异丙肾上腺素显著增强的反应性及显著增加的肾脏 β 受体最大结合容量降低至接近正常水平。此外，知母、菝葜皂苷元均可明显对抗甲高小鼠体重的下降。知母水煎剂给大鼠口服，可使心率减慢，血清、肾上腺和脑内多巴胺-β-羟化酶活性降低。知母及其皂苷元能使阴虚模型动物脑、肾中 β 受体功能下降，血中 cAMP 含量减少，从而导致交感-肾上腺功能降低。

2. **减轻激素副作用**　知母单味或加生地、甘草煎液灌服，均能使受地塞米松抑制的大鼠血浆皮质酮浓度升高，使之接近正常血浓度，并可防止肾上腺萎缩。给兔灌服知母水煎剂，亦有同样作用。临床亦发现生地知母甘草汤与皮质激素同服时，能减少激素的副作用。

3. **降血糖**　知母水提取物能降低正常兔的血糖水平，对四氧嘧啶糖尿病兔的作用更为明显。知母多糖灌胃，可使正常小鼠血糖及肝糖原含量明显降低，并可使四氧嘧啶高血糖小鼠血糖降低，腹腔注射也有明显效果。

4. **解热、抗炎**　知母浸膏皮下注射，能防止和治疗大肠杆菌所致的高热，其解热作用慢而较为持久。知母解热的有效成分为芒果苷。知母皂苷的水解产物知母菝葜皂苷元，对 Na^+-K^+-ATP 酶有明显抑制作用 Na^+-K^+-ATP 酶酶在机体产热中占有重要地位，阴虚生内热可能是 Na^+-K^+-ATP 酶活性过高的一种表现。芒果苷还有抗炎作用，对角叉菜胶性大鼠脚爪水肿及棉球肉芽肿均有显著抑制作用。

5. **抗病原微生物**　100% 知母煎剂对痢疾杆菌、伤寒杆菌、副伤寒杆菌、大肠杆菌、肺炎双球菌、人型结核杆菌、葡萄球菌等有抑制作用。对常见致病性皮肤真菌也有一定的抑制效果。知母乙醚浸膏有较强的抗结核杆菌活性。

6. **抗癌**　知母皂苷对人肝癌移植裸大鼠有抑制肿瘤生长作用。知母提取物 β-谷甾醇对治疗皮肤鳞癌、宫颈癌等有较好疗效，且无副作用。

7. **改善学习记忆**　知母能改善衰老鼠脑内相对减慢的 M 受体的合成，提高脑 M 受体数量，改善其学习记忆能力。

【现代临床应用】

1. **慢性消耗性疾病**　恶性肿瘤、结核病、甲亢、术后等体质衰弱，身体消瘦，伴潮热、汗出、舌红少苔，属于阴虚证患者，知母及复方可缓解化疗、放疗、手术副作用，提高疗效，增强体质。临床处方均可辨证选择配伍生地黄、熟地黄、山茱萸、地骨皮、牡丹皮、当归、黄芪、制首乌、茯苓、白术等，或选用知柏地黄丸、大补阴丸等。

2. **肺结核潮热**　单用知母或者用二母丸。临床处方可辨证选择配百部、黄连、黄柏、蒲公英、鱼腥草、青蒿、白果、生地黄、熟地黄、山茱萸、地骨皮等，也可选用知柏地黄丸。

3. **糖尿病**　以知母为重要组成的著名经典方剂知柏地黄丸、人参白虎汤对糖尿病均有较好的疗效，尤其以对改善三多症状疗效较佳。临床处方可辨证选择配伍人参、葛根、生地黄、熟地黄、玉米须、山茱萸、灵芝，或者配伍地骨皮、黄连、黄柏、夏枯草等。也可选用玉女煎。

4. **感染性发热**　以知母为重要组成的著名清热泻火方白虎汤，常用于流行性乙型脑炎、流行性出血热、肺部感染以及其他多种感染疾病发热的治疗。临床处方可辨证选择配伍金银花、连翘、柴胡、葛根、生地黄、黄连、黄柏、栀子、大黄、牡丹皮、赤芍等，或者用银翘白虎汤，或者加入清营汤中使用。

五、固脱药

大补元气或回阳救逆，用于挽救虚脱的中药，称为固脱药，也称救脱药。

【功能与主治】固脱药性味多甘温或甘平，主归心、肾经。功能补气固脱，或回阳固脱。主要用于治疗气虚欲脱、阳虚欲脱证，也适用于血虚欲脱、阴虚欲脱证。

脱证因气、血、阴、阳衰微欲绝而导致，属于生命垂危的急重之证，发生于大病、重病、暴病之时，或者大吐、大泻、大出血之后，或久病生命物质耗竭将尽。症见神志昏迷、两手撒开、目合口开、二便失禁、口鼻气微、四肢厥冷、脉弱欲绝。脱证见于现代医学感染性、中毒性、失血性、失水性、心源性、过敏性、药物性等各种原因导致的休克。

固脱药根据脱证的性质不同，单用或者分别配伍不同的药物组成复方，应用于临床不同的证侯。气脱或血脱者，均急予益气固脱，用独参汤大补元气挽救虚脱。阳脱者，施以回阳固脱，用四逆汤回阳救逆挽救虚脱。阳气虚脱者，当益气回阳固脱，用参附汤或芪附汤。阴脱或者气阴两脱者，治以益气养阴固脱，用参麦饮。

【与功能主治相对应的主要药理作用】固脱药药理作用以强心、升高血压、改善微循环、抗休克为主要特点，是其"大补元气"、"回阳救逆"、"挽救虚脱"功能和临床用于治疗生命垂危患者的药理作用基础。

1. 强心　人参、黄芪、党参、附子、干姜、麻黄、细辛、吴茱萸、麦冬、生脉饮、参附汤、芪附汤能增强心肌收缩力，有正性肌力，正性频率作用。附子、干姜、肉桂、吴茱萸及其制剂均能使心肌收缩力增强，心率加快，心排出量增加。从附子中提取的消旋去甲乌药碱是附子强心的主要成分，是β受体部分激动剂。肉桂的强心作用与其促进交感神经末梢释放儿茶酚胺有关，而干姜的醇提液有直接兴奋心肌作用。附子、消旋去甲乌药碱、干姜、四逆汤、参附汤、参附注射液、参附青注射液、人参四逆注射液能加强心肌收缩力、增加心排出量和心肌耗氧量。附子、吴茱萸、消旋去甲乌药碱均能兴奋β-肾上腺素能受体正性频率和正性传导，加快心率、改善房室传导、抗缓慢型心律失常。此外，理气药枳实、枳壳、青皮、陈皮能兴奋心脏，使心脏收缩力加强，心排出量及冠脉流量增加。这些理气药制成的注射液静脉给药，对动物和人体心血管系统有显著的药理活性，但是在煎剂灌胃或口服给药时没有此效果。

2. 升高血压　附子、干姜、麻黄、细辛、肉桂、吴茱萸等药物，均能收缩外周血管，升高血压。人参、黄芪、党参对于血压具有双向调节的作用，对于心力衰竭、休克所致低血压，通常具有显著的升压效果。枳实、青皮、陈皮注射液对于多种动物及人都有明显升压效应，能收缩血管提高外周阻力，煎剂口服无此作用。

3. 改善微循环　人参、黄芪、党参、附子通过改善血液的浓、黏、凝、聚状态，使流动缓慢的血流加速；解除微血管痉挛，减轻微循环内红细胞的瘀滞和汇集，使微血管襻顶瘀血减少或消失，微血管轮廓清晰，形态趋向正常；减少微血管周围渗血；降低主动脉壁的总胆固醇和总脂质，改善动脉壁损伤。

4. 抗休克　人参、党参、附子、消旋去甲乌药碱、干姜、四逆汤、参附汤、芪附汤、参附青注射液、参附注射液、人参四逆注射液等能通过强心、升高血压、改善微循环、抗心肌缺血及缺氧等途径产生抗休克作用。对于过敏性休克、烫伤性休克及失血性休克有较好的抗休克作用。静脉注射参枳注射液对黏质沙雷菌内毒素所致休克犬可显著升高血压，增强心肌收缩力。青皮注射液对各种实验性休克，如创伤性休克、失血性休克、内毒素性休克等有治疗作用，使休克状态的低血压迅速回升。但煎剂或注射液灌胃给药时均无升压作用。

固脱药常用药物与方剂主要药理作用简表

主要药理作用 相应传统功能	强心 益气固脱	升高血压 益气、回阳	改善微循环 益气活血、温阳活血	抗休克 挽救虚脱
人参	+	+	+	+
黄芪	+	+	+	
党参	+	+	+	+
附子	+	+		+
干姜	+	+		+
麻黄	+	+		
细辛	+	+		
吴茱萸	+	+	+	
麦冬	+		+	+
参麦饮	+			+
参附汤	+	+	+	+
芪附汤	+	+	+	+
四逆汤	+	+	+	+
麻黄附子细辛汤	+	+	+	+

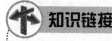 知识链接

休克诊断标准

休克早期：中枢神经系统兴奋性提高，患者表现为精神紧张、兴奋或烦躁不安，皮肤苍白、四肢发冷、心跳呼吸加快、尿量减少等症状。

休克期：神经系统由兴奋转为抑制，表现为表情淡漠、反应迟钝，甚至意识模糊、昏迷、出冷汗、四肢冰凉、皮肤很明显的苍白、尿少或无尿、口唇及肢端发紫，甚至全身皮肤黏膜发绀。血压不断下降，甚至测不出血压，脉搏不清。

人参 Renshen

【来源采制】为五加科植物人参 *Panax ginseng* C. A. Meyer 的干燥根。以吉林所产为佳。野生人参根经晒干，称生晒山参。栽种 5~6 年后于秋季采挖，洗净晒干，称生晒参；鲜根蒸透后烘干或晒干，称红参。

【主要成分】主要成分为人参皂苷，均为三萜类化合物，按其苷元结构可分为三类：人参二醇类、人参三醇类和齐墩果酸类。人参二醇类包括：Ra_1、Ra_2、Ra_3、Rb_1、Rb_2、Rb_3、Rc、Rd、Rg_3、Rh_2 等；人参三醇类包括 Re、Rf、$20\text{-glc-}Rf$、Rg_1、Rg_2、Rh_1 等；齐墩果酸类主要含 R_0。人参中含有丰富的糖类，还有多肽化合物、氨基酸、蛋白质、酶、有机酸、生物碱、脂肪油类、挥发油类、维生素类等。挥发油主成分为人参倍半萜烯，是人参特异香气来源，又含人参醇、植物甾醇、胆碱等。

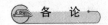

【性味功能】 人参味甘，性温。大补元气，益气固脱，养血，安神，益智。

【药理作用】

1. 强心、抗心律不齐 人参能增强心肌收缩力，减慢心率，增加心排出量和冠脉血流量，具有强心作用，人参外周血液循环也有药理作用，能改善心脏衰竭引起的病理状态。人参皂苷、人参制剂对离体蟾蜍心脏及在体兔、猫、犬心脏皆有增强作用。人参还能减弱或消除由氯仿-肾上腺素引起的心律不齐，对猫、兔心室肌颤时的心肌无力有改善作用。

2. 调节血压 人参对于血压有双向调节作用，其作用与剂量和机体功能状态有关。人参对于麻醉动物小剂量可以使血压升高，大剂量使血压下降；对于人可使高血压病人血压降低，又可使低血压或休克病人血压回升。红参粉饲喂正常大鼠和各种高血压大鼠模型，均有显著的降压作用。降压可能与血管扩张有关，阿托品可抑制此种扩张。其扩张血管的有效成分是人参皂苷 Re、Rg_1、Rb_1、Rc 等。

3. 抗休克 人参对过敏性休克、烫伤性休克及失血性休克有较好的抗休克作用。静脉注射参枳注射液对黏质沙雷菌内毒素所致休克犬可显著升高血压，增强心肌收缩力。给大量失血或窒息而处于垂危状态的狗立即注入人参制剂，可使降至很低的血压稳固回升，延长动物存活时间。静脉注射人参流浸膏，可使呼吸已经停止，血压继续下降且反射完全消失的猫从濒死状态复苏。显示出人参的强心、抗休克、抗应激的作用。这是人参作为"益气固脱、回阳救逆之要药"的药理作用基础。

4. 保护心肌 人参皂苷对缺氧、缺糖心肌有良好供能和保护作用，能缩小实验性心肌梗死范围，可增加冠脉血流量，降低心肌耗氧量，改善心肌代谢，增强心肌耐缺氧能力。人参皂苷在缺氧条件下，可使组织中乳酸含量降低，抑制氧自由基的产生和抗脂质过氧化，促进细胞对葡萄糖的摄取，提高糖酵解和有氧氧化能力，增强能量供应。

5. 抗应激 人参可增强机体对有害刺激的防御能力，加强机体的适应性，有明显的抗疲劳、抗缺氧、抗低温和抗噪声等抗应激作用，具有"适应原"样作用。人参对各种物理性和化学性刺激引起的应激反应均有保护作用，可增强机体对各种有害因素不良影响的非特异性抵抗力。人参抗应激的主要机制是增强丘脑-垂体-肾上腺皮质系统功能。在应激反应中，肾上腺皮质系统激素的分泌，在诸种神经-体液调节因素中占有重要地位。人参皂苷可预防应激状态肝中 RNA 聚合酶活力的降低，这就是人参皂苷可使应激状态下 RNA 合成正常化的原因，也是人参皂苷抗疲劳的生物化学基础之一。人参抗应激反应与对心血管系统的药理作用是其"大补元气，挽救虚脱"的临床疗效基础。

6. 促进造血功能 人参对骨髓的造血功能有显著地促进作用。可促进骨髓 DNA、RNA、蛋白质和脂质的合成，促进骨髓细胞有丝分裂，刺激骨髓造血功能。人参煎剂对正常及缺氧鼠的血细胞、血红蛋白均有升高作用。人参可使贫血病人的红细胞、白细胞、血红蛋白和血小板增加。当外周血细胞减少或使骨髓受到抑制时，人参增加外周血细胞数的作用更为明显。其机制可能与增强红细胞生成素等造血生长因子的活性有关。人参对造血系统功能的促进作用，是其"益气养血"临床用于血虚证以及失血者的疗效基础。

7. 提高免疫功能 人参对免疫功能有明显的促进作用，对正常动物和免疫功能低下动物，均有提高免疫功能的作用，能增强非特异性免疫、细胞免疫、体液免疫。①增强非特异性免疫：人参能显著增加小鼠脾脏、胸腺重量。人参皂苷对小鼠、大鼠及豚鼠单核巨噬细胞系统吞噬功能有明显激活作用，能增强其对血中胶体炭粒、金黄色葡萄球菌、鸡红细胞的吞噬廓清能力。人参皂苷灌胃，对环磷酰胺所致小鼠白细胞减少、巨噬细胞吞噬功能抑制、溶血素形成抑制和迟发型超敏反应均能恢复正常，并可提高小鼠脾脏自然杀伤（NK）细胞活性。②增强细胞免疫：人参皂苷对脂多糖、刀豆球蛋白A（ConA）刺激的小鼠淋巴细胞转化有明显增强作用，对手术引起的小鼠细胞免疫功能抑制，或X线照射引起的大鼠免疫功能下降，均有拮抗作用。③增强体液免疫：老年动物免疫功能低下的主要原因是由于IL-2的合成和分泌减少，以及IL-2受体数减少，从而导致一系列免疫功能低下。人参皂苷能选择性增强老年大鼠脾淋巴细胞增殖能力和IL-2的产生与释放，显示人参是体液免疫增强剂。人参对免疫系统功能的促进作用是其"益气扶正"功能和用于治疗体虚衰弱者的临床疗效基础。

8. 调节内分泌　人参对下丘脑-垂体-肾上腺皮质系统、性腺系统、甲状腺系统等均有显著影响，人参的强壮作用与其对内分泌系统的影响密切相关。①促肾上腺皮质功能：人参提取物能刺激垂体-肾上腺皮质系统的功能，使肾上腺皮质激素的合成和释放都增多，能增强机体对各种非特异性刺激的抵抗力。这一作用使人参皂苷表现出明显的抗应激作用，显著抑制小鼠肾上腺、胸腺、脾、甲状腺等器官在应激反应中的重量变化；长期服用人参，可改善大鼠、小鼠对非特异性刺激的耐受能力，加速在应激反应中病理改变的恢复。②促性腺功能：人参能使性功能增强，对于雄性、雌性都有显著影响。人参具有促性腺激素样作用，能兴奋下丘脑-垂体-性腺轴，使垂体分泌促性腺激素。能加速大鼠性成熟和未成年雌性小鼠动情期的出现，使子宫和卵巢重量增加，黄体激素分泌增多。可使雄性幼年大鼠睾丸和附睾重量增加，输精管直径增大，精子数量增多，活力增强，体外生存时间延长，使去势大鼠出现交尾现象。人参皂苷肌内注射，可明显增强老年雌鼠雌二醇含量。人参皂苷口服2个月，亦明显增加男性老年患者血浆睾酮含量。③对其他内分泌腺的影响：人参还有增强甲状腺功能、促进胰岛素的释放等作用。人参根和茎、叶的抗利尿作用，则与促使肾上腺分泌盐皮质激素有关。人参对内分泌系统的调节作用，也是其"益气扶正"功能和用于治疗体虚衰弱者的临床疗效基础。

9. 抗疲劳　人参对中枢神经系统功能疲劳和体力疲劳均有对抗作用。①抗大脑疲劳：人参对中枢神经系统，有兴奋也有抑制作用，尤以兴奋作用明显，其效应的不同与所含成分和用量有关。人参皂苷Rg类有兴奋作用，Rb类有抑制作用。小剂量有中枢兴奋作用，大剂量转为抑制。人参能使中枢神经系统的兴奋和抑制两种过程得到平衡，纠正紧张造成的神经系统功能紊乱症状，提高脑力工作效率持久性，缓解大脑疲劳。并能加快大脑皮质暂时联系的建立，使机体记忆力和分辨力加强。②抗体力疲劳：人参提取物能显著延长小鼠游泳时间，显示出抗疲劳作用。该作用主要是由于改善了机体参与运动的组织代谢，也与其增强垂体-肾上腺皮质功能有关。人参的抗疲劳作用是人参综合调节机体各系统的结果，是其"益气补虚"用于治疗体虚衰弱者的临床疗效基础。

10. 抗衰老　人参具有明显延长实验动物的寿命和细胞寿命作用。对神经系统、内分泌系统和免疫功能的衰老都有较好的对抗作用，可延缓线粒体和其他细胞器的衰老退化变化，延长老化细胞的生命，对衰老机体代谢的一系列退行性改变，如蛋白质合成能力下降，血胆固醇和甘油三酯含量升高等有显著的抑制作用。人参皂苷能显著延长动物寿命，对培养的高代龄和低代龄细胞均能显著促进增殖，使衰老不分裂细胞转化为分裂细胞。人参对老年动物脑中单胺氧化酶（MAO-B）活性有抑制作用，使大脑皮质去甲肾上腺素（NE）水平接近青年动物水平，还能明显减少老年动物心肌、脑、肝组织脂褐素含量和增龄色素的堆积，显著降低血清过氧化脂质，以及提高超氧化物歧化酶（SOD）的活性，延缓细胞壁 SOD 活性的降低。人参皂苷 Rb_1、Rg_1 是已知的抗衰老成分。抗衰老作用机制与抑制脑内单胺氧化酶活性；提高超氧化物歧化酶和过氧化氢酶活性，清除自由基，保护生物膜；抑制衰老细胞膜流动性增高；以及对抗免疫系统衰老等有关。

11. 益智与脑保护　①促进学习记忆：人参对樟柳碱造成的记忆获得障碍，对戊巴比妥钠造成的记忆获得不良，对环乙酰亚胺造成的小鼠记忆巩固缺损，对 $NaNO_2$ 造成记忆巩固障碍以及对乙醇造成的记忆再现缺损都有明显的改善作用。显示人参对于记忆的获得、巩固和再现等 3 个阶段均有显著的改善作用。②提高工作质量。人参对需要精细、协调动作和集中精力的工作有良好影响。人参皂苷能显著易化大鼠条件反射的形成。③镇静：人参具有镇静与安定作用。能明显减少小鼠自发活动，亦可拮抗士的宁、可卡因及戊四氮导致的惊厥，并能降低其死亡率。人参能改善人的睡眠和情绪，大剂量也可出现镇静。其兴奋中枢神经系统并无任何主观兴奋症状（如情绪波动）和劣性的后遗作用（如失眠），即使长期服用亦能随时入睡。④保护脑组织：人参皂苷对脑缺血再灌注损伤具有保护作用。它能增加缺血和再灌注脑的血流量，减少钙积聚，减轻脑水肿；能延长缺血后自主呼吸和脑电活动时间，并促进再灌注时恢复。

12. 保肝　人参对肝脏损伤具有良好的保护作用，其对肝脏的解毒、排泄、代谢和免疫功能都有促进效果。人参皂苷能促进肝细胞核酸和蛋白的合成，对中毒性肝炎有保护作用，能抑制肝脏纤维变性，亦可缓解肝硬化。人参可增加肝脏中代谢各种化学物质的酶活性，提高肝脏的解毒功能，从而增强机体对各种化学物质的耐受力。还能加速肝脏对毒性物质的排泄。

13. 调节物质代谢　人参是机体物质代谢的调节剂。①降血糖：人参不仅可改善糖尿病的症状，亦可使血糖水平下降。它对肾上腺素或高渗葡萄糖所致高血糖均有降低作用，对四氧嘧啶糖尿病动物有降血糖和尿糖的作用。人参能增强组织呼吸，促进糖类酵解，提高能量代谢，与胰岛素合用可减少胰岛素用量。②促进蛋白质及核酸合成：人参总皂苷能促进蛋白质、DNA、RNA 的生物合成，增加细胞质核糖体，提高血清蛋白合成率，白蛋白及 γ-球蛋白含量，促进骨髓细胞的分裂。人参皂苷促进动物生长体重增加的机制与促进蛋白质和 RNA 合成作用有关。③调节脂类及胆固醇代谢：人参能刺激胆固醇和脂质的合成，同时又能加速胆固醇随胆汁经肠道排出，因此人参并不增加血和脏器组织中胆固醇的浓度，长期服用人参能降低血胆固醇浓度。人参粉口服使高脂饮食大鼠血和肝中总胆固醇、甘油三酯含量下降，高密度脂蛋白和磷脂水平升高，肝脏脂肪浸润程度减轻。高密度脂蛋白可预防动脉粥样硬化，相反，低密度脂蛋白则能促进动脉粥样硬化的发生。这些药理实验证实人参对高脂血症、动脉粥样硬化症有较好的防治作用。

14. 抗肿瘤　实验和临床治疗实践证明，人参皂苷具有确切的抗肿瘤作用。人参醚提取物不但具有抑制艾氏腹水癌肿瘤细胞体外培养的增殖作用，而且还直接抑制腹水型癌细胞 DNA 和 RNA 的合成。人参皂苷，尤其是人参皂苷 Rg_3 能选择性抑制肿瘤细胞的浸润和转移，诱导肿瘤细胞凋亡。人参皂苷 Rh_2 亦可以诱导细胞分化或凋亡，抑制多种瘤细胞的增殖与生长。抗肿瘤作用体现了人参"益气扶正而祛邪"的传统记载功能与主治。

15. 抗辐射　人参具有抗辐射作用。人参三醇和人参二醇对 X 线照射引起的大鼠血浆睾酮含量降低有对抗作用，且能保护神经内分泌功能。人参提取物对 X 线照射所引起的动物死亡、血小板数减少、骨髓多功能造血干细胞功能抑制及大便潜血等放射病反应均有缓解效果。人参水溶性非皂苷成分可以恢复由 ^{60}Co 引起的小鼠骨髓造血功能抑制。临床上应用人参制剂改善病人放疗或化疗所产生的不适反应就是基于此药理作用，这也是人参"益气扶正而祛邪"的又一体现。

16. 其他 ①抗凝血：人参皂苷可降低大鼠全血黏度、血浆黏度，降低血液凝固性，并能抑制血小板聚集，抗血栓形成。这与传统记载人参"益气而活血"用于治疗气虚血瘀证的临床疗效有关。②抗炎：人参对各种实验性炎症，如结缔组织增生性炎症和烫伤性炎症等也有一定的作用。③抗溃疡病：人参可加速伤口的愈合过程，对大鼠实验性胃溃疡也有一定的治疗及预防作用。

【现代临床应用】

1. 休克 参麦注射液已经成为中医、西医临床广泛用于体质虚弱患者、放疗化疗患者、手术患者的支持性常规用药。10～30g 人参煎服或人参注射液肌内或静脉注射，可用于心源性休克的急救。参附青注射液治疗感染性休克疗效较好。临床处方可依据具体证候选用参附汤、参麦饮，或配伍熟附子、黄芪、当归、吴茱萸、干姜、细辛、炙麻黄、肉桂、桂枝等。

2. 心脏疾病 人参广泛用于心肌营养不良、冠状动脉硬化、心绞痛、甲状腺功能亢进性心脏病、风湿性心脏病、高血压性心脏病、心律失常等各种心脏疾病。人参注射液用于治疗心脏病人，对冠心病病人疗效最佳。可用参麦注射液，也可依据临床具体疾病种类和中医辨证证候选用口服参附汤、参麦饮、炙甘草汤。属于心阳虚者配伍熟附子、黄芪、当归、吴茱萸、干姜、细辛、炙麻黄、肉桂、桂枝等。属于心经有热者配伍黄连、黄柏、炙甘草、葛根、延胡索、银杏叶、牡丹皮、毛冬青等。

3. 贫血 人参对贫血、白细胞减少、血小板减少、血红蛋白低下等造血系统功能障碍疾病有较好的疗效，可单用。或者根据临床辨证选择配伍当归、黄芪、紫河车、白术、女贞子、淫羊藿、茯苓、熟地黄、制首乌、丹参、白芍等，或用四君子汤，或用八珍汤，或配合当归补血汤使用。

4. 糖尿病 人参、人参白虎汤为治疗糖尿病的常用药物与方剂，改善症状和降低血糖临床疗效较好。临床处方可辨证选择配伍生地黄、熟地黄、知母、葛根、玉米须、山茱萸、灵芝，或者配伍地骨皮、黄连、黄柏、夏枯草等。也可选用玉女煎、知柏地黄丸。

5. 慢性消耗性疾病 人参对于慢性阻塞性肺病、慢性肝炎、肿瘤以及衰老、阳痿、神经衰弱等慢性消耗性衰弱性疾病，均有较好的疗效。临床处方均可辨证选择配伍生地黄、熟地黄、山茱萸、地骨皮、牡丹皮、当归、黄芪、制首乌、茯苓、白术等，或选用知柏地黄丸、大补阴丸等。可依据具体疾病种类和中医临床证候，选用独参汤、参附汤、参麦饮、八珍汤、十全大补汤，等。

【不良反应】人参毒性很小。人内服3%人参酊剂100ml有轻度不安和兴奋；内服200ml可出现中毒现象：全身玫瑰疹、瘙痒、眩晕、头痛、体温升高及出血。曾有一例内服人参根酊剂500ml而导致死亡的报道。

第二节 解 表 药

能发散表邪，解除表证，主要用于治疗风寒表证或风热表证的中药，称为解表药。

表证，是指外邪（主要是风、寒、暑、湿、燥、火及疫疠）侵犯人体的浅表部位

（皮肤、肌肉、经络）所出现的症状群。常见于现代医学中由各种致病性细菌、真菌、病毒、支原体等病原微生物感染所导致的上呼吸道感染（感冒、流行性感冒等）及某些传染性疾病初期的症状。其临床表现主要有恶寒、发热、头痛、身痛、无汗或有汗、鼻塞、咳嗽、苔薄白、脉浮等，尤以恶寒怕风为诊断表证的重要依据。

根据临床证候的性质，表证可分表热证、表寒证、表湿证。表寒证根据有汗或无汗进一步区分为表寒实证和表寒虚证。恶寒重、发热轻、无汗、脉浮紧、苔薄白等寒象较明显的为表寒实证，九味羌活汤或荆防败毒散主之；发热、自汗、恶风、脉浮缓等寒象较轻的为表寒虚证，桂枝汤主之。表热证的特点是发热重、恶寒轻、口渴、咽痛、舌质红、苔薄黄、脉浮数等热象较明显者，银翘散主之。表湿证的特点为恶寒、发热、头痛、头重如裹、身重困乏、胸闷、恶心、舌苔厚腻、脉濡或滑，藿香正气散或九味羌活汤主之。

解表药味辛发散，可促使病人汗出，使外邪从汗而解，表证得以解除。解表药根据其性味和临床功能的不同，可分为发散风寒药和发散风热药两类。其药理作用均有抗炎、抗菌、抗病毒、解热、镇痛、镇静等共同特点，这些药理作用亦是其"发散表邪"功能和"解除表证"的临床疗效的基础。

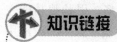 知识链接

感冒的病理

感冒的发生是当人体受凉后，呼吸道血管收缩，血液供应减少，局部的抗体随之减少，导致病原微生物乘虚而入。病理变化主要为呼吸道纤毛上皮细胞呈簇状脱落，上皮细胞的化生，固有层黏膜细胞的充血、水肿，伴单核细胞浸润，形成呼吸道炎症，分泌物增多等。

一、发散风寒药

能发散风寒邪气，主要用于治疗风寒表证的中药，称为发散风寒药。由于发散风寒药多属辛温，辛能发散，温可祛寒，故又称辛温解表药。

【功能与主治】发散风寒药多味辛性温，主归肺经和膀胱经。功能发散风寒，适用于风寒表证、风湿表证。风寒表证，症见恶寒重、发热轻、无汗、脉浮紧、苔薄白的风寒表实证；和恶风、发热、自汗、脉浮缓的风寒表虚证。风湿表证，恶寒发热、头身困重、胸闷恶心、舌苔厚腻、脉濡或滑，采用发散风寒药配伍芳香化湿浊药治疗。

风寒表证多见于由常见致病性细菌、病毒、真菌、支原体等微生物感染所导致的上呼吸道感染，普通感冒。其病理变化有上呼吸道炎症，皮肤毛孔闭塞，产热争夺而散热减少体温升高、肌肉紧张乳酸代谢增多而身体酸痛。风湿表证多见于病原微生物感染所导致的胃肠型感冒，亦见于某些烈性流行性疾病的初期。

发散风寒中药对上呼吸道感染、普通感冒、胃肠型感冒或某些流行性疾病的治疗效果，是基于抗致病性细菌、病毒、真菌、支原体等病原微生物，以及抗炎、解热、镇静，甚至对机体免疫系统功能的调节等综合药理作用。

【与功能主治相对应的主要药理作用】

1. 发汗 发汗是中医治疗风寒表证的方法，通过解表药物发汗或促进发汗的作用使表邪从汗而解。解表药中以发散风寒药类尤其是麻黄配桂枝的发汗作用较强，麻黄汤就是典型发汗方剂。麻黄中所含挥发油、麻黄碱、麻黄水煎液、麻黄汤、桂枝汤等皆能促使实

验动物发汗。且发现其发汗作用与中枢状态和外周神经有关。生姜的挥发油和辛辣成分（姜酚及姜烯酚）能使血管扩张，促进血液循环。桂枝也因能扩张末梢血管，促进皮肤表面的血液循环而增强麻黄的发汗作用。

2. 解热、降温　发热是表证的常见症状。发散风寒药能使实验性致热动物体温降低，桂枝、荆芥、防风、生姜及桂枝汤、九味羌活汤等均有一定的解热作用。发散风寒药还可以通过使皮肤血管扩张散热增加；或抑制中枢 cAMP 或 PGE_2 的合成使致热物质减少；或通过抗炎、抗菌和抗病毒作用消除病因等多种成分作用于多个环节，产生临床综合效应使发热动物体温降低。

3. 镇痛、镇静　头痛、身痛是表证的基本症状。发散风寒药大部分有镇痛作用。桂枝、细辛、生姜、白芷、防风、羌活、藁本以及桂枝汤、九味羌活汤等对动物实验性疼痛模型均有明显的抑制效果，镇痛的成分有细辛挥发油、桂皮醛等。镇痛部位有的在中枢，有的在外周。常用 28 种解表药中除麻黄外，其余药物均有不同程度的镇静作用。其镇静作用表现为减少小鼠自主活动或使巴比妥类药物所致动物的睡眠时间延长等。

4. 抗菌、抗病毒　表证的病因是"外邪"客表，外邪指外界的致病因素，传统指六淫，生物学中细菌、病毒等均可视为外邪。体外实验证明，麻黄、桂枝、荆芥、防风、细辛、羌活、白芷、生姜、香薷、辛夷等对多种产检治病性细菌，如金黄色葡萄球菌、肺炎球菌、溶血链球菌、大肠杆菌、伤寒杆菌、痢疾杆菌、结核杆菌以及某些皮肤致病性真菌具有一定的抑制作用。麻黄、桂枝、紫苏等对流感病毒也有一定的抑制作用。

5. 抗炎、抗过敏　表证的临床症状主要是由于呼吸道的炎症所致。如咳嗽、咯痰症状。防风、白芷、藁本、荆芥、细辛、羌活、生姜、麻黄、桂枝、辛夷、苍耳子等对多种炎症反应均有明显的抑制作用。麻黄、防风、辛夷等有抗过敏的作用，其作用机制有的可阻止过敏原进入体内，有的可阻止肥大细胞脱颗粒，有的可阻止生物活性物质作用于效应器官，有的可抑制抗体产生，等。

综上所述，本类药物的抗菌、抗病毒、发汗等作用是其发散表邪的药理学基础；镇静、镇痛、解热、抗炎、抗过敏等作用则有利于缓解或消除表证的临床症状。

发散风寒常用药物与方剂主要药理作用简表

主要药理作用 相应传统功能	发汗 发汗	解热 解表	抗菌 祛风	抗病毒 祛风	镇痛 止痛	镇静	抗炎 解表	抗过敏 祛风
麻黄	+	+	+	+	+		+	+
桂枝	+	+	+	+	+	+		+
防风		+	+	+	+	+	+	+
羌活		+	+	+	+	+	+	+
荆芥	+	+	+	+	+		+	
细辛		+			+	+	+	
荆防败毒散		+	+	+	+		+	
九味羌活汤		+						
麻黄汤	+	+	+	+			+	+
桂枝汤		+	+	+	+	+	+	+

麻黄　Mahuang

【来源采制】 为麻黄科植物草麻黄 *Ephedra sinica* Stapf. 、中麻黄 *Ephedra intermedia* Schrenk et C. A. Mey. 或木贼麻黄 *Ephedra equisetina* Bge. 的干燥草质茎。秋季采割。生用或蜜炙用。

【主要成分】 主含生物碱（1%～2%）和少量挥发油。生物碱中主要有效成分为麻黄碱类生物碱：左旋麻黄碱，约占总碱的80%～85%，其次为伪麻黄碱。尚含微量左旋去甲基麻黄碱、右旋去甲基伪麻黄碱、L-N-甲基麻黄碱、D-N-甲基伪麻黄碱及尚未确定化学结构的麻黄定碱等；挥发油中含 I-α-松油醇及平喘有效成分2，3，5，6-四甲基吡嗪和 L-α-萜品烯醇等。

【性味功能】 味辛、微苦，性温，归肺、膀胱经。功能发汗解表，宣肺平喘、利水消肿。

【药理作用】

1. 发汗　L-甲基麻黄碱、麻黄水提物、麻黄的挥发油、麻黄水煎剂给动物灌服，均能使大鼠足跖部的汗液分泌增加，而呈现发汗效应。配伍桂枝后发汗作用进一步加强，以复方麻黄汤发汗作用最强。其发汗作用受以下因素的影响：①环境温度：温热环境中发汗作用强。麻黄的有效成分麻黄碱虽不能诱发人体出汗，但当人体处于温热环境中，汗腺分泌比未用麻黄碱者更多更快；服用麻黄汤之后加以温覆就能使周身出汗，若不温覆则汗出不多。②中枢的功能状态：麻醉状态下发汗作用明显减弱。切断动物坐骨神经后发汗作用消失。麻黄的发汗机制可能是由于其阻碍了汗腺导管对钠离子的重吸收，而导致汗液分泌增加；也可能是兴奋中枢的有关部位和外周 α 受体有关。

2. 解热、抗炎　麻黄挥发油对实验性发热动物有解热作用，对正常小鼠体温有降低作用，以松油醇作用更为明显。麻黄水提物、醇提物能明显抑制炎症反应，降低毛细血管通透性，抑制肉芽组织形成等。麻黄碱的抗炎作用与其抑制花生四烯酸的释放和代谢有关。伪麻黄碱的抗炎作用最强，甲基麻黄碱、麻黄碱次之。

3. 抗菌、抗病毒　麻黄煎剂和麻黄挥发油体外实验证明对金黄色葡萄球菌、甲型和乙型溶血链球菌、肺炎双球菌、流感嗜血杆菌、炭疽杆菌、白喉杆菌、铜绿假单胞菌、痢疾杆菌、伤寒杆菌、大肠杆菌及奈瑟双球菌有不同程度的抗菌作用。麻黄挥发油体外对流感病毒（亚甲型）具有强大抑制作用，并对感染甲型流感病毒 PR_8 株的小鼠有一定疗效。麻黄抗菌、抗病毒作用是其发散表邪的药理学依据。

4. 平喘　麻黄碱、伪麻黄碱、麻黄挥发油是其平喘的有效成分，2，3，5，6-四甲基吡嗪和萜品烯醇也是平喘成分。麻黄平喘作用机制有以下几个方面：①直接兴奋支气管平滑肌的 β 受体，激活腺苷酸环化酶，使细胞内 cAMP 升高，使平滑肌松弛；②兴奋支气管黏膜血管平滑肌的 α-肾上腺素受体，致使血管收缩，降低血管壁通透性，减轻支气管黏膜水肿；③促进肾上腺素能神经末梢和肾上腺髓质嗜铬细胞释放递质而间接发挥拟肾上腺素作用；④阻止过敏介质释放。麻黄水提物和乙醇提取物能抑制过敏介质5-羟色胺、组胺、白三烯的释放。⑤抑制抗体的产生。麻黄碱的平喘作用与肾上腺素相比显效慢，作用温和、持久，且口服有效。

5. 镇咳、祛痰　麻黄水提物和麻黄碱对 SO_2 和机械刺激所致小鼠、豚鼠咳嗽反应均有抑制作用，其镇咳强度约为可待因的1/20，复方效果更佳。麻黄 L-α-萜品烯醇也是镇咳的有效成分之一。酚红法实验发现，给小鼠灌胃麻黄挥发油，有一定的祛痰作用，能促进气管排泌酚红。

6. 抗过敏 麻黄碱能抑制过敏介质（组胺、白三烯）的释放。麻黄水提物、醇提物能使溶血素明显减少，呈现抗补体作用。麻黄的抗过敏作用为其治疗过敏性疾哮喘、荨麻疹等提供了可靠的实验依据。

7. 利水消肿 麻黄的多种成分均具有利尿作用，以 D-伪麻黄碱作用最显著。麻黄生物碱静脉注射给药利尿作用明显，而口服用药作用较弱。麻醉犬、兔静脉注射一定量的 D-伪麻黄碱，均可见尿量明显增加。利尿的机制是由于其扩张肾血管，使肾血流量增加的结果，也与阻碍肾小管对钠离子重吸收有关。麻黄提取物能明显降低肾衰竭大鼠血清中尿素氮、肌酐的浓度。

8. 强心、升压 麻黄碱有拟肾上腺素能神经作用，能直接和间接兴奋肾上腺素能神经受体，兴奋心肌 β_1 受体呈现对心脏的正性肌力作用，正性频率作用及增加心排出量；能兴奋血管平滑肌 α_1 受体使皮肤黏膜血管和内脏血管收缩；能使骨骼肌血管、冠状血管和脑血管扩张，总外周阻力有所增加，血压升高，且收缩压比舒张压升高明显，脉压加大。其升压作用特点为作用缓慢、温和、持久，短时间反复应用易产生快速耐受性。麻黄强心、升高血压，促进血液循环的作用，也是其"温热"之性和"发散风寒"功能，解除恶寒发热、一身酸痛等表证症状的药理作用基础之一。

9. 中枢兴奋 麻黄对中枢神经系统有兴奋作用，其有效成分是麻黄碱。治疗剂量的麻黄碱既能兴奋大脑皮质和皮质下中枢，引起精神兴奋、失眠等症状，亦能兴奋中脑、延髓呼吸中枢和血管运动中枢。麻黄的这一特性，与其突出的"辛温"性味相吻合。

【现代临床应用】

1. 感冒 以麻黄为主的复方制剂常用于治疗感冒、流行性感冒等辨证属于风寒型者。临床处方可辨证选择配伍桂枝、杏仁、干姜、防风、陈皮、半夏、细辛、荆芥等，或选用麻黄汤、大青龙汤。

2. 呼吸道疾病 麻黄复方治疗支气管哮喘、喘息型支气管炎、肺炎，气管炎，亦可用于治疗过敏性鼻炎。麻黄碱片剂口服、雾化剂吸入，麻黄膏（麻黄和白胡椒粉 7∶3 组成）贴肺俞穴均有好的疗效。临床处方可辨证选择配伍。

3. 肾炎水肿 用麻黄治小儿肾炎初期（风水型），可降低复发率。临床处方可辨证选择配伍白术、茯苓、泽泻、猪苓、桂枝、玉米须等，或用麻黄连翘赤小豆汤、越婢汤。

4. 低血压症 麻黄碱皮下或肌内注射可预防硬膜外和脊椎麻醉引起的低血压。临床处方可辨证选择配伍熟附子、干姜、细辛、吴茱萸、肉桂、桂枝，或用麻黄附子细辛汤，或配合四逆汤、参附汤等使用。

5. 缓慢型心律失常 麻黄附子细辛汤加味治疗缓慢型心律失常效果良好。临床处方可辨证选择配伍熟附子、干姜、细辛、肉桂、桂枝，或者配合四逆汤、参附汤等使用。

6. 偏头痛 麻黄附子细辛汤治疗风寒侵袭、脉络瘀阻所致偏头痛效果较好。临床处方可辨证选择配伍川芎、细辛、乌头、白芷、当归、天仙子、延胡索、夏天无、三七、天麻等。

7. 黏膜水肿 0.5%~1% 麻黄碱溶液滴鼻，可治疗鼻黏膜充血肿胀引起的鼻塞。麻黄碱也可用于缓解荨麻疹和血管神经性水肿的皮肤黏膜水肿。

【不良反应】麻黄毒性较小，其所含的麻黄碱毒性较大，动物实验可引起小鼠眼球突出、举尾反应和发绀、眼眶内出血等。麻黄碱用量过大或长期使用，不良反应有高血压、心律不齐，失眠、神经过敏，震颤，头痛，癫痫发作，心肌梗死，中风和死亡。食品补充剂中麻黄碱的用量不得≥8mg；在6小时内摄入量不得≥8mg，1日总摄入量不得≥24mg，连续使用该产品不得超过7天。心脏病、精神病和孕妇应避免使用。麻黄碱不得与咖啡因配伍使用。

桂枝　Guizhi

【来源采制】为樟科常绿乔木肉桂 *Cinnamomum cassia* Presl. 的嫩枝。春、夏二季采收。生用。

【主要成分】含挥发油（桂皮油），其中主要成分为桂皮醛、桂皮酸，并含少量乙酸桂皮酯、乙酸苯丙酯。尚含反苷桂皮酸、香豆素、鞣质、黏液质、树脂等。

【性味功能】味辛、甘，性温，归心、肺、膀胱经。功能发汗解表、温经通脉。

【药理作用】

1. 促进发汗　桂枝单用发汗力弱，常与麻黄配伍，促进汗液分泌。桂皮油能使血管扩张，使血液流向体表，有利于发汗和散热。这与桂枝能温通经络，解除表证的功能亦相吻合。桂枝的促进发汗作用与其解热、镇痛、镇静、抗炎、抗菌、抗病毒等综合效应，是其"辛温发汗解表"功能用于治疗临床风寒表证，解除临床症状的药理作用基础。

2. 解热、镇痛　桂枝水煎剂及其有效成分桂皮醛、桂皮酸钠可对菌苗所致家兔实验性发热有明显的解热作用，并能使正常小鼠的体温和皮温降低。其解热降温作用与其扩张外周血管，促进发汗散热作用有关。亦有实验发现，桂枝对体温有双向调节作用，对实验性发热和低温动物具有解热和升温作用。桂枝煎剂能提高痛阈值而呈现镇痛作用。

3. 镇静、抗惊厥　桂枝有明显的镇静、抗惊厥作用。桂枝总挥发油、水提物、桂皮醛可显著抑制小鼠自发活动，增强巴比妥类催眠药的催眠时间，对抗苯丙胺所致中枢神经系统过度兴奋，并能延长小鼠士的宁所致强直性惊厥潜伏期和死亡时间，减少烟碱引起的强直性惊厥及死亡的发生率，还可抑制小鼠听源性惊厥，而对戊四氮所致的惊厥无效。

4. 抗炎、抗过敏　桂枝煎剂、总挥发油等对角叉菜胶、蛋清、二甲苯等所致急性炎症有明显的抑制作用，能明显抑制小鼠腹腔毛细血管通透性亢进。桂枝总挥发油尚能抑制小鼠棉球肉芽肿，对柯萨奇病毒诱导的豚鼠多发性肌炎有良好的治疗作用。其抗炎作用的机制与抑制组胺生成、PGE 的合成释放，清除自由基等有关。其挥发油由呼吸系统排出，对呼吸道炎症有消炎作用。桂枝尚能抑制 IgE 所致肥大细胞脱颗粒，减少过敏介质的释放，并能抑制补体活性；总挥发油对过敏性炎症模型大鼠佐剂性关节炎有抑制作用，表明桂枝有抗过敏作用。

5. 抗菌、抗病毒　桂枝煎剂对金黄色葡萄球菌、伤寒杆菌、常见致病性皮肤真菌均有较强的抑制作用。醇提物对金黄色葡萄球菌、肺炎球菌、大肠杆菌、痢疾杆菌、变形杆菌、伤寒杆菌及炭疽杆菌、霍乱弧菌等有抑制作用。桂皮油及桂皮醛对结核杆菌、变形杆菌有抑制作用。煎剂对流感病毒亚洲甲型京科 68-1 株和孤儿病毒亦有抑制作用。

6. 扩张血管、改善微循环、抗凝　桂枝除其能扩张血管作用外，还能改善微循环，增加冠脉流量和心肌营养性血流量，改善心功能，抑制血小板凝集，抗凝血。这些药理作用是桂枝"温通经脉"功能的基础。

7. 利尿　桂枝有一定的利尿作用，由桂枝等药组成的五苓散可使麻醉犬尿量明显增加，单味应用桂枝利尿作用较其他药显著。利尿作用也是桂枝"温通膀胱经脉"、"通阳化气而行水"功能体现之一。

【现代临床应用】

1. 流行性感冒　复方桂枝（桂枝、香薷）气雾剂喷咽喉，可预防流行性感冒。临床处方可辨证选择配伍羌活、细辛、防风、白芷、藁本、金银花、连翘、鱼腥草、大青叶、板蓝根等，或者选用桂枝汤、麻黄汤等。

2. 关节炎　用以桂枝为主的复方制剂治疗风湿、类风湿关节炎有较好效果。临床处方可辨证选择配伍熟附子、干姜、川芎、独活、羌活、细辛、防风、防己、秦艽等，或者选用防己桂枝汤等。

3. 水肿　以桂枝为主的复方用于治疗心性、肾性水肿。临床处方可辨证选择配伍茯苓、白术、猪苓、泽泻、桂枝、玉米须，或者熟附子、干姜、吴茱萸等，或者选用五苓散、苓桂术甘汤等。

4. 慢性荨麻疹　加味桂枝汤治疗慢性荨麻疹效果良好。临床处方可辨证选择配伍防风、黄芪、荆芥、秦艽、黄芩、牡丹皮、紫草、青蒿、金银花，或加入消风散使用。

5. 心绞痛　临床常用桂枝配伍活血化瘀药扩张冠状动脉的中药治疗心绞痛。加味桂枝茯苓汤治疗稳定型劳累性心绞痛取得较好疗效。临床处方可辨证选择配伍延胡索、黄芪、当归、川芎、赤芍、红花、丹参，或人参、淫羊藿、附子、肉桂等，或者加入桃红四物汤、当归补血汤、参附汤等使用。

6. 慢性盆腔炎　桂枝茯苓汤加减治疗慢性盆腔炎取得较好疗效。临床处方可辨证选择配伍栀子、黄芩、黄连、龙胆、金银花、连翘、蒲公英等。

防风　Fangfeng

【来源采制】为伞形科植物防风 *Saposhnikovia divaricata*（Turcz.）Schischk. 的根。春秋采挖，生用或炒炭用。

【主要成分】含挥发油，主要为辛醛、β-没药烯、壬醛、7-辛烯-4-醇等，此外，还含有聚乙炔类、多糖类、色酮、香豆素类化合物等。

【性味功能】味辛、甘，性温，归膀胱、肝、脾经。功能散风寒、祛风湿、息风止痉。

【药理作用】

1. 解热　防风煎剂或醇浸剂给人工发热家兔灌胃，可呈现中等强度的解热作用，煎剂的作用较浸剂强，能持续 2.5 小时以上。煎剂腹腔注射能使菌苗致热家兔体温明显降低。醇提物使致热大鼠体温明显降低，可持续 4 小时之久。防风的解热作用和抑菌、抗病毒、抗炎、镇痛、镇静作用是临床缓解风寒表证、风湿表证恶寒、发热、头痛、身痛、头身困重临床症状的药理作用基础。

2. 抑菌、抗病毒　体外抑菌实验，防风鲜汁及防风水煎剂对金黄色葡萄球菌、乙型溶血性链球菌、肺炎双球菌及产黄青霉菌、杂色曲霉菌等均有一定抑制作用；防风煎液对流感病毒 A_3 有一定的抑制作用；防风粗提水提物有抗哥伦比亚 Sk 病毒作用。

3. 抗炎、镇痛　防风煎剂和醇浸剂能抑制大鼠蛋清足肿与巴豆油致小鼠耳廓肿胀，也能降低小鼠腹腔毛细血管的通透性。小鼠醋酸扭体法、热板法、鼠尾温浴法都表明防风镇痛作用显著。防风醇浸液、防风挥发油能明显提高电刺激鼠尾痛阈。防风抗炎、镇痛的药理作用是其胜湿止痛，治风寒湿痹肢节疼痛，筋脉挛急的药理作用基础。

4. 镇静、抗惊厥 防风水煎剂可使入睡小鼠明显增加，使小鼠自发活动明显减少，并与阈下催眠剂量戊巴比妥钠有协同作用。防风可延长戊四氮或士的宁所致惊厥发生的潜伏期，延长其生存时间，但对电惊厥无抵抗作用。防风"祛风止痉"，用治破伤风，其止痉的功能与其镇静、抗惊厥作用有关。

5. 降压 防风提取物静脉注射，能使雄性大鼠血压下降，有效成分为亥茅酚、5-O-甲基维斯阿米醇及升麻素等。防风草中的防风草内酯对麻醉狗有降压作用，并能抑制离体蛙心收缩，对血管紧张素转化酶（ACE）有较弱抑制作用。

6. 调节免疫功能 防风煎剂能明显提高正常小鼠腹腔巨噬细胞的吞噬功能，明显提高机体非特异性免疫功能。防风多糖可明显增强小鼠网状内皮系统吞噬功能。防风煎剂能抑制2,4-二硝基氯苯所致豚鼠迟发性变态反应，使致敏豚鼠离体气管、回肠平滑肌过敏性收缩明显减弱。

7. 其他 防风还有抗凝血、抗肿瘤、耐缺氧、抗氧化、抑制平滑肌等作用。

【现代临床应用】

1. 感冒 普通感冒、流行性感冒发生时，辨证属于风寒表证者，都可以选用防风配伍其他辛温解表药治疗，如配伍荆芥、羌活、细辛、藁本、白芷、苍术、川芎等。临床处方以荆防败毒散、防风通圣丸等为主。防风、黄芪、白术组成的玉屏风散，能明显降低感冒发病率。

2. 慢性支气管炎 防风、黄芪、白术组成的玉屏风散防疗慢性支气管炎，可使发病率明显降低，病程缩短，提高机体免疫功能。临床处方可辨证选择配伍细辛、五味子、干姜、桂枝、白术、黄芪、半夏、陈皮、杏仁、桔梗等，或加入小青龙汤使用。

3. 术后腹胀 术后腹鼓肠道胀气患者，服用防风、木香二药煎剂效果良好。临床处方可辨证选择配伍苍术、厚朴、枳实、陈皮、大黄、砂仁等。

4. 过敏性皮肤病 防风与相关药物配伍可治疗荨麻疹、湿疹、风疹、脂溢性皮炎、暑热疮等。临床处方可辨证选择配伍羌活、细辛、秦艽、黄芪、白术、黄芩、青蒿、牡丹皮、紫草、龙胆等，亦可选用防风通圣散。

5. 头痛 用防风通圣丸治疗偏头痛、顽固性头痛获得良效。临床处方可辨证选择配伍羌活、细辛、防风、钩藤、天麻、川芎、藁本、白芷等。

6. 脑震荡 用防风归芎汤（防风、当归、川芎等）治疗脑震荡有效。

7. 关节疼痛 用防风、牛膝、桂枝制成的复方防风注射液进行穴位注射治疗关节痛取得较好疗效。临床处方可辨证选择配伍独活、羌活、细辛、川芎、干姜、熟附子、肉桂、桂枝等，或用独活寄生汤。

二、发散风热药

能发散风热邪气，主要用于治疗风热表证的中药，称为发散风热药。因其性味辛凉，辛能发散，凉可退热，又名辛凉解表药。

【功能与主治】发散风热药多味辛性凉，主归肺、肝等经。功能发散风热邪气，主要用于解除风热表证，症见发热重、恶寒轻、口渴、咽痛、舌质红、苔薄黄、脉浮者。温热病或疫疠初期其临床症状多与风热表证症状相似，故发散风热药常用于温热病及疫疠初期的治疗。

风热表证临床症状通常见于西医常见致病性细菌、病毒感染所引起的上呼吸道感染，普通感冒。温热病或疫疠初期临床症状常见于西医流行性疾病，如新型病种 SRS、禽流感、H7N9，以及流行性感冒、流行性脑脊髓膜炎、乙型脑炎、腮腺炎、猩红热、麻疹、水痘、霍乱、鼠疫等疾病的初期阶段。由于温热病或疫疠初期临床症状多与风热表证或风热夹湿表证相似，故亦采用此类药物治疗。

发散风热中药对上呼吸道感染、普通感冒或流行性疾病的治疗效果，是基于抗致病性细菌、病毒、真菌、支原体等病原微生物，以及抗炎、解热、镇静，甚至对机体免疫系统功能的调节等综合药理作用。由于具有多途径的综合效应，尤其在对抗不明病原微生物或没有针对性西药的病原微生物新型变种方面，具有独特的临床医疗价值。

【与功能主治相对应的主要药理作用】

1. 解热、降温 发热是风热表证的主要症状。本类药物大多有较显著的解热作用，能使实验性致热动物体温降低。柴胡、金银花、葛根、薄荷、浮萍及银翘散、桑菊饮等均有一定的解热作用，以柴胡作用最显著。柴胡、葛根还有降低正常体温的作用。

2. 抗菌、抗病毒 柴胡、金银花、连翘、薄荷、菊花、升麻、桑叶、蔓荆子、牛蒡子等对多种细菌，如金黄色葡萄球菌、肺炎球菌、溶血链球菌、大肠杆菌、伤寒杆菌、痢疾杆菌、结核杆菌以及某些皮肤致病性真菌具有一定的抑制作用。柴胡、菊花等对流感病毒有一定的抑制作用。

3. 抗炎 柴胡、升麻、蔓荆子、薄荷及银翘散、桑菊饮对多种炎症反应均有明显的抑制作用。

发散风热常用药物与方剂主要药理作用简表

主要药理作用	解热	抗菌	抗病毒	镇静	抗炎
相应传统功能	疏散风热	清热解毒	清热解毒	清热泻火	清热泻火
金银花	+	+	+	+	
柴胡	+	+	+	+	+
连翘	+	+	+		+
薄荷	+	+	+		
葛根	+				
牛蒡子	+	+	+		+
菊花		+	+	+	
桑叶		+	+		
银翘散	+	+	+	+	+
柴葛解肌汤	+	+	+		+

金银花 Jinyinhua

【来源采制】为忍冬科多年生木质藤本植物忍冬 *Lonicera japonica* Thunb. 的花蕾，以及灰毡毛忍冬 *Lonicera macranthoides* Hand. -Mazz.、红腺忍冬 *Lonicera hypoglauca* Miq.、华南忍冬 *Lonicera confuse* DC.、黄褐毛忍冬 *Lonicera fulvotomentosa* Hsu et S. C. Cheng 的花蕾。夏初花蕾含苞未放时采收，生用。

【主要成分】金银花最重要的药理成分是挥发油，有芳樟醇、双花醇、棕榈酸、二氢

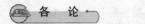

香苇醇、碳酸甲酯、烯酸乙酯等数十种挥发油，其中鲜花以芳樟醇为主，含量高达14%以上。干花则以棕榈酸为主，占26%以上。还有大量的黄酮类化合物，如木犀草素、忍冬苷、葡萄糖苷、乳糖苷、金丝桃苷等。

【性味功能】味辛，性寒，归肺、心、胃经。功能散风热、解热毒。

【药理作用】

1. 抗菌　金银花为作用较强的广谱抗菌药物，传统经验及近代药理实验和临床应用都证明金银花对多种致病菌有较强的抗菌作用。如抗痢疾杆菌、金黄色葡萄球菌、伤寒杆菌、副伤寒杆菌、霍乱弧菌、大肠杆菌、变形杆菌、铜绿假单胞菌、脑膜炎双球菌、α-溶血链球菌、β-溶血链球菌、肺炎双球菌和百日咳杆菌等。其酒精浸剂在1:100000浓度下还能抑制人型结核杆菌生长。单味金银花对小白鼠实验结核病有疗效。金银花水浸剂较煎剂抑菌效果为好，对铁锈色小芽孢癣菌、星形奴卡菌等皮肤真菌也有抑制作用。金银花水提液对引起龋病的变形链球菌、放线黏杆菌及引起牙周病的产黑色素类杆菌、牙龈炎杆菌及伴放线嗜血菌均显示较强的抑菌活性。金银花液对革兰阴性细菌内毒素有很强的拮抗作用。金银花的主要抗菌有效成分为绿原酸和异绿原酸。

2. 抗病毒　金银花对上呼吸道感染致病病毒有抑制和延缓细胞病变作用。金银花水煎剂（1:20）对流感病毒、孤儿病毒、疱疹病毒有效，在细胞外对柯萨奇病毒、埃柯病毒有很明显的抑制作用，可用于病毒性心肌炎等治疗。金银花复方尚能灭活PR$_8$株甲型流感病毒，防治继发细菌感染。木犀草素能抑制疱疹病毒。复方金银花提取液在体外抑制HSV-1的作用亦较好，效果优于阿昔洛韦和盐酸吗啉胍。金银花还有一定的抗猴免疫缺陷病毒（SIV）的作用，对抗艾滋病病毒（HIV）亦显示中等活性。

3. 解热、抗炎　金银花水煎液、口服液和注射液对角叉菜胶、三联菌苗致热有不同程度的退热作用，对蛋清、角叉菜胶、二甲苯所致炎症足水肿亦有不同程度的抑制作用。木犀草素能降低毛细血管渗透性、减少局部烫伤炎性渗出。

4. 调节免疫　金银花能明显提高小鼠腹腔巨噬细胞的吞噬百分率和吞噬指数，促进炎性细胞消散。金银花水提液能显著促进白细胞的吞噬功能，提高淋巴细胞活性，显著增加白介素-2的产生。对烫伤小鼠免疫受抑状态能使其好转。

5. 利胆、保肝　金银花所含的多种绿原酸类具有显著的利胆作用，可增进大鼠的胆汁分泌，其α-常青藤皂苷等有显著的保肝作用。黄褐毛忍冬总皂苷对实验性肝损伤有保护作用，能显著对抗四氯化碳（CCl$_4$）、对乙酰氨基酚及D-半乳糖胺所致肝中毒小鼠血清丙氨酸转氨酶（ALT；旧称谷丙转氨酶，GPT）的升高及降低肝脏甘油三酯含量，并明显减轻肝脏病理损伤的严重程度，使肝脏点状坏死总数及坏死出现率明显降低。金银花中的三萜皂苷对CCl$_4$、对乙酰氨基酚、镉所致小鼠肝损伤均有明显的保护作用。金银花总皂苷中α-常春藤皂苷和无患子皂苷B的混合物对因乙酰氨基酸所致小鼠肝脏毒性有保护作用。

6. 降低血脂　金银花能显著降低多种模型小鼠的血清胆固醇及动脉粥样硬化指数，提高高密度脂蛋白-胆固醇含量，保护胰腺B细胞，还有一定的降糖作用。大鼠灌服金银花能减少肠内胆固醇吸收，降低血浆中胆固醇的含量。

7. 其他　金银花还具有抗氧化、止血、抗肿瘤、终止妊娠等作用。

【现代临床应用】

1. 急性感染性疾病　金银花抗菌、抗病毒范围广泛，素有"天然抗生素"的美称，可以广泛用于各种急性感染性疾病的治疗。临床处方可以根据具体疾病种类和临床证候选择配伍连翘、蒲公英、野菊花、紫花地丁、鱼腥草、绵马贯众、板蓝根、大青叶、黄连、黄芩、黄柏、大黄、栀子、龙胆等。①上呼吸道感染：感冒、急性咽喉炎，肺炎临床处方常用著名经典方银翘散。②急性传染病：流行性感冒、流行性脑脊髓膜炎、流行性乙型脑炎、腮腺炎、麻疹、水痘，临床处方可用银翘散、银翘白虎汤。③肠道感染：细菌性痢疾、肠炎、阑尾炎、婴幼儿腹泻，临床处方可用银翘散、五味消毒饮。④皮肤化脓性感染：各种疔毒及痈疮疖肿、颌面部化脓炎症、杨梅疮，临床处方可用银翘散、五味消毒饮。⑤五官科感染性疾病：结膜炎、角膜炎、角膜溃疡、咽喉疼痛、舌炎、鼻窦炎，临床处方可用银翘散。⑥其他感染性疾病：如阑尾炎穿孔、局限性腹膜炎、胆道或伤口感染、肝炎、泌尿系感染、深部脓肿、风湿性关节炎、乳腺炎、子宫内膜炎，亦可用银翘散、五味消毒饮。

2. 皮肤病　金银花用于面部湿疹、急性湿疹、接触性皮炎、脚癣、荨麻疹等，均有较好疗效。临床处方可用银翘散、五味消毒饮，或用金银花配伍黄芩、秦皮、青蒿、黄芩、龙胆、苦参等，内服外洗。

3. 妇科疾病　用金银花浸膏涂搽，治疗宫颈糜烂，或制成外阴洗剂，用于淋菌性、霉菌性、滴虫性、老年性阴道炎及瘙痒症等。临床处方可辨证候选择配伍连翘、蒲公英、野菊花、紫花地丁、黄芩、黄柏、大黄、栀子、龙胆等，亦可用银翘散、五味消毒饮，内服外洗。

柴胡　Chaihu

【来源采制】为伞形科植物柴胡 *Bupleurum chinense* DC. 或狭叶柴胡 *Bupleurum scorzonerifolium* Willd. 的根。于春初发芽前或秋末落叶后挖根。可生用，或醋炒、酒炒、蜜炒、鳖血炒用。

【主要成分】其成分主要含柴胡皂苷 a、b、c、d 四种、α-菠菜甾醇、挥发油。挥发油中主要含柴胡醇、丁香酚、己酸、γ-十一酸内酯等。此外，尚含脂肪油、多糖、生物碱、葡萄糖、氨基酸等。

【性味功能】味苦，性微寒，归肝、胆经。功能疏散风热、舒肝解郁、升举阳气。

【药理作用】

1. 解热　中医临床用柴胡治寒热往来的半表半里之热疗效确切，柴胡是治疗多种发热性疾病的重要药物。这种热象常见于西医临床的弛张热和间歇热型。弛张热多见于风湿热和化脓性感染；间歇热多见于疟疾。柴胡煎剂、注射液、醇浸膏、挥发油以及粗皂苷等制剂对伤寒、副伤寒疫苗、大肠杆菌液、发酵牛奶和酵母液等所引起的动物实验性发热，均有明显的解热作用，且能使正常动物的体温降低。解热的主要成分是柴胡皂苷、皂苷元 A 和挥发油。总挥发油中的丁香酚、己酸、γ-十一酸内酯和对-甲氧基苯二酮是其解热的主要有效成分。因挥发油具有毒性低、解热效果好等优点，已作为注射液广泛应用于临床。柴胡确切的解热作用与其"疏散风热"或"和解退热"的功能相吻合。

2. 抗菌、抗病毒　柴胡对溶血性链球菌、金黄色葡萄球菌、霍乱弧菌、结核杆菌和钩端螺旋体有一定的体外抑制作用；对流感病毒有较强的抑制作用。柴胡尚有抗肝炎病毒、牛痘病毒和抑制 I 型脊髓灰白质炎病毒引起细胞病变的作用。柴胡注射液治疗单纯疱疹病毒性角膜炎及流行性出血热病毒有一定作用。柴胡与黄芩配伍使用后抗流感病毒和肺炎病毒的作用显著增强。

3. 抗炎　柴胡皂苷有明显的抗炎作用。对正常和去肾上腺的大鼠用角叉菜胶、5-羟色胺（5-HT）、组胺、右旋糖酐、醋酸等致炎剂引起的足跖和踝关节肿胀均有明显的抑制作用。并能抑制白细胞游走、棉球肉芽肿的增生，还可抑制致炎物组胺的释放。柴胡皂苷能使肾上腺肥大和胸腺萎缩，还能增强皮质激素的抗炎作用。柴胡的抗炎作用和抗菌、抗病毒作用均是其"疏散风热"功能的药理作用基础。

4. 镇静、镇痛、镇咳　柴胡煎剂、总皂苷及柴胡皂苷元对中枢神经系统有明显的抑制作用，能使实验动物的自发活动减少，条件反射抑制，并能延长环己巴比妥的睡眠时间，拮抗咖啡因和去氧麻黄碱对小鼠的中枢兴奋作用。临床也证实，正常人口服柴胡粗制剂后可出现嗜睡、颈部活动迟钝、动作欠灵活等中枢抑制现象。柴胡对小鼠尾压刺激法、热板法和醋酸扭体法等所引起的疼痛反应均有较明显的抑制作用。柴胡皂苷能使电击鼠尾痛阈明显提高，并发现其镇痛作用可部分被纳洛酮和阿托品所拮抗。此外，柴胡及粗皂苷有较强的镇咳作用，镇咳强度略低于可待因。柴胡的镇静、镇痛、镇咳作用是其"舒肝解郁"功能的部分药理作用基础。

5. 降血脂　柴胡对正常动物的血脂水平无明显影响，但柴胡皂苷肌内注射能使实验性高脂血症动物的胆固醇、甘油三酯和磷脂水平降低。其中以甘油三酯的降低尤为显著，还能加速胆固醇和其代谢产物从胆汁和粪便排泄。影响脂质代谢的主要成分是皂苷元 a 和 d。柴胡醇特别是 α-菠菜甾醇能使饲喂高胆固醇动物的血浆胆固醇水平降低。

6. 保肝、利胆　柴胡、醋炙柴胡、柴胡醇、柴胡皂苷、柴胡皂苷对多种原因（如 CCl_4、乙醇、伤寒疫苗、卵黄、霉米、D-半乳糖胺等）引起的动物实验性肝功能障碍有一定的治疗作用，能使 ALT 和 AST（天冬氨酸转氨酶；旧称谷草转氨酶，GOT）降低，组织损害减轻，肝功能恢复。临床上用以治疗肝炎，可使转氨酶值下降，其降酶幅度大，速度快。柴胡的保肝作用以复方更佳，如逍遥散、小柴胡汤、甘柴合剂等。其保肝机制可能与皂苷对生物膜直接保护作用有关，也可能与肾上腺分泌糖皮质激素有关。柴胡皂苷可使血浆中促肾上腺皮质激素（ACTH）增加，从而促进肾上腺皮质分泌糖皮质激素而减轻肝细胞损害。柴胡水浸剂和煎剂具有明显的利胆作用，能使实验动物的胆汁排出量增加，使胆汁中胆酸、胆色素和胆固醇的浓度降低，并以醋炙柴胡利胆作用最强。柴胡的保肝利胆作用为"舒肝解郁"功能的主要药理作用基础。

7. 促进免疫功能　柴胡多糖能增加库普弗细胞吞噬功能，能明显增加巨噬细胞、自然杀伤细胞（NK）的功能；能提高病毒特异抗体滴度；能提高淋巴细胞的转化率和皮肤迟发性超敏反应。说明柴胡多糖对非特异和特异性免疫功能有促进作用。

8. 抗消化道溃疡　柴胡粗皂苷对动物应激型、幽门结扎型、醋酸型、组胺溃疡均有防治效果；柴胡多糖对乙醇、吲哚美辛、盐酸-乙醇所致实验性胃黏膜损伤有明显的保护作用。其作用机制可能与柴胡皂苷元抑制类固醇灭活酶有关。柴胡对消化系统的作用与传统"舒肝解郁"功能有关。

9. 调节消化道运动　柴胡粗皂苷能明显增强乙酰胆碱对豚鼠离体小肠和家兔离体肠肌的收缩作用，但对组胺引起的收缩无影响。而柴胡复方制剂对乙酰胆碱、氯化钡、组胺等引起的肠道平滑肌痉挛有对抗作用。

【现代临床应用】

1. 上呼吸道感染性发热　用柴胡注射液、柴胡糖浆、柴胡口服液等注射、口服或滴鼻均可收到满意的退热效果。临床处方可以选用柴葛解肌汤、小柴胡汤等。

2. 咳嗽　从生产柴胡注射液的残渣中提取镇咳有效成分，制成柴胡镇咳片服用，治感冒、急慢性支气管炎、肺炎、肺癌等所致咳嗽有效。临床处方可用小柴胡汤、柴胡桂枝汤等。

3. 病毒性肝炎　柴胡注射液加入葡萄糖注射液中静脉滴注，效果较好。临床处方可用小柴胡汤、大柴胡汤、逍遥散等。

4. 高脂血症　柴胡注射液肌内注射，能明显降低甘油三酯。临床处方可辨证选择配伍泽泻、绞股蓝、龙胆、黄芩、茵陈蒿、大黄、虎杖、山楂、牡丹皮等。或加入龙胆泻肝汤、或茵陈蒿汤等。

5. 流行性腮腺炎　柴胡注射液肌内注射，疗效较好。临床处方可辨证选择配伍板蓝根、大青叶、金银花、连翘、鱼腥草、蒲公英、青黛、绵马贯众，或加入银翘散中。

6. 妇科疾病　小柴胡汤用于治疗妇科疾病，如经期发热、头痛、感冒、痛经、妊娠感冒、产后发热、头痛等效果良好。临床处方可辨证选择配伍当归、白芍、白术、红花、熟地黄、香附、黄芪、淫羊藿等，或用逍遥散。

7. 慢性胃炎　柴胡桂枝汤治疗慢性胃炎有效。临床处方可辨证选择配伍牡蛎、白芍、白术、干姜、厚朴、党参、黄芪等，或用小柴胡汤，或用柴平汤。

8. 其他疾病　柴胡及柴胡注射液对单疱病毒性角膜炎、急性胰腺炎、多形红斑、扁平疣、寻常疣等均有一定的疗效。

【不良反应】柴胡毒性较小，但大剂量口服可出现嗜睡、工作效率降低、腹胀、食欲减退，并出现深睡等中枢抑制现象。柴胡煎剂、柴胡皂苷有溶血作用，但口服时此作用不明显。

第三节　清　热　药

性属寒凉，能清解里热，主要用于治疗里热证的中药，称为清热药。

里热证是由于外感风、寒、暑、湿、燥、火六淫邪气，入里化热，或因内伤情志或饮食，郁久化热所致的一类症候群。临床主要表现为发热，不恶寒而恶热，口干、咽燥、口渴、口苦、面红、目赤、心烦，甚至神昏、谵语、发狂，小便短赤，大便秘结，舌红、苔黄、脉数等。里热证由于发病原因不一，热邪兼夹其他邪气不同，病情发展阶段不同，以及患者体质差异等，可分为实热证和虚热证两类。其中，实热证又可进一步分为气分热、血分热、湿热、暑热和热毒疮疡等各种类型，虚热证可因外感病入里化热伤阴而致，也可因内伤杂病阴虚而致。由于里热所伤的具体部位不同，临床有肺热、胃热、肝热、心热、心包热、胆热、大肠热、小肠热、下焦热、胞宫热等，分而治之。

里热证是一个很广泛的临床症候群，它不仅包括现代临床医学的体温升高，也包括体温虽正常但患者具有上述热证症状者。里热证常见于现代医学的急性感染性疾病以及非感染性疾病，如某些肿瘤、白血病、心血管疾病、变态反应疾病及内分泌代谢性疾病，凡以发热不恶寒、口渴、口苦、尿黄、舌红、苔黄、脉数为基本症状，均属于里热证范畴。

清热药针对里热证的不同类型，并根据药物的功能、主治的特点，可分为泻火热药、凉血热药、解热毒药、除湿热药、退虚热药、清暑热药 6 类。其共同的药理作用特点是：几乎均有解热、抗菌、抗毒素、抗病毒、抗炎、调节免疫、镇静作用。属于不同类别的药物其突出效果有差别。此外，不同类别的药物可能分别兼有抗惊厥、抗肿瘤、降血压等其他作用。

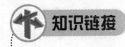 **知识链接**

生命体征

体温、脉搏、呼吸、血压统称为生命体征。体温：正常范围口腔温度 37℃ 左右，直肠温度比口腔温度高 0.5℃ 左右，腋下温度比口腔温度低 0.5℃ 左右。脉搏：正常成人 60～100 次/分，儿童 110～120 次/分，老年人 55～75 次/分。呼吸：正常成人 16～20 次/分，儿童 30～40 次/分。呼吸次数与脉搏次数的比例为 1:4。血压：正常成人收缩压 90～140mmHg，舒张压 60～90mmHg。新生儿收缩压 50～60mmHg，舒张压 30～40mmHg。39 岁以下收缩压 <140mmHg，40～49 岁 <150mmHg，50～59 岁 <160mmHg，60 岁以上 <170mmHg。

一、泻火热药

能清解气分之热，以治疗气分实热证，或单纯性脏腑实热为主要用途的中药，称为泻火热药。

气分实热、单纯性脏腑实热，以高热、口渴、汗出、烦躁、小便短赤、大便秘结、舌红、苔黄、脉数为主要临床症状。见于现代临床医学以高热为特点的感染性疾病、炎症，如上呼吸道感染、肺炎等。

【功能与主治】泻火热药性寒味苦，主归肺、胃、心、肝经。寒凉折火，苦能泄热，功能清泻火热。主要用于清解温病邪入气分所致单纯性气分实热，或内伤杂病热在气分所致单纯性脏腑之热，症见高热、烦渴、汗出、烦躁、甚或神昏、谵语、发狂、小便短赤、大便秘结、舌红、苔黄燥、脉洪大滑数等。

【与功能主治相对应的主要药理作用】本类中药药理作用以降低发热动物体温为突出特点，亦有较好的抗菌、抗炎作用。

1. 解热　栀子、大黄、葛根、柴胡、知母、青蒿、地龙、牡丹皮均具有显著的解热效果，对动物实验性发热模型均有明显的退热作用。青蒿、牛黄、葛根、柴胡、牡丹酚甚至可以使正常动物或人体的体温下降。本类药物对发热病人的降温作用与解表药不同，退热多不伴有明显出汗。

2. 抗菌、抗炎　栀子、大黄、知母、青蒿、柴胡、葛根均具有良好的广谱抗菌作用，对于常见致病性细菌、真菌等有显著的抑制效果。如知母对淋病双球菌、变形链球菌抑制作用较强；大黄对球菌类最敏感，其次是杆菌；青蒿对常见的致病球菌、杆菌亦有较强的抑制作用等。

泻火热常用药物与方剂主要药理作用简表

主要药理作用	解热	抗菌	抗炎
相应传统功能	清热泻火	清热解毒	清热泻火
栀子	+	+	+
大黄	+	+	+
葛根	+	+	+
柴胡	+		+
知母	+		+

续表

| 主要药理作用 | 解热 | 抗菌 | 抗炎 |
相应传统功能	清热泻火	清热解毒	清热泻火
牡丹皮	+	+	+
牛黄	+	+	+
青蒿	+	+	+
地龙	+		
白虎汤	+	+	+
柴葛解肌汤	+	+	+

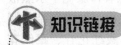

发　热

发热是指致热原直接作用于体温调节中枢、体温中枢功能紊乱或各种原因引起的产热过多、散热减少，导致体温升高超过正常范围的情形。正常成年人清晨安静状态下的口腔体温在 36.3~37.2℃；肛门内体温 36.5~37.7℃；腋窝体温 36~37℃。按体温状况，发热分为：低热：37.3~38℃；中等度热：38.1~39℃；高热：39.1~41℃；超高热：41℃以上。

栀子　zhizi

【来源采制】茜草科植物栀子 *Gardenia jasminoides* Ellis 的成熟果实。秋冬采收，生用、炒焦或炒炭用。

【主要成分】主要成分为苷类，如栀子苷、去羟栀子苷（京尼平苷）及其水解产物京尼平和山栀苷等。此外，还含有 β-谷甾醇、藏红花苷、栀子素、藏红花酸、熊果酸等。

【性味功能】栀子性寒，味苦，归心、肝、三焦经。功能泻火热，凉血热，除湿热，解热毒。

【药理作用】

1. 解热　栀子生品或炮制品的醇提物灌胃，对酵母所致发热大鼠有明显解热作用，以生品作用更强。腹腔注射栀子醇提液可使正常小鼠、大鼠的体温显著下降，且作用持久。其中熊果酸是降低体温的有效成分之一。栀子解热作用及其抗炎、抗菌、抗病毒、镇静等是其"泻火、解毒"功能的药理作用基础。

2. 抗炎　栀子水提物对于二甲苯所致小鼠耳肿胀，醋酸所致小鼠腹腔毛细血管通透性增强，甲醛及角叉菜胶所致大鼠足肿胀，大鼠棉球肉芽组织增生均有明显抑制作用。栀子的乙醇、甲醇、乙酸乙酯提取物涂于小鼠耳壳，对二甲苯致小鼠耳壳肿胀均有明显抑制作用；京尼平苷对二甲苯和巴豆油所致小鼠耳肿胀也有明显抑制作用。栀子的甲醇、乙酸乙酯提取物涂于大鼠足爪，对甲醛所致亚急性足肿胀有明显的抑制作用，对外伤所致小鼠和家兔实验性软组织损伤也有明显治疗效果。

3. 抗菌、抗病毒　栀子对金黄色葡萄球菌、卡他球菌、淋球菌、脑膜炎双球菌有不同程度的抑制作用。栀子水煎液对多种致病性皮肤真菌，如毛癣菌、黄癣菌、小芽孢癣菌有抑制作用。栀子对乙型肝炎病毒-DNA 聚合酶（HBV-DNAP）也有抑制作用。

4. 镇静、镇痛　栀子醇提物腹腔注射或灌胃均可使小鼠自发活动减少，延长环己烯巴比妥钠的睡眠时间，表明有镇静作用。栀子所含的熊果酸是其镇静作用有效成分之一。皮下注射京尼平能抑制腹腔注射醋酸引起的小鼠扭体反应，显示其有镇痛作用。

5. 保肝　栀子具有显著的保肝作用。栀子不同炮制品对四氯化碳所致小鼠急性肝损伤有明显保护作用，以生品作用为强，炒炭无效。栀子水煎液灌胃，对半乳糖胺所致大鼠急性重型肝炎有明显保护作用，可降低死亡率；对 α-萘异硫氰酸酯（Anit）所致大鼠急性黄疸模型，可使血清胆红素、ALT 和 AST 均明显降低。栀子正丁醇提取物对 Anit 引起的肝组织灶性坏死、胆管周围炎和片状坏死等病理变化有明显保护作用。

6. 利胆　栀子具有显著的利胆作用。京尼平灌胃、静注或十二指肠给药，均可使大鼠胆汁分泌增加，以十二指肠给药效果为最显著。胆囊 X 线片显示，患者口服栀子水煎液后胆囊都明显收缩，容积变小，说明栀子水煎液促进胆囊排空。栀子浸出液能抑制结扎胆管的家兔血中胆红素的生成，降低血中胆红素的含量。栀子醇提物和藏红花苷、藏红花酸、栀子苷、栀子素、京尼平苷均可促进胆汁分泌。栀子提取物灌胃大鼠，可使结扎胆总管后升高了的酶活性降低，连续给药还可使大鼠血清胆红素的含量降低。

7. 抗胰腺炎　栀子及其水提物对于实验性急性出血坏死性胰腺炎大鼠，可明显改善胰、肝、胃、小肠血流，并降低早期死亡率。对于去氧胆酸钠导致的急性胰腺炎大鼠，栀子及其提取物能促进大鼠胰腺分泌，降低胰酶活性，并能降低胰腺炎时升高了的胰腺细胞的线粒体、溶酶体膜脂的荧光偏振度，使之接近正常。表明栀子水煎液对胰腺细胞膜、线粒体膜、溶酶体膜均有稳定作用，使上述结构和功能趋于正常。

8. 调节胃肠运动　低浓度栀子乙醇提取液可兴奋兔、大鼠离体肠管，使其紧张度增加，其作用可被阿托品阻断。高浓度栀子乙醇提取液反使肠肌松弛，以致小肠蠕动完全被抑制。京尼平苷或京尼平静注能抑制大鼠自发性胃蠕动及毛果芸香碱诱发的胃收缩，但作用维持时间短。

9. 降压　栀子水煎剂或醇提取物对麻醉或清醒猫、大鼠、家兔灌胃或者腹腔注射，均能产生明显的降压效果，降压作用持续时间较长。猫和家兔腹腔注射栀子醇提物在降压的同时，可使心跳的频率减慢，但对心肌收缩力无明显影响。切断迷走神经或给予阿托品后，其降压作用显著减弱或者完全消失，提示栀子降压作用部位可能在中枢，主要通过增强延髓副交感神经中枢紧张度而发挥降压效果。

【现代临床应用】

1. 急性感染性发热　细菌、病毒感染等急性感染高热，可用栀子辨证配伍柴胡、葛根、大黄、知母、牡丹皮、黄芩、牛黄、青蒿、地龙等，或用清瘟败毒饮、防风通圣散、凉膈散，或用黄连解毒汤。

2. 急性黄疸型肝炎　栀子配伍大黄、茵陈组成著名的茵陈蒿汤，或配黄柏、泽泻等药的栀子柏皮汤，治疗急性病毒性肝炎高胆红素血症均有显著疗效。临床处方可辨证选择配伍茵陈蒿、黄芩、黄柏、大黄、龙胆、柴胡、芍药、金钱草、木香、香附等，或用龙胆泻肝汤。

3. 急性胆囊炎、急性胰腺炎　临床处方可辨证选择配伍柴胡、大黄、黄芩、金钱草、海金沙、泽泻、虎杖、青皮、香附、沉香等，或用龙胆泻肝汤、当归龙荟丸。

4. 急性盆腔炎　可用栀子配伍黄连、黄柏、黄芩、苍术、龙胆、蒲公英、野菊花、金银花、连翘等治疗。或用龙胆泻肝汤，或用黄连解毒汤。

【不良反应】栀子醇提物对小鼠的 LD_{50} 腹腔注射为 17.1g/kg，灌胃为 107.4g/kg。大剂量栀子及其山栀乙醇提取物或京尼平苷对肝脏有一定毒性作用。

大黄 Dahuang

【来源采制】大黄为蓼科多年生草本植物掌叶大黄 *Rheum Palmatum* L.、唐古特大黄 *Rheum tanguticum* Maxim. ex Balf. 或药用大黄 *Rheum officinale* Baill. 的根及根茎。秋末或冬季采挖。生用，或酒炒，或酒蒸，或炒炭用。

【主要成分】大黄根状茎和根中含蒽醌衍生物的总量约为 2%～5%。蒽醌衍生物以两种形式存在，大部分与葡萄糖结合成蒽苷，小部分呈游离状态。游离形式的蒽代元包括大黄酸、大黄酚、大黄素、芦荟大黄素和大黄素甲醚等。大黄还含有大量的鞣质约 5%，内含没食子酸、d-儿茶素及大黄四聚素。大黄脂类成分中棕榈酸含量为 38.17%，亚油酸占 10.47%。

【性味功能】性寒，味苦，归脾、胃、大肠、肝、心经。功能泻火热、凉血热、解热毒、除湿热、利胆退黄、通便泻下、活血化瘀、止血。生大黄长于泻下通便，制大黄长于清热泻火、解毒，酒制大黄长于活血化瘀，大黄炭长于止血、止泻。

【药理作用】

1. 解热　给肺炎双球菌感染发热的家兔灌服大黄水煎液，可使家兔的肛温明显下降，并同时观察第三脑室灌流液中前列腺素 E（PGE）含量由发热时的显著升高，到用大黄水煎液后明显降低。大黄对内毒素所致家兔发热也有明显的抑制作用，并可影响其血浆中 cAMP 和 cGMP 的含量及比值。大黄水煎液灌胃，对发热家兔脑室附近的环核苷酸水平也能减低的作用。大黄解热作用机制，与减少中枢致热介质 PGE 和 cAMP，抑制细胞膜上 Na^+-K^+-ATP 酶活性及机体氧化磷酸化过程，减少 ATP 生成和产热，降低能量代谢水平等因素有关。大黄的解热作用以及抗菌、抗病毒、抗炎作用，是其"泻火，解毒"功能及其临床疗效的药理作用基础。

2. 抗菌、抗病毒　大黄对多种细菌、致病真菌及病毒有抑制作用。大黄具有广谱抗菌作用，尤其对葡萄球菌、链球菌和淋球菌最敏感，其次是痢疾杆菌、白喉杆菌、伤寒杆菌、炭疽杆菌。大黄主要的抑菌成分是芦荟大黄素、大黄素、大黄酸、棕榈酸，其中芦荟大黄素抗菌作用最强。作用途径通过抑制细菌核酸和蛋白质的生物合成以及抑制细菌生物氧化酶系，从而抑制细菌生长繁殖。大黄对流感病毒、单纯疱疹病毒、乙肝病毒、柯萨奇病毒等均有体外抑制作用。大黄能促进病毒诱生干扰素，提高干扰素水平，间接发挥抗病毒作用。

3. 抗炎　大黄对多种实验性炎症模型均具有显著的抗炎作用。大黄煎剂灌胃能明显抑制巴豆油所致小鼠耳肿胀，和鸡蛋清、甲醛所致大鼠足肿胀和棉球肉芽肿，提示对炎症早期渗出、水肿和后期结缔组织增生均有抑制作用。大黄对于切除双侧肾上腺的大鼠仍有抗炎作用，说明其抗炎作用不依赖于垂体-肾上腺系统。其抗炎作用主要是抑制花生四烯酸代谢，抑制环氧化酶活性，减少前列腺素 PGE 合成。大黄还可抑制人多形核白细胞合成白炎症反应的重要介质三烯 B_4。

4. 抗胰腺炎　大黄能抑制多种胰酶活性，可以减轻胰酶对于胰腺细胞的自我消化作用。能防止 D-乙硫氨酸、糜蛋白酶、乙醇诱发的急性水肿型或出血坏死性胰腺炎的发生发展。大黄水溶性成分对胰蛋白酶、胰糜蛋白酶、胰脂肪酶、胰弹性蛋白酶、胰激肽释放酶、胰淀粉酶活性有明显抑制作用。大黄素对胰蛋白酶，大黄酸对胰激肽酶，芦荟大黄素对胰弹性蛋白酶，大黄酚和大黄素甲醚对胰蛋白酶和胰激肽酶抑制作用较强。能促进急性胰腺炎模型动物胰腺病理损伤恢复。用药后腺细胞胞体充盈，腺泡细胞间隙紧密，纤维化减轻，胞核、内质网、线粒体均接近正常。有报道大黄不同炮制品对不同胰酶活性的影响也不尽相同。酒炒大黄明显抑制胰淀粉酶活性，醋炒大黄对胰蛋白酶有很强的抑制作用，而大黄炭和酒炖大黄则能抑制胰脂肪酶活性。

5. 利胆、降脂　静脉滴注大黄注射液可促进犬和猫胆汁的分泌，使胆红素和胆汁酸含量增加。大黄可疏通肝内毛细胆管促进胆汁分泌，可加强胆管舒缩功能，缓解胆小管内胆汁的淤积。大黄煎剂及大黄水、醇提物均能明显增加大鼠胆汁流量。大黄素、大黄酸可促进胆红素及胆汁酸分泌，舒张奥狄（Oddi）括约肌，收缩胆囊，促进胆汁排出。服用大黄可降低血清和肝脏总胆固醇、甘油三酯、低密度脂蛋白、极低密度脂蛋白及过氧化脂质，高密度脂蛋白胆固醇/总胆固醇比值升高。大黄降脂作用机制与其泻下通便而影响胆固醇的吸收，以及促进胆汁的分泌排泄有关。大黄所含亚油酸具有降血脂作用。利胆、降脂作用是大黄"除湿热、利湿退黄"功能的药理作用基础。

6. 保肝　大黄对 CCl_4 所致大鼠的肝损伤有明显的保护作用，可使 ALT 下降，减轻肝细胞的肿胀、变性与坏死，增加肝细胞内糖原含量，促进 RNA 的合成和肝细胞再生，改善肝纤维化。大黄可促进肝脏血液循环，改善肝内微循环。大黄还可促进肝脏合成白蛋白和谷氨酰胺合成酶，使氨与谷氨酸结合生成谷氨酰胺而发挥解毒作用。大黄煎剂对乙型肝炎表面抗原（HBsAg）有明显抑制作用，并可激发人体产生干扰素，抑制病毒繁殖，提高抗乙肝病毒能力。肝炎多与中医湿热有关，大黄的保肝作用是其"除湿热、利湿退黄"功能的药理作用基础之一。

7. 抗溃疡　大黄有胃黏膜保护作用，可以促进溃疡的愈合。大黄有类似于甲氰米呱的作用，能抑制胃液分泌量，降低胃液游离酸度及胃蛋白酶活性，从而减轻出血程度，减少溃疡数及溃疡面积。其机制可能与促进胃黏膜 PGE_2 生成，明显升高胃壁的 PGE_2 含量有关。PGE_2 系胃黏膜保护因子，大黄通过促进胃黏膜生成 PGE_2 来减轻乙醇等对胃黏膜的破坏，增强胃黏膜屏障功能。大黄素、芦荟大黄素、大黄酚、大黄酸等对幽门螺杆菌均有抑制作用，是大黄抗溃疡病的另一个机制。

8. 泻下、止泻　大黄泻下作用显著。大黄结合性蒽醌衍生物具有致泻作用，游离性蒽醌衍生物不具致泻作用。蒽醌苷和二蒽醌苷为大黄的主要泻下成分，尤以二蒽醌苷中番泻苷 A、B、C、D、E、F 的致泻作用强，但含量较低。口服番泻苷或大黄浸膏后 6～10 小时即可排出稀便。此外，大黄酸蒽酮具有胆碱样作用，通过兴奋肠平滑肌上的 M 受体，使肠蠕动增加，同时又能抑制肠细胞膜上 Na^+-K^+-ATP 酶，阻碍 Na^+ 转运，肠内渗透压增高，保留水分，增加肠道容积，促进肠蠕动引起腹泻。生大黄结合状态蒽醌苷含量高，所以泻下作用强。大黄所含鞣质及没食子酸，此为止泻成分。生大黄大剂量使用，可出现先泻后便秘；大黄经炒炭或煎药时间过长，可致蒽醌苷分解而鞣质成分保留，只具有止泻作用。这与大黄炒炭用于止泻的传统临床应用相吻合。

9. 抗肿瘤　大黄蒽醌衍生物，大黄酸、大黄素和芦荟大黄素对黑色素瘤、乳腺癌、艾氏腹水癌均有抑制作用，大黄 d-儿茶素能抑制淋巴肉瘤的生长。大黄可影响癌细胞代谢的多个环节，能抑制癌细胞的呼吸及氨基酸、糖代谢的氧化和脱氢过程，也能使肿瘤细胞的 DNA、RNA 和蛋白的生物合成降低，抑制肿瘤细胞的增殖，对宿主正常细胞无明显影响。大黄还能显著提高小鼠细胞免疫功能，促进淋巴细胞增殖和 IL-2 的合成，起到间接抗癌作用。抗肿瘤作用与大黄"活血化瘀"功能相一致。

10. 改善血流变性　服用大黄后，全血黏度、血细胞比容等血液流变学指标均下调。大黄能抑制细胞膜 Na^+-K^+-ATP 酶活性，提高血浆渗透压，促使组织内水分向血管内转移，使血液稀释，血液黏度降低，改善微循环障碍。降低血脂也是大黄改善血流变的机制之一。改善血流变指标也是大黄"活血化瘀"功能与临床应用的药理作用基础。

11. 止血　大黄止血作用确切、见效快，止血有效成分是没食子酸、d-儿茶素。止血作用机制于几个环节有关，增加血小板和纤维蛋白原含量，缩短凝血时间；促进血小板的黏附与聚集功能，有利于血栓形成；降低抗凝血酶Ⅲ（AT-Ⅲ）的活性等。没食子酸还能增加 α_2-巨球蛋白含量，降低纤溶酶活性，加速血液凝固；收缩局部损伤血管，降低血管通透性和改善脆性，缩短出血时间。

12. 利尿、改善肾功能　大黄的多种成分大黄素、大黄酸、芦荟大黄素给动物灌胃都有明显的利尿作用，给药后 2~4 小时达到高峰，尿中 Na^+、K^+ 排除增加。作用机制为抑制肾髓质 Na^+-K^+-ATP 酶，使 Na^+ 重吸收减少，排出增加。大黄能显著降低氮质血症和慢性肾衰竭病人血中非蛋白氮，延缓肾衰竭发展。大黄可降低腺嘌呤所致肾衰竭动物血中的尿素氮、肌苷含量明显下降。其抗肾衰竭机制可能有以下几方面：泻下作用使肠内氨基酸吸收减少；血中必需氨基酸增高使蛋白质合成增加；抑制体蛋白分解减少了尿素氮来源；促进尿素和肌苷排除；抑制肾代偿性肥大缓解高代谢状态。大黄可减少残余肾中肾组织中 RNA 合成，抑制肾小球系膜细胞增生，减少系膜上纤维连接蛋白的沉积，降低残余肾组织的耗氧量，使残余肾代偿性肥大和高代谢状态得到缓解，延缓肾衰的发展。利尿及抗肾衰竭的作用是大黄"除湿"功能的微观依据。

【现代临床应用】

1. 急腹症　急性胆囊炎、胆石症、胆道蛔虫、肠梗阻、急性阑尾炎单用大黄水煎服用，或辨证配伍其他药物，如厚朴、枳实、芒硝、柴胡、栀子、白芍、牡丹皮，或用大承气汤、大黄牡丹皮汤、大柴胡汤等。

2. 急性胰腺炎　口服大黄煎剂治疗急性胰腺炎肠道衰竭。临床处方可辨证选择配伍柴胡、栀子、厚朴、枳实、香附、白芍、青皮，可用大柴胡汤、大承气汤、防风通圣散等。

3. 急性黄疸性肝炎、重症肝炎、肝性脑病　用生大黄煎汤顿服，或口服精制大黄片或用 50% 大黄注射液，或用大柴胡汤、茵陈蒿汤治疗黄疸型肝炎、重症肝炎等。临床处方可辨证选择配伍茵陈蒿、黄芩、黄柏、大黄、龙胆、柴胡、芍药、金钱草、木香、香附等。

4. 急性肠炎　普通急性肠炎、急性出血性坏死性肠炎、细菌性痢疾，单用大黄水煎，或用大黄醇提片。临床处方可用选择配伍黄芩、黄连、白芍、葛根等，或用三黄泻心汤、大承气汤、小承气汤等。

5. 急性呼吸道感染　急性肺炎、急性扁桃体炎、口腔炎、咽喉炎，临床处方可辨证选择配伍黄芩、黄连、金银花、连翘、葛根、柴胡，可用黄连解毒汤，或用三黄泻心汤、凉膈散。

6. 急慢性出血　胃溃疡、胃癌、肝硬化所致上消化道出血、急性出血性坏死性肠炎等，可用单味大黄粉或生大黄粉加 0.8% 去甲肾上腺素溶液，疗效较佳。支气管扩张咯血用大黄醇提片有止血作用。鼻衄、痔疮等出血局部使用生大黄粉有效。大黄还用于大量肺出血、蛛网膜下腔出血、产后出血、便血、血崩等。单味大黄粉胶囊治疗球结膜下出血。临床处方可辨证选择配伍白及、三七、蒲黄、槐花、仙鹤草、黄芩、生地黄，或用十灰散、三黄泻心汤。

7. 急慢性肾衰竭　大黄制剂口服、静脉滴注或灌肠等治疗肾衰竭可改善肾功。口服大黄、人参浸出液治疗急性肾衰有较好效果。大黄水煎取液保留灌肠治疗慢性肾衰竭者疗效较佳。长期口服小剂量大黄制剂，或以大黄为主的复方制剂保留灌肠，能有效延缓慢性肾衰的发展。临床处方可辨证选择配伍蒲黄、川芎、丹参、益母草、姜黄、水蛭，或配伍冬虫夏草、黄芪、当归、灵芝、胡芦巴、红景天等。

8. 便秘、清洁肠道、急性中毒、术后腹部胀气　用大黄促进排便、排出肠内容物和毒物，或者促进肠道术后恢复运动功能，可口服生大黄煎剂或大黄流浸膏、大黄通便冲剂。或用开水浸泡或取汁顿服或灌肠，用于缓解便秘或清洁肠道。

9. 高脂血症、肥胖病　大黄粉、浸膏片、冲剂及醇提片用于降脂，或治疗肥胖症。临床处方可辨证选择配伍泽泻、山楂、绞股蓝、虎杖、牡丹皮、山茱萸、茵陈蒿、龙胆、黄芩、银杏叶等，或用茵陈蒿汤。

10. 烧伤　大黄醇浸液喷涂，对于烧伤有良好的抗感染，减少渗出，促进愈合作用。

【不良反应】大黄毒性较低，常规应用较安全。生大黄尤其是鲜大黄服用过量可引起恶心、呕吐、腹痛、黄疸、头昏，长期服用可引起肝脏毒性反应。

二、凉血热药

能清解血分之热，主要治疗温病热入营血证，或内伤杂病血热证的中药，称为凉血热药。

温病热入营血或内伤杂病血中有热，可见发热、烦躁、神昏、谵语等神志异常，或皮下斑疹、吐血、衄血、尿血、便血、崩漏等血热妄行所致的各种出血症状。

温病热入营血，常见于现代医学急性传染性感染性疾病的极期和晚期或败血症期。除各种传染感染性疾病的特殊病变进一步深化外，中枢神经系统细胞变性、坏死较为突出，凝血系统紊乱以及血管壁的中毒损害进一步发展，可见吐血、便血、皮下出血等并发症。中医内伤杂病血中有热，常见于现代医学血液病，以造血系统和凝血系统紊乱，微循环障碍，毛细血管内凝血及出血为病理特点。

【功能与主治】凉血热药，多为甘苦咸寒之品，多归心、肝经。功能清解营分、血分热邪，清心凉肝。主要用于温病热入营血或内伤杂病血中有热的实热证，症见发热、烦躁、神昏、谵语，或斑疹、吐血、衄血、尿血、便血、崩漏、舌质红绛等。

【与功能主治相对应的主要药理作用】本类中药药理作用特点为：既有较好的解热作用，又兼有镇静、抗惊厥或止血、抗凝血作用。

1. 解热　羚羊角、牛黄、牡丹皮、黄芩、黄连、大黄、安宫牛黄丸、紫雪丹均有显著的解热作用，使实验发热动物体温显著降低。牛黄可明显降低酵母、2,4-二硝基酚引起的大鼠发热，甚至可使正常大鼠体温下降。黄芩、黄连等对伤寒、副伤寒甲、乙菌苗引起的家兔发热有明显的退热作用。牡丹酚或其水溶性衍生物牡丹酚磺酸钠腹腔注射可使正常小鼠体温下降，对霍乱、伤寒、副伤寒三联菌苗引起的发热有解热作用。

2. **镇静、抗惊厥**　羚羊角、牛黄、黄芩、牡丹皮、赤芍、生地黄、丹参、安宫牛黄丸、紫雪丹等对中枢神经系统有明显的抑制作用，可使小鼠自发活动减少，加强阈下催眠剂量戊巴比妥钠的催眠，对抗咖啡因引起的小鼠自发活动增加。羚羊角、牛黄、黄芩、牡丹皮、安宫牛黄丸、紫雪丹还能对抗戊四氮、电刺激、咖啡因所致小鼠惊厥。

3. **止血**　大黄、黄芩、生地黄具有良好的促凝血作用。黄芩苷水溶性成分可促凝血和延长纤维蛋白溶解酶活性。生地黄醇提取物能缩短凝血时间，促进凝血，并可缩短出血时间。大黄止血作用显著，见效快，止血机制涉及凝血机制的多个环节。

4. **抗凝血**　牛黄、黄芩、黄连、赤芍、丹参、牡丹皮、天然牛黄对于胶原诱导的血小板聚集有抑制作用和纤溶活性作用。赤芍、丹参通过多种途径改善血液流变学与抗血栓形成。黄芩素等成分能抑制血小板聚集，抑制纤维蛋白原转化为纤维蛋白，具有抗凝血作用。小檗碱能抑制 ADP、花生四烯酸、胶原及钙离子载体诱发的血小板聚集和 ATP 释放。牡丹酚体内、体外实验均可显著抑制二磷酸腺苷、胶原、肾上腺素诱导的血小板聚集，并能抑制凝血酶诱导的大鼠血小板 5-羟色胺释放，从而起到抗血栓作用。

凉血热常用药物与方剂主要药理作用简表

主要药理作用 相应传统功能	解热 清热凉血	镇静 清热泻火	抗惊厥 清肝泻火	止血 凉血止血	抗凝血 凉血消斑
牛黄	+	+	+		+
羚羊角	+	+	+		
牡丹皮	+		+		+
赤芍		+	+		
生地黄		+		+	
黄芩		+	+	+	+
黄连	+	+	+		
大黄				+	
安宫牛黄丸	+	+		+	
紫雪丹	+	+	+	+	+

牛黄　Niuhuang

【来源采制】　为牛科动物牛 *Bos taurus domesticus* Gmelin 的胆囊结石，称天然牛黄。由牛胆汁或猪胆汁经提取加工而成的称人工牛黄。模拟体内胆结石形成原理与过程，在体外牛胆汁内培育的牛胆红素钙结石，为人工培育牛黄。

【主要成分】　天然牛黄和培育牛黄主要成分有胆汁酸（包括胆酸、去氧胆酸）、胆红素、牛磺酸等19种氨基酸，并含胆固醇、麦角固醇、卵磷脂及铜、铁、锌、镁等金属盐。人工牛黄是由牛羊猪胆酸、去氧胆酸、胆固醇、胆红素、无机盐混合制成。

【性味功能】　味苦、辛，性寒，归肝、胆、心、肺经。功能：凉血热、解热毒，息肝风，化痰、开窍。

【药理作用】

1. **解热**　天然牛黄有解热作用，人工牛黄、培植牛黄有类似效果。可明显降低酵母、

2,4-二硝基酚引起的大鼠发热，腹腔注射牛黄可使正常大鼠体温下降，其有效成分为牛磺酸。

2. 镇静、抗惊厥　牛黄具有明显的镇静和抗惊厥作用。可显著减少小鼠自发活动，增强水合氯醛、吗啡及巴比妥类的镇静作用，对抗咖啡因、樟脑等引起的中枢兴奋作用。牛磺酸并能抑制大脑皮质的自发和诱发电活动。人工培育牛黄、人工牛黄、牛胆酸、胆酸钙均有不同程度的镇静效果。牛黄和牛磺酸可对抗多种致惊剂的惊厥作用，能明显延长小鼠由士的宁引起惊厥的潜伏期。牛黄抗惊厥作用对以樟脑、咖啡因所致皮质性惊厥抑制效果较强，对脑干性惊厥的抑制作用弱，对脊髓性惊厥无效。人工培育牛黄有相似作用。牛黄的镇静、抗惊厥作用是其"凉血热、息肝风"功能及其缓解临床疾病的药理作用基础。

3. 抗凝血　天然牛黄对于胶原诱导的血小板聚集有弱的抑制作用，对于纤维蛋白溶解，牛黄有强的纤溶活化作用。对 ADP 及胶原肾上腺素复合液所致小鼠血栓性死亡有明显保护作用。抗凝血作用是牛黄"凉血热"功能及临床疗效的基础。

4. 抗菌、抗病毒　牛黄所含的胆汁酸盐对肺炎双球菌、溶血链球菌、结核杆菌有抑制作用。牛胆汁能显著抑制百日咳杆菌的生长，人工牛黄对金黄色葡萄球菌有抑制作用。体外实验中牛黄能使流行性乙型脑炎病毒直接灭活，对皮下感染乙脑病毒的小鼠灌服牛黄，对小鼠有显著的保护效果。人工牛黄、去氧胆酸钠、胆酸与胆红素都有一定的保护效果。牛黄对乙脑病毒的灭活时间是在毒血症阶段，不在脑内繁殖阶段。故对脑内感染的乙脑病毒无效。腹腔注射牛磺酸可延长柯萨奇 B 组病毒所致心肌炎小鼠的存活时间。

5. 抗炎　牛黄、培育牛黄、人工合成牛黄以及牛黄的成分胆酸、去氧胆酸和牛磺酸对多种致炎剂引起的炎症反应有明显抑制作用，其对醋酸致小鼠腹腔毛细血管通透性亢进的抑制活性为水杨酸的 47 倍，氢化可的松的 33 倍。并可抑制棉球肉芽增生。这是牛黄治疗感染性疾病的药理学基础之一。

6. 降压　牛黄牛磺酸水溶液可降低自发性或肾性高血压大鼠的血压，并延缓高血压发展，作用显著而持久。牛黄可扩张家兔耳壳微血管，拮抗肾上腺素升高血压的作用。胆酸钙、去氧胆酸、胆红素、平滑肌收缩物质 SMC 以及牛磺酸均有不同程度的降压作用，其降压机制可能与扩张血管，抗肾上腺素作用，或中枢抑制性降压有关。

7. 祛痰、镇咳、平喘　小鼠酚红排泌实验及大鼠毛细血管法均表明胆酸或去氧胆酸有祛痰效果。人工牛黄在犬气管痰引流实验中亦表明有祛痰作用。小鼠氨雾引咳法证明胆酸、去氧胆酸有明显镇咳作用。胆酸钠静注还能明显抑制电刺激猫喉上神经所致的咳嗽反应。豚鼠肺灌流法表明胆酸钠能扩张支气管，并能对抗组胺、毛果芸香碱所致支气管痉挛，胆酸对喷雾所致豚鼠支气管痉挛有平喘效果。

8. 强心　天然牛黄具有显著性强心作用，能明显增强离体蛙心、豚鼠心脏及猫心乳头肌的心肌收缩力，同时使心率增加。牛磺酸可能是强心的主要有效成分。

9. 抗心律失常　天然牛黄具有调节心脏节律的作用，主要成分是牛磺酸。大鼠口服牛磺酸能防治多种实验性心律失常，并能增强双异丙吡胺等多种抗心律失常药的作用。牛磺酸能稳定细胞膜，对心肌 Ca^{2+} 内流有双向调节作用。此外，牛黄还能抑制内毒素所致大鼠心率减少和心电图 ST 段升高等缺血性心功能紊乱。

10. 利胆、保肝　牛黄、人工牛黄及牛磺酸对 CCl_4 或 D-半乳糖胺所致的肝损伤有保护作用，能抑制 ALT 升高，促进肝损伤康复。牛黄及去氧胆酸能松弛胆道括约肌，促进胆汁排泄而呈现利胆作用。

【现代临床应用】

1. 高热惊痫 牛黄醒脑Ⅰ号注射液治疗支气管肺炎、上呼吸道感染、流行性脑脊髓膜炎、流行性乙型脑炎等所致小儿高热、惊厥，疗效显著。临床可用传统中成药宫牛黄丸、紫雪丹、牛黄清心丸等。

2. 急性呼吸道感染 急性肺炎、支气管炎、流行性感冒、上呼吸道感染等伴发热及局部炎症的疾病常用牛黄配制的成药治疗。可用牛黄清心丸、牛黄上清丸等。

3. 高血压 牛黄、安宫降压丸、牛黄降压丸在心脑血管疾病中的应用广泛，有降低血压的效果。

4. 其他 含牛黄的六神丸、片仔癀胶囊用于急性咽炎、扁桃体炎、病毒性肝炎。牛黄醒脑注射液用于新生儿和婴儿呼吸暂停、抢救农药中毒。

【不良反应】个别人服用牛黄解毒丸（片）后发生皮肤过敏反应，甚至过敏性休克。

牡丹皮 Mudanpi

【来源采制】为毛茛科植物牡丹 *Paeonia suffruticosa* Andr. 的根皮。多在秋季收获，晒干，切段生用。

【主要成分】含牡丹酚、牡丹酚苷、牡丹酚原苷、牡丹酚新苷、芍药苷等。

【性味功能】味辛、苦，性寒，归肝、胆、心经。功能凉血热，活血。

【药理作用】

1. 解热 牡丹酚或其水溶性衍生物牡丹酚磺酸钠腹腔注射可使正常小鼠体温下降，对霍乱、伤寒、副伤寒三联菌苗引起的发热有解热作用。

2. 镇静、抗惊厥、抗癫痫 牡丹酚可使小鼠自发活动减少，能对抗咖啡因引起的小鼠自发活动增加，且随剂量增加作用增强。牡丹酚能使睡眠延长，对戊四氮和烟碱引起的惊厥及最大电休克，牡丹酚有拮抗作用。丹皮总苷为抗癫痫有效组分。

3. 抗血栓形成和抗动脉硬化 牡丹皮提取物可显著抑制 ADP、胶原、肾上腺素诱导的血小板聚集。牡丹酚体内、体外实验均能抑制血小板聚集，抑制凝血酶诱导的大鼠血小板 5-羟色胺释放，并能增强红细胞变形能力，起到抗血栓作用。牡丹酚能抑制实验性动脉粥样硬化斑块形成和血管平滑肌细胞增殖。

4. 抗菌 牡丹皮煎剂体外对痢疾杆菌、伤寒杆菌、副伤寒杆菌、大肠杆菌、变形杆菌、铜绿假单胞菌、百日咳杆菌、枯草杆菌、霍乱弧菌、金黄色葡萄球菌、溶血性链球菌和肺炎球菌等有不同程度的抑制作用。对铁锈色小芽孢杆菌等 10 多种皮肤真菌也有一定抑制作用。牡丹酚是抗菌的有效成分之一。

5. 抗炎 牡丹酚对多种实验性动物炎症有显著抑制作用，腹腔注射能显著抑制二甲苯（小鼠）、角叉菜胶、甲醛、蛋清、组胺、5-羟色胺和缓激肽（大鼠）等引起的炎性渗出。70% 甲醇提取物可抑制佐剂型关节炎。牡丹酚灌胃可显著抑制内毒素引起的小鼠腹腔毛细血管通透性升高，抑制小鼠应激性溃疡发生。

6. 增强免疫功能 牡丹皮能增强非特异免疫功能。牡丹皮的甲醇提取物、牡丹酚小鼠灌胃，能显著增强小鼠网状内皮系统的吞噬功能，腹腔渗出液中细胞数明显增加。牡丹皮的正丁醇提取物或其中分离出的单萜苷，也能增强体外培养巨噬细胞的吞噬能力。

7. 抗过敏 牡丹皮水煎液及牡丹酚均有抗变态反应作用。牡丹酚腹腔注射能抑制绵羊红细胞引致的小鼠迟发型超敏反应和二硝基氟苯（DNFB）引起的小鼠耳廓接触性皮炎，对大鼠反向皮肤过敏反应（RCA），牡丹酚亦有明显的抑制作用。牡丹酚可选择性的抑制补体的溶血活性，不影响特异性抗体的形成，故牡丹皮抗变态反应属非特异性抑制作用。

8. 抗心、脑缺血　静脉注射牡丹皮提取物对于犬冠状动脉结扎所致心肌缺血有明显保护作用，可使左室做功量减少，心肌耗氧量降低，冠脉流量增高，并有降血压和减少心排出量作用。丹皮酚对大鼠反复性短暂脑缺血再灌注所致脑损伤具有保护作用，并可降低沙土鼠脑缺血再灌注后的炎症反应。

9. 抗心律失常　牡丹酚对正常及钙反常培养乳鼠心肌细胞具有抗氧化作用，对于大鼠心肌缺血再灌注所致心律失常，牡丹酚能不同程度地降低心室颤动、室性心动过速的发生率，缩短其持续时间，缩小其心肌梗死范围。

10. 降压、抗动脉硬化　牡丹皮水煎液、牡丹酚以及去牡丹酚的水煎液均有明显的降压作用，可使麻醉的正常动物和高血压动物血压下降。除去牡丹酚的水煎液比牡丹酚作用更持久。丹皮酚抑制主动脉平滑肌细胞增殖和抗自由基损伤，从而抗动脉粥样硬化。

11. 镇痛　牡丹酚有镇痛作用，能提高热板刺激和压尾的痛阈值，减少醋酸所致的扭体反应次数。

【现代临床应用】

1. 高热惊厥　用于治疗支气管肺炎、上呼吸道感染等所致小儿高热、惊厥，临床可用丹皮配伍牛黄、熊胆、生地黄、赤芍、葛根、柴胡、钩藤、防风、大黄、黄芩等。方如犀角地黄汤、清瘟败毒饮。

2. 原发性血小板减少性紫癜　重用丹皮（30g），与生地黄、玄参、赤芍配伍如犀角地黄汤。或临床辨证选择配伍活血、补血中药组成复方使用，如配当归、熟地黄、黄芪、党参、丹参、三七、灵芝、紫河车、红花、制首乌等，或加入四物汤使用。

3. 疼痛　牡丹酚注射液肌内注射或穴位注射治疗术后疼痛、肌肉痛、神经痛、关节痛、痛经及风寒痹痛等有一定疗效。临床处方可辨证选择配伍延胡索、细辛、熟附子、乌头、洋金花、祖师麻、徐长卿，防己、防风、白芍、甘草等。

4. 过敏性鼻炎　丹皮水煎液滴鼻。临床处方可辨证选择配伍大蓟、小蓟、白芷、辛夷、苍耳子、黄芩、秦皮、黄芪、白术、防风、藁本等，可加入玉屏风散使用预防发作。

5. 湿疹类皮肤病、皮肤瘙痒症　牡丹酚注射液肌内注射对湿疹样皮炎、神经皮炎、慢性湿疹、皮肤瘙痒症、皮肤淀粉样病变等有一定疗效。牡丹酚霜外用对急性湿疹、脂溢性皮炎、接触性皮炎有一定疗效。临床处方可辨证选择配伍防风、紫草、青蒿、秦皮、黄芩、栀子、黄柏、龙胆，内服外洗。

三、解热毒药

能清解火毒热邪，主要用于治疗全身热毒炽盛证候的中药，称为解热毒药。

热毒证是指火热壅盛，发展迅速，来势凶猛的一类临床急重症候群。以高热不退，甚至神志昏迷，谵语、烦躁、皮下斑疹或丹痧，或七窍出血为全身症状，多伴有痈肿疔疮、肠痈、乳痈、肺痈、痄腮、咽喉肿痛、下痢赤白等热毒损伤局部的症状。多发生于时行感冒、瘟疫或毒蛇、毒虫咬伤，也可见于癌肿、水火烫伤等。

热毒证见于现代临床医学以发热为特点的流行性、传染性、感染性疾病。如败血症、化脓性感染（疮疡、阑尾炎、乳腺炎、肺脓肿）、病毒感染（流行性感冒、流行性脑脊髓膜炎、流行性乙型脑炎、腮腺炎、急性重型肝炎、流行性出血热、猩红热等）和细菌性脑膜炎、白喉、斑疹伤寒、痢疾等。中药抗感染，是一种综合效应。通过抗菌、抗病毒消除病因；通过抗毒素、抗炎、抗变态反应、解热缓解症状；通过影响免疫功能，提高机体的抗病能力。本类药物在治疗感染性疾病中占有重要地位。

【功能与主治】解热毒药物性味苦寒，归心经及其他经脉。功能于清热之中长于解毒，主要用于治疗上述各种热毒证。症见高热、神昏、谵语、烦躁、斑疹或丹痧，或出血、疮痈、肠痈、乳痈、肺痈、痄腮、咽喉肿痛、下痢赤白等，瘟疫或毒蛇毒虫咬伤热毒者，也可用于癌肿、水火烫伤。

【与功能主治相对应的主要药理作用】本类中药药理作用以抗病毒为突出特点，亦有较好的抗菌、抗炎、解热作用。

1. 抗病毒　本类药物中具有较强及较肯定抗病毒活性的药物有板蓝根、大青叶、金银花、鱼腥草、连翘、贯众、虎杖等。分别对流感病毒、腺病毒、乙型脑炎病毒、腮腺炎病毒、肠道病毒（ECHO$_{11}$）、脊髓灰质炎病毒、单纯疱疹病毒、乙肝病毒抗原等有明显的灭活或一定抑制作用。鱼腥草还能延缓病毒所引起的细胞病变。

2. 抗菌　金银花、连翘、大青叶、板蓝根、穿心莲、蒲公英、白头翁、山豆根、鱼腥草等对多种革兰阳性菌（如金黄色葡萄球菌、溶血性链球菌、肺炎球菌等）、革兰阴性菌（如大肠杆菌、痢疾杆菌、变形杆菌、伤寒杆菌、脑膜炎双球菌等）都有一定体外抑制作用。此外，蒲公英、板蓝根、白头翁、大青叶、青黛、鱼腥草等对多种皮肤致病真菌有抑制作用。目前所知的抗菌有效成分有鱼腥草癸酰乙醛、穿心莲内酯、原白头翁素等。

3. 抗炎　大青叶、板蓝根、连翘、穿心莲、山豆根对急性炎症渗出有抗炎效应，金银花、鱼腥草、北豆根对急性渗出、慢性增生均有抑制作用。

4. 解热　山豆根、金银花、连翘、大青叶、板蓝根、穿心莲等对动物实验性发热模型均有明显的退热作用。

5. 增强免疫　金银花、蒲公英、鱼腥草、穿心莲、山豆根、板蓝根能促进非特异免疫。金银花、蒲公英、黄芩、大青叶、板蓝根能促进细胞免疫及抗体生成，影响特异性免疫功能。山豆根、板蓝根能升高白细胞数。金银花、大青叶、鱼腥草能提高白细胞对异物的吞噬能力。蒲公英、大青叶等能促进单核巨噬细胞系统的吞噬功能。鱼腥草、穿心莲能增强体内溶菌酶的活力，增强抗体对革兰阳性菌细胞壁黏肽的溶解作用。

解热毒常用药物与方剂主要药理作用简表

主要药理作用	抗病毒	抗菌	抗炎	解热	增强免疫
相应传统功能	清热解毒	清热解毒	清热泻火	清热泻火	祛邪安正
板蓝根	+	+	+	+	+
大青叶	+	+	+	+	+
鱼腥草	+	+			+
金银花	+	+	+	+	+
连翘	+	+	+	+	+
贯众	+				
重楼	+	+			
虎杖	+				
银翘散	+	+	+	+	+

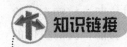 知识链接

炎 症

　　炎症是机体对于刺激的一种防御反应，表现为红、肿、热、痛和功能障碍。炎症可以由感染病原微生物引起，也可由非感染性引起。炎症过程包括组织细胞变性坏死，炎性渗出，实质与间质细胞增生3个阶段。血管反应是炎症过程的中心环节。一般情况下炎症是有益的，是生物体自身防御能力的发挥，但过度的炎症则可能对自身组织造成攻击和损伤。

板蓝根　Banlangen

　　【来源采制】为十字花科植物菘蓝 *Isatis indigotica* Fort. 的根。秋季采挖。晒干，生用。

　　【主要成分】菘蓝根含靛苷、靛蓝、靛玉红、菘蓝苷 B，另含 β-谷甾醇、腺苷、多种氨基酸等。

　　【性味功能】味苦、辛，性寒，归肺、心经。功能解热毒、凉血热、消斑疹。

　　【药理作用】

　　1. 抗病毒　板蓝根抗病毒作用范围广，效果好。体内体外实验对乙型脑炎病毒、腮腺炎病毒、流感病毒及乙型肝炎表面抗原（HBsAg）均有一定抑制作用。板蓝根注射液对肾病综合征出血热病毒（HFRSV）在体外有杀灭作用。能对抗流感病毒、腺病毒对人胚肾原代单层上皮细胞的损伤作用。其抗菌、抗病毒的有效成分初步认为是色胺酮和吲哚类衍生物，一般认为是靛蓝、靛玉红，且以此二项作为板蓝根制剂制备工艺探讨及质量指标。

　　2. 抗菌、抗炎　板蓝根具有广谱抗菌作用。板蓝根煎剂、丙酮提取物、注射液对各种革兰阳性菌和革兰阴性菌均有抑制作用。体外实验对金黄色葡萄球菌、甲型链球菌、肺炎双球菌、脑膜炎双球菌、卡他球菌、淋球菌、铜绿假单胞菌、白喉杆菌等常见致病菌均有不同程度抑制作用，其对葡萄球菌耐药菌株仍有效。丙酮提取物对短小芽孢杆菌、枯草杆菌、大肠杆菌、铜绿假单胞菌有不同程度的抑制作用。氯仿、乙酸乙酯、苯、正丁醇等提取物，对枯草杆菌和金黄色葡萄球菌有一定的抗菌作用。板蓝根还具有抗细菌内毒素作用。板蓝根注射液对致炎剂所致炎症反应有明显抑制作用。

　　3. 增强免疫　板蓝根多糖对特异性和非特异性免疫功能均有一定促进作用，腹腔注射可使正常小鼠脾重增加，并可使氢化可的松所致脾脏萎缩恢复正常水平。可明显增强小鼠抗体形成细胞功能，并提高小鼠静脉注射炭粒廓清速率。

　　4. 抑制血小板聚集　板蓝根所含的尿苷、次黄嘌呤、尿嘧啶、水杨酸等对二磷酸腺苷诱导的家兔血小板聚集都有显著的抑制活性。板蓝根能清热解毒凉血，用于热毒发斑、丹毒等热毒炽热之症，与其能抑制血小板聚集存在一定关系。

　　5. 抗白血病　板蓝根所含成分靛玉红有显著的抗白血病作用，可以治疗慢性粒细胞白血病。板蓝根注射液对小鼠受 Friend 病毒感染后诱导机体产生的 3CL-8 红白血病细胞在体外有强大的直接杀伤作用，死亡细胞表面皱缩、破碎并完全丧失原有细胞形态。体内实验时仅皮下注射时有一定杀伤作用，可使该细胞的小鼠实体瘤缩小。

　　【现代临床应用】

　　1. 呼吸道感染　板蓝根冲剂、注射液（201注射液）、煎剂或配贯众、甘草等，广泛地用于感冒、流行性感冒、腮腺炎、急性支气管炎、急性扁桃体炎、咽炎、肺炎等呼吸道感染尤其是病毒性感染性疾病的防治。临床处方可辨证选择配伍大青叶、金银花、连翘、

蒲公英、鱼腥草、绵马贯众、野菊花、黄芩、黄连等。

2. 急性传染性肝炎　板蓝根为治疗急性肝炎的常用药物，其煎剂、糖浆剂、冲剂、注射液具有效，对乙型肝炎、慢性迁延性肝炎也有一定疗效。用于小儿黄疸型传染性肝炎、急性黄疸型肝炎、乙肝病毒表面抗原携带者、病毒性肝炎流行期间的防治。临床处方可辨证选择配伍茵陈蒿、黄芩、大黄、柴胡、栀子、五味子、垂盆草等，或加入茵陈蒿汤、栀子柏皮汤中使用。

3. 其他病毒性感染　板蓝根治疗和预防流行性乙脑、病毒性皮肤病（带状疱疹、玫瑰糠疹、扁平疣、寻常疣、单纯疱疹、水痘）、眼科疾病（红眼病、单纯疱疹病毒性眼病、沙眼、泪囊炎）。临床处方可辨证选择配伍大青叶、金银花、连翘、鱼腥草、绵马贯众、重楼、虎杖、黄芩、黄连、黄柏、黄芪、麻黄、苍术等，可配伍银翘散或黄连解毒汤使用。

鱼腥草　Yuxingcao

【来源采制】　为三白草科植物蕺菜 *Houttuynia cordata* Thunb. 的全草。夏季茎叶茂盛，花穗多时采割，除去杂质，晒干。生用。

【主要成分】　含挥发油 0.1% 左右，另含槲皮苷、异槲皮苷等。挥发油中含抗菌成分鱼腥草素（癸酰乙醛）、甲基正壬酮、月桂烯、月桂醛及大量钾盐等。

【性味功能】　味辛，性微寒，归肺经。功能清热解毒，利尿通淋。

【药理作用】

1. 抗病毒　人胚肾细胞培养实验证明，鱼腥草煎剂对流感病毒亚洲甲型京科 68-1 株有抑制作用，并能延缓孤儿病毒（$ECHO_{11}$）的细胞病变作用，对流感病毒感染小鼠有预防和保护作用。鱼腥草醇提物滴鼻或腹腔注射，对甲型流感病毒 FM_1 感染的小鼠均有明显的保护作用。合成鱼腥草素的衍生物亦有较强的抗病毒作用。此外，鱼腥草还有抗乙型肝炎抗原和抑制乙肝病毒的作用。

2. 抗菌、抗内毒素　鱼腥草煎剂对金黄色葡萄球菌、溶血链球菌、肺炎双球菌、卡他球菌、白喉杆菌、结核杆菌、大肠杆菌和痢疾杆菌均有抑制作用；并对钩端螺旋体也有较强的抑制作用。鱼腥草抗菌有效成分为挥发油中的癸酰乙醛，其性质不稳定，故鱼腥草鲜品抗菌优于干品，加热后作用减弱。人工合成癸酰乙醛亚硫酸氢钠加成物，称为鱼腥草素，性质稳定并保持了原有的抗菌活性，对多种革兰阳性及阴性细菌均有明显的抑制作用，以金黄色葡萄球菌及其耐青霉素菌株、肺炎球菌、甲型链球菌和流感杆菌最为敏感，对卡他球菌、伤寒杆菌、大肠杆菌和结核杆菌等也有一定的抑制作用。癸酰乙醛对多种皮肤致病性真菌亦有效。鱼腥草注射液体外有直接抗内毒素作用，并能明显降低内毒素所致 DIC 家兔肾小球微血栓的检出率，减少微血栓密度。

3. 抗炎　鱼腥草煎剂能明显抑制大鼠甲醛性足肿胀，使浆液分泌减少，促进组织再生和愈合。鱼腥草对环氧酶有较强的抑制作用，对于人 γ-球蛋白在 Cu^{2+} 存在下的热变性，也有显著抑制作用。鱼腥草素、槲皮素、槲皮苷及异槲皮苷能显著抑制巴豆油、二甲苯所致小鼠耳肿胀或皮肤毛细血管通透性亢进，对醋酸所致腹腔毛细血管染料渗出也有显著的抑制作用。其抗炎机制与影响花生四烯酸的代谢有关。

4. 抗过敏　鱼腥草挥发油具有显著的抗过敏作用。对卵白蛋白、组胺、乙酰胆碱（ACh）所致致敏豚鼠离体回肠的过敏性收缩有明显的拮抗作用，也能明显拮抗喷雾卵白蛋白所致豚鼠过敏性哮喘的发生。

5. 促进免疫功能　鱼腥草能明显促进白细胞和巨噬细胞的吞噬功能，提高血清备解素水平。合成鱼腥草素也有提高慢性气管炎患者白细胞吞噬金黄色葡萄球菌的能力和提高血清备解素的水平。这一作用对感染性疾病的治疗有重要意义。

6. 抗肿瘤　鱼腥草可通过提高巨噬细胞的吞噬能力而发挥抗肿瘤作用，也可直接部分抑制艾氏腹水癌细胞的有丝分裂。

【现代临床应用】

1. 呼吸道感染　鱼腥草注射液、复方鱼腥草片、鱼腥草素片及注射液等可供选用治疗呼吸道感染，如肺脓肿、小儿肺炎、大叶性肺炎、迁延性肺炎、慢性气管炎。鱼腥草注射液治疗急性支气管炎。临床处方可辨证选择配伍大青叶、板蓝根、金银花、连翘、蒲公英、绵马贯众、野菊花、黄芩、黄连等。

2. 发热　鱼腥草注射液静脉滴注治疗急性发热，小儿上感发热，腮腺炎发热，有良好疗效。临床处方可辨证选择配伍金银花、连翘、葛根、柴胡、栀子、知母、黄芩、黄连等，或用普济消毒饮，或加入葛根芩连汤、银翘白虎汤使用。

3. 子宫颈糜烂　鱼腥草素、冰片和椰油脂基质制成栓剂外用，治子宫颈中、轻度糜烂有效。亦用于盆腔炎、附件炎。临床处方可辨证选择配伍金银花、连翘、蒲公英、野菊花、紫花地丁、黄芩、黄柏等，或加入五味消毒饮、黄连解毒汤使用。

4. 皮肤病　鱼腥草蒸馏液局部外敷，治单纯性疱疹、脓皮病、疖痈和创口感染，尤以治单纯性疱疹为佳。对红皮病、银屑病亦有效。临床处方可辨证选择配伍金银花、连翘、野菊花、蒲公英、黄芩、黄柏、苦参等，或加入五味消毒饮、黄连解毒汤，内服外用。

5. 术后感染　鱼腥草注射液或鱼腥草加黄连素能防治胃次全切除术或其他外科术后感染，疗效显著而无毒副作用，并对静脉炎等有效。或用普济消毒饮，或加入五味消毒饮、黄连解毒汤使用。

四、除湿热药

既能清热，又能燥湿，主要用于治疗湿热证的中药，称为除湿热药。

湿热证即火热热毒证中兼有湿邪的证候。因外感湿热邪气，或饮食、情志、劳倦所伤，脏腑功能紊乱而湿热内生所致。其临床症状在火热、热毒之症中，兼见发热而身热不扬，或汗出热解继而复热，头身困重、胸闷胀满、腹满食少、小便短赤、大便溏泄、舌苔黄腻等。由于湿邪黏滞，湿与热合，如油入面，难解难分，湿热之证多病久缠绵难愈。

湿热证见于各种火热、热毒所致病证而兼有湿邪者。以及湿温或暑温夹湿，脾胃运化失司而胸膈痞闷、痞满吐利；湿热壅滞大肠，传导失职以致泄泻、痢疾、痔漏肿痛；湿热蕴蒸肝胆，发为黄疸、耳肿流脓；湿热下注下焦，则带下黄臭，或热淋灼痛；湿热流注关节，则见关节红肿热痛；湿热浸淫肌肤，则成湿疹、湿疮，如此等等。

湿热证见于现代临床医学由于致病性细菌、真菌、病毒、原虫等病原微生物感染所导致的流行性、传染性、感染性疾病而兼见上述湿象者。

【功能与主治】除湿药性味苦寒，归脾胃、肝胆或大肠、膀胱经。功能清热燥湿，主要用于治疗各种火热、热毒所致病证而兼有湿邪者，或湿温、暑温夹湿，症状兼见发热而身热不扬，或汗出热解继而复热，头身困重、腹满食少、小便短赤、大便溏泄、舌苔黄腻、病久缠绵者。以及腹泻、痢疾、痔疮、黄疸、耳肿流脓、带下黄臭，热淋灼痛、关节红肿热痛、湿疹、湿疮等。

【与功能主治相对应的主要药理作用】除湿热药药理作用以广谱抗细菌、抗真菌、抗病毒为突出特点，兼能解热、镇静。

1. 广谱抗菌　黄芩、黄连、黄柏、苦参、大黄、龙胆等除湿中药，对多种革兰阳性菌如金黄色葡萄球菌、溶血性链球菌、肺炎球菌、白喉杆菌等有不同程度的抑制作用，对革兰阴性菌如大肠杆菌、痢疾杆菌、铜绿假单胞菌等亦有抑制作用。其中，黄芩、黄连、黄柏对金黄色葡萄球菌和铜绿假单胞菌的作用较强。小檗碱低浓度抑菌而高浓度杀菌，抗痢疾杆菌作用强度和磺胺相近。苦参碱还对变形杆菌、金黄色葡萄球菌和乙型链球菌均有明显抑制作用。苦参的高浓度煎剂对结核杆菌有抑制作用。

2. 抗真菌　黄芩、黄连、黄柏、苦参、大黄、龙胆体外对多种致病性皮肤或指甲真菌，如堇色毛癣菌、絮状表皮癣菌、犬小芽孢子菌、许兰毛癣菌、白色念珠菌、奥杜盎小孢子菌及腹股沟癣菌均有不同程度的抑制作用。黄柏和川黄柏的乙醚浸提物对新型隐球菌和红色发癣菌亦有一定抑制作用。黄连对蓝色毛菌、星状奴卡菌等皮肤真菌均有抑制作用。巴马亭、药根碱等对卡尔酵母菌、白色念珠菌等有显著抗菌作用。苦参水煎剂对常见的皮肤致病性真菌也有不同程度的抑制作用。

3. 抗病毒　黄芩、黄连、黄柏、苦参对常见多种病毒有抑制效果。黄芩体外对甲型流感病毒 PR8 株和亚洲甲型、乙肝病毒表面抗原（HBsAg）、乙肝病毒核心抗原（HBcAg）和乙肝病毒 e 抗原（HBeAg）、艾滋病病毒均有显著的体外抑制作用。黄连可抑制各型流感病毒如甲型 PR8 株、亚甲型 FM1 株、乙型 Lee 株、丙型 1233 株以及新城鸡瘟病毒。黄柏有抗流感病毒、抗疱疹病毒作用，对乙型肝炎表面抗原有明显的选择性抑制作用。苦参碱、氧化苦参碱有抗乙肝病毒、HBV 及 HCV 作用，对 RSV、CB、ORV、adv 等病毒作用也较强，苦参生物碱可诱生人-白细胞产生 α-干扰素，从而抗病毒感染。

4. 抗炎　黄连、黄芩、黄柏、苦参对急、慢性炎症均有抑制作用。黄连、黄柏及所含的小檗碱对多种实验性炎症早期渗出、水肿和晚期肉芽增生都有明显的抑制作用。其抗炎机制可能与刺激促皮质激素释放有关，能抑制醋酸诱导的毛细血管通透性增加。苦参素对多种致炎剂诱发的动物炎症有抗炎作用，肌内注射与氢化可的松相似，能明显对抗巴豆油、大鼠角叉菜胶和小鼠冰醋酸诱发的渗出性炎症。

5. 解热　黄芩、黄连、黄柏及小檗碱、苦参、氧化苦参碱均有显著的解热作用，使实验发热动物体温显著降低。黄芩苷对伤寒、副伤寒甲、乙菌苗引起的家兔发热有明显的退热作用。小檗碱对牛奶发热兔和酵母悬液发热大鼠都有明显解热效果。

除湿热常用药物与方剂主要药理作用简表

主要药理作用 相应传统功能	广谱抗菌 清热解毒	抗真菌 清热燥湿	抗病毒 清热解毒	抗炎 清热燥湿	解热 清热泻火
黄芩	+	+	+	+	
黄连	+	+	+	+	+
黄柏	+	+	+	+	+
苦参	+	+	+	+	+
栀子	+	+	+	+	+
大黄	+		+	+	+
龙胆	+	+			
黄连解毒汤	+	+	+	+	+
泻心汤	+	+	+	+	+

黄芩　Huangqin

【来源采制】为唇形科植物黄芩 *Scutellaria baicalensis* Georgi 的根。春秋两季采挖。生用，酒炒或炒炭用。

【主要成分】主含黄酮类成分，已分离出约 40 种黄酮，主要有黄芩苷、黄芩素、汉黄芩素、汉黄芩苷、千层纸素 A 等。

【性味功能】味苦，性寒，归肺、肝、胆、大肠经。功能除湿热、泻火热、解热毒。

【药理作用】

1. 广谱抗菌　黄芩具有显著而广谱的抗菌作用。体外实验黄芩煎剂对多种革兰阳性菌如金黄色葡萄球菌、溶血性链球菌、肺炎球菌、白喉杆菌等有不同程度的抑制作用，对革兰阴性菌如大肠杆菌、痢疾杆菌、铜绿假单胞菌等亦有抑制作用。其中对金黄色葡萄球菌和铜绿假单胞菌的作用较强。其水溶性成分对多种致病性皮肤或指甲真菌，如絮状表皮癣菌、堇色毛癣菌、白色念珠菌、犬小芽孢菌等亦有一定抑制作用。其抑菌成分主要是黄芩素与黄芩苷。黄芩还能对抗细菌内毒素对细胞膜结构的损伤。

2. 抗病毒　黄芩煎剂、水浸出液对甲型流感病毒 PR8 株和亚洲甲型（京甲 1）有体外抑制作用，对体内感染流感病毒的小鼠亦有治疗效果，可减轻小鼠肺部病变和延长存活时间。黄芩对乙型肝炎的三种抗原即乙肝病毒表面抗原（HBsAg）、乙肝病毒核心抗原（HBcAg）和乙肝病毒 e 抗原（HBeAg）均有显著的体外抑制作用，并发现可抑制 HBV-DNA 合成。反转录酶抑制实验显示，黄芩苷、黄芩苷元对艾滋病病毒有较强的抑制作用。

3. 抗炎　黄芩及其黄酮类成分对急、慢性炎症均有抑制作用。水提液、水煎醇沉液对大鼠酵母性足肿胀有明显抑制作用。甲醇提取物、黄芩素、黄芩苷、汉黄芩素均能抑制醋酸诱导的毛细血管通透性增加，减轻合成多胺诱导的大鼠急性足跖水肿，抑制佐剂型关节炎大鼠骨退行性变的继发损害。抗炎作用机制与抗组胺释放及抗花生四烯酸（AA）代谢有关。

4. 抗过敏　黄芩苷、黄芩素对豚鼠离体气管过敏性收缩及整体动物过敏性气喘均有缓解作用，并与麻黄碱有协同作用。对豚鼠被动性皮肤过敏反应、组胺皮肤反应亦能抑制。其机制与破坏肥大细胞的酶激活系统（SH-酶），抑制过敏性介质的释放有关，对平滑肌本身也有直接松弛作用。黄芩素、汉黄芩素、汉黄芩苷、黄芩新素 II 等黄酮类成分可抑制单胺诱导的腹膜肥大细胞释放组胺，以黄芩新素 II 的抑制作用最强。

5. 解热、镇静　黄芩水煎醇沉液、黄芩苷对伤寒、副伤寒甲、乙菌苗引起的家兔发热有明显的退热作用。黄芩煎剂对酵母所致家兔发热也有退热效果，作用强度与阿司匹林相似或更强。黄芩苷对 2,4-二硝基酚致热大鼠也有解热作用。对正常体温家兔，黄芩苷静注或肌内注射均无作用。黄芩可减少实验动物自发活动，增强阈下剂量戊巴比妥钠的麻醉效果，具有镇静作用。

6. 利胆、保肝　黄芩煎剂乙醇提取物及黄芩素、黄芩苷可促进家兔或犬胆汁分泌增加，可拮抗总胆管结扎所致兔血胆红素升高。黄芩、黄芩苷对 CCl_4、半乳糖胺等实验性肝损伤有保护作用，可使肝糖原含量增加，转氨酶降低。

7. 降压　黄芩多种制剂（浸膏、浸剂、煎剂、酊剂、水和醇提取物）多种途径给药（口服、肌内注射、静脉注射）对高血压动物模型或正常狗均有显著降压效果。其降压机制与直接扩张外周血管有关，也有认为是抑制血管运动中枢所致。

8. 抗氧化　黄芩是很有前途的临床抗氧化剂。黄芩苷、黄芩素、黄芩汉素、汉黄芩苷、黄芩新素Ⅱ等对维生素 C-FeCL$_2$（维生素 C-Fe^{2+}）或还原型辅酶Ⅱ脱氢酶（NAD-PH）-ADP 诱导的肝组织生成过氧化脂质有显著的抑制作用。此外，黄芩苷锌对超氧自由基还有明显清除作用。黄芩苷元、黄芩苷、汉黄芩素对紫外线照射产生的脂质过氧化有明显的抑制作用，黄芩苷抑制效应最大。

9. 降脂　黄芩的主要有效成分黄酮类化合物能使实验性高脂血症大鼠血清、肝脏总胆固醇、甘油三酯、游离脂肪酸、游离胆固醇水平选择性降低而表现明显的降血脂作用。降血脂有效成分有黄芩素、黄芩苷、汉黄芩素、黄芩新素Ⅱ等。

10. 抗肿瘤　黄芩在体内体外均显示了具有抗肿瘤活性。其机制是通过调节花生四烯酸系统的代谢，抑制肿瘤细胞增殖，诱导细胞凋亡，抑制新生血管生成等途径发挥抗肿瘤作用。

【现代临床应用】

1. 呼吸道感染　黄芩广泛用于普通感冒、流行性感冒、急性扁桃体炎、支气管炎等上呼吸道感染的治疗。黄芩煎剂、复方银黄注射液、口服液、双黄连粉针剂。双黄连注射液治疗小儿肺炎，黄芩清肺汤（黄芩、栀子、大黄）治疗实热型肺炎，复方黄芩注射液治疗老年人肺部感染等，均取得良好的疗效。临床处方可辨证选择配伍大青叶、板蓝根、鱼腥草、金银花、连翘、蒲公英、绵马贯众、重楼、野菊花、黄芩、黄连、葛根、柴胡等，也可选用葛根芩连汤、小柴胡汤。

2. 肠炎、细菌性痢疾　葛根芩连汤、黄芩汤等用于急性肠炎、流行性腹泻、急性细菌性痢疾。临床处方可辨证选择配伍木香、陈皮、黄连、葛根、白芍、五味子等。

3. 病毒性肝炎　用黄芩苷肌内注射、静脉滴注治疗多型病毒性肝炎，临床疗效较好。临床处方可辨证选择配伍茵陈蒿、板蓝根、垂盆草、野菊花、黄芩、栀子、大黄，或者配伍五味子、黄芪、当归、丹参、白芍、制首乌、灵芝、茯苓、三七等，或用小柴胡汤，或加入茵陈蒿汤，或加入当归补血汤使用。

4. 胆道感染　胆囊炎、胆道蛔虫、胆结石等所致胆道感染，临床临床处方可用黄芩辨证配伍金钱草、茵陈蒿、栀子、大黄、虎杖、柴胡、香附、青皮等，或用大柴胡汤、蒿芩清胆汤，或加入茵陈蒿汤。

5. 过敏　过敏性哮喘、过敏性皮肤病、过敏性鼻炎、过敏性紫癜、黏膜水肿等，均可以用黄芩临床辨证配伍使用，如配伍青蒿、紫草、秦艽、防风、黄芪、牡丹皮、龙胆、蝉蜕、细辛等，或者加入玉屏风散使用。

6. 创伤、局部感染、烧烫伤、丹毒　用复方黄芩液治疗创伤、局部感染、烫伤。或者配伍黄连、大黄、黄柏、龙胆、苦参、紫草、青蒿等，或采用黄连解毒汤内服外洗。

黄连　Huanglian

【来源采制】为毛茛科植物黄连 *Coptis chinensis* Franch.、三角叶黄连 *Coptis deltoidea* C. Y. Cheng et Hsiao 或云连 *Coptis teeta* Wall. 的干燥根茎。秋季采挖。生用、酒炒、吴茱萸煎液炒或姜炒。

【主要成分】主要成分为生物碱，其中以小檗碱含量为最高，含量 7%～9%，呈盐酸盐存在；其次为黄连碱、巴马亭（掌叶防己碱）、药根碱、木兰花碱等。酸性化合物含阿魏酸、黄柏酮，黄柏内酯等。

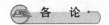

【性味功能】味苦，性寒，归心、胃、肝、胆、大肠经。清湿热，解热毒。

【药理作用】

1. 抗菌　黄连具有广谱的抗菌作用，主要有效成分为小檗碱，黄连碱、药根碱以及巴马亭。小檗碱的抗病原体作用与黄连大体一致，但小檗碱不能代表黄连的全部作用。黄连和小檗碱对葡萄球菌、链球菌、肺炎球菌、霍乱弧菌、炭疽杆菌、痢疾杆菌均有较强抗菌作用；对枯草杆菌、肺炎杆菌、结核杆菌、百日咳杆菌、白喉杆菌、鼠疫杆菌、布氏杆菌也有抗菌作用；对大肠杆菌、变形杆菌、伤寒杆菌作用较弱，而对副伤寒杆菌、铜绿假单胞菌和宋内痢疾杆菌则几无作用。

黄连的抗菌强度与浓度和配伍有关，小檗碱低浓度抑菌而高浓度杀菌。小檗碱抗痢疾杆菌作用强度和磺胺相近，但其作用不受血清的影响。黄连或小檗碱单用时，金黄色葡萄球菌、溶血性链球菌与福氏痢疾杆菌极易产生抗药性，甚至被细菌利用。小檗碱和其他清热药或与抗生素伍用（如黄连解毒汤），其抗菌作用可成倍增加，且不易产生抗药性。小檗碱与青霉素、链霉素、金霉素、异烟肼、对氨基水杨酸无交叉抗药性。研究表明小檗碱的抗菌作用无论在抑制菌株数或抑菌率方面均较黄连水煎剂差，可见黄连的抗菌作用是其所含各成分的综合作用。

2. 抗真菌　黄连对蓝色毛菌、絮状表皮癣菌、狗小芽孢癣菌、星状奴卡菌等皮肤真菌、巴马亭、药根碱等对卡尔酵母菌、白色念珠菌等有显著抗菌作用。

3. 抗病毒　黄连制剂或小檗碱对鸡胚中培养的各型流感病毒如甲型 PR8 株、亚甲型 FM1 株、乙型 Lee 株、丙型 1233 株以及新城鸡瘟病毒。

4. 抗其他病原生物　黄连及小檗碱对体外及鼠体内阿米巴原虫、阴道滴虫、沙眼衣原体、热带利什曼原虫等均有抑制作用。黄连对钩端螺旋体也有抑制作用。

5. 抗细菌毒素　黄连和小檗碱能对抗多种细菌毒素而改善毒血症。黄连对细菌内毒素所致大鼠死亡有保护作用，在低于抑菌浓度时就能抑制细菌凝固酶的形成，使毒力降低，有利于吞噬细胞的吞噬，从而减轻对组织的损害作用。小檗碱能对抗霍乱弧菌和大肠杆菌所致肠分泌亢进、腹泻和死亡，并能对抗霍乱毒素引起肠绒毛顶端水肿。

6. 抗炎　黄连、黄连制剂和小檗碱都有抗炎作用。黄连的甲醇提取物对抗多种实验性大鼠足肿胀和肉芽肿，局部用药也能减轻肉芽肿的发展，效果近似保泰松。无论口服还是皮下注射，小檗碱都有抗急性炎症作用。对多种实验性炎症早期渗出、水肿和晚期肉芽增生都有明显的抑制作用。其抗炎机制可能与刺激促皮质激素释放有关。除小檗碱外，黄连所含多种生物碱如药根碱、黄连碱等均有显著抗炎活性。

7. 促进免疫　黄连和小檗碱在体内外均能增强白细胞和网状内皮系统的吞噬功能，从而提高机体的防御功能。小檗碱 19mg/kg 静脉注射，可提高实验性金黄色葡萄球菌败血症犬白细胞吞噬金黄色葡萄球菌的能力，并保护动物免于死亡。小檗碱小剂量（2～5mg/kg）还能增强家兔网状内皮系统的吞噬功能。小檗碱能改善因流感病毒感染导致的小鼠肺巨噬细胞吞噬、杀菌和胞内吞噬体-溶酶体融合功能损伤，有增强肺巨噬细胞功能的作用。结果表明小檗碱是一种细胞免疫促进剂。

8. 解热　黄连是中医清热泻火的要药。黄连、小檗碱均有解热作用。小檗碱对牛奶发热兔和酵母悬液发热大鼠都有明显解热效果。黄连复方具有不同程度解热作用的研究较多，如大黄黄连解毒汤、葛根芩连汤等。

9. 抗腹泻　黄连为治痢要药，其治痢效果除与其具有的抗菌作用有关外，还与其具有的抗腹泻作用有关。整体实验表明，灌服小檗碱可显著对抗蓖麻油、番泻叶等所致小鼠腹泻。另外，小檗碱因能对抗细菌毒素，而能对抗霍乱弧菌毒素和大肠杆菌毒素所致的严重腹泻。

10. 抗心律失常　小檗碱有明显抗心律失常作用。静注硫酸小檗碱能防治 $CaCl_2$、乌头碱、$BaCl_2$、肾上腺素、电刺激以及冠脉结扎所致动物室性心律失常，并有明显的量效关系。临床证实，小檗碱对多种原因引起的室性及室上性心律失常均有较好疗效，表明小檗碱具有广谱抗心律失常作用。药根碱也有抗心律失常作用。大多数抗心律失常药物均能抑制心肌，而小檗碱与溴苄胺相似，具有正性肌力作用，这对于伴有心力衰竭之心律失常者似更有利。小檗碱为季铵类化合物，不易进入细胞内，因此它对心肌作用是可逆的，这些作用特点均有益于它在临床上抗心律失常或抗心室颤动的应用。

11. 降压　小檗碱有明显降压作用。动物静脉注射或口服小檗碱均可引起血压下降，以舒张压降低更为明显，且其降压作用与剂量呈正相关，重复给药无快速耐受性。降压机制主要是竞争性阻断血管平滑肌上 α_1 受体，使外周血管阻力降低所致。小檗碱还可通过抗炎、抑制血管平滑肌增殖等途径抗动脉粥样硬化。

12. 强心　小檗碱对多种动物的离体及整体心脏在一定剂量范围内均可显示正性肌力作用。临床证实，小檗碱口服或静脉滴注可使严重心力衰竭患者的心肌收缩力加强。对心率的影响，主要以负性频率为主。

13. 抗心肌缺血　小檗碱有明显抗心肌缺血作用。小檗碱能增加离体猫心冠脉流量，能保护心肌缺血性损伤，改善梗死后衰竭的心室功能。小檗碱和四氢小檗碱能使家兔及大鼠由于结扎冠脉所致的实验性心肌梗死的范围和程度显著减轻。其抗心肌缺血的作用机制与降低心肌耗氧量有关。实验表明，小檗碱能增强小鼠对常压和减压状态的耐缺氧能力，皮下注射时可减慢小鼠整体耗氧的速度，延长闭塞缺氧状态下小鼠存活时间。并能显著提高小鼠心、脑及整体耐缺氧能力。

14. 抗脑缺血　黄连复方黄连解毒汤对脑缺血疾病有一定疗效，实验表明黄连所含多种生物碱，如小檗碱、小檗胺、四氢小檗碱等均有显著的抗脑缺血效果。小檗碱对大鼠和小鼠的实验性脑缺血均有显著保护作用。

15. 抗血小板聚集　小檗碱具有显著的抗血小板作用，能抑制 ADP、花生四烯酸（AA）、胶原Ⅱ（COⅡ）及钙离子载体（A_{23187}）诱发的血小板聚集和三磷酸腺苷（ATP）释放。N-甲基小檗胺对 ADP 诱导的大鼠全血血小板最大聚集率有明显的抑制作用。有报告小檗碱能减弱肝素对人、犬血液的抗凝作用，这可能是小檗碱与肝素结合所致。

16. 抗溃疡　黄连及小檗碱均具有抗实验性胃溃疡作用，50% 甲醇提取物口服对盐酸-乙醇所致大鼠胃黏膜损伤有显著的保护效果，黄连甲醇提取物及生物碱成分对水浸捆扎致应激性胃溃疡有轻度抑制效果，小檗碱皮下注射对幽门结扎胃溃疡呈明显抑制作用，对应激性胃出血有抑制作用。三黄泻心汤中将黄连除去抗溃疡效果即减弱。

17. 调节胃肠运动　小檗碱对整体正常动物的胃肠活动，报告颇不一致，给小鼠口服或腹腔注射小檗碱都能降低肠活动。给狗静注小檗碱，表现出兴奋胃肠平滑肌作用，并可被大剂量阿托品所对抗。有研究表明，口服小檗碱不影响小鼠的胃肠推进率。对各种动物离体胃肠平滑肌的研究结果比较一致，即低浓度小檗碱兴奋胃肠平滑肌，甚至痉挛，高浓度时呈现解痉作用。

18. 降血糖　黄连煎剂及小檗碱均能降低正常小鼠血糖，呈量效关系。能对抗葡萄糖、肾上腺素、四氧嘧啶引起的血糖升高。亦可降低自发性糖尿病 KK 小鼠血糖并改善葡萄糖耐量。其降糖作用有磺酰尿和双胍类口服降糖药的特点，即对正常小鼠、自发性糖尿病 KK 小鼠和四氧嘧啶糖尿病小鼠均有降血糖作用。这是其治消渴病的基础。

19. 镇静催眠　小檗碱、药根碱均有中枢镇静效果。小檗碱能降低小鼠直肠温度和自发活动，并延长环己巴比妥、戊巴比妥睡眠时间。治疗量的小檗碱可使呼吸兴奋，大剂量小檗碱可使呼吸中枢麻痹，并出现共济失调、运动抑制及肌肉软弱。作为季胺生物碱，小檗碱经胃肠给药时因不易进入血脑屏障而难于呈现中枢作用。但将季胺碱还原为叔胺碱则易透过血脑屏障而有较强的中枢抑制作用，如四氢小檗碱、四氢黄连碱、四氢巴马亭等。研究表明，小檗碱具有强效、可逆性中枢胆碱酯酶抑制效果。

20. 抗肿瘤　小檗碱及其一些衍生物有抗癌活性。小檗碱具有拓扑异构酶毒性，可使细胞内拓扑异构酶变为导致 DNA 链断裂的损伤物质。小檗碱对人鼻咽癌细胞 HNE1、恶性奇胎瘤细胞 NT2/D1、大鼠 9L 脑肿瘤细胞、人白血病细胞、艾氏腹水癌、淋巴瘤 NK/LY 细胞有一定的抑制和杀灭作用。对肉瘤 180 有剂量依赖性直接抑制效果。小檗碱体内抑瘤作用没有体外作用明显，可能与黄连素肠道吸收较差，在体内很难达到对肿瘤细胞有直接作用的血药浓度有关。小檗碱的一些类似物或衍生物则表现不同程度的抗癌活性。如 9-去甲基小檗碱及其醋酸、苯甲酸酯、小檗碱的硫代磷酰胺衍生物均具较强的抗癌活性。黄连中其他生物碱，如巴马亭、药根碱、尖刺碱等能强烈抑制小鼠腹水癌细胞对氧的摄取。黄连和替加氟、环磷酰胺、5-FU、顺铂、长春碱伍用可抑制这些抗癌药物耐药性的增加。

【现代临床应用】

1. 肠道感染　黄连各种制剂、复方对急性细菌性痢疾、急性胃肠炎均有较好的疗效。临床处方可辨证选择配伍黄芩、大黄、葛根、白芍、木香等，或选用葛根芩连汤、香连丸等。

2. 呼吸道感染　用黄连粉、小檗碱、雾化剂治疗大叶性肺炎、支气管肺炎、肺脓肿、急慢性支气管炎、白喉、百日咳、渗出性结核性胸膜炎均有疗效。临床处方可根据具体疾病种类和临床辨证，选择配伍黄芩、栀子、柴胡、鱼腥草、蒲公英、金银花、连翘等，或选用黄连解毒汤、三黄泻心汤等。

3. 细菌性感染　黄连广泛用于各种细菌性感染性疾病的治疗，对急性、慢性均有较好效果。①五官科感染：黄连浸液、煎剂、酒剂可内服或局部应用于结膜炎、睑腺炎、角膜炎、沙眼、急性化脓性中耳炎、慢性中耳炎、弥散性外耳道炎、萎缩性鼻炎、上颌窦炎、急慢性扁桃体炎、口腔炎症、黏膜溃疡。②外科感染：黄连复方对于皮肤化脓性感染如痈疖脓肿、淋巴结炎以及乳腺炎可口服或局部外敷治疗，如芩连解毒汤、如意金黄散等。③妇科炎症如阴道炎、附件炎、宫颈糜烂等均可用黄连复方治疗。④其他感染：肾盂肾炎、败血症、钩端螺旋体病、猩红热、麻风病等。临床处方可根据具体疾病种类和临床辨证，选择配伍黄芩、黄柏、栀子、大黄、葛根、柴胡、龙胆、蒲公英、金银花、连翘等，或选用黄连解毒汤、葛根芩连汤、三黄泻心汤等。

4. 心律失常　小檗碱口服治疗室性期前收缩及房性期前收缩，心动过速性心肌病，与美西律疗效相似，具有不良反应发生率低，副作用小的优点。临床处方可辨证选择配伍葛根、大黄、牡丹皮、毛冬青、苦参等，亦可用黄连阿胶鸡子黄汤，葛根芩连汤等。

5. 糖尿病　黄连配伍石膏、知母、花粉、葛根组成黄连石膏汤，配人参、花粉、泽泻制为黄连降糖散，治疗糖尿病均有良效。临床处方可辨证选择配伍生地黄、知母、葛根、地骨皮、玉米须、山茱萸、夏枯草、灵芝、人参等。

6. 胃炎、胃溃疡　用黄连食醋白糖山楂饮治疗萎缩性胃炎，小檗碱口服治疗胃十二指肠溃疡，效果较好。临床处方可辨证选择配伍吴茱萸、木香、厚朴、延胡索、白术、党参、茯苓、柴胡等使用。

7. 血小板聚集　临床应用小檗碱治疗高血小板聚集患者，其疗效好，且副作用小。临床处方可用三黄泻心汤、黄连解毒汤等。

8. 烫伤、烧伤　黄连素可用于治疗各种烧伤、烫伤。临床处方可用黄连辨证选择配伍黄柏、黄芩、紫草、青蒿、大黄等，或用黄连解毒汤、三黄泻心汤，内服外洗。

五、退虚热药

以清解阴液亏损或气血不足所致虚热，主要用于治疗虚热证的中药，称为退虚热药。

虚热的产生，或因温热病后期，热邪伤阴所致口干咽燥、夜热早凉、热退无汗等；或因内伤杂病脏腑阴血亏虚或气血不足而导致潮热、午后发热、颧红盗汗、骨蒸、五心烦热、渴而多饮、消瘦、舌干瘦、少苔或无苔、脉细数。

温热病后期阴虚发热证，见于现代临床医学发热性急性传染病后期。内伤杂病脏腑阴血亏虚的虚热，见于肺结核、恶性肿瘤、血液病、内分泌疾病、结缔组织疾病等慢性消耗性疾病等。

【功能与主治】本类中药性属寒凉，主归肺经或肝肾经。功能退虚热，主要用于治疗阴虚证。症见夜热早凉、热退无汗、潮热、午后发热、颧红盗汗、骨蒸、五心烦热、口干咽燥、渴而多饮、消瘦、舌干瘦、少苔或无苔、脉细数。

【与功能主治相对应的主要药理作用】本类中药药理作用特点为既有解热作用，又有镇静作用。

1. 解热　地骨皮多种提取物、青蒿水提物能使实验性发热动物的体温下降。青蒿解热作用显著，多种提取物都有明显的解热作用，能使实验性发热动物的体温下降。青蒿水提物解热作用最为突出，可使正常动物体温下降。在花前期采收的青蒿解热作用更强。秦艽碱甲对酵母所致大鼠实验性发热有解热作用。

2. 镇静　地骨皮、秦艽均有镇静作用。秦艽碱甲小剂量对小鼠和大鼠有镇静作用，能增强戊巴比妥钠对小鼠及大鼠的催眠作用。秦艽碱甲较大剂量时则对中枢神经有兴奋作用。

3. 降压　地骨皮、秦艽、青蒿均有降压作用。地骨皮煎剂对麻醉和正常动物均有降压作用，可能为阻断交感神经末梢而直接舒张血管。提取的成分地骨皮甲素、枸杞素亦有降压作用。秦艽碱甲对麻醉犬及兔有明显及短时的降压作用，并使心跳频率减慢，但切断迷走神经及阿托品对其均无明显影响，因此可能与迷走神经无关。秦艽提取物能扩张毛细血管，对抗肾上腺素的升压作用。

退虚热常用药物与方剂主要药理作用简表

| 主要药理作用 | 解热 | 镇静 | 降压 |
相应传统功能	退虚热	退虚热	退虚热
青蒿	+	+	+
地骨皮	+	+	+
秦艽	+	+	+
青蒿鳖甲汤	+	+	+

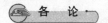

地骨皮 Digupi

【来源采制】 为茄科落叶灌木植物枸杞 *Lycium chinense* Mill. 的根皮。春初和秋后采挖。晒干，生用。

【主要成分】 根皮含甜菜碱、枸杞酰胺、β-谷甾醇，柳杉酚、蜂蜜酸、亚油酸和桂皮酸。

【性味功能】 味甘、苦，性寒，归肺、肝、肾经。功能退虚热，清肺热。

【药理作用】

1. 解热 地骨皮煎剂、乙醇、水、乙醚残渣水提物对实验性发热家兔有退热作用。对结核病引起的低热，有解热作用。

2. 降血糖 口服地骨皮煎剂可使正常兔血糖下降，其短时间内先使血糖升高，然后持久降低，可维持 7~8 小时。地骨皮对小鼠葡萄糖性及肾上腺素性高血糖有降低作用，对糖尿病模型鼠胰岛 B 细胞形态结构的损害有一定减轻作用。

3. 降压 地骨皮煎剂对麻醉和正常动物均有降压作用，并伴有心率减慢、呼吸加快现象，其降压作用与中枢神经有关，可能为阻断交感神经末梢而直接舒张血管。提取的成分地骨皮甲素、枸杞素亦有降压作用。

4. 降血脂 地骨皮浸膏能使家兔血清胆固醇含量下降，但对甘油三酯含量影响不大，甜菜碱可抑制脂肪肝。

5. 抗病原微生物 地骨皮煎剂对金黄色葡萄球菌、伤寒杆菌、甲型副伤寒杆菌与福氏痢疾杆菌有较强的抑制作用。对流感亚洲甲型京科 68-1 株所致细胞病变也有抑制作用。

6. 调节免疫功能 地骨皮煎剂可抑制正常小鼠脾细胞产生白介素-2（IL-2），对环磷酰胺所致小鼠脾细胞 IL-2 降低有显著增强作用，对硫唑嘌呤所致 IL-2 异常增高有抑制作用。

7. 其他 地骨皮还有镇静作用。地骨皮注射剂对未孕大鼠和小鼠离体子宫有兴奋作用。

【现代临床应用】

1. 糖尿病 地骨皮文火水煎液代茶饮。临床处方可辨证选择配伍知母、葛根、人参、生地黄、黄芪、黄连等。或加入知柏地黄丸，或加入玉女煎、人参白虎汤。

2. 高血压 单味煎液服。临床处方可辨证选择配伍银杏叶、罗布麻叶、牡丹皮、夏枯草、决明子、龙胆，或天麻、钩藤、或黄芪、当归、熟地黄、灵芝、知母等。或加入天麻钩藤饮，或加入当归补血汤。

3. 肺结核 用于肺结核低热、肺热咳嗽。临床处方可辨证选择配伍百部、知母、白果、黄连、黄柏、鱼腥草、青蒿、蒲公英、蒲黄等。或加入知柏地黄丸，或加入黄连解毒汤。

六、消暑热药

能清除或缓解夏季暑热伤害，主要用于治疗中暑的中药，称为消暑热药。

中暑以烦热、口渴、汗出、眩晕、乏力、尿赤、恶心、心悸为主要表现的疾病。暑邪火热，易耗气，伤津，夹湿。临床以发热、烦躁、汗出、口渴、食少、体倦、脉洪大而数为主症者，为阳暑证。因贪凉饮冷或裸卧受寒，或冒雨涉水，出现身热、恶风、无汗、头疼、困倦、吐泻、腹痛、纳呆、脉洪大而缓者，为阴暑证。症见头重、胸闷、恶心呕吐，甚则泄泻、四肢转筋、舌苔厚腻等，为暑热夹湿证。暑热侵入营分，蒙蔽心包，可致高热、汗出、卒然神昏、舌绛、脉数，属于暑厥证。暑热盛极，热极生风，以致高热、烦躁、卒然昏厥、四肢抽搐，称为暑风证。病重者面色苍白、冷汗不止、呼吸浅促、人事不省、脉微欲绝，为气阴两脱证。阳暑治以清暑，益气，养阴；阴暑治宜祛风，化湿，解暑；暑厥当清心泻火解毒，开窍醒脑；暑风需清肝泻火解毒，息风止痉；气阴两脱者，急以益气养阴固脱。

消暑热药多属食药两用植物，可作保健饮品与食品使用。白扁豆、绿豆、芦根（甜）、荷叶可以煮食；藿香、鱼腥草可作菜食；菊花、金银花、薄荷可泡水代茶饮；竹叶、青蒿、香薷、佩兰可煎汤代茶饮。

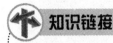 **知识链接**

重度中暑

重度中暑多发于夏季或高温兼湿度较大环境中，以体温调节中枢障碍、汗腺衰竭和水电解质丧失过多为特征。造成中暑的常见原因有：环境温度过高人体被动获热；从事重体力劳动等机体产热增加；身体过度肥胖或环境通风不良散热障碍；或某些疾病所致汗腺功能障碍等。中暑的病理是体温过高（>42℃）导致细胞损伤，引起广泛性器官功能障碍。

【功能与主治】消暑热药性味多辛、甘、寒，主归心、肝经。辛能发散暑邪，甘能生津养胃，寒能清泄暑热。消暑药主治夏季感受暑邪或高温劳作而致中暑，主要用于阳暑证、阴暑证、暑热夹湿证治疗。

【与功能主治相对应的主要药理作用】

1. 解热 金银花、菊花、薄荷、芦根、鱼腥草、竹叶心、青蒿、香薷等消暑热中药都有不同程度的解热作用。青蒿解热作用显著，青蒿全草水、正丁醇、乙酸乙酯等多种提取物都有明显的解热作用，能使实验性发热动物的体温下降，均能提高动物耐高温能力。青蒿水提物解热作用最为突出，可使正常动物体温下降，在花前期采收的青蒿解热作用更强。用蒸馏法制备的青蒿注射液，对百白破三联疫苗致热的家兔有明显的解热作用。内服小量薄荷有兴奋中枢作用，间接传导至末梢神经，使皮肤毛细血管扩张，促进汗腺分泌，使机体散热增加，故有发汗解热作用。薄荷制剂局部应用，可使局部皮肤或黏膜的冷觉感受器产生冷觉，反射地引起皮肤或黏膜的血管收缩。金银花水煎液、口服液和注射液对角叉菜胶、三联菌苗致热有不同程度的退热作用。菊花浸膏灌胃，对人工发热家兔有解热作用。香薷的挥发油有解热作用，香薷与厚朴、扁豆配伍的煎剂也有解热作用。芦根有解热、镇静作用。

2. 健胃 薄荷、白扁豆、绿豆、荷叶、芦根、鱼腥草、藿香、香薷、佩兰等消暑热药能开胃进食。藿香等均含有丰富的挥发油，能通过刺激嗅觉、味觉感受器，或温和地刺激局部黏膜，反射性地增加消化腺分泌，增加胃肠道吸收功能，增进食欲。薄荷油对胃肠有刺激作用，可反射地使胃肠活动亢进，促进消化和胃肠内气体排出。

消暑热药常用药物与方剂主要药理作用简表

主要药理作用	解热	健胃
相应传统功能	清解暑热	清暑和胃
金银花	+	
菊花	+	
薄荷	+	
白扁豆		+
绿豆		+
荷叶		+
芦根	+	
鱼腥草	+	
竹叶心	+	
青蒿	+	
藿香		+
香薷	+	+
佩兰	+	+
桑菊饮	+	
银翘散	+	
藿香正气散	+	+

薄荷　Bohe

【来源采制】为唇形科多年生草本植物薄荷 *Mentha haplocalyx* Briq. 的干燥地上部分。夏秋采割。切段，生用。

【主要成分】鲜茎叶含挥发油约 0.8%～1.0%，干茎叶含油 1.3%～2.0%。油中主要成分为薄荷醇（薄荷脑），有 8 种异构体，主要为左旋薄荷醇约 77%～87%。其次为薄荷酮，主要为左旋薄荷酮约 10%。另含异薄荷酮、胡薄荷酮、乙酸薄荷酯、薄荷脂、薄荷烯酮、莰烯、柠檬烯、蒎烯等。本品还含异端叶灵、木犀草素-7-葡萄糖苷、薄荷糖苷等黄酮类化合物及鞣质、迷迭香酸、咖啡酸，以及多种游离氨基酸等。

【性味功能】辛、凉，归肺、肝经。功能清热消暑、祛风利咽、疏肝解郁。

【药理作用】

1. 发汗、解热　薄荷油内服可使皮肤毛细血管扩张，促进汗腺分泌，增加散热，而起到发汗解热作用。这一作用机制可能是兴奋中枢神经系统，通过末梢神经而发挥的。

2. 抗菌、抗病毒　薄荷有广谱抗菌及抗病毒作用。体外实验薄荷水煎剂对金黄色葡萄球菌、白色葡萄球菌、甲型链球菌、乙型链球菌、卡他球菌、肠炎球菌、福氏痢疾、炭疽杆菌、白喉杆菌、伤寒杆菌、铜绿假单胞菌、大肠杆菌、变形杆菌、白色念珠菌等有抑菌作用。薄荷脑有很强的杀菌作用。薄荷水煎剂 5% 可抑制孤儿病毒（ECHO$_{11}$），对单纯性疱疹病毒、森林病毒、流行性腮腺炎病毒亦有抑制作用。薄荷煎剂 10mg/ml 在原代乳兔肾上皮细胞培养上能抑制 10~100TCID（半数组织培养感染量）的单纯疱疹病毒感染，增大感染量则无抑制作用。

3. 祛痰　薄荷油能促进呼吸道腺体分泌，薄荷醇尚能促进分泌，使黏液稀释而利于排除，表现祛痰作用，该成分对人和豚鼠还有止咳作用。

4. 保肝、利胆　薄荷注射液皮下注射对 CCl_4 造成的大鼠肝损害有一定的对抗作用，使肝细胞的肿胀、变性、坏死等病理变化明显减轻，血清 ALT 活性明显降低。挥发油的主要成分薄荷醇与薄荷酮有很强的利胆作用，可明显增加大鼠的胆汁排出量。薄荷的丙酮提取物、甲醇提取物可显著增加大鼠胆汁酸的分泌量，并有持续性的利胆作用。薄荷醇的羟基乙酰化后，其利胆作用减弱，这说明羟基是利胆的关键基团。

5. 缓解胃肠痉挛　薄荷醇对家兔、豚鼠的离体回肠活动的张力、强度有明显抑制作用，并能对抗 5 种激动剂的作用。薄荷酮有抑制肠管运动和解痉作用。薄荷油能抑制胃肠平滑肌收缩，能对抗乙酸胆碱而呈现解痉作用。薄荷醇能抑制氯化钡的作用，可能与阻滞钙通道有关。

6. 保护皮肤、黏膜　薄荷油外用，能刺激神经末梢的冷感受器而产生冷感，并反射性引起皮肤黏膜血管收缩，感觉神经麻痹而产生清凉感，起到消炎、止痛、止痒、局部麻醉和抗刺激作用。对癌肿放疗区域皮肤有保护作用。复方薄荷滴鼻液促进鼻腔黏膜上皮细胞的修复，增强疗效，增加鼻内舒适度，无不适感与刺激性，薄荷脑冰片能较好地保持药效，作用持久，有利于药物的释放，增加药物对鼻黏膜的渗透性，改善皮肤黏膜的干燥、炎症状态。

7. 促进透皮吸收　薄荷醇可促进某些药物的透皮吸收，如使氟轻松、哈西奈德经人体皮肤吸收率增加，并呈量效关系。薄荷醇能促进离体裸鼠对水杨酸和 5-氟尿嘧啶的透皮吸收。薄荷醇还能提高柴胡的生物利用度，显著促进扑热息痛的透皮吸收。

8. 抗生育　薄荷油可终止小鼠早孕，不同剂量均有一定的抗着床与抗早孕作用，作用强度与使用剂量成正比。薄荷油可显著降低日本大耳白兔 hCG 水平，使胎盘组织有不同程度变性坏死，滋养层细胞变性坏死尤为明显，表明薄荷有抗早孕及抗着床作用。印度民间用薄荷叶控制生育。薄荷可使成年雄小鼠精子数明显减少，睾丸、附睾重量明显减轻，输精管明显变细，但未见改变精子形态，用药小鼠进行了交配，却未引起受孕。薄荷醇对家兔、豚鼠的离体子宫活动的张力、强度有明显抑制作用。

9. 对心血管的作用　薄荷油对离体蛙心有麻痹作用，血管灌流有血管扩张作用。薄荷酮能使家兔及犬呼吸兴奋，血压下降，对离体蛙心有抑制作用。

【现代临床应用】

1. 暑热　新鲜薄荷叶、白砂糖，沸水冲泡，冷却后服。临床处方可辨证选择配伍荷叶、菊花、金银花、竹叶心，沸水冲泡，冷却后服。或者配伍白扁豆、藿香、香薷、芦根等。或者选用桑菊饮。

2. 慢性荨麻疹　薄荷、桂圆干。水煎服，每日 2 次，连服 2~4 周。临床处方可辨证选择配伍秦艽、黄芩、黄芪、青蒿、细辛、防风、牡丹皮、龙胆，或加入消风散使用。

3. 急性乳腺炎　薄荷、橘叶。水煎，过滤后，用毛巾浸汤热敷患处。临床处方可辨证选择配伍蒲公英、紫花地丁、金银花、野菊花、黄芩、柴胡、龙胆，或者加入五味消毒饮使用。

4. 急性结膜炎　车前草（子）、薄荷，煎汤，患眼局部外洗。临床处方可辨证选择配伍野菊花、千里光、蒲公英、柴胡、赤芍、牡丹皮、黄芩等。

5. 萎缩性鼻炎　复方薄荷滴鼻液用于萎缩性鼻炎患者有效。临床处方可辨证选择配伍黄芪、当归、荆芥、大蓟、小蓟、白茅根、辛夷等。

6. 解乌头、半夏中毒　川、草乌，附子，半夏，南星，白附子中毒时均可用薄荷缓解其中毒症状。口嚼鲜薄荷，煎汤含漱，咀嚼薄荷片等均有效。

【不良反应】薄荷不良反应少。薄荷醇小鼠皮下注射 LD_{50} 为 5000～6000mg/kg，大鼠皮下注射 LD_{50} 为 1000mg/kg。

第四节　祛　寒　药

性味辛热，能祛除寒邪，温暖脏腑经络，主要治疗里寒证的药物，称为祛寒药，亦称温里药。

里寒证，是因外感六淫寒邪而机体阳气受困，或因脏腑阳气虚弱而阴寒内生的证候。里寒证所伤脏腑以脾、肾、心为重，涉及肺、肝及肢体经脉，常见证候有外寒中脾、脾胃阳虚、肾阳不足、心阳衰弱、寒饮伏肺、寒凝肝经以及寒凝经脉等。若心肾阳衰至极，则为元阳衰微，可能发生亡阳虚脱证。

里寒证的主要症状有畏寒、肢冷、疼痛遇寒发作或加重，得热则解，大小便或呕吐物清冷、面色青白、舌淡、苔白、脉迟。由于寒邪所在脏腑部位不同，可有不同的临床表现。外寒直中脾胃证，发病于受凉之后或嗜食生冷，脘腹冷痛、呕吐、腹泻，见于现代医学急性胃肠炎、胃肠型感冒等。脾胃阳虚证，常因久病或素体阳虚，呕吐或腹泻清冷，脘腹冷痛喜温喜按，多见于现代医学慢性胃肠炎、胃肠溃疡、消化功能低下；脾虚水肿证见于心功能不全。肾阳不足证，因年老或多病，常见畏寒肢冷、腰膝酸软冷痛、尿频、遗尿、阳痿、不孕等症，见于下丘脑-垂体-肾上腺、甲状腺、性腺各轴的功能衰退、肾功能不全、前列腺疾病、生殖功能障碍。心阳衰弱证，症见心悸、胸闷冷痛、遇寒发作、面色青紫见于冠心病、心绞痛。寒饮伏肺证，喘咳胸满、痰多色白清稀、遇寒发作或加重见于各种支气管炎、哮喘等慢性阻塞性肺病。寒凝肝经证，少腹疼痛、疝气疼痛、痛经、闭经，见于现代医学男性疝气、女性盆腔炎、月经病等。寒凝经脉证，则见肢体冷痛、风寒湿痹痛、阴疽、冷脓肿等，见于现代医学风湿病、类风湿关节炎，以及神经、肌肉、关节等炎症。亡阳欲脱证，多于大吐泻、大出血之后发生，症见四肢厥冷，冷汗淋漓、神志不清、口鼻气微、脉微欲绝，见于现代医学休克。

祛寒药可用于治疗上述各种里寒证候，由于中焦脾胃寒冷和心肾阳虚是临床最为多见的证候，故祛寒药可分为祛中寒药和消阴寒药两类。

一、祛中寒药

以温暖中焦，驱散脾胃寒邪为主要功能，主要治疗外寒中脾证或脾胃阳虚证的中药，称为祛中寒药。

【功能与主治】本类药性味辛热，主归脾、胃经。功能温中祛寒，多兼止痛，主要治疗受凉或嗜食生冷而外寒中脾证，脘腹冷痛、呕吐、腹泻；以及久病或素体阳虚而致脾胃虚寒证，呕吐或腹泻清冷，脘腹冷痛喜温喜按，或水肿等。

【与功能主治相对应的主要药理作用】

1. 促进消化液、消化酶分泌 干姜、肉桂、吴茱萸、丁香、胡椒等性味辛热，含有挥发油，对胃肠道有温和的刺激作用，能使肠管兴奋，增强胃肠张力，促进蠕动，排出胃肠积气。吴茱萸、干姜、肉桂能缓解胃肠痉挛性收缩。干姜的芳香和辛辣成分能直接刺激口腔和胃黏膜引起局部血液循环改善，胃液分泌增加，胃蛋白酶活性和唾液淀粉酶活性增加，有助于提高食欲和促进消化吸收。干姜还能促进胆汁分泌。干姜浸膏可抑制由硫酸铜所致的犬的呕吐，有抗胃溃疡的作用。上述作用是该类药治疗脾胃虚寒的主要机制，可以解释其"温中散寒、和中止呕"等功能。

2. 调节胃肠运动 ①增强胃肠蠕动，促进消化和吸收，排除胃肠积气腹胀。如肉桂、吴茱萸、丁香、小茴香等药物。②镇吐、解痉。干姜、丁香、吴茱萸、高良姜、花椒、胡椒等可缓解胃肠痉挛，缓解腹痛、腹泻、呕吐。祛中寒药通过镇吐、解除消化道痉挛等药理作用，改善患者的临床症状，是其"散寒止痛、温中止呕"等功能的现代科学依据之一。

3. 抗溃疡病 肉桂、丁香、高良姜、荜茇、荜澄茄等具有不同程度的抗胃、十二指肠溃疡的作用。

4. 镇痛 利用热板法、扭体法及电刺激测定法均证明，附子、乌头、细辛、花椒、肉桂、干姜、吴茱萸、丁香、胡椒、荜茇等有不同程度的镇痛作用。

祛中寒常用药物与方剂主要药理作用简表

主要药理作用 相应传统功能	促消化液分泌 温中健胃	增强胃肠运动 温中健胃	缓解胃肠痉挛 温中止呕	抗胃肠溃疡 温中健胃	镇痛 温中止痛
干姜	+		+		+
丁香	+	+	+		+
吴茱萸	+	+	+		+
胡椒	+		+		+
花椒			+		
肉桂	+		+	+	+
高良姜			+	+	
理中汤	+	+		+	
吴茱萸汤	+	+	+	+	

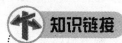 知识链接

胃 液

胃液是胃壁各种腺体细胞分泌的混合性液体，健康人每日分泌胃液量约为 1.5～2.5L。纯净的胃液是一种无色而呈酸性的液体，pH 为 0.9～1.5，内含盐酸、消化酶、黏液、钾、钠、氯等离子、水分等。盐酸能激活蛋白酶，可杀灭细菌，进入小肠能促进胰液、胆汁、肠液分泌，还有助于铁和钙的吸收。胃蛋白酶是胃液中的重要消化酶，能分解蛋白质，使之易于吸收。黏液覆盖在胃黏膜上皮的表面形成膜，具有润滑作用，使食物易于通过，还可保护胃黏膜，防止食物中坚硬物质的机械损伤以及氢离子对黏膜的化学侵蚀作用。

干姜 Ganjiang

【来源采制】为姜科植物姜 *Zingiber officinale* Rosc. 的干燥根茎。冬季采收。生用。

【主要成分】干姜含挥发油 1.2%～2.8%，主要成分为姜醇、姜烯、没药烯、α-姜黄烯、α-，β-金合欢烯等。其辣味成分为姜辣素（姜酚）及分解物姜酮、姜烯酚。尚含多种氨基酸。

【性味功能】辛，热。归脾、胃、肾、心、肺经。功能温中止呕，回阳救逆，温肺化饮。

【药理作用】

1. 促进消化 干姜所含芳香性挥发油，对消化道有轻度刺激作用，可使肠张力、节律及蠕动增强，从而促进胃肠消化功能。给犬灌服生姜煎剂能使胃液分泌和游离酸分泌增加，脂肪分解酶的活性加强。干姜还能增强唾液分泌，加强对淀粉的消化力。干姜对消化系统的作用，可以解释其"温中散寒"的功能。

2. 镇吐 姜酮及姜烯酮的混合物是镇吐的有效成分。犬灌服干姜浸膏能抑制硫酸铜的催吐作用，但对家鸽由洋地黄，犬由阿扑吗啡诱发的呕吐无抑制作用，而这两种药物能兴奋延髓呕吐化学感受区（CTZ）引起呕吐中枢兴奋产生呕吐，提示其镇吐作用可能是末梢性的。

3. 止泻 干姜浸膏可缓解组胺、氯化钡、Ach 等多种原因引起的豚鼠、家兔肠管痉挛。干姜石油醚提物能对抗蓖麻油引起的腹泻，干姜水提物则能对抗番泻叶引起的腹泻，但两种提取物都不影响小鼠胃肠推进运动。姜酮、姜酚、姜烯酮灌胃，可使家兔肠管松弛，蠕动减少。干姜醇提物解痉的药理效应可能与胆碱能受体和组胺受体被阻断有关。

4. 抗溃疡 干姜有保护胃黏膜的作用。水煎液给大鼠灌服，对应激性溃疡、醋酸诱发胃溃疡、幽门结扎性胃溃疡均有明显抑制作用。干姜石油醚提取物能对抗水浸应激性、吲哚美辛加乙醇性、盐酸性和结扎幽门性胃溃疡的形成。干姜抗溃疡活性成分可能是脂溶性物质。

5. 抗炎 干姜醚提物和水提物，均能抑制二甲苯引起的小鼠耳肿胀，可拮抗角叉菜胶引起的大鼠足跖肿胀，其中干姜醚提物作用持续时间长。姜烯酮能明显抑制组胺和醋酸所致小鼠毛细血管通透性增加，抑制肉芽增生，减轻幼年大鼠胸腺重量，并使肾上腺重量增加。给大鼠灌服干姜水提物、干姜挥发油或干姜酚酸性部位，也能显著降低肾上腺中维生素 C 的含量。上述实验说明干姜的抗炎作用可能是通过促进肾上腺皮质的功能产生的。

6. 镇痛、镇静 干姜醚提物、水提物都有镇痛作用。给小鼠灌服醚提物或水提物，均能使乙酸引起的小鼠扭体反应次数减少，且呈量效关系。同时还能延长小鼠热刺激反应潜伏期。干姜具有镇静催眠作用，并可对抗中枢兴奋药的作用。

7. 强心、扩血管 姜酚给犬静脉注射，可使心肌收缩力增加。干姜甲醇提取液可使离体豚鼠心房自主运动增强。其强心成分为姜酚和姜烯酮。姜酚、姜烯酚能使血管扩张，促进血液循环，抑制去甲肾上腺素对肠系膜静脉的收缩。姜烯酚大鼠静脉注射后观察到血压在一过性降低后上升，以后又持续下降的三相性作用。强心、扩血管、调节血压是干姜"回阳救逆，温经通脉"功能的药理学基础。

8. 抗缺氧 干姜醚提物能延长常压密闭缺氧和氰化钾中毒模型小鼠的存活时间，延长断头小鼠的张口动作持续过程。干姜胶囊对人心肌细胞缺氧缺糖性损伤有保护作用。其抗缺氧作用可能与减慢机体耗氧速度有关。柠檬醛可能是干姜醚提物中的抗缺氧有效成分之一。

9. 抗血栓 干姜水提物对 ADP、胶原酶诱导的血小板聚集有明显的抑制作用，使血栓形成延迟。可明显抑制去甲肾上腺对血小板聚集，降低患者全血高、低黏度及血浆高黏度，可明显改善冠心病患者症状。姜烯酮对家兔血小板环氧化酶活性和血栓烷素 A_2

（TXA$_2$）的生成有抑制作用。干姜挥发油亦具有抗血栓形成的作用，并能明显延长白陶土凝血活酶时间。干姜挥发油抑制血栓形成的机制与增强内源性凝血功能有关。

10. 抗病原微生物　姜酮、姜烯酮等对伤寒杆菌、霍乱弧菌、沙门菌、葡萄球菌、链球菌、肺炎球菌等有明显抑制作用。

【现代临床应用】

1. 呕吐、晕车、晕船　干姜用于手术后恶心呕吐及胃寒呕吐、妊娠呕吐等。干姜粉具有明显的抗晕车、晕船作用。临床处方可以单用煎煮，少量多次，频频饮服。也可配伍藿香、陈皮、半夏等。

2. 溃疡病　胃溃疡、十二指肠溃疡，可单用干姜或鲜生姜。临床处方亦可用辨证选择配伍白术、党参、炙甘草、熟附子、厚朴，如理中汤，附子理中汤等。

3. 慢性腹泻　临床处方可辨证选择配伍茯苓、白术、泽泻、桂枝、五味子、诃子等，或用干姜白术散，或用理中汤，或加入五苓散使用。

4. 流行性感冒、普通感冒及上呼吸道感染　用生姜5片、苏叶30g，或配葱白治疗感冒风寒表证有效。临床处方可辨证选择配伍羌活、独活、荆芥、防风、细辛、桂枝、藁本、白芷等。

5. 慢性气管炎　用5%～10%生姜注射液穴位注射，对虚寒证有较好疗效。临床处方可辨证选择配伍细辛、桂枝、炙麻黄、半夏、杏仁、桔梗、五味子等，或用小青龙汤。

6. 肺源性心脏病心力衰竭　临床处方可辨证选择配伍熟附子、细辛、肉桂、吴茱萸、香加皮、葶苈子、炙麻黄、五味子、陈皮、炙甘草等，或用回阳救急汤、四逆汤、乌附麻辛桂姜汤。

7. 冠心病、心肌梗死　干姜胶囊能降低心脾两虚或夹气滞血瘀型冠心病患者血浆TXB$_2$水平，明显降低全血及血浆黏度。临床处方可辨证选择配伍人参、附子、肉桂、五味子、当归、川芎、延胡索、丹参、牡丹皮、红花等，可用四逆汤、回阳救急汤等，或加如桃红四物汤使用。

8. 慢性腰腿痛　风湿性关节炎、类风湿关节炎、坐骨神经痛、腰肌劳损等。用5%～10%生姜注射液穴位注射，对慢性风湿性关节炎、腰肌劳损效果较好。临床处方可辨证选择配伍熟附子、乌头、肉桂、桂枝、细辛、独活、川芎、杜仲、徐长卿等，可用四逆汤、乌附麻辛桂姜汤等。

9. 产后血虚腹痛　临床处方可辨证选择配伍当归、川芎、吴茱萸、香附、益母草、山楂、红花，或用生化汤等。

10. 中毒急救　对半夏、天南星等中毒，可用生姜急救。

【不良反应】用寇氏法测得小鼠灌服干姜醚提物的LD$_{50}$为（16.3±2.0）ml/kg。

丁香　Dingxiang

【来源采制】丁香为桃金娘科植物丁香树 *Eugenia caryophyllata* Thunb. 的干燥花蕾。当花蕾由绿转红时采摘。晒干。生用。

【主要成分】花蕾含挥发油，油中主含丁香酚、β-丁香烯、乙酰丁香烯，其他微量成分有庚酮-2、水杨酸甲醛、衣兰烯、胡椒酚及丁香子酚、丁香子酚乙酸酯。

【性味功能】辛，温。归脾、胃、肺、肾经。功能温中降逆、温肾助阳、消炎止痛、退黄疸、驱虫。

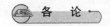

【药理作用】

1. 促进消化　丁香浸出液能刺激胃酸和胃蛋白酶分泌，增加胃酸及胃蛋白酶活性，故能促进消化。丁香酚乳亦可使胃黏液分泌显著增加，而酸度不增强。其刺激胃液分泌的作用可被静脉注射阿托品所阻抑，丁香刺激胃液分泌的作用与胆碱能神经参与有关。

2. 止吐　丁香对于胃肠道平滑肌痉挛有缓解作用，能减轻恶心呕吐。

3. 抗溃疡　丁香水提物及醚提物对动物水浸应激性溃疡、消炎痛加乙醇诱发的溃疡、盐酸引起胃黏膜损伤等溃疡模型均具有较好的保护作用，但对幽门结扎性溃疡无影响。提示丁香对胃黏膜损伤的保护不仅可能有神经、体液的因素，还有通过影响胃黏膜前列腺系统而发挥所谓细胞保护作用的可能性。

4. 抗炎　丁香醚提物和水提物都能对抗乙酸提高小鼠腹腔毛细血管通透性的作用，抑制二甲苯性小鼠耳廓肿胀和角叉菜胶性大鼠足跖肿胀。其水提物抗炎作用强于醚提物。丁香能抑制花生四烯酸代谢，从而发挥抗炎作用。丁香酚和乙酰丁香酚对花生四烯酸的两条代谢通路——环氧化酶代谢通路及脂氧化酶代谢通路均有影响。

5. 止痛　丁香油少量滴入龋齿腔减轻牙痛。丁香醚提物及水提物可明显延长小鼠痛觉反应潜伏期，亦能减少小鼠因化学刺激引起的扭体反应次数。丁香缓解胃肠功能紊乱的作用也是治疗胃脘疼痛的机制之一。

6. 抗菌　丁香油及丁香油酚在 1:2000～1:8000 浓度时，对金黄色葡萄球菌及肺炎杆菌、痢疾杆菌、大肠杆菌、变形杆菌、结核杆菌等均有一定的抑制作用。煎液在浓度为 1:20～1:640 时，也对金黄色葡萄球菌、链球菌及白喉杆菌、变形杆菌、铜绿假单胞菌、大肠杆菌、痢疾杆菌及伤寒杆菌等有抑制作用。丁香油及丁香油酚在 1:8000～1:16000 浓度，丁香乙醚浸出液、水浸液或煎剂对许兰黄癣菌、白色念珠菌等多种致病性真菌均有抑制作用，浓度较高时对新型隐球菌也有抑制作用。

7. 其他作用　静注丁香油酚可使家兔产生麻醉、血压下降、呼吸抑制，并有显著的抗惊厥作用。丁香尚可引起子宫收缩。丁香油、水或醇提取液对蛔虫有麻痹或杀死作用。丁香体外实验对流感病毒 PR_8 株也有抑制作用。

【现代临床应用】

1. 消化道疾病　丁香 30～60g，研成细末用酒精或水调和，敷于脐和脐周，可用于缓解手术后麻痹性肠梗阻。消化性溃疡、腹泻、呕吐、呃逆等消化道疾病，可用丁香配伍吴茱萸、干姜、党参、陈皮、木香等。临床处方可用丁香柿蒂汤、丁香散等。

2. 腹痛、痛经　可用丁香、肉桂、樟脑打碎酒浸泡 1 个月，用治泄泻腹痛，胃脘痛，痛经。临床处方可用丁香配伍肉桂、小茴香、香附、当归、川芎等。

3. 牙痛、牙髓炎　丁香油、冰片、石炭酸治疗牙髓炎、牙痛疗效较好。也可配伍细辛咀嚼，用于止牙痛。

4. 灰指甲　丁香与大黄、土槿皮 80% 乙醇溶液浸泡，加冰醋酸制成酊剂，外搽。

【不良反应】丁香服用过量会引起中毒反应，表现为呼吸困难、下肢无力、胃出血、肝大；严重时，下肢麻痹、昏睡、尿失禁、血尿等。丁香油可致变态反应，如皮疹、风团等。

二、消阴寒药

以温暖心肾，祛除心肾阳衰阴寒内盛为主要功能，主要治疗心阳衰弱证或肾阳不足证的中药，称为消阴寒药。

【功能与主治】本类药物药性温热，味辛，主归心、肾经。功能温阳通脉，回阳救逆，主要治疗心阳衰弱证，心悸、胸闷冷痛、遇寒发作、面色青紫；或肾阳不足证，畏寒肢冷、腰膝酸软冷痛、夜尿频多、阳痿、不孕等；或亡阳欲脱证，四肢厥冷、冷汗淋漓、口鼻气微、脉微欲绝。

【与功能主治相对应的主要药理作用】

1. 强心、扩血管　心阳衰微证与现代医学中的心力衰竭、缓慢性心律失常等病相似。本类药物通过对心脏的正性肌力、正性频率和正性传导作用抗心律失常；通过扩张血管、改善微循环而使周身产生温热感。这是"助心阳、温肾阳、回阳救逆"等功能的现代科学依据。①强心。附子、干姜、肉桂、吴茱萸及其制剂均能使心肌收缩力增强，心率加快，心排出量增加。从附子中提取的消旋去甲乌药碱是附子强心的主要成分，是β受体部分激动剂。肉桂的强心作用与其促进交感神经末梢释放儿茶酚胺有关。干姜的醇提液有直接兴奋心肌作用。②扩血管。附子、肉桂、吴茱萸等能扩张冠脉，增加冠脉流量，对垂体后叶素及结扎冠状动脉所致的大鼠或犬急性心肌缺血有改善作用。附子和干姜等还能提高机体耐缺氧能力，延长动物在缺氧条件下的存活时间。胡椒、干姜、肉桂等所含的挥发油或辛辣成分可使体表血管、内脏血管扩张，改善循环，使全身产生温热感。

2. 兴奋垂体-肾上腺系统　附子、肉桂、干姜对垂体-肾上腺皮质系统有兴奋作用，可使肾上腺中维生素C、胆固醇含量降低，促进肾上腺皮质激素的合成。附子可兴奋下丘脑，使促肾上腺皮质激素释放激素（CRH）的释放增加。肉桂能使幼鼠的胸腺萎缩。附子、肉桂均可使阴虚动物模型的阴虚证进一步恶化，而使阳虚动物模型的阳虚证得到改善。强心、升高血压、扩张血管、增加血流量和增强交感-肾上腺系统的功能等作用是其补火助阳、温里祛寒的药理学基础。

3. 促进代谢　肉桂、胡椒、干姜的芳香和辛辣成分，有助于提高食欲、促进消化吸收和血液循环。能通过影响自主神经系统及内分泌功能，改善物质代谢，产生热量。如附子、肉桂、干姜能兴奋交感神经，使产热增加；附子煎剂能延缓处于寒冷环境下的小鸡和大鼠的体温下降，延长其存活时间。

4. 镇静、镇痛　附子、肉桂、吴茱萸等有镇静作用。附子、乌头、花椒有镇痛、局部麻醉作用。

消阴寒常用药物与方剂主要药理作用简表

主要药理作用 相应传统功能	强心 温心阳	扩血管 温阳通脉	兴奋交感 温阳散寒	兴奋肾上腺 温肾阳	镇痛 温经止痛	抗关节炎 温经通脉	抗休克 回阳救逆
附子	+	+	+	+	+	+	+
吴茱萸	+	+			+	+	
肉桂	+	+	+	+	+	+	
干姜	+	+	+				
麻黄	+	+	+				
细辛	+		+		+		
香加皮	+						
四逆汤	+	+	+	+			+
参附汤	+	+	+	+			+
麻黄附子细辛汤	+	+	+	+	+		+

附子　Fuzi

【来源采制】为毛茛科多年生草本植物乌头 *Aconitum carmichaeli* Debx. 的侧根（子根）。6—8 月采收，加工炮制为盐附子、黑附片、白附片、淡附片。

【主要成分】根含总生物碱，主要为剧毒的双酯类生物碱。生品中所含毒性很强的双酯类生物碱，在加工炮制的过程中水解，生成毒性小的胺醇类生物碱乌头胺、中乌头胺和次乌头胺。此外，还有药理活性较强的消旋去甲乌药碱、氯化甲基多巴胺、去甲猪毛菜碱等。

【性味功能】附子味辛，性大热，有毒。入心、脾、肾经。功能：回阳救逆，补火助阳，散寒止痛。

【药理作用】

1. 强心　附子能增强心肌收缩力，加快心率，增加心排出量，增加心肌耗氧量。熟附片煎剂对离体心脏、在体心脏及戊巴比妥钠所致的衰竭心脏均有强心作用。口服附子粗制剂后，动物血清有明显增强心肌收缩力和加快心肌收缩速度的作用，具有强心作用的乌头类生物碱有去甲乌药碱、氯化甲基多巴胺、去甲猪毛菜碱及尿嘧啶等。去甲乌药碱正性肌力作用显著，在浓度降低至 10^{-9}g/ml 时，对蟾蜍离体心脏仍有强心作用。麻醉犬和豚鼠静脉滴注去甲乌药碱，可使收缩期左心室内压力（LVP）分别上升 12% 和 58%，左心室内压力上升的最大速率（dp/dt_{max}）分别增加 73% 和 26%，可使急性实验性衰竭心脏收缩幅度恢复正常。氯化甲基多巴胺的强心作用表现为在 3×10^{-6}g/ml 浓度时可使离体豚鼠右心房的收缩幅度和频率分别增加 250% 和 120%。附子的强心作用机制可能以下几方面：去甲乌药碱是 β 受体部分激动剂，其强心作用与兴奋 β 受体有关。乌头碱可使钠通道的稳态激活曲线左移，是一个钠通道激动剂，同时具有正性肌力效应，它可通过激动钠通道增加 Na^+ 内流来提高心肌收缩力。乌头碱与钾离子通道激动剂合用对离体大鼠心脏呈现正性肌力作用，激动心肌钾通道可显著增强乌头碱的强心作用和有效浓度范围。附子显著的强心作用是其"回阳救逆，挽救虚脱"功能的主要药理作用依据。

2. 扩张血管、调节血压　附子的温里功能在药理作用表现为扩张血管，增加血流，改善血液循环的作用。附子注射液或去甲乌药碱静脉注射，均可使麻醉犬心排出量、冠状动脉血流量、脑血流量及股动脉血流量明显增加，血管阻力降低，有明显扩张血管作用，此作用可被普萘洛尔（心得安）所阻滞。附子对血压的影响既有升压又有降压作用，与其所含成分有关。氯化甲基多巴胺为 α 受体激动剂，去甲猪毛菜碱对 β 受体和 α 受体均有兴奋作用，二者是升压作用有效成分。去甲乌药碱是降压有效成分，具有兴奋 β 受体及阻断 α_1 受体的双重作用。

3. 抗缺氧及心肌缺血　附子能够提高动物耐缺氧能力。50% 附子注射液腹腔注射，能显著提高小鼠对常压缺氧的耐受能力，延长小鼠在缺氧条件下的存活时间。去甲乌药碱具有扩张冠状动脉和增加心肌营养性血流量的作用。附子注射液静脉注射，能显著对抗垂体后叶素所引起的大鼠急性实验性心肌缺血，对心电图 S-T 段升高有抑制作用，附子抗心肌缺血作用可能与增加心肌血氧供应有关。附子水煎剂能对抗大鼠在冰水应激状态下，因内源性儿茶酚胺分泌增加而导致血小板聚集引起的心肌损伤，对心肌有保护作用。

4. 抗休克　附子抗休克作用是其强心、调节血压、抗缺氧、抗心肌缺血等作用的综合效应。附子及其复方制剂尤其是参附汤、四逆汤、芪附汤及其注射液，具有显著的抗休克作用。对失血性休克、心源性休克、内毒素性休克及肠系膜上动脉夹闭性休克等均能提高平均动脉压，延长动物存活时间及存活百分率。对内毒素休克犬能明显改善每搏输出量、心排出量和心脏指数。对缺氧性、血栓闭塞性休克等亦有明显保护作用。附子的抗休克作用，与其有效成分的强心、抗缺氧、抗心肌缺血、收缩血管、升高血压，以及扩张血管，改善循环等作用有关。其中，去甲乌药碱，氯化甲基多巴胺可激动 α 受体强心升压。去甲猪毛菜碱则通过激动 α、β 受体，兴奋心脏、加快心率、收缩血管、升高血压。附子抗休克作用是其"回阳救逆，挽救虚脱"功能和临床用于心力衰竭，生命垂危的药理作用依据。

5. **抗寒冷** 附子冷浸液和水煎液均能抑制寒冷引起的鸡和大鼠的体温下降，延长生存时间，减少死亡数。此作用与附子强心、扩张血管、增加血流量等作用有关，与附子"温阳散寒"的功能相一致。

6. **抗炎** 附子煎剂对急性炎症模型有明显抑制作用，乌头碱类生物碱有抗炎作用。乌头总碱对二甲苯、蛋清、甲醛致肿、琼脂肉芽肿增生均有明显抑制作用。附子的抗炎作用可能是通过多途径实现的：①通过兴奋下丘脑-垂体-肾上腺皮质系统发挥抗炎作用。附子可使动物肾上腺中维生素 C 和胆固醇含量减少，尿中 17-羟类固醇增加，血中嗜酸性粒细胞降低，碱性磷酸酶和肝糖原增加。②附子本身还具有皮质激素样作用，动物切除双侧肾上腺后，附子仍有抗炎作用。③附子增强肾上腺皮质系统作用，可能是通过兴奋下丘脑 CRH 神经细胞所致。附子抗炎症的作用是其"温经散寒、止痛"功能和临床治疗骨关节肌肉炎症疼痛的药理作用基础。

7. **镇痛、镇静、局部麻醉** 生附子及乌头碱具有显著的镇痛作用。能抑制乙酸所致的小鼠扭体反应。生附子能明显提高小鼠尾根部加压致痛法的痛阈值。附子液腹腔注射和附子水煎醇沉液对热刺激所致小鼠疼痛有显著的镇痛作用。乌头碱是附子所含双酯型二萜生物碱，既是毒性的成分，又是镇痛作用的有效成分。生附子能抑制小鼠自发活动，延长环己巴比妥所致的小鼠睡眠时间。附子能刺激局部皮肤，使皮肤黏膜的感觉神经末梢呈兴奋现象，产生瘙痒与灼热感，继之麻醉，丧失知觉。乌头碱的镇痛作用是中枢性的，而且作用部位主要在脊髓以上神经结构，主要与脊髓以上神经结构中的 α-受体有密切关系，有些乌头碱的镇痛作用还和中枢 Ca^{2+} 有关。生附子能抑制小鼠自发活动，延长环己巴比妥所致的小鼠睡眠时间。此外，乌头碱如拉普乌头碱、6-苯基异叶碱、1-苯基欧乌头碱和美沙乌头碱都能抑制实验性诱导的癫痫症。而且美沙乌头碱在单一浓度状态下能减弱激发型和自发型癫痫症。并可降低癫痫发作的频率、持续时间、幅度。附子能刺激局部皮肤，使皮肤黏膜的感觉神经末梢呈兴奋现象，产生瘙痒与灼热感，继之麻醉，丧失知觉。附子的镇痛和局麻作用亦是其"温经散寒、止痛"功能和临床疗效的药理作用基础。

8. **调节消化系统功能** 附子水煎剂、生附子、乌头碱具有胆碱样，可抑制胃排空，对大鼠离体回肠肌则有收缩作用，此作用可被阿托品阻断。附子水煎剂还能抑制小鼠水浸应激性和大鼠盐酸损伤性胃溃疡的形成。附子对消化系统的调节作用是其"补火助阳"功能和临床治疗胃痛，腹痛，腹泻、呕吐的药理作用基础。

9. **调节神经-内分泌功能** 附子"补火助阳"的功能还体现为改善阳虚证患者内分泌和交感神经系统的功能低下的状态。附子通过减少 M 受体数量，降低 cGMP 系统反应性，使甲状腺功能减退的阳虚证模型动物的副交感神经-M 受体-cGMP 系统功能偏亢趋于正常。另一方面，对甲亢和氢化可的松所致的阴虚证模型动物，附子可使 β 受体数量增加，

cAMP 系统的反应性进一步升高。所以，附子可使阳虚证得到改善，阴虚证则进一步恶化。此外，虚寒证动物脑中去甲肾上腺素（NA）和多巴胺（DA）的含量降低，5-羟色胺（5-HT）的含量升高。而附子可上调 NA、DA 含量并下调 5-HT 的含量，通过调节中枢神经递质水平来调整机体功能的平衡，这在一定程度上从分子水平阐明了附子的"补火助阳"机制。

10. 调节免疫功能 乌头碱能够提高正常小鼠和皮质酮免疫抑制阳虚模型小鼠巨噬细胞 Ia 抗原的表达，从而增强巨噬细胞递呈抗原能力，促进免疫应答反应。并通过 T 细胞及其亚群产生免疫抑制作用，此可能为乌头类用于抗风湿的药效学基础。乌头注射液还可提高肿瘤患者巨噬细胞 Ia 抗原表达，提高肿瘤化疗患者的巨噬细胞吞噬功能，增强机体的抗肿瘤能力。附子对于免疫功能的调节作用也可理解为"补火助阳"鼓舞正气，振奋脏腑功能的药理作用基础。

11. 对心律的影响 附子中含有对心律作用不同的两类成分。附子对心肌电生理有不同影响，可能与所含不同成分及剂量大小有关。附子的抗心律失常作用的特点为对缓慢型心律失常作用显著。消旋去甲乌药碱能明显增加离体蛙心、在体兔心和豚鼠衰竭心脏的心肌收缩力，还能加速心率，对实验性缓慢型心律失常有改善作用。临床电生理研究表明消旋去甲乌药碱能改善房室传导功能，使窦房结与房室结功能趋于正常，S-T 段及 T 波恢复正常。消旋去甲乌药碱能使希氏束电图 A-H 间期缩短，从而改善房室传导功能，使心率加快，此作用与兴奋 β-受体有关。此外，附子正丁醇、乙醇及水提物均对氯仿所致小鼠心室颤动有预防作用。乌头碱毒性较强，容易引起异位心律。静脉注射次乌头碱给麻醉大鼠，小剂量次乌头碱具有抗心律失常作用，而大剂量又可诱发心律失常。附子水溶性部分可对抗乌头碱所致大鼠心律失常。

【现代临床应用】

1. 休克、心力衰竭 以附子为主组成的回阳救逆复方四逆汤、参附汤、芪附汤、回阳救急汤、参附注射液、参附青注射液等，对于各种休克有肯定的疗效，可使血压回升和稳定，明显改善末梢循环。对于慢性阻塞性肺病、风湿性心脏病、甲状腺功能亢进性心脏病等各种慢性心力衰竭也有较好疗效。

2. 缓慢型心律失常 附子注射液或以附子为主的复方治疗各种缓慢型心律失常，如病态窦房结综合征、窦性心动过缓、窦房传导阻滞、房室传导阻滞等。临床处方可选择配伍炙甘草、熟附子、细辛、炙麻黄、当归、肉桂、桂枝等，或用四逆汤、参附汤、芪附汤、回阳救急汤。

3. 疼痛 风湿性关节炎、类风湿关节、慢性腰腿痛、神经痛等用附子或其复方治疗有一定疗效。临床处方可选择配伍制乌头、细辛、肉桂、桂枝、延胡索、徐长卿、洋金花、祖师麻，或用麻黄附子细辛汤、乌附麻辛桂姜汤等。

4. 胃病 胃炎、胃溃疡、胃肠神经症、慢性腹泻、呕吐等辨证属于脾胃阳虚证者，可配伍干姜、白术、茯苓、甘草、吴茱萸、丁香，如理中汤、附子理中汤。

【不良反应】附子毒性较大，其毒性主要由乌头碱类生物碱引起。人口服乌头碱 0.2mg 即可致中毒，乌头碱的致死量为 3~4mg。常见的中毒症状主要以神经系统、循环系统和消化系统的表现为主，常见恶心、呕吐、腹痛、腹泻、头昏眼花，口舌、四肢及全身发麻，畏寒。严重者出现瞳孔散大，视觉模糊，呼吸困难，手足抽搐，躁动，大小便失禁，体温及血压下降等。乌头碱对心脏毒性较大，心电图表现为一过性心率减慢，房性、室性期外收缩和心动过速，以及非阵发性室性心动过速和心室颤动等。附子经过炮制，乌头碱类生物碱含量大大降低，毒性也明显降低。未炮制附子小鼠灌胃、腹腔注射、静脉注射的 LD_{50} 分别是 5.49g/kg、0.71g/kg、0.49g/kg，炮制后分别是 161g/kg、11.5g/kg、2.8g/kg，毒性明显降低。附子通过合理的配伍，可明显降低其毒性和不良反应。

吴茱萸 Wuzhuyu

【来源采制】为芸香科植物吴茱萸 *Euodia rutaecarpa*（Juss.）Benth. 石虎 *Euodia rutae-carpa*（Juss.）Benth. var. *officinalis*（Dode）Huang 或疏毛吴茱萸 *Euodia rutaecarpa*（Juss.）Benth. var. *bodinieri*（Dode）Huang 的干燥未成熟果实。湖南常德产者最佳。8—11 月果实尚未开裂时采收。晒干或低温烘干。生用或炙用。

【主要成分】含挥发油 0.4% 以上，油中主要成分为吴萸烯。并含罗勒烯、吴萸内酯。并含生物碱：吴茱萸碱、吴茱萸次碱、羟基吴茱萸碱、吴茱萸喹酮碱、吴茱萸素等。

【性味功能】辛、苦，热；有小毒。归肝、脾、胃、肾经。功能回阳救逆、温中散寒、止呕、止泻。

【药理作用】

1. 强心　吴茱萸碱能明显增加在体兔心肌收缩幅度，能使麻醉犬射血前期与左室射血期比值变小，心肌收缩功能指数增加，心排出量、心脏指数、左室每搏功增大，血压增高。并可使离体蟾蜍心肌收缩幅度增大，在各种强心浓度下对蟾蜍心率影响不大，不同浓度吴茱萸均能使蟾蜍心排出量增加，且剂量越大，作用愈强。有明显的强心作用，促进血液循环。吴茱萸的强心作用是其"回阳救逆"功能及其临床效果的药理作用基础。

2. 促进血循、升高体温　吴茱萸具有增加组织器官血流量的作用。吴茱萸 70% 甲醇提取物灌胃可增加大鼠背部皮肤血流量，使其直肠温度上升，并可增加正常大鼠腹主动脉和腔静脉血流量，对水浸应激造成的血流量减少和温度下降有恢复作用。以激光 Doppler 法还可观察到精制吴茱萸可增加大鼠大脑皮质运动区脑血流量作用。吴茱萸乙醇提取物、吴茱萸碱、吴茱萸次碱有升高体温的作用。上述作用可以改善畏寒、肢冷等临床症状，是其辛热之性的具体体现。吴茱萸促进血循，升高体温的作用亦是其"回阳救逆、温中散寒"功能及其临床效果的药理作用基础。

3. 抗心肌缺血　吴茱萸具有抗心肌缺血的作用。在猫心肌缺血后，吴茱萸及吴茱萸汤能部分改善缺血 ECG，部分减少血中肌酸激酶（CK）及乳酸脱氢酶（LDH）的释放，明显增加血中一氧化氮（NO）的浓度，缩小心肌梗死面积。具有一定的保护心肌缺血的作用。吴茱萸汤比单味吴茱萸的作用强。其保护作用机制可能与 NO 的释放而扩张冠脉有关。

4. 升压与血压　大鼠静脉注射吴茱萸注射液 2g/kg 有显著升压作用，与 10.8μg/kg 肾上腺素的升压幅度和升压持续时间大致相当，且两者均具明显的后降压效应。吴茱萸注射液静脉给药，对麻醉犬也有一过性的升压作用，并与剂量呈依赖性关系。吴茱萸水提醇沉剂对麻醉大鼠、麻醉犬也有升压作用，其作用可能与兴奋 α 肾上腺素能受体有关。从吴茱萸果分离的脱氢吴茱萸次碱对麻醉大鼠静脉注射具有降血压和减慢心率作用，降低舒张压的作用强于收缩压，提示有扩血管作用，吲哚美辛（消炎痛）能部分阻断，而聚磷酸盐能完全取消其降压作用，提示降压作用与前列腺素合成有关。

5. 抗血栓形成　吴茱萸水煎剂还对抗大鼠在冰水应激状态下内源性儿茶酚胺分泌增

加所致的血小板聚集。精制吴茱萸能延长凝血时间，吴茱萸水提物可使大鼠血栓形成时间明显延长。抗血栓形成作用是吴茱萸"温阳散寒，温通经脉"的临床应用的药理作用基础。

6. 镇痛、镇静　吴茱萸水煎剂、吴茱萸的不同炮制品、乙醇提取物、吴茱萸碱、吴茱萸次碱、异吴茱萸胺及吴茱萸内酯等均有镇痛作用。小鼠灌胃吴茱萸水煎剂能减少酒石酸锑钾或醋酸引起的扭体反应次数，延长小鼠热痛刺激反应潜伏期。家兔静脉注射吴茱萸乙醇提取物能提高电刺激齿髓引起的痛反应阈值。精制吴茱萸还能对抗利血平化伴局部脑血管痉挛所致的小鼠偏头痛，能调节血和脑中 5-HT 的过度降低，提高痛阈，抑制脑内炎症性刺激物的升高。吴茱萸水煎液对腹腔注射戊巴比妥钠所致小鼠镇静催眠具有一定的协同作用。

7. 止泻　吴茱萸水煎液，具有抗腹泻作用。对蓖麻油和番泻叶引起的小鼠腹泻，均能减少腹泻次数，且随剂量增大作用持续时间延长，但作用产生较缓慢。吴茱萸还能抑制正常小鼠的胃肠推进、抑制大鼠胃平滑肌条自发活动，抑制乙酰胆碱和 $BaCl_2$ 引起的胃平滑肌条痉挛性收缩。止泻作用是吴茱萸"温中散寒"的功能和临床应用的药理作用基础。

8. 抗溃疡病　吴茱萸水煎液具有抗溃疡作用，能显著抑制消炎痛加乙醇引起的小鼠胃溃疡形成和大鼠盐酸性溃疡形成，对水浸应激性和结扎幽门性胃溃疡也有抑制倾向。吴茱萸中的喹诺酮生物碱还具有抗幽门螺杆菌活性的作用。抗溃疡病作用也是吴茱萸"温中散寒"的基础。

9. 其他作用　①抑菌：吴茱萸煎剂在体外能抑制霍乱弧菌、铜绿假单胞菌、金黄色葡萄球菌及一些常见的致病性真菌。②抗炎：吴茱萸水煎剂能抑制二甲苯引起的小鼠耳壳肿胀和降低乙酸所致的小鼠腹腔毛细血管通透性增高，抑制大鼠角叉菜胶引起的足跖肿胀。③兴奋子宫：去氢吴茱萸碱、吴茱萸次碱和芸香胺有兴奋子宫作用，这种作用与兴奋 5-HT 受体和刺激前列腺素合成有关。

【现代临床应用】

1. 心血管疾病　冠心病、心绞痛、心肌缺血、风湿性心脏病、高血压性心脏病等所致心力衰竭，可用吴茱萸配伍温阳、益气、活血的中药治疗，如配伍附子、干姜、人参、白术、赤芍、丹皮、红花、延胡索，如吴茱萸汤等。

2. 肠胃疾病　吴茱萸用于治疗泄泻、胃痛、溃疡病、神经性嗳气等，有较好的疗效。吴萸粉与食醋调成糊状加温后贴脐有调节胃肠功能，止痛及帮助消化等作用，对胃肠功能紊乱所致的腹泻有效。临床处方可用吴茱萸配伍干姜、白术、党参、陈皮等，亦可选用吴茱萸汤。

3. 慢性前列腺炎　吴茱萸研末用酒和醋各半调成糊状，外敷中极、会阴二穴，同时取本药水煎内服。临床处方可用吴茱萸配伍清热利湿的栀子、黄柏、泽泻、茯苓、独活、桂枝等。

4. 痛经　妇女月经不调，经性腹痛，可用吴茱萸辨证配伍干姜、桂枝、细辛，或延胡索、川芎、当归、丹皮、赤芍、香附、红花，或用温经汤。

5. 疮疡　吴茱萸粉末治疗口舌炎、舌裂、复发性口疮等。将吴茱萸研粉用凡士林调制成 10% 软膏，局部涂擦，每日 1~2 次，治疗黄水疮。

【不良反应】生品吴茱萸有小毒，仅限外用。内服须经炮制后使用。可因超剂量服用而产生的中毒现象。中毒表现为强烈的腹痛、腹泻、视力障碍、错觉、脱发、胸闷、头痛、眩晕或皮疹、孕妇易流产等症状。

肉桂 Rougui

【来源采制】 为樟科植物肉桂 *Cinnamomum cassia* Presl 的树皮。9—10 月剥取，阴干。生用。

【主要成分】 含挥发油 1%～2%，并含鞣质、黏液质、碳水化合物等。油中主含桂皮醛约 85%、醋酸桂皮酯，另含少量苯甲醛、乙酸苯丙酯等。桂皮醛是其镇静、镇痛和解热作用的有效成分。

【性味功能】 辛、甘、大热。归肾、脾、心、肝经。功能补火助阳，散寒止痛，温经通脉。

【药理作用】

1. 强心 肉桂"补火助阳"的功能首先体现在强心作用及其临床效果。肉桂所含的桂皮醛能增强豚鼠离体心脏的收缩力，增加心率。肉桂的强心作用主要与其促进交感神经末梢释放儿茶酚胺（CA）有关。

2. 抗心肌缺血 肉桂水提物和肉桂油能明显提高大鼠左室舒张压和冠脉压，促进心肌侧支循环开放，改善心肌血液供应。肉桂水煎液能增加离体兔心灌流量。

3. 扩张血管、降低血压 肉桂、桂皮醛等对动物外周血管有扩张作用，可使冠脉和脑血流量明显增加，血管阻力下降，血压降低。肉桂对肾上腺再生高血压大鼠，可使血压明显下降，尿醛固酮 24 小时总排出量显著降低。

4. 改善内分泌功能 肉桂能使幼年小鼠胸腺萎缩，使肾上腺中维生素 C 含量下降，可使阳虚模型小鼠肾上腺中胆固醇含量降低，提示肉桂对肾上腺皮质功能有明显的促进作用。肉桂水煎液具有改善性功能的作用，能提高血浆睾酮水平和降低血浆三碘甲状腺原氨酸（T_3）水平。肉桂改善内分泌功能的作用亦是其"补火助阳"振奋脏腑，鼓舞正气临床疗效的药理作用基础。

5. 抗凝血 肉桂提取物、桂皮醛在体外，对 ADP 诱导的大鼠血小板聚集有抑制作用。肉桂水煎剂及水溶性甲醇部分在体外还能延长大鼠血浆复钙时间，而有抗凝血作用。抗凝血作用为肉桂"温经通脉"的功能及其临床疗效的药理作用基础。

6. 镇痛、镇静、抗惊厥 肉桂水煎液能减少醋酸引起的小鼠扭体次数，同时能延长小鼠热刺激反应潜伏期，对热刺激、化学刺激及压尾刺激引起的疼痛均有抑制作用。肉桂油、桂皮酸钠、桂皮醛等具有镇静、抗惊厥作用。桂皮醛使动物自发活动减少，延长环己巴比妥钠麻醉的时间，可对抗苯丙胺引起的动物活动过多。桂皮醛还可延缓士的宁引起的强直性惊厥及死亡时间。

7. 抗溃疡 肉桂水提物、醚提物和肉桂苷对大鼠应激性，以及消炎痛、乙酸、5-HT 等所致的胃溃疡均有抑制作用，并能明显抑制小鼠水浸应激性、大鼠幽门结扎性溃疡。肉桂水提物腹腔注射能抑制大鼠胃液分泌和胃蛋白酶活性，增加胃黏膜氨基己糖的含量，促进胃黏膜血流量，有助于抑制溃疡的形成。

8. 抗衰老 肉桂水煎液能提高老龄大鼠血清总抗氧化能力（TAA）、红细胞超氧化物歧化酶（SOD）活性，降低脑脂褐素（LPF）和肝脏丙二醛（MDA）含量，从而起延缓衰老作用。

9. 抗菌 肉桂醛具有抗菌谱广、毒性低的特点。桂皮煎剂及桂皮的醇、醚浸液对红色毛癣菌、白色念珠菌等多种致病性皮肤真菌亦有明显的抑制和杀灭作用。桂皮油对革兰阳性菌也有抑制作用。肉桂醇提物能明显抑制突变链球菌细胞黏附在玻璃表面，提示有预防龋齿的作用。

10. 抗炎　肉桂提取物对角叉菜胶致大鼠足肿胀、二甲苯致小鼠耳廓肿胀和棉球致大鼠肉芽组织增生均有显著抑制作用。

【现代临床应用】

1. 支气管哮喘、慢性支气管炎、肺源性心脏病　肉桂粉的乙醇提取物和2%普鲁卡因混匀，注入双侧肺俞穴治疗哮喘。单味肉桂粉或以肉桂为主的复方治疗慢性支气管炎。临床处方可选用金匮肾气丸，或配伍附子、干姜、细辛、五味子、刺五加、陈皮等。

2. 心脏病　肺源性心脏病、冠心病、心绞痛、风湿性心脏病、高血压性心脏病等导致心脏衰竭，以肉桂为主的中药复方常用于治疗。临床处方可用金匮肾气丸、十全大补汤、桂附地黄丸等。

3. 腰痛　肉桂粉可治疗风湿性及类风湿脊柱炎、腰肌劳损等。临床处方可选用金匮肾气丸，或者配伍附子、细辛、当归、川芎、熟地黄、牛膝等。

4. 糖尿病　金匮肾气丸用于治疗阴阳两虚型糖尿病患者，配伍熟附子、熟地黄、山茱萸、牡丹皮、泽泻等。

5. 银屑病、荨麻疹　用肉桂苯哌嗪治疗银屑病、荨麻疹有效。

6. 面神经麻痹　可采用肉桂粉外敷穴位。

7. 小儿流涎　用醋调肉桂粉，每晚敷贴双侧涌泉穴有较好疗效。

【不良反应】肉桂有小毒。小量桂皮醛引起小鼠运动性抑制，眼睑下垂；大量则引起肢体强烈痉挛，运动失调，耳血管扩张，呼吸急促，死后病检见胃肠道有发炎与腐蚀现象。过量服用的患者可出现头晕眼花、目胀、口干、心烦、咳嗽、身热发痒、喉痛、鼻衄等表现甚则可见血尿、尿道灼痛等肾炎、膀胱炎症状。

第五节　理　气　药

疏畅气机，消除气机阻滞及其气机逆乱，主要治疗气滞证的药物，称为理气药，亦称行气药。

气滞证的产生，是由于气的升降出入运行受阻所致。情志不畅，或六淫侵袭，或饮食劳倦所伤，均可致脏腑经络气机紊乱不畅，出现气滞。气机壅滞当降而不降，逆而上行，即形成气逆。

气滞证以胀满、胀痛，或包块时聚时散为特点。由于气机阻滞的脏腑经络不同，可有不同的临床症状。脾胃气滞证，有脘腹胀痛、嗳气吞酸、恶心呕吐、腹痛、腹泻等症，见于现代临床医学急慢性胃炎、肝炎、肠炎、消化不良、溃疡病、胆道疾病。大肠气滞证，则便秘、腹胀、疼痛拒按、痢疾里急后重，多见于现代医学急腹症如急性胆囊炎、阑尾炎、胰腺炎、肠梗阻、便秘、痢疾等。肺气壅滞证，胸膈胀满、咳嗽、气喘，见于急慢性呼吸系统疾病，如支气管炎、哮喘等。肝郁气滞证，胁肋胀痛、抑郁不乐、善叹息、乳房胀痛、月经不调、痛经、少腹疼痛，见于女性内分泌失调、围绝经期综合征、月经病、盆腔炎等。

气滞或气逆证的临床表现，多与内脏平滑肌的运动功能紊乱有关。或因为平滑肌的运动功能亢进而致呕吐、腹泻、喘咳、痛经等，或因为平滑肌的运动功能抑制如胀气、便秘等。

理气药按临床主要用途分为畅中气、疏肝气两类，分别用于中焦气滞证或胃气上逆证，肝气郁滞证或肝气上逆证。

一、畅中气药

疏通中焦气机，主要治疗脾胃气滞证的中药，称为畅中气药。

【功能与主治】畅中气药性味辛温，主归脾胃、大肠经，兼归肺经。功能行气宽中或消积导滞。主要用于治疗脾胃气滞证，脘腹胀痛、嗳气吞酸、腹痛、腹泻，或胃气上逆的恶心呕吐。也可用于大肠气滞证，便秘、腹胀、疼痛拒按、痢疾里急后重；或肺气壅滞证，胸膈胀满、咳嗽、气喘。

脾胃气滞证主要见于西医消化系统疾病，尤其是消化系统运动功能障碍性疾病，也见于化学性消化不良，或者消化道感染病原微生物所导致的胃肠炎症。肺气壅滞证主要见于西医呼吸系统炎症、哮喘等。

【与功能主治相对应的主要药理作用】

1. 调节胃肠运动　理气药对胃肠运动显示兴奋和抑制双向调节作用，这与胃肠功能状态、药物剂量及用药动物种类等有关。通过理气药的作用，可使紊乱的胃肠运动功能恢复正常。兴奋胃肠运动，是其"行气调中、宽中消胀"的药理学基础。抑制胃肠运动，可以解释中药"降逆、止吐、止泻、镇痛"功能。①兴奋胃肠平滑肌：枳实、枳壳、乌药、大腹皮、木香、半夏等能兴奋胃肠平滑肌，能显著增强肠道的蠕动和输送功能。枳实、枳壳、乌药对麻醉动物在体肠肌，胃瘘、肠瘘动物的胃肠运动，可使其收缩节律加快、收缩幅度增强、张力增大，使胃肠蠕动加快。②松弛胃肠平滑肌：理气药多数又有松弛胃肠平滑肌的作用。枳实、枳壳、青皮、陈皮、香附、木香、乌药、半夏等均可降低离体家兔肠管的紧张性，使收缩幅度减小、节律减慢，且能对抗 M 受体激动剂乙酰胆碱、毛果芸香碱和氯化钡等引起的肠肌痉挛性收缩，在 M 受体阻断剂阿托品降低肠管紧张性的基础上，枳实、青皮、陈皮可使肠肌的紧张性进一步降低。青皮注射液及甲基橙皮苷静脉注射能缓解在体肠肌痉挛。理气药复方木香注射液（木香、枳实、乌药、黄荆子）可抑制离体和在体肠肌运动，该作用可被 α 受体阻断剂酚妥拉明拮抗。理气药的解痉作用机制可能主要是阻断 M 胆碱受体及直接抑制肠肌所致，部分药物作用与兴奋 α 受体有关。理气药解痉作用的有效成分之一，可能为多数药物所含有的对羟福林和 N-甲基酪胺。

2. 调节消化液分泌　①促进消化液分泌：理气药性味芳香，含挥发油，对胃肠黏膜具有轻度刺激作用，可促进消化液分泌，呈现健胃和助消化作用，如陈皮、木香、乌药、佛手等所含挥发油能促进消化液的分泌。②抑制消化液分泌：部分理气药又可对抗病理性胃酸分泌增多，如陈皮、青皮、枳实等所含的甲基橙皮苷对病理性胃酸分泌增多有降低作用，对幽门结扎性胃溃疡大鼠，可使胃液分泌减少，降低溃疡发病率。半夏可显著抑制胃液分泌，抑制胃液酸度，降低游离酸和总酸酸度及抑制胃蛋白酶活性，能抑制应激性胃溃疡的发生，对急性胃黏膜损伤有保护和促进恢复作用。理气药对消化液分泌呈促进和抑制双向作用，这与药物含不同成分及机体所处状态有关。

3. 松弛支气管平滑肌　青皮、陈皮、香附、木香能对抗组胺所致的支气管痉挛性收缩，可使支气管扩张，肺灌流量增加。其作用机制可能与直接松弛支气管平滑肌、抑制亢

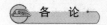

进的迷走神经功能、抗过敏介质释放、兴奋支气管平滑肌的 β 受体有关。枳实、陈皮、甘松、香橼、沉香等均有松弛支气管平滑肌作用。另外，陈皮、青皮、香橼中所含挥发油尚有祛痰止咳作用。

畅中气常用药物与方剂主要药理作用简表

主要药理作用 相应传统功能	促胃肠运动 消胀除满	抑胃肠运动 降逆、止泻	促消化液分泌 健胃	抑消化液分泌 健胃	松弛支气管 降泻肺气	祛痰 祛痰平喘
枳实	+	+		+	+	
枳壳	+	+				
青皮		+		+	+	+
陈皮	+	+		+	+	
木香	+	+	+		+	
葛根	+	+				
半夏		+		+		+
二陈汤	+	+			+	

 知识链接

胃病的种类

胃病有功能性胃病和器质性胃病之分。功能性胃病包括胃神经症、胃运动过快、胃运动过缓、胃运动无力、胃瘫、胃下垂、胃酸过多、胃酸不足、急性胃扩张、幽门梗阻等。器质性胃病包括胃黏膜脱垂症、急慢性胃炎、胃溃疡（含十二指肠溃疡）、胃结石、胃息肉、胃癌等。

陈皮　Chenpi

【来源采制】为芸香科植物橘 *Citrus reticulata* Blanco 及其栽培变种的干燥成熟果皮。采摘成熟果皮，低温干燥。以陈久者为佳。

【主要成分】含挥发油约 2% ~ 4%。油中主要成分为右旋柠檬烯占 80% 以上，及柠檬醛、β-月桂烯等。黄酮类化合物有橙皮苷、橘皮素、新橙皮苷、川陈皮素、二氢川陈皮素等。尚含肌醇、β-谷甾醇、维生素 B、对羟福林等。

【性味功能】味苦、辛，性温；归肺、脾经。理气健脾，燥湿化痰。

【药理作用】

1. 调节胃肠运动　①抑制离体胃肠运动。陈皮提取物对动物离体胃肠平滑肌运动呈抑制作用。陈皮水浸液对电刺激引起的豚鼠、兔离体肠管平滑肌收缩有明显的抑制作用。陈皮还可对抗毛果芸香碱、氯化钡引起的肠痉挛，进一步松弛预先使用阿托品引起胃肠平滑肌紧张性降低的离体兔肠，抑制动物离体胃肠平滑肌运动。陈皮抑制胃肠平滑肌的作用机制可能为阻断 M 受体和直接抑制作用所致。②促进在体胃肠运动。陈皮具有促进大鼠胃排空和抑制胃肠推进运动的作用。陈皮水煎剂也能促进小鼠胃排空和肠推进作用，对阿托品所致的肠推进抑制有拮抗作用。可见，陈皮对胃肠平滑肌的作用是双向的，其效应与消化道的功能状态有关。陈皮对胃肠运动的调节作用，是其"理气健脾"功能和临床疗效的药理作用基础之一。

2. 促进消化液分泌　挥发油对胃肠道有温和的刺激作用，能促进消化液分泌。体外实验证明，陈皮水煎液能提高人唾液淀粉酶活性。

3. 抗胃溃疡　甲基橙皮苷皮下注射能明显抑制实验性胃溃疡，而且能抑制病理性胃液分泌增多。

4. 利胆、保肝　皮下注射甲基橙皮苷，可使麻醉大鼠胆汁及胆汁内固体物排出量增加，呈现利胆作用。陈皮挥发油具有极强的溶解胆固醇结石的作用。陈皮的甲醇提取物对 α-萘异硫氰酸酯（ANIT）引起的大鼠肝损伤有保护作用，可降低肝损伤大鼠的血清 ALT 及 AST。

5. 平喘、祛痰　陈皮挥发油能松弛气管平滑肌，水提物或挥发油均能阻滞或解除氯化乙酰胆碱所致的气管平滑肌收缩，且挥发油对豚鼠药物性哮喘有保护作用。陈皮水提物对电刺激引起的离体豚鼠气管平滑肌收缩有明显抑制作用，其醇提物可对抗组胺所致的豚鼠离体支气管痉挛性收缩，川陈皮素可抑制蛋清所致的离体豚鼠支气管收缩。陈皮煎剂用于兔气管灌流，可轻度扩张气管，使灌流速度加快。陈皮挥发油中有效成分柠檬烯具有刺激性祛痰作用。陈皮的平喘、祛痰作用是其"燥湿化痰"功用及其临床广泛应用于呼吸系统疾病的药理作用基础。

6. 强心　陈皮对心脏有兴奋作用，能增强心肌收缩力，扩张冠状动脉，升高血压、提高机体应激能力。陈皮水提物静脉注射可显著增加实验动物的心排出量和收缩幅度，增加脉压差和每搏心排出量，提高心脏指数，心搏指数，左室做功指数，并可增加冠脉流量和短暂地增加心肌耗氧量。陈皮等芸香科药物均含对羟福林，和 N-甲基酪胺，这些理气药制成的注射液静脉给药，对心血管系统有显著的药理活性，但是在灌胃给药时均不呈现此作用。

7. 升压与降压　给大鼠及麻醉犬静脉注射陈皮注射液，具有升高血压作用，但犬灌胃给药无升压作用。陈皮素类成分给麻醉猫静脉注射，亦有明显升压效果，而肌内注射或胃肠道给药无效。甲基橙皮苷给犬、猫、家兔静脉滴注，血压缓慢下降，具有降压作用。其降压与直接扩张血管有关。

8. 降血脂　陈皮可显著降低高脂家兔主动脉弓粥样硬化斑块面积，显著减轻肝细胞的脂化程度；有明显的降脂、预防动脉硬化及抗血液高凝状态的作用，药效优于氯贝丁酯。

9. 抗血栓　对饲料喂养引起血栓大鼠，用橘皮苷处理能显著延长大鼠存活期，说明橘皮苷有极强的抗血栓能力。人体血小板实验表明，0.08mg/ml 的橘皮苷既能有效抑制肾上腺素和 ADP 诱导的血小板聚集，还能阻止白细胞和红细胞聚合。

10. 抗氧化　陈皮提取物有明显的清除氧自由基、羟自由基和抗脂质过氧化反应，对自由基引起的细胞膜氧化损伤有保护作用。陈皮水提液对离体大鼠肝脏脂质过氧化反应，对小鼠心肌匀浆组织过氧化作用，大鼠肾组织匀浆过氧化物生成具有较强的抑制作用。橙皮苷对羟自由基有明显的清除作用，可延长果蝇的平均寿命和增强其飞翔能力，还可延长果蝇的最高寿命，且对雌蝇的延寿作用优于人参皂苷。

11. 抑制子宫平滑肌　鲜橘皮煎剂对小鼠离体子宫有抑制作用。陈皮煎剂静脉注射，对麻醉兔在体子宫则呈强直性收缩，经 15 分钟后恢复正常。甲基橙皮苷可完全抑制大鼠离体子宫活动，并对乙酰胆碱所致子宫肌痉挛有对抗作用。

12. 抗炎　橙皮苷及甲基橙皮苷注射或口服给药均具有抗炎作用，能降低毛细血管的通透性，防止微血管出血，橙皮苷对大鼠巴豆油性肉芽囊肿性炎症反应也有抑制作用。

13. 增强免疫　陈皮注射液对豚鼠血清溶血酶含量，血清血凝抗体滴度，T 淋巴细胞 E 玫瑰花环形成率均有显著增强作用，促进体液及细胞免疫。陈皮作为饲料添加剂可明显提高草鱼的免疫功能。

14. 抗肿瘤　陈皮提取物对人肺癌细胞、直肠癌细胞、肾癌细胞有显著性抑制作用，被认为是一种有开发前景的抗肿瘤中药提取物。陈皮能拮抗替加氟、噻替哌、环磷酰胺等多种化疗药物的致突变毒性，以药前使用为佳，可用于癌症的预防。

【现代临床应用】

1. 腹胀　陈皮酊或橙皮糖浆，常用于治疗消化不良引起的腹胀。用西洋参陈皮汤（各 15g）治疗胃术后排空延迟症，在胃肠减压，使用抑制副交感神经药物，促胃动力药无效后用药，均收到效果。临床处方可选用二陈汤、平胃散等。

2. 溃疡病　胃溃疡、十二指肠溃疡临床处方可用陈皮辨证选择配伍厚朴、苍术、白术、党参、延胡索、当归、牡蛎、茯苓、半夏、甘草等，方如六君子汤、平胃散等。

3. 支气管炎　陈皮或陈皮醇、蛇胆陈皮散，用于支气管炎、上呼吸道感染、小儿百日咳。临床处方可选用二陈汤、止嗽散等。

4. 胆结石　复方陈皮油胆酸钠乳剂治疗胆结石具有一定的疗效，尤其对胆管残留结石有较好溶石效果。临床处方用陈皮配伍木香、柴胡、大黄、厚朴、鸡内金、金钱草、海金沙等。

5. 乳腺疾病　陈皮煎服或陈皮加甘草水煎服治疗急性乳腺炎。用重剂陈皮汤（陈皮 80g，夏枯草、王不留行、丝瓜络各 30g）治疗乳腺增生。

6. 低血压休克　陈皮升高血压，采用青皮注射液静脉注射，用于治疗因感染或失血引起的低血压休克疗效显著。

木香　Muxiang

【来源采制】为菊科植物木香 *Aucklandia lappa* Decne. 的干燥根。秋冬采挖，晒干。生用或煨用。

【主要成分】含挥发油，油中主要成分为木香内酯、二氢木香内酯、去氢木香内酯、木香烃内酯、α-木香醇、α-木香酸等。含氨基酸约 20 种。另含木香碱、菊糖。

【性味功能】辛、苦，温，归脾、胃、大肠、三焦、胆经。行气止痛，疏肝利胆。

【药理作用】

1. 调节胃肠运动　木香具有促进胃排空和缓解肠痉挛的双向作用。是其临床用于治疗脾胃气滞，能"行气止痛"的重要药理作用基础。健康志愿者服用木香煎剂，能缩短胃对钡剂的排空时间，明显升高血浆胃动素浓度。木香提取液能明显增强离体兔肠的蠕动幅度和肌张力。木香水煎液、挥发油和总生物碱对大鼠离体小肠先有轻度兴奋作用，随后紧张性与节律性明显降低。总生物碱、挥发油能对抗乙酰胆碱、组胺与氯化钡所致肠肌痉挛作用。

2. 抗菌、抗炎、抗腹泻　木香"行气止痛"功能多用于治疗腹泻腹痛，里急后重或痢疾大便脓血，其药理作用基础与其抗菌、抗炎、抗腹泻的药理作用密切相关。木香挥发油可抑制链球菌、金黄色葡萄球菌及白色葡萄球菌的生长。对多种致病性皮肤真菌也有抑制作用。木香 75% 乙醇提取物能抑制二甲苯引起的小鼠耳肿、角叉菜胶引起的小鼠足跖肿胀。木香能减少小鼠小肠性腹泻和大肠性腹泻次数，对小鼠墨汁胃肠推进运动也有弱的抑制作用。

3. 抗溃疡病　木香丙酮提取物灌胃给药能抑制盐酸与乙醇诱发的大鼠胃溃疡，也能抑制氢氧化钠、氨水诱发的胃溃疡。木香抗溃疡病的作用是其"行气止痛"功效和临床用于治疗胃脘疼痛的药理作用基础。

4. 收缩胆囊　木香煎剂口服能缩小空腹时的胆囊体积，促进胆囊收缩胆汁排泄。木香促进胆囊收缩的作用可能是使血中的胆囊收缩素（CCK）或胃动素水平增高而引起的。木香促进胆囊收缩的作用是其"疏肝利胆，行气止痛"的药理学基础。

5. 舒张支气管平滑肌　云木香碱对麻醉猫静脉注射可使其支气管扩张。木香水提液、醇提液、挥发油、总生物碱对组胺、乙酰胆碱所致豚鼠的气管、支气管收缩均有对抗作用，对麻醉犬呼吸有一定抑制作用。挥发油、挥发油的内酯成分、去内酯成分均可拮抗组胺、乙酰胆碱、氯化钡所致的支气管收缩，可减慢频率，降低幅度，挥发油作用较强。

6. 抑制血小板聚集　木香水溶性成分对兔血小板聚集有明显抑制作用，对已聚集的血小板也有一定的解聚作用。木香对血液流变学的影响也是其"理气"作用的药理学基础之一。

7. 降血压　去内酯挥发油、总内酯、12-甲氧基二氢木香内酯有较明显的血管扩张作用。去内酯挥发油、总内酯、二氢木香内酯、去氧木香内酯等静脉注射有降血压作用。木香降压作用部位主要在外周，与心脏抑制和血管扩张作用有关。

8. 对心脏作用　低浓度木香挥发油对离体兔心有抑制作用。从挥发油中分离出的多内酯部分均能不同程度地抑制豚鼠、兔和蛙的离体心脏活动。小剂量的木香水提液与醇提液对在体蛙心与犬心有兴奋作用，大剂量则有抑制作用。

9. 镇痛　木香75%乙醇提取液有一定的镇痛作用。

【现代临床应用】

1. 消化功能障碍　木香广泛用于胃肠神经症、消化不良。木香顺气散（木香、青皮、枳壳等）治小儿功能性腹痛、运动障碍型功能性消化不良、顽固性呃逆。木香理气饮（木香、陈皮、厚朴等）治疗慢性胃炎。临床处方也可选用香砂六君子汤。

2. 细菌性痢疾、急慢性胃肠炎　急性细菌性痢疾用木香与黄连配伍使用，如香连丸，对急性细菌性痢疾有显著疗效。木香苦参汤（木香、苦参、陈皮等）内服治疗急性细菌性痢疾。苦参、木香配伍用于治疗小儿秋泻。

3. 肠麻痹　以生木香治疗手术后麻痹性肠梗阻，可消除腹部膨胀、疼痛及呕吐，恢复肠鸣音。可用木香配伍枳实、厚朴、大黄等。

4. 消化性溃疡　胃十二指肠溃疡治疗，可用木香配伍柴胡、厚朴、延胡索、牡蛎等。临床处方也可选用香砂六君丸等。

5. 胆囊炎、胆石症　以木香与柴胡、郁金、龙胆、黄芩、栀子等配用。临床处方也可选用排石汤、大柴胡汤等。

6. 支气管哮喘　木香醇浸膏用于支气管哮喘的预防或治疗。或辨证配伍陈皮、五味子、诃子、罂粟壳、杏仁、地龙、白果等。

7. 心血管系统疾病　木香丹参饮（木香、丁香、丹参等）治疗冠心病心绞痛气滞血瘀型。

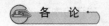

二、疏肝气药

疏通肝胆气机，主要治疗肝胆气滞证的中药，称为疏肝气药。

【功能与主治】 疏肝气药性味辛温，主归肝、胆经。功能疏肝解郁，调经止痛。主要用于治疗肝郁气滞证，临床表现为胁肋疼痛、胸闷不舒、口苦、恶心呕吐、男性疝气疼痛、妇女乳房胀痛或包块，或月经不调。

肝气不舒所致的肝郁气滞证，常见于西医内分泌失调所导致的妇女月经病、痛经、围绝经期综合征等，也见于西医肝胆疾病，如肝炎、胆囊炎、肝纤化等。

【与功能主治相对应的主要药理作用】

1. 调节子宫平滑肌　香附、乌药、陈皮可抑制子宫平滑肌，使痉挛的子宫平滑肌松弛，张力减小。香附还有雌激素样作用。这是理气药"调经止痛"的药理学基础。

2. 利胆　肝的功能与胆汁排泄功能有关，促进胆汁的排出是中药"疏肝行气"功能的一种体现。青皮、陈皮、香附、沉香均有不同程度的利胆作用，能促进实验动物和人的胆汁分泌，使胆汁流量增加，青皮和陈皮能显著增加胆汁中胆酸盐含量。

疏肝气常用药物与方剂主要药理作用简表

主要药理作用 相应传统功能	利胆保肝 疏肝利胆	收缩子宫 调经止痛	舒张子宫 调经止痛	兴奋胃肠肌 行气宽中	松弛胃肠肌 行气消胀	镇痛 行气止痛
香附	+		+		+	+
乌药	+		+	+	+	+
柴胡	+	+		+		+
郁金	+			+		
薄荷					+	
柴胡疏肝汤	+	+	+	+		
良附丸	+		+			+

香附　Xiangfu

【来源采制】 为莎草科植物莎草 *Cyperus rotundus* L. 的干燥根茎。秋季采挖，晒干。生用，或醋炙用。

【主要成分】 主要含挥发油，约占1%。为香附烯、香附醇、β-芹子烯、α-香附酮、β-香附酮、广藿香酮。此外，还含黄酮类、三萜类、糖类及生物碱等。

【性味功能】 味辛、微苦、微甘，性平。归肝、脾、三焦经。疏肝理气，调经止痛。

【药理作用】

1. 雌激素样作用　香附挥发油有轻度雌激素样活性，皮下注射或阴道内给药，可出现阴道上皮细胞完全角质化。在挥发油成分中以香附子烯的作用最强，香附的这一作用可能是其治疗月经不调的主要依据之一。香附抑制子宫及雌激素样作用，是其临床用于治疗"妇人崩漏带下，月候不调。胎前产后百病"，能"调经止痛"的重要药理作用基础，在中医妇科临床上具有重要价值。

2. 松弛子宫平滑肌　5%香附流浸膏对豚鼠、兔、猫、犬等动物的离体子宫，不论已孕或未孕均有抑制作用。能使子宫平滑肌松弛，收缩力减弱，肌张力降低。

3. 松弛内脏平滑肌　香附挥发油可松弛兔肠平滑肌，丙酮提取物可对抗乙酰胆碱、K^+所致肠肌收缩。对组胺喷雾所致的豚鼠支气管平滑肌痉挛有对抗作用。

4. 镇痛、镇静　香附醇提物可显著提高小鼠的痛阈，有镇痛作用。α-香附酮为较强的前列腺素生物合成剂，可能是镇痛作用的有效成分之一。香附醇提物能抑制中枢有镇静作用，使小鼠自发活动减少、迟缓，延长苯巴比妥钠的催眠时间，并可抑制大鼠的条件性回避反射。是其"疏肝理气，调经止痛"治疗月经不调，行经腹痛、烦躁，以及围绝经期综合征的药理作用基础。

5. 利胆　香附水煎液对麻醉大鼠十二指肠给药，可明显增加胆汁流量及胆汁中固体物含量。对 CCl_4 所致肝损伤大鼠的胆汁分泌也有明显的促进作用。

6. 抗菌、抗炎　香附挥发油的香附子烯能体外抑制金黄色葡萄球菌，对宋氏痢疾杆菌、某些真菌也有效。香附醇提取物腹腔注射，对角叉菜胶和甲醛引起的大鼠足跖肿胀有明显的抑制作用。

7. 解热　香附醇提取物对酵母菌引起的大鼠发热有解热作用，其有效成分为三萜类化合物。香附挥发油腹腔给药可明显降低大鼠正常体温。

8. 强心、降压　香附水、醇提取物低浓度时对在体蛙心、兔心和猫心及离体蛙心有减慢心率、强心作用；高浓度皮下注射，可使蛙心心跳停止于收缩期。麻醉猫静脉注射香附挥发油，有明显的降压作用。

【现代临床应用】

1. 妇科疾病　香附单用或配伍治疗妇科之经行腹痛、月经多少无定量、崩漏。用香附、当归治疗原发性痛经。益母草、香附、三七粉煎服治疗功能性子宫出血。香附局部外敷治疗乳汁淤积。临床处方可根据疾病种类和临床证候选择配伍当归、高良姜、吴茱萸、干姜、细辛、红花、熟地黄，方如良附丸。

2. 消化系统疾病　用制香附、高良姜共研末对寒气郁结型胃寒疼痛有良效。炒香附、姜黄共研细末治疗十二指肠溃疡属气滞胃痛证者。以香附、苏梗为主组方治疗慢性胃炎、消化性溃疡。

3. 肿瘤　香附与枳壳、木香、川楝子、厚朴等配合应用，治疗气滞气郁的消化道肿瘤，如胃癌、肠癌以及乳腺癌等，对改善症状，减轻疼痛有一定作用。

4. 尿路结石　生香附水煎内服对尿路结石有一定的排石效果。

第六节　活 血 药

能疏通血脉、消散瘀滞、祛除癥积，主要治疗血脉不通，或瘀血停滞，或癥积肿块等血瘀证的药物，称为活血药。亦称为化瘀药或活血化瘀药。

瘀血的形成，可因脉道不利甚至不通，或血液离经而留于体内，或血液凝集成块甚至积聚成瘤，致使气血运行受阻。瘀血见于中医各种疾病或症状，如各种癥积肿块、胸胁脘腹疼痛、痹痛、跌打损伤、疮痈肿毒、痛经、闭经、产后瘀阻腹痛等。血瘀证临床症状特点为：疼痛如刺或如刀绞，固定不移，夜晚尤甚，肿块固定不移，出血而有瘀块，皮肤、黏膜、面、唇、舌青紫色，脉涩或结代。

血瘀证见于西医临床各科许多疾病。如内科：冠心病、肺源性心脏病、风湿性心脏病、高血压、脑血管病变、肾炎、肝炎、肝硬化、肿瘤、各种血液病、结缔组织病；外科：急腹症、周围血管病、骨折、外伤、手术瘢痕；妇科：月经病、痛经、闭经、宫外孕、产后子宫收缩不全；眼科：青光眼、眼底动脉硬化、视网膜栓塞；皮肤科：荨麻疹、神经性皮炎等。

现代研究从血液循环和血液流变学角度证明了"血瘀证"与全身或局部血液循环障碍、血流动力学异常、血液流变学异常、组织异常增生等有关。主要病理表现如下：

1. 血流动力学异常　血瘀证表现为某些器官血管痉挛、狭窄或闭塞，血管阻力增加，器官血流量减少，全身或局部器官供血供氧不足。其中尤其以心脏冠状动脉、脑动脉的痉挛、狭窄或栓塞多见和严重。血流动力学异常还表现为心肌劳损或心力衰竭，心脏泵血功能降低，心排出量减少。

2. 血液流变性异常　血液流变性异常时一般有血液"浓、黏、凝、聚"的倾向。浓，指血液的浓度增高，表现为血浆渗出，血液浓缩，血细胞比容增加，红细胞聚集性增加，血细胞比容增加，血浆蛋白、血脂含量升高。黏，指血液黏稠，表现为血浆黏度增大，全血和血浆比黏度增加。凝，指血液凝固性增加，表现为血液中聚集型血小板数目增多，阻塞微血管，加速凝血过程，红细胞沉降速度加快。聚，指红细胞聚集力增加，表现为血流速度变慢，切变率降低，红细胞电泳时间延长。红细胞表面负电荷减少，使红细胞彼此靠拢而发生聚集。血液流变学异常往往是由于微血管内皮细胞损伤和受损伤细胞释放生物活性物质（如组胺、5-HT、缓激肽类等物质）使血管通透性增高，血浆大量渗出，造成血液浓缩，红细胞聚集，黏性升高，血流减慢，使血液流变学发生改变。

3. 微循环障碍　微循环一般是指微动脉与微静脉之间的微血管血液循环。微循环障碍的表现常有微血管血流缓慢和淤滞，血液浓缩，微血管内血栓形成而导致微血管缩窄或闭塞而阻塞了微循环通路；另一方面由于纤维蛋白降解物产生增多，增强组胺、激肽类物质作用，微血管扩张，通透性增高，血浆大量渗出，可造成局部血液浓缩，黏性升高，致使血管内红细胞聚集，形成毛细血管内凝血。

4. 组织异常增生　恶性或良性肿瘤细胞异常增生甚至形成实体瘤，肝脏、脾脏、手术瘢痕等纤维结缔组织增生，病理性血管增生等。

活血药按药物作用特点不同，分为舒血脉、散瘀滞、消癥积三类。舒血脉药重在扩张冠、脑、外周血管，抗动脉硬化，镇痛；散瘀滞药重在改善血液流变性，抗血栓形成，改善微循环；消癥积药重在抗肿瘤、抗组织异常增生、抗炎症、促进坏死组织吸收。

一、舒血脉药

以疏通脉道为主要功能，主要治疗血脉不通血瘀证的中药，称为舒血脉药。

【功能与主治】舒血脉药多性平或微寒、微温之品，味多辛、苦，主归肝、心经，入血分。功能活血通脉，主要治疗血脉不通的血瘀证。如胸痹心痛，其痛如刺或如刀绞，痛有定处、牵引肩背、夜间发作或遇寒加重，或反复发作。或如头痛，伴有眩晕或昏仆、肢体麻木、半身不遂。

血脉不通的血瘀证主要用于西医心脑血管性疾病，以及外周血管性疾病。

【与功能主治相对应的主要药理作用】本类中药药理作用特点，以改善心脑血管功能和血流动力学异常尤为突出。

1. 扩张冠、脑、外周血管　延胡索、川芎、丹参、红花、赤芍、当归、三七、毛冬青，均能扩张冠状动脉，增加冠脉血流量。并能改善心肌代谢，增强心肌细胞对缺血的耐受力。川芎、丹参、延胡索等对冠状动脉的扩张作用最为突出。川芎、银杏叶、黄芪、三七能扩张脑血管，增加脑血流量。丹参、川芎、桃仁、益母草、水蛭、莪术、延胡索、穿山甲等均有不同程度的降低下肢血管阻力和增加组织器官血流量的作用。对不同部位的血管，不同的活血化瘀药选择性作用强度不同。增加组织器官血流量，是这类药治疗心脑血管疾病的科学依据。

2. 抗动脉粥样硬化 丹参、山楂、川芎、红花、蒲黄、郁金、毛冬青等能降低血脂、提高 SOD 活性，降低 MDA 含量，抑制脂质过氧化，减轻内皮细胞损伤。用血清药理学方法观察到，活血化瘀方剂对实验性动脉粥样硬化家兔主动脉平滑肌细胞增殖及其 DNA 合成有明显的抑制作用，利用冠状动脉扫描电镜发现，活血药有消退动脉粥样硬化斑块的作用，可明显减少硬化灶中泡沫细胞、纤维素和坏死组织。有的能减轻内皮细胞的损伤，提高 SOD 活性，降低 MDA 含量，抑制脂质过氧化，保护内皮细胞，防治动脉硬化。

3. 镇痛 疼痛是血瘀的重要症状。川芎、丹参、延胡索、三七等有较强的镇痛作用，银杏叶、牡丹皮等也有镇痛作用。

舒血脉常用药物与方剂主要药理作用简表

主要药理作用 相应传统功能	扩张血管 活血通脉	抗动脉硬化 活血通脉	镇痛 活血止痛
川芎	+	+	+
丹参	+	+	+
银杏叶	+	+	+
牡丹皮	+	+	+
延胡索	+	+	+
三七	+	+	+
当归	+	+	+
黄芪	+	+	
葛根	+	+	
桃红四物汤	+	+	+
补阳还五汤	+	+	+

川芎 Chuanxiong

【来源采制】为伞形科植物川芎 *Ligusticum chuanxiong* Hort. 的干燥根茎。夏季采挖。切片生用或酒炒。

【主要成分】川芎含有挥发油，其中主要成分是藁本内酯、3-丁叉苯酞、香桧烯。生物碱类有川芎嗪、L-异亮氨酰-L-缬氨酸酐等。酚性成分有阿魏酸、大黄酚、原儿茶酸等。内酯类成分有丁烯基酞内酯、丁基酞内酯等。其他成分有川芎哚、尿嘧啶。其中川芎嗪、阿魏酸是川芎的重要有效成分。

【性味功能】味辛，性温，归肝、胆、心包经。功能活血行气，祛风止痛。

【药理作用】

1. 扩张血管、降低血压 川芎可扩张冠状动脉、脑动脉、股动脉、肠系膜动脉。川芎嗪和阿魏酸均能明显扩张冠脉、增加冠脉流量及心肌营养血流量。川芎嗪、川芎生物碱能抑制氯化钾、去甲肾上腺素对家兔离体主动脉条的收缩。川芎嗪易透过血脑屏障，改善脑血液循环，并使脑搏动性血容量增加，可使麻醉犬脑血流量显著增加，血管阻力降低，肺动脉高压和肺血管阻力降低，明显对抗去甲肾上腺素造成的微循环障碍口径、流速及毛细血管数目减少。川芎嗪、川芎总生物碱及川芎各种浸出液对多种麻醉动物不论肌内注射或静脉注射均有显著而持久的降压作用。不同的给药途径、不同剂量的川芎嗪，对各种动物可产生不同的降压作用。其降压作用与维拉帕米相似，但较弱。

2. 抗心肌缺血　川芎嗪能减少心肌梗死的梗死面积，减轻心肌病变程度。能对抗垂体后叶素引起的家兔和小鼠心肌缺血心电图改变，对心肌缺血再灌注损伤有预防作用。川芎嗪还能对抗缺血再灌注引起的心泵血功能减退，可使左心室收缩内压及最大正负变化速率增大，再灌注室性心律失常发生率、死亡率降低。川芎嗪对离体豚鼠灌流心脏，剂量依赖性地抑制心肌收缩力和增加冠脉流量。川芎嗪抗心肌缺血作用主要与其扩张冠状动脉，增加冠脉流量有关，也与提高动物的耐缺氧能力，降低其心肌耗氧量，和对心肌细胞线粒体的保护作用有关。

3. 抗脑缺血　川芎嗪可迅速透过血脑屏障，扩张脑血管，改善微循环，增加脑血流量。川芎嗪能提高缺血脑线粒体膜的流动性，对脑细胞膜 Ca^{2+}-Mg^{2+}-ATP 酶活性有保护作用，能降低细胞内 Ca^{2+} 的超载，这是治疗缺血性脑血管疾病的药理学基础。阿魏酸钠可减轻犬心脏停跳复苏后脑缺血再灌注损伤，能降低 MDA 含量，增高 GSH-P_x 及 SOD 活性，显示抗氧化作用。

4. 抗凝血　川芎能抗体外血栓形成，缩短血栓长度、减轻血栓干湿重量。川芎嗪能抑制 ADP 诱导的血小板聚集，对已聚集的血小板有解聚作用，能降低冠心病病人扩大型血小板数量，减少血小板聚集数量。川芎影响血小板功能及抗血栓形成可能是通过：①川芎嗪抑制 TXA_2 合成酶，使 TXA_2 的合成减少，增强前列环素（PGI_2）样物质的抑制作用，调节 TXA_2/PGI_2 之间的平衡；②川芎嗪阻滞 Ca^{2+} 向细胞内流，以及升高血小板内 cAMP 含量而起作用；③阿魏酸也有明显的抗血小板聚集作用，静脉注射后能抑制 ADP 和胶原诱发的血小板聚集；④阿魏酸还能抑制血小板 TXA_2 的释放，对其活性有直接的拮抗作用，不影响动脉壁 PGI_2 的生成，且对 PGI_2 活性有增强作用。

5. 抗肿瘤　川芎可以降低肿瘤细胞的表面活性，使其不易黏附成团而易于在血流中单个杀灭。其溶血栓作用可改变癌症病人血流循环的"高凝状态"，使癌细胞在血流中不易黏着停留着床，也易于被杀灭。川芎还能改善微循环，增加放射损伤部位血氧供应，抑制胶原合成，有利于化疗药物到达病灶，杀灭癌细胞。

6. 镇静、镇痛　川芎挥发油对动物大脑的活动有抑制作用，而对延髓的血管运动中枢、呼吸中枢及脊髓反射有兴奋作用，剂量加大则转为抑制。川芎水煎剂灌胃，能抑制大鼠的自发活动，对小鼠的作用更明显，还能延长戊巴比妥钠引起的小鼠睡眠时间，并能拮抗咖啡因的兴奋。小鼠灌胃川芎哚有明显镇痛作用。

7. 调节子宫　川芎浸膏能增强妊娠家兔离体子宫收缩，但大剂量可使子宫麻痹，收缩停止。川芎成分丁烯基酞内酯和丁基酞内酯有很强的抑制子宫收缩的作用。阿魏酸与中性成分川芎内酯也有解痉作用。这是川芎在中医妇科方面的疗效基础之一。

8. 保护肾功能　川芎嗪能选择性抑制 TXA_2 合成酶火星，使肾组织合成 TXA_2 减少，有效地抑制血小板激活与聚集，不同程度地抑制肾小球系膜细胞增殖及炎细胞浸润，减轻肾小球肿胀，从而减轻肾小球病理损害和保护肾功能。川芎嗪还具有钙离子拮抗作用，减轻肾组织"钙超载"所致的组织细胞损伤；能显著增加肾血流量，减轻兔肾炎缺血模型的肾组织损伤，加速其修复过程；能提高膜性肾炎家兔肾组织的 SOD 活性，减轻肾组织细胞的脂质过氧化损伤。

9. 抗菌 川芎对大肠杆菌、痢疾杆菌、变形杆菌、铜绿假单胞菌、伤寒杆菌、副伤寒杆菌及霍乱弧菌等多种革兰阴性细菌有明显抑制作用，对某些致病性皮肤真菌也有抑制作用。

10. 抗放射损伤 川芎可减轻肿瘤患者放化疗毒副作用。川芎煎剂或阿魏酸可提高动物急性放射病的存活率，减轻血小板下降并加速其恢复，刺激小鼠造血功能。

【现代临床应用】

1. 冠心病 川芎嗪用于胸胁刺痛，冠心病心绞痛。可减少硝酸甘油的用量。临床处方可配伍当归、红花、丹参、延胡索等，亦可用四物汤、桃红四物汤、血府逐瘀汤等。

2. 头痛 川芎可用于偏头痛的治疗、也可用于各种头痛。临床处方可配伍白芷、藁本、细辛、防风等，也可用川芎茶调散等。

3. 缺血性脑病 川芎嗪用于缺血性中风，缺血性脑病，川芎制剂可治疗脑梗死及脑外伤失语。临床处方可配伍当归、赤芍、丹参、熟地黄等，亦可用桃红四物汤、补阳还五汤等。

4. 血栓闭塞性脉管炎 可配伍丹参、金银花、生地黄、玄参、赤芍等药，或加入四妙勇安汤使用。

5. 呼吸系统疾病 川芎嗪可用于治疗肺源性心脏病、慢性支气管炎、哮喘性支气管炎、肺纤维化等疾病。临床应用可配伍干姜、细辛、五味子、桃仁等。

6. 肾衰竭 川芎嗪可用于治疗慢性肾衰竭、肾小管功能损害，并对庆大霉素肾毒性有保护作用。可辨证配伍熟地黄、茯苓、泽泻等药使用。

此外，川芎嗪还可用于治疗高黏血症，高血压，突发性耳聋，眩晕症，断肢再植，跌打肿痛等。

【不良反应】川芎可引起过敏反应，表现为皮肤瘙痒、红色小丘疹、胸闷气急等。大剂量川芎引起剧烈头痛。

丹参 Danshen

【来源采制】为唇形科植物丹参 *Salvia miltiorrhiza* Bge. 的干燥根及根茎。秋季采挖，晒干。生用或酒炙用。

【主要成分】含结晶性菲醌类化合物：丹参酮Ⅰ、丹参酮ⅡA（tanshinoneⅡA）、丹参酮ⅡB、丹参酮Ⅴ、丹参酮Ⅵ、隐丹参酮、羟基丹参酮及其异构体，其中隐丹参酮是抗菌的主要有效成分。水溶性成分中含丹参酸A、B、C（丹参酸A又称为丹参素），异阿魏酸，原儿茶酸，原儿茶醛，β-谷甾醇，豆甾醇，迷迭香酸等。此外，还含黄酮类、三萜类、甾醇等其他成分。

【性味功能】味苦，性微寒，归心、肝经。功能祛瘀止痛，活血通经，清心除烦。

【药理作用】

1. 扩张冠状动脉 丹参主要药效成分丹参酮ⅡA磺酸钠、丹参素、丹参煎剂、丹参注射液等，对多种动物心肌缺血均有不同程度的保护作用，能改善心电图缺血性变化。丹参可明显扩张豚鼠和家兔的离体心脏冠状动脉，增加冠脉血流量，扩张侧支血管，改善缺血区血流量，明显缩小心肌梗死范围。丹参抗心肌缺血作用包括 4 个环节：①扩张冠脉，扩张侧支血管，增加心肌血氧供应；②抑制心肌收缩力，减慢心率，降低心肌耗氧量；③扩张外周血管，减轻心脏负荷；④抗自由基，抗脂质过氧化，减轻心肌损伤。丹参可明显降低急性心肌缺血大鼠血浆及心肌中 MDA 含量，提高 SOD 活力。对缺血心肌超微结构检查结果表明，丹参能减轻缺血心肌闰盘受损，维持细胞膜的完整性。

2. 改善心脏功能　丹参能使心功能不良的心脏功能改善。丹参酮 II_A 磺酸钠可抑制多种动物心肌收缩力，降低窦房结的自律性。丹参使冠脉血流量增加，从而改善缺血心脏的舒张功能，使室内压下降速率提高，心室主动充盈及心室顺应性提高，心室在同样充盈压时可受纳更多的血液。减慢心率，抑制心肌收缩力，降低心肌耗氧量，扩张外周血管，减轻心脏负荷，抗自由基，抗脂质过氧化，减轻心肌损伤等是丹参治疗心脏疾病的药理作用基础。

3. 抗脑缺血　丹参对缺血脑组织有明显的保护作用，使脑组织及线粒体、粗面内质网等超微结构的病理改变明显减轻，能降低沙土鼠、大鼠缺血所致脑卒中的发病率和死亡率，减轻脑水肿。丹参有效成分的衍生物乙酰丹酚酸 A 对大鼠大脑中动脉血栓形成有预防作用，可显著降低脑梗死范围，改善行为障碍。丹参抗脑缺血可能与其降低脑组织 TXA_2 的生成，抑制缺血时脑组织兴奋性氨基酸释放，以及改善脑组织微循环等作用有关。

4. 抗动脉硬化　丹参可降低动脉粥样硬化面积，减少主动脉壁胆固醇含量。丹参可减轻纤维蛋白凝块对血管内皮的损伤，刺激动脉内皮细胞分泌 PGI_2。丹参素可减少细胞内胆固醇合成，抗脂蛋白氧化，并使氧化脂蛋白中脂质过氧化物明显减少，使氧化脂蛋白对细胞的毒性作用减弱。

5. 改善微循环　局部滴注去甲肾上腺素造成小鼠肠系膜微循环障碍，丹参素能扩张收缩状态的肠系膜微动脉，加快血流流速，可消除肠系膜的血液淤滞，促进侧支循环的建立。丹参注射液有短期增快麻醉犬微循环血流的作用，并可使家兔外周血管血流加速，毛细血管网开放数目增加。在家兔的眼球结膜或肠系膜微循环障碍模型上，丹参注射液或丹参素能显著增加毛细血管网开放数目，加速微血流，还可降低该模型动物的血浆乳酸含量。

6. 抗血小板聚集　丹参注射液可通过抑制磷酸二酯酶的活力，增加血小板中 cAMP 含量，抑制 ADP 诱导的血小板聚集，使血小板黏附性降低。丹参素能抗血小板聚集，减少血小板数，抑制血小板 TXA_2 的合成，还能促进纤维蛋白降解，对凝血功能有抑制作用。

7. 抗纤维化　丹参具有抗肝纤维化作用，抑制体外培养的成纤维细胞的分裂和增殖，并可通过增加胶原酶的产生或增强胶原酶的活性而促进胶原降解，预防实验性肝硬化。丹参注射液对平阳霉素引起的小鼠肺纤维化具有保护作用，明显降低肺重量及肺系数，降低肺羟脯氨酸含量，抑制肺纤维化病变。

8. 促进组织修复与再生　丹参能促进肝、骨、皮肤等多种组织修复与再生，促进肝组织的修复与再生作用尤为显著。丹参可促进骨折愈合，促进成骨细胞样细胞成熟，分泌胶原性物质和碱性磷酸酶，并使钙盐在胶原基质上沉积，形成骨小结节。但丹参浓度过高能导致对成骨细胞样细胞生长的抑制。丹参还有促进皮肤切口愈合的作用。

9. 保肝　丹参能降低 CCl_4 肝损伤大鼠的血清 ALT，明显减轻肝坏死和炎症反应，减轻 CCl_4 所致肝细胞膜流动性降低，抑制脂质过氧化反应。对于部分肝切除的动物，丹参注射液可促进肝再生时的 DNA 合成和细胞分裂增殖过程，具有促进肝细胞再生作用。丹参可升高血浆纤维联合蛋白（PFN）水平，从而提高其网状内皮系统的吞噬功能及调理素活性。调理素 PFN 对许多损肝因子有调理作用，可防止肝脏的免疫损伤，达到保护肝细胞和促进肝细胞再生的作用。丹参保肝作用还与增加肝脏血流量，改善肝脏微循环、抗脂质过氧化等因素有关。

10. 改善肾功能　丹参浸膏及丹参提取物腹腔给药，对腺嘌呤诱发的肾功能不全大鼠，均能降低血尿素氮、肌酐，使肾小球滤过率、肾血流量、肾血浆流量显著增加，肾脏功能明显改善，能显著增加尿中尿素、肌酐、钠和无机磷的排出。

11. 镇静、镇痛　丹参对中枢神经系统有镇静作用，与甲丙氨酯和氯丙嗪合用能增强抑制效果。腹腔注射丹参液后可使小鼠自发活动减少，可延长小鼠环己烯巴比妥所致的睡眠时间。丹参对猫丘脑后核内脏痛放电有抑制效果，表明有一定的镇痛作用。

12. 抗溃疡　丹参注射液能扩张胃黏膜血管，降低胃酸度，抑制胃蛋白酶活性，促进溃疡愈合。其对胃黏膜的保护作用与清除氧自由基，抑制脂质过氧化反应和提高组织抗氧化能力有关。能明显降低急性胃黏膜损伤大鼠的胃黏膜 LPO 含量，明显增高胃黏膜 SOD 及 GSH-P$_x$活性。丹参注射液对缺血再灌注后的肠黏膜也具有保护作用。

13. 抗菌、抗炎　丹参的提取物及隐丹参酮等对金黄色葡萄球菌和其他耐药菌株有较强的抑制作用。丹参酮对大鼠蛋清性、角叉菜胶性、右旋糖酐性、甲醛性关节肿及感染性关节肿均有显著的治疗效果。

14. 免疫抑制　丹参对体液免疫和细胞免疫有抑制作用，丹参注射液能延长小鼠同种异体移植心肌组织的存活期，减轻移植物的毛细血管损伤，保护心肌细胞，减轻免疫细胞浸润，对抗排斥反应。

15 平喘　丹参对整体豚鼠药物性喘息有保护作用，并有解除组胺、乙酰胆碱所致痉挛作用。推测丹参的解痉作用与阻断平滑肌钙离子内流有关。

【现代临床应用】

1. 冠心病　口服丹参制剂，用药 1 个月可见效，丹参注射液静脉注射对改善心绞痛作用出现较快，静脉滴注可维持疗效。临床处方可用丹参配伍当归、川芎、延胡索、赤芍、红花等，或选用桃红四物汤、血府逐瘀汤等。

2. 脑缺血性中风　丹参注射液治疗可使病人症状和体征得到改善。临床处方可以配伍当归、地龙、川芎、赤芍、红花等，或辨证选用桃红四物汤、补阳还五汤等。

3. 病毒性心肌炎　可用丹参煎剂、复方丹参注射液治疗。临床处方可用丹参配伍灵芝、酸枣仁、当归、黄芪、人参、党参、麦冬、五味子等。

4. 慢性肝炎和早期肝硬化　可减轻症状，促进肝功能和肝脾肿大的恢复。可用丹参配伍柴胡、白芍、当归、川芎，或者辨证选用血府逐瘀汤、膈下逐瘀汤等。

5. 肺源性心脏病　丹参治疗慢性肺源性心脏病急性发作期病人，可改善血液流变学指标。可用丹参配伍陈皮、半夏、干姜、细辛、五味子、诃子等。

6. 消化性溃疡　口服丹参片或丹参水溶液，有一定疗效。

丹参制剂还用于视网膜中央动（静）脉栓塞、血栓闭塞性脉管炎、新生儿硬肿症、硬皮病、牛皮癣、神经性耳聋、妊娠毒血症等多种疾病，都取得一定疗效。

【不良反应】丹参注射液和复方丹参注射可引起荨麻疹、过敏性哮喘、过敏性休克等过敏反应，还可出现头晕、月经过多、ALT 升高等副作用。

二、散瘀滞药

以消散瘀血为主要功能，主要治疗血液瘀滞血瘀证的中药，称为散瘀滞药。

中医学的"血瘀"与血液生理、生化形态的改变有密切关系。血液凝固，血小板黏附、聚集是形成血栓的直接原因。此外，血管壁损伤，血液黏度增加、血流缓慢等因素也可促进血栓形成。静脉血栓主要由于血液凝固所致，动脉血栓主要是由于血小板聚集所致。

【功能与主治】散瘀滞药味辛，主归肝、心经，入血分。功能活血散瘀。主治血液瘀滞所致的真心痛，胸痛如刺或如刀绞，甚至心痛欲死；或中风，突然昏仆、失语、偏瘫；或肺胀、紫癜、跌打损伤瘀肿疼痛，凡症见皮肤、黏膜、面、唇、舌青紫色或有瘀斑，脉涩或结代者。

散瘀滞药主要用于现代临床医学血液病、血管栓塞性疾病、肺源性心脏病等血液流变学异常，以及微循环障碍的疾病。

【与功能主治相对应的主要药理作用】本类中药药理作用特点，以抗血栓形成，改善血液流变性异常，改善微循环障碍尤为突出。

1. 抗血栓形成　西医心肌梗死、脑血栓形成、血栓闭塞性脉管炎、视网膜血管阻塞等血栓-栓塞性疾病，属于中医血瘀证，以活血药治疗。活血药抗血栓形成作用机制可能通过以下环节完成：一是降低血小板表面活性，抑制血小板聚集，调节血液流变性，因而减少了血小板的黏着和聚集。水蛭、赤芍、鸡血藤、当归、川芎、红花、益母草、三棱、莪术及以活血化瘀药为主组成的复方都能非常显著地抑制由 ADP 诱导的血小板聚集作用，有的还能使已聚集的血小板发生解聚。血小板内 cAMP 含量增高能抑制花生四烯酸合成血栓烷素 A_2（TXA_2），TXA_2 是一个强烈的血小板聚集促进物。多种活血化瘀药能提高血小板内 cAMP 的含量，或直接抑制环加氧酶而使 TXA_2 的合成减少，从而抑制血小板聚集。二是提高纤溶酶活性，促进已形成的纤维蛋白溶解而发挥其抗血栓作用。药物有益母草、赤芍、丹参、桃仁、红花等。

2. 改善血液流变性　活血药及其复方能通过多种途径改善血瘀病人血液的浓、黏、凝、聚状态，这是活血祛瘀疗效的主要作用机制之一。姜黄、水蛭、川芎、丹参、赤芍、益母草、蒲黄、当归、红花均有明显作用。可通过提高 cAMP 的浓度，抑制磷脂酶 A_2 和环氧化酶活性，减少 TXA_2 或增加 PGI_2 的合成，抑制血小板聚集。150 种有活血作用的中药中，有 68 种有拮抗钙离子从而抑制血小板聚集的作用。水蛭能阻止凝血酶对纤维蛋白原的作用，阻碍血液凝固。

3. 改善微循环　冠心病、脉管炎、子宫内膜异位症、慢性肝炎、肝硬化、硬皮证等，都有微循环障碍。活血药如姜黄、水蛭、川芎、丹参、蒲黄、红花、当归、益母草等具有改善微循环的作用。表现在以下几个方面：①改善微血流：改善血液的浓、黏、凝、聚倾向，使流动缓慢的血流加速；②改善微血管状态：解除微血管痉挛，减轻微循环内红细胞的瘀滞和汇集，微血管襻顶瘀血减少或消失，微血管轮廓清晰，形态趋向正常；③降低毛细血管通透性：减少微血管周围渗血；④降血脂：降低主动脉壁的总胆固醇和总脂质，改善动脉壁损伤。

散瘀滞常用药物与方剂主要药理作用简表

主要药理作用 相应传统功能	改善血液流变性 活血化瘀	抗血栓形成 活血化瘀	改善微循环 活血化瘀
水蛭	+	+	+
姜黄	+	+	+
川芎	+	+	+
莪术	+		+
丹参	+		+
银杏叶	+		+
益母草	+		+
红花	+		+
虎杖	+		+
当归	+	+	+
芍药	+	+	+
三七	+	+	+
桃红四物汤	+	+	+

 知识链接

血　栓

　　血栓是由血流中不溶性纤维蛋白、沉积的血小板、积聚的白细胞和陷入的红细胞组成固体物。血栓常在血管内面剥落处或修补处的表面形成。心、血管内膜损伤，血流变慢，血小板和凝血因子增多都易形成血栓。

水蛭　Shuizhi

　　【来源采制】为环节动物门水蛭科动物蚂蟥 *Whitmania pigra* Whitman、柳叶蚂蟥 *Whitmania acranulata* Whitman 或水蛭 *Hirudo nipponica* Whitman 的干燥体。夏秋季捕捉。生用或用滑石粉烫后用。

　　【主要成分】含蛋白质。活水蛭唾液腺中含有一种抗凝血的酸性物质水蛭素，系多种氨基酸组成的多肽，在干燥时已被破坏。此外，尚含肝素、抗凝血酶等。

　　【性味功能】味咸、苦，性平；有小毒，归肝经。破血通经，逐瘀消癥。

　　【药理作用】

　　1. 抗血栓形成　水蛭素对动脉血栓、静脉血栓与弥散性血管内凝血（DIC）血栓形成有明显的抑制作用，其机制与抑制血小板聚集、抗凝血、促进纤溶过程有关。水蛭醇提物对胶原蛋白-肾上腺素诱导的小鼠体内血栓和大鼠动-静脉旁路血栓形成有显著抑制作用，水蛭及其制剂或水蛭唾液，均能明显抑制多种因素诱导的血小板聚集。其抗血小板聚集作用机制，可能与增强血小板膜腺苷酸环化酶活性，增加血小板内 cAMP 含量，降低血小板黏附性有关。水蛭素能抑制凝血酶对血小板的诱导作用和结合，并促使凝血酶与血小板解离，从而有效地降低血小板聚集率。水蛭还是一种作用较强的 TXA_2 合成抑制剂。

2. 抗凝、促纤溶　水蛭素是抗凝、抗栓作用有效成分，炙后水蛭素裂解破坏，作用减弱，生用效果更佳。水蛭素能选择性抑制凝血酶，能与凝血酶快速结合，形成一种非共价稳定复合物。由于水蛭素与凝血酶的亲和力极强，在很低的浓度下就能中和凝血酶，所以抗凝作用强大。水蛭乙醇提取物能活化纤溶系统作用，降低纤溶酶原抑制剂（PAI）的活性，使纤溶酶原激活剂（t-PA）的活性提高。

3. 改善血液流变性　水蛭粉对缺血性中风病人的血细胞比容、血浆比黏度、全血比黏度、红细胞电泳时间、纤维蛋白原含量及血沉，均有明显降低作用。

4. 降血脂　水蛭粉预防或治疗给药，均能使高脂血症家兔血中胆固醇和甘油三酯含量降低，使主动脉与冠状动脉病变减轻，斑块消退明显，胶原纤维增生，胆固醇结晶减少。其作用机制可能与 PGF_{1a} 值升高，TXB_2 降低，使两者比值维持在正常范围有关。

5. 促进血肿吸收　水蛭能促进血肿吸收，减轻周围脑组织炎症反应及水肿，缓解颅内压升高，改善局部血流循环，减轻脑组织坏死，有利于神经功能的恢复。

6. 抗肿瘤　水蛭对肿瘤细胞有抑制作用。新鲜水蛭唾液中的抗凝血物质-水蛭素注入实验性肺癌、肝癌小鼠体内，能防止肿瘤细胞的扩散。

7. 终止妊娠　水蛭的水提取物不同途径给药对小鼠各个时期妊娠都有终止作用，终止妊娠的百分率随剂量的增加而增加。

8. 保护肾脏　水蛭液对肌内注射甘油所致大鼠初发期急性肾小管坏死有明显防治作用，使血尿素氮（BUN）、血肌酐（BCr）值的升高明显降低，肾小管病变明显改善。

【现代临床应用】

1. 脑血管疾病　水蛭用于治疗脑血栓、脑出血、中风先兆、脑卒中后遗症等。临床处方可以单用，亦可配伍地龙、当归、丹参、川芎等用。

2. 高脂血症　能使高脂血症病人血清胆固醇、甘油三酯、β脂蛋白水平下降，凝血酶原时间延长。可以配伍山楂、泽泻、熟地黄等。

3. 冠心病心绞痛　可用于冠心病心绞痛的治疗。临床处方可以配伍延胡索、丹参、当归、川芎、赤芍等用。

4. 肾病　用于原发性肾小球肾炎、原发性肾病综合征、难治性肾病综合征。临床处方可以配伍熟地黄、丹参、泽泻、茯苓、大黄等。

水蛭还可用于治疗肺源性心脏病、肝硬化门静脉高压、肝硬化、周围血管病等。

【不良反应】心血管系统损害，可见周身青紫、僵直、关节僵硬、心音低钝无力，重则出现呼吸衰微、心力衰竭、神志昏迷而死亡。大量服用水蛭可使毛细血管过度扩张，出血，最后致肺、肾、心脏淤血，最终因呼吸衰竭、心力衰竭而死亡。水蛭可引起血小板减少性紫癜，有致畸和堕胎作用。

姜黄　Jianghuang

【来源采制】为姜科植物姜黄 *Curcuma longa* L. 的干燥根茎。冬季采挖，生用。

【主要成分】主要成分为姜黄素类，包括姜黄素、去甲氧基姜黄素、去二甲氧基姜黄素等。含有挥发油，其中主要成分有龙脑、姜黄烯、莪术酮、莪术醇、莪术二酮等。

【性味功能】味辛、苦，性温，归脾、肝经。功能破血行气，通经止痛。

【药理作用】

1. 抗凝血　姜黄能抑制血小板聚集、抗血栓形成。姜黄素体内外实验均显示有良好抑制 ADP 及胶原诱导的血小板聚集作用，姜黄素灌胃可增加血管 PGI_2 合成量，腹腔给药后可使整体血栓形成明显受到抑制，血栓湿重较对照组降低 60.31%。

2. 抗心肌缺血　姜黄可提高心肌耐缺氧能力，对心肌缺血性损伤有保护作用。姜黄素可使异丙肾上腺素诱导大鼠心电图缺血性改变减轻，抑制血清乳酸脱氢酶（LDH）、磷酸肌酸激酶（CPK）、AST 活性的升高，抑制游离脂肪酸（FFA）含量升高，降低缺血心肌组织中 MDA 含量。

3. 抗肿瘤　姜黄素可明显抑制苯并芘诱发的多发性小鼠前胃鳞癌及 7,12-二甲基苯蒽诱发的皮肤癌。体外实验姜黄素对于人胃癌 MGC803、人胃腺癌 SGC-7901、人肝癌 bel17402、小鼠黑色素瘤 B_{16}、人白血病 K_{562} 及耐阿霉素 K_{562}/ADM 等多种肿瘤细胞系有明显杀伤作用。诱导肿瘤细胞凋亡是姜黄素抗癌作用机制之一。

4. 抗突变　姜黄素可减少辣椒碱引起的沙门菌 TA98 的突变，对环境致突变剂如槟榔、雪茄烟冷凝物、烟草、苯并芘及二甲苯蒽等的致突变作用也能抑制。

5. 保肝、利胆　姜黄素、去甲基姜黄素及去二甲基姜黄素对肝细胞有保护作用，能对抗 CCl_4 和半乳糖胺所致细胞毒作用。姜黄素、姜黄挥发油、姜黄酮以及姜烯，龙脑和倍半萜醇都有利胆作用，增加胆汁的生成和分泌，促进胆囊收缩。其中以姜黄素作用为最强。

6. 降血脂　姜黄素有降低血脂，抗动脉粥样硬化作用。对于实验性高脂血症大鼠，能明显降低大鼠血浆胆固醇、甘油三酯和 β-脂蛋白。

7. 兴奋子宫　姜黄煎剂或浸出液对多种动物离体和在体子宫均有兴奋作用，促进收缩。对雌性大鼠有抗生育作用，明显终止小鼠和兔的早、中、晚期妊娠，终止妊娠率可达 90%～100%。

8. 抗真菌、抗病毒　姜黄挥发油对多种真菌有一定抑制作用，姜黄水煎剂对 HBV 的 DNA 复制有一定抑制作用。

9. 抗炎　姜黄的各种提取物对角叉菜胶诱导的大鼠足跖急性肿胀均有对抗作用，石油醚提取物在多种慢性炎症模型上抗炎活性与 5mg/kg 氢化可的松作用相当。

10. 抗氧化　姜黄素可使小鼠及老年大鼠血浆和脑组织 MDA 含量下降，SOD 活性升高。

【现代临床应用】

1. 肿瘤　可用于治疗胃癌、肝癌、乳腺癌、黑色素瘤、白血病等的治疗。临床处方可辨证配伍冬凌草、黄独、龙葵、白英、青黛，三棱、莪术、郁金等。

2. 高脂血症　姜黄片（生药每片 0.3g）治疗 90 例高脂血症患者，使总胆固醇、β-脂蛋白、甘油三酯明显下降。临床处方可配伍泽泻、山楂、龙胆等。

3. 风湿性关节炎　姜黄素治疗可明显改善症状。临床处方可用姜黄配伍秦艽、独活、防风、干姜、细辛、桂枝等。

4. 带状疱疹和单纯疱疹　姜黄挥发油、30% 姜黄酊可用于治疗带状疱疹。临床处方可用姜黄配伍黄芪、板蓝根、金银花、连翘等。

5. 口腔炎症　姜黄素牙膏可以用于治疗牙周炎、口腔黏膜炎症。

三、消癥积药

以消除癥积为主要功能，主要治疗癥积肿块血瘀证的中药，称为消癥积药。

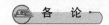

【功能与主治】 消癥积药多辛味，归肝、脾经。功能破血逐瘀、消癥积，药性强烈。主治瘀血集聚形成癥积、肿块或瘿瘤的血瘀重证，症见局部肿块或青紫肿胀，按之有形，固定不移。

消癥积药主要用于现代临床医学肿瘤、肝硬化、脾大、结缔组织病、外伤或手术瘢痕、外伤或炎症肿胀疼痛等。

【与功能主治相对应的主要药理作用】 本类中药药理作用特点，以抗肿瘤及组织异常增生，促进炎症和坏死组织吸收尤为突出。

1. 抗肿瘤　中医认为肿瘤乃气滞、血瘀、痰凝而形成的积聚癥瘕。活血消癥药莪术、三棱、虻虫、土鳖虫、川芎、当归、赤芍、水蛭对肿瘤均有抑制作用。莪术对鼻咽癌及宫颈癌等有良好疗效。

2. 抑制组织异常增生　活血消癥药能抑制硬皮病、瘢痕组织、肠粘连、盆腔炎、食管狭窄等疾病的良性的异常组织增生，也可抑制胶原合成，促进其分解，并使增生变性的结缔组织转化吸收。部分药物可抗病理性血管增生。如川芎、当归、赤芍、莪术等。

3. 抗炎和促进吸收　活血消癥药莪术、姜黄活血药可改善微循环，扩张血管，加速血流，降低毛细血管通透性，减少炎性渗出和促进炎性渗出的吸收。丹参、红花、蒲黄、三七、延胡索、益母草能加强局部血液循环，建立与开放侧支循环，促进坏死组织的清除和血块的吸收等。

4. 调节免疫功能　活血消癥药对体液免疫和细胞免疫呈抑制、增强双重影响。莪术能抑制 NK 细胞。丹参对巨噬细胞免疫活性有双向调节作用。莪术、丹参还可延长荷瘤动物的存活期。

消癥积常用药物主要药理作用简表

主要药理作用 相应传统功能	抗肿瘤 活血消癥	抗组织异常增生 活血消肿止痛	抗炎和促进吸收 活血消肿	调节免疫功能 祛邪安正
莪术	+	+		+
姜黄			+	+
川芎	+	+		
丹参	+	+	+	+
虎杖	+	+	+	
大黄			+	+
三七	+	+	+	+
水蛭	+		+	

莪术　Ezhu

【来源采制】 为姜科植物蓬莪术 *Curcuma phaeocaulis* Val.、温郁金 *Curcuma wenyujin* Y. H. Chen et C. Ling 及广西莪术 *Curcuma kwangsiensis* S. G. Lee et C. F. Liang 的干燥根茎。冬季采挖，生用或醋制用。

【主要成分】 主含挥发油。为多种倍半萜衍生物和桉油精等，其中莪术醇、莪术二酮为重要活性成分。蓬莪术油中尚含莰烯、樟烯、樟脑、莪术酮等。温莪术油中尚含 α-和 β-莰烯、姜黄烯、莪术呋喃烯酮、β-榄烯。广西莪术油中含 α-和 β-莰烯、樟烯、1，8-桉叶素、姜黄酮、β-及 δ-榄香烯。另外，富含锰、锌等多种微量元素。

【性味功能】辛、苦，温。归肝、脾经。行气破血，消积止痛。

【药理作用】

1. 抗肿瘤 莪术醇和莪术二酮对小鼠 S37 肉瘤、宫颈癌 U_{14}、艾氏腹水癌（ECA）均有较高的抑制率。二者及莪术油注射液对瘤细胞也有明显的直接破坏作用，能使其变性坏死，且作用快而强。莪术油还可增强癌细胞的免疫原性，从而诱发或促进机体对肿瘤的免疫排斥反应。莪术注射液有强大的抑制慢性髓细胞白血病细胞株 K_{562} 细胞增殖作用，并诱导 K_{562} 细胞凋亡。莪术挥发油中主要抗癌成分 β-榄香烯。β-榄香烯能明显抑制 ^{3}H-TdR 和 ^{3}H-UdR 掺入癌细胞，从而抑制 DNA 聚合酶活性和 DNA、RNA 的合成，使细胞中的核酸含量降低，尤其 RNA 的下降明显。临床观察发现，用莪术后癌症病人血液中淋巴细胞显著升高，提示明显增强了免疫反应。

2. 抗血栓形成 莪术油可对抗由 ADP 和肾上腺素所诱导的血小板聚集时间的延长。莪术不同炮制品均有较强的抗血小板聚集及抗凝血作用，醋制后活血化瘀作用明显增强。

3. 扩张血管 莪术可扩张血管，增加犬股动脉血流量，此作用在活血化瘀药中最为明显。

4. 镇痛 采用小鼠扭体法、热板法对莪术不同炮制品进行镇痛作用研究发现，莪术不同炮制品都有一定程度的镇痛作用，以醋炙莪术镇痛作用强而持久。

5. 调节胃肠平滑肌 莪术对消化道的作用与生姜相似，能直接兴奋平滑肌，故可增加胃肠蠕动。离体兔肠管实验发现，低浓度莪术使肠管紧张度升高，高浓度时使肠管松弛。

6. 抗菌、抗病毒 莪术挥发油能抑制金黄色葡萄球菌、溶血性链球菌、大肠杆菌、伤寒杆菌、霍乱弧菌等生长。对呼吸道合胞病毒（RSV）有直接抑制作用，对流感病毒 A_1 和 A_3 型有直接灭活作用。

7. 保肝 莪术醇提物及挥发油对 CCl_4 和硫代乙酰胺引起的小鼠血清 ALT 升高有明显的降低作用、肝组织病变相应减轻。

8. 抗早孕 莪术醇浸膏及其倍半萜化合物对大鼠、小鼠有显著的抗早孕作用，对犬也有一定的抗着床效果，且毒性较小。此外，莪术还有一定的抗炎、升高白细胞作用。

【现代临床应用】

1. 肿瘤 莪术可用于治疗早期宫颈癌、卵巢癌、恶性淋巴瘤、肺癌、肝癌。临床处方可用莪术配伍三棱、姜黄、冬凌草、白英、龙葵、黄独等。

2. 血栓闭塞性脉管炎 用莪术油注射液治疗血栓闭塞性脉管炎有效，随着病情好转肢体血流图也见明显好转。临床处方可用莪术配伍丹参、金银花、玄参，等，或加如四妙勇安汤中使用。

3. 缺血性脑卒中 莪术用于脑栓塞中风，可配伍黄芪、葛根、当归、熟地黄等，或者加入补阳还五汤中使用。

4. 冠心病 莪术制剂能改善冠心病人胸闷、气短、心悸、肢体麻木等症状。临床处方可配伍延胡索、川芎、当归、丹参等。

5. 妇科炎症 莪术可用于治疗宫颈糜烂、霉菌性阴道炎等妇科炎症。莪术挥发油对轻度宫颈糜烂有较好疗效，对全身无不适影响。临床处方可配伍金银花、紫花地丁、蒲公英、苦参、龙胆、栀子等。

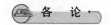

6. 感冒　用于病毒引起的感冒、上呼吸道感染、小儿病毒性肺炎。

【不良反应】注射给药可出现局部疼痛，口腔有酸辣气味，药液注入过快可出现头晕。莪术油葡萄糖注射液可致过敏性休克。莪术油注射液体内外实验均见溶血反应。小鼠灌胃莪术浸剂对肝肾有明显损害。孕妇及月经过多者忌用。

第七节　平　肝　药

平肝潜阳、息风止痉，主要治疗肝阳上亢证或肝风内动证的中药，称为平肝药。又称平肝息风药。

肝阳上亢证，因肝肾阴亏，阴不制阳而发生。症见头晕、头痛、目眩、烦躁、易怒、面红、目赤、脉弦滑有力。见于现代临床医学高血压、甲状腺功能亢进症等。肝风内动证又分为热极生风、阳亢动风、血虚生风三类。热极生风证，高热、神昏、抽搐、震颤、惊厥、痉挛，见于现代临床医学流行性乙型脑炎、流行性脑脊髓膜炎、破伤风等急性传染病引起的高热惊厥，小儿高热惊厥、肝性脑病等。阳亢动风证，头昏、头痛、或突然昏仆、肢体麻木、口眼歪斜、半身不遂，见于现代临床医学高血压中风、脑血管意外、耳源性眩晕、癫痫、妊娠中毒等。血虚生风证，肢体麻木、震颤、抽搐、或口眼歪斜、半身不遂，见于现代临床医学脑血管意外及其后遗症、帕金森症、癫痫、面瘫等。

平肝药依据其主要功能和药理作用特点，分为潜肝阳、息肝风两类，分别用于治疗肝阳上亢证或肝风内动证。

知识链接

眩　晕

眩晕是目眩和头晕的总称，以眼花、视物不清和昏暗发黑为眩；以视物旋转，或如天旋地转不能站立为晕，因两者常同时并见，故称眩晕。高血压、低血压、动脉硬化、脑瘤、脑血栓、贫血、甲状腺功能减退、运动不足、内耳疾病、某些药物服药期等都能导致眩晕。

一、潜肝阳药

能平抑过亢的肝阳，主要用于治疗肝阳上亢证的中药，称为潜肝阳药。

【功能与主治】潜肝阳药大多性寒或平，入肝经。功能平抑肝阳，兼能清泻肝火，主要用于治疗肝阳上亢证，临床表现为头晕目眩、头痛、面红目赤、烦躁易怒、舌红、脉弦滑等。

肝阳上亢证多见于现代临床医学高血压、甲状腺功能亢进症等疾病，潜肝阳药具有降低血压、镇静等药理作用，是其临床疗效的基础。

【与功能主治相对应的主要药理作用】本类中药药理作用以降低血压为主要作用，兼有镇静、抗惊厥作用。

1. 降低血压　潜肝阳药降低血压的作用是其"平肝潜阳"功能的药理作用基础。天麻、钩藤、羚羊角、地龙、牛黄、罗布麻、白蒺藜等均有不同程度的降压作用。这些药物的降压作用机制涉及多个环节，多有中枢抑制作用参与。地龙、钩藤能抑制血管运动中枢，对于切断猫的第2颈椎，降压效果消失。羚羊角、罗布麻兴奋迷走神经，对于切断迷走神经或用阿托品阻断 M 胆碱受体的动物，降压作用减弱。天麻、钩藤、地龙扩张外周血管，使血压降低。

2. 镇静、抗惊厥　这是潜肝阳药"平肝潜阳、镇惊安神"等功能的现代科学依据之一。天麻、钩藤、羚羊角、地龙、牛黄、白芍、磁石、天麻钩藤饮、镇肝熄风汤等，能减少动物的自主活动，增强戊巴比妥钠、硫喷妥钠、水合氯醛等药的中枢抑制作用，对抗戊四氮、咖啡因、士的宁或电刺激所引起的惊厥。天麻、全蝎等还有抗癫痫作用。

潜肝阳常用药物与方剂主要药理作用简表

主要药理作用 相应传统功能	降压 平肝潜阳	镇静 清肝泻火	抗惊厥 息风止痉
钩藤	+	+	+
天麻	+	+	+
羚羊角	+	+	+
地龙	+	+	+
牛黄	+	+	+
罗布麻	+	+	+
天麻钩藤饮	+	+	+

天麻　Tianma

【来源采制】为兰科植物天麻 *Gastrodia elata* Bl. 的干燥块茎。立冬后采挖，切片。生用。

【主要成分】含对羟基苯甲醇-β-D 葡萄吡喃糖苷，即天麻素（天麻苷）。并含天麻苷元（对羟基苯甲醇）、对羟基苯甲醛、香草醇（香荚兰醇）、琥珀酸及 β-谷甾醇等。

【性味功能】味甘，性平，归肝经。功能平肝阳，息肝风，祛风通络。

【药理作用】

1. 降低血压　天麻、天麻素对猫、狗、大鼠等多种常用实验动物均有显著降低血压的作用。能降低外周阻力，使血压迅速下降。

2. 镇静　天麻水煎剂、天麻素及其苷元、香草醇等能减少小鼠自发活动，显著延长巴比妥钠或环己巴比妥钠引起的小鼠睡眠时间，能对抗咖啡因引起的中枢兴奋作用。天麻多糖可增强氯丙嗪的中枢抑制作用，并可对抗苯丙胺所致小鼠活动亢进。正常人口服天麻素或天麻苷元，脑电图出现嗜睡波型。天麻的镇静、安神作用可能与其抑制中枢神经末梢对多巴胺（DA）、去甲肾上腺素（NA）的重摄取和储存，降低脑内 DA、NA 含量有关。天麻素可恢复大脑皮质兴奋与抑制过程间的平衡失调，产生镇静、安眠和镇痛等中枢抑制作用。

3. 抗惊厥　天麻注射液、天麻素及其苷元、香草醇等能显著拮抗戊四氮或士的宁所致惊厥，延长惊厥潜伏期，降低死亡率或提高半数惊厥量。天麻醇提物皮下注射可抑制实验性癫痫发作。

4. 抗眩晕　口服天麻醇提物能显著对抗旋转诱发的小鼠厌食症，提高小鼠在水迷宫中的空间辨别能力和达到安全区小鼠的百分率，对抗旋转后小鼠自主活动的降低。

5. 保护脑细胞　天麻素对脑神经细胞有保护作用，能降低小鼠在低压缺氧时的死亡率，能明显降低谷氨酸（兴奋性氨基酸）的作用，减少谷氨酸或缺血再灌注损伤引起的乳酸脱氢酶（LDH）的漏出及神经细胞死亡率，维持细胞膜的流动性，并降低 LPO 的生成，明显减轻神经元损伤程度。

6. 抗衰老　多种实验表明天麻有提高清除自由基的能力，从而延缓衰老。口服天麻能明显提高 D-半乳糖致衰老小鼠红细胞 SOD 活力，降低心肌脂褐质。天麻可降低老龄大鼠血清 LPO 含量。患有心脑血管疾病的老人服用药物 3 个月，血中 SOD 活性增高。天麻素及其苷元能改善记忆，增强大鼠学习记忆。

7. 增强免疫　天麻多糖可增加机体非特异性免疫及特异性免疫功能，还能促进病毒诱生干扰素。

8. 抗炎、镇痛　天麻对多种炎症反应有抑制作用，能降低毛细血管通透性，直接对抗 5-HT 和前列腺素 E_2 致炎症反应。天麻对多种实验性疼痛有抑制作用。野生天麻作用强而持久。

9. 抗血小板聚集　体内外实验天麻均有抗血小板聚集作用，能降低花生四烯酸诱发的急性肺血栓所致小鼠死亡率。天麻素与天麻苷元也有相同的作用。

【现代临床应用】

1. 眩晕　治疗眩晕综合征。可作为脑保健药物，能增强视神经的分辨能力。临床处方可配伍半夏、钩藤、白术、生姜等，或用半夏白术天麻汤。

2. 高血压　单用降压效果不显，但能改善症状。用天麻钩藤饮有一定疗效。临床处方可配伍豨莶草、臭梧桐、地龙、黄芩、葛根等。

3. 神经衰弱　天麻制剂用于治疗多种神经衰弱症，如通天口服液。临床处方可配伍五味子、酸枣仁、远志、延胡索、柴胡、白芍等。

4. 癫痫、惊厥　治疗癫痫小发作、癫痫大发作、轻型破伤风、流行性脑脊髓膜炎、流行性乙型脑炎等所致惊厥。可配伍防风、钩藤、地龙、牛黄、熊胆、白芍、柴胡、栀子，等同用，或辨证选用天麻钩藤饮、钩藤饮。

5. 血管神经性头痛　如偏头痛、三叉神经痛、枕骨大神经痛等。天麻素片有效。临床处方可选用葛根、黄芪、防风、藁本、川芎、细辛、桂枝配伍天麻使用。

6. 老年性痴呆　治疗老年性血管性痴呆可用天麻配伍葛根、黄芪、当归、熟地黄、制首乌等。

羚羊角　Lingyangjiao

【来源采制】本品为牛科动物赛加羚羊 Saiga tatarica Linnaeus 的角。以秋季猎取最佳。捕后锯取其角，晒干。用时镑成薄片、锉末或磨汁。

【主要成分】含角蛋白、胆固醇、磷脂类、甾类化合物、磷酸钙及不溶性无机盐等。其中角蛋白含量最高，经水解后测定含有 18 种氨基酸及多肽类物质，其中以天冬氨酸、谷氨酸、亮氨酸、苯丙氨酸含量较高，还含异白氨酸、白氨酸、酪氨酸、丙氨酸。含磷脂类约 0.12%，成分有卵磷脂、脑磷脂、神经鞘磷脂、磷脂酰丝氨酸及磷脂酰肌醇等。并含有多种微量元素。

【性味功能】味咸，性寒，归肝、心经。功能平肝阳，息肝风，清肝热，解热毒。

【药理作用】

1. 降压　羚羊角水提取液或者醇提液对麻醉犬、猫、大鼠静脉注射，对实验动物均有快速明显的降压作用，若切断两侧迷走神经，则降压作用减弱。

2. 镇静、催眠　羚羊角水剂口服或者腹腔注射均能使小鼠自发活动减少，增强中枢抑制药物如戊巴比妥钠、硫喷妥钠、水合氯醛的催眠作用，使小鼠睡眠时间延长。羚羊角外皮醇浸出液能降低小鼠朝向性运动反应，且缩短巴比妥及乙醚麻醉的诱导期。

3. 抗惊厥　羚羊角水煎剂腹腔注射，可对抗戊四氮、印防己毒、电刺激所致小鼠惊厥。羚羊角水煎剂灌胃给药能减低咖啡因所致小鼠惊厥发生率，加快惊厥小鼠恢复正常，降低死亡发生率。羚羊角口服液有明显的抗电惊厥和抗戊四氮引起的小鼠惊厥作用。给小鼠腹腔注射羚羊角醇提液 10g/kg 有抗电休克作用。给蟾蜍淋巴腔注入羚羊角水煎剂每只 0.1g 可提高咖啡因致惊的恢复率。羚羊角外皮醇浸出液能降低戊四氮、五甲烯四氮唑、士的宁和电休克的敏感性。腹腔注射（40mg/10g）可使脑内 5-HT 含量显著增高，明显降低小鼠脑内 DA 水平，表明羚羊角的中枢抑制作用可能与脑内儿茶酚胺减少有关。

4. 解热　羚羊角原粉能显著抑制酵母和内毒素发热模型动物的体温升高，而水提液作用不明显。羚羊角口服液灌胃大鼠可明显对抗啤酒酵母及 2，4-二硝基苯酚引起的大鼠体温升高。对伤寒、副伤寒甲乙三联菌苗致热家兔，羚羊角水煎液灌服或羚羊角注射液均可使其体温降低，给药后 2 小时体温开始下降，6 小时恢复正常。

5. 镇痛　用扭体法进行镇痛实验，羚羊角粉在 3 种不同剂量（1.56g 生药/kg，0.78g 生药/kg，0.39g 生药/kg）均可明显减少小鼠扭体次数。热板法实验表明羚羊角超细粉体 0.39g 生药/kg 剂量组在给药后 120 分钟显著延长动物痛阈值，作用优于粗粉的等剂量组。羚珠散（羚羊角、珍珠）腹腔注射后 15 分钟即出现镇痛作用，给药 30 分钟镇痛作用达到高峰，60 分钟仍非常显著。

6. 兴奋平滑肌　羚羊角水煎液对离体家兔十二指肠有兴奋作用，在 1∶1215 浓度时呈现张力上升。对离体豚鼠回肠有兴奋作用，1∶100 浓度时可见到张力上升，收缩强度随剂量加大而增强。对己烯雌酚处理的子宫、动情周期子宫及妊娠子宫，呈明显兴奋作用。

【现代临床应用】

1. 高血压　用羚羊角散治疗高血压患者（肝阳上亢或肝阳化风型），其降压疗效确切，并能改善头晕头痛等症状。配龙胆、黄芩、钩藤、防风、天麻等。临床处方也可选用羚角钩藤汤等。

2. 急性感染性高热　流行性感冒、扁桃体炎、麻疹、小儿肺炎及其他发热疾病，体温高热，用羚羊角水解注射液治疗有退热效果。临床处方也可选用羚角钩藤汤、或者配伍地龙、葛根、柴胡、知母、栀子、金银花、黄芩、黄连等。

3. 高热惊厥　用羚角钩藤汤治疗小儿高热神昏、烦躁谵语、惊痫抽搐，可有效缩短退热时间，减少惊厥的复发。也可选用钩藤饮等。

【不良反应】羚羊角毒性较低。藏羚羊角水提取液小鼠灌胃 LD_{50} 为 28.7g/kg。羚羊角煎剂或醇提取液大剂量可引起离体蟾蜍心率减慢，振幅减小，最后心跳停止。

二、息肝风药

能平息肝风，主要用于治疗肝风内动的中药，称为息肝风药。

【功能与主治】息肝风药主入肝经，功能息肝风，止痉挛。主治阳亢动风、热极动风、血虚生风等所致的肝风内动证，临床表现或高热、神昏伴见惊厥抽搐，或头晕、头痛、肢体麻木或突然昏仆、抽搐、震颤、口舌歪斜、半身不遂等。

本类中药主要用于治疗现代临床医学流行性乙型脑炎、流行性脑脊髓膜炎、破伤风等

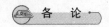

急性传染病引起的高热惊厥，小儿高热惊厥、肝性脑病，或高血压中风、脑血管意外、癫痫、妊娠中毒，帕金森症面瘫等。

【与功能主治相对应的主要药理作用】 本类中药药理作用以镇静、抗惊厥为主要作用，兼有解热、降低血压作用。

1. 镇静、抗惊厥 地龙、牛黄、熊胆、白芍、天麻、羚羊角、钩藤、磁石、全蝎、白僵蚕、天麻钩藤饮、镇肝熄风汤等，均有显著地镇静、抗惊厥作用。减少动物自发活动，增强镇静剂戊巴比妥钠、硫喷妥钠、水合氯醛等药的中枢抑制作用，对抗戊四氮、咖啡因、士的宁或电刺激等多种因素造成的惊厥。

2. 解热、镇痛 羚羊角、地龙、牛黄、熊胆等具有解热作用，此为治疗高热所致惊厥的药理作用基础之一。羚羊角、天麻、蜈蚣、全蝎、磁石等具有不同程度的镇痛作用。

3. 降低血压 地龙、牛黄、白芍、钩藤、天麻、羚羊角均有降低血压的作用，能缓解头晕、头痛、肢体麻木等高血压症状，预防脑血管病发生。

4. 抗血栓 白芍、天麻、钩藤、地龙等均有不同程度抗血小板聚集、抗血栓形成的作用。高血压、脑卒中及其后遗症患者，大多呈现血小板聚集、血栓形成倾向增高。抗血栓作用可能是这类药物祛风通络，治疗半身不遂的药理学基础之一。

息肝风常用药物与方剂主要药理作用简表

主要药理作用 相应传统功能	镇静 清肝泻火	抗惊厥 息风止痉	降压 平肝潜阳	解热 清肝泻火	抗血栓 祛风通络
地龙	+	+	+	+	+
白芍	+	+	+	+	+
羚羊角	+	+	+	+	
牛黄	+	+	+	+	+
熊胆				+	
钩藤	+	+	+		+
天麻	+	+	+	+	+
磁石	+	+			
全蝎	+	+			+
白僵蚕	+	+		+	
天麻钩藤饮	+	+	+	+	+
镇肝熄风汤	+	+	+	+	+

知识链接

惊 厥

惊厥俗称抽筋、抽风、惊风，也称抽搐。临床表现为阵发性四肢和面部肌肉抽动，多伴有两侧眼球上翻、凝视或斜视，神志不清。有时伴有口吐白沫或口角牵动，呼吸暂停，面色青紫，发作时间多在 3～5 分钟，可反复发作，甚至呈持续状态。惊厥伴有发热者，多为感染性疾病所致。颅内感染性疾病常见有脑膜炎、脑脓肿、脑炎、脑寄生虫病等；颅外感染性疾病常见有高热性惊厥、中毒性细菌性痢疾、中毒性肺炎、败血症等各种严重感染。惊厥不伴有发热者，多为非感染性疾病所致，除常见的癫痫外，还有水及电解质紊乱、血钙过低、低血糖、药物中毒、食物中毒、遗传代谢性疾病、脑外伤、脑瘤等。

地龙　Dilong

【来源采制】为巨蚓科动物参环毛蚓 *Pheretima aspergillum*（E. Perrier）、通俗环毛蚓 *Pheretima vulgaris* Chen、威廉环毛蚓 *Pheretima guillelmi*（Michaelsen）或栉盲环毛蚓 *Pheretima pectinifera* Michaelsen 的干燥体。春秋季捕捉，生用或鲜用。

【主要成分】主含蛋白质，其组成中含 18 ~ 20 种氨基酸，18 种脂肪酸。另含次黄嘌呤，琥珀酸，蚯蚓解热碱，蚯蚓素，蚯蚓毒素，以及钙、镁、铁、锌等微量元素。

【性味功能】味咸，性寒，归肝、脾、膀胱经。功能清热定惊，通络，平喘，利尿。

【药理作用】

1. 镇静、抗惊厥　地龙对小鼠及兔均有镇静作用，对戊四氮及咖啡因引起的惊厥有对抗作用，但不能拮抗士的宁引起的惊厥。故认为其抗惊厥的作用部位在脊髓以上的中枢神经，可能与其所含具有中枢抑制作用的琥珀酸有关。

2. 解热　地龙具有显著的解热作用。对大肠杆菌内毒素及化学刺激引起的发热家兔、大鼠均有明显退热作用。解热有效成分为蚯蚓解热碱、琥珀酸及某些氨基酸。解热作用主要是通过调节体温中枢，使散热增加。

3. 降压　地龙的多种制剂均可降低血压。地龙热浸液，乙醇浸出液给麻醉犬静脉注射，或给正常大鼠或肾性高血压大鼠灌服，均显示缓慢而持久的降压作用。地龙的降压作用部位可能在脊髓以上的中枢，还有排钠利尿作用，降低外周血容量等综合效应。

4. 抗血栓　地龙中含有纤溶酶样物质，具有促纤溶作用，能直接溶解纤维蛋白及血块。此外，地龙还具有激活纤维蛋白溶解酶原的作用。从地龙提取液中已分离取得多种纤溶酶和纤溶酶原激活物，如蚓激酶，具有良好的溶解血栓作用。家兔口服从地龙中提取的纤溶酶后从心脏取血，在体外形成的血栓长度、重量均明显减少。其抗血栓机制是抗凝、促纤溶、抑制血小板聚集、增强红细胞膜稳定性等。是其"活血通络"功能，治疗半身不遂的药理学基础之一。

5. 抗肿瘤　地龙提取物对多种肿瘤细胞具有不同程度的抑制作用。地龙抗肿瘤成分高温易破坏。

6. 平喘　地龙醇提取液能对抗组胺和毛果芸香碱引起的支气管收缩，提高豚鼠对组胺反应的耐受力。其作用可能与阻滞组胺受体有关。

7. 增强免疫功能　地龙可明显增强巨噬细胞的免疫活性，促进小鼠脾淋巴细胞转化，提高脾脏自然杀伤 NK 细胞及抗体依赖细胞介导细胞毒的活性。

8. 抗心律失常　地龙对多种实验性心律失常具有对抗作用。

9. 兴奋子宫平滑肌　地龙提取物体内外实验均有兴奋子宫平滑肌作用。

【现代临床应用】

1. 高热、惊厥　地龙对流行性感冒、上呼吸道感染、支气管炎、肺炎等呼吸道感染所引起的高热，有退热疗效。能缓解肺炎、流行性脑脊髓膜炎、流行性乙型脑炎所致高热惊厥。亦可用于惊风抽搐、癫痫等疾病。临床可以单用，亦可以配伍葛根、柴胡、栀子、牛黄、熊胆、金银花、黄芩、白芍等使用。

2. 血栓性疾病　地龙治疗脑血管栓塞、心肌梗死、静脉血栓形成、高血黏度综合征、缺血性中风有效。可用补阳还五汤，或者配伍葛根、黄芪、当归、川芎、熟地黄、丹参等使用。

3. 慢性支气管炎及支气管哮喘　地龙粉单服或与其他药合用，有较好疗效。给哮喘病人舌下含地龙液，可立刻起到平喘效果。或者配伍细辛、炙麻黄、杏仁、白果、五味子、诃子、罂粟壳、干姜、陈皮、半夏等使用。

【不良反应】地龙有兴奋子宫平滑肌作用，能引起子宫痉挛性收缩。地龙注射液肌内注射有引起过敏性休克的病例报道。蚯蚓素有溶血作用。

白芍　Baishao

【来源采制】为毛茛科植物芍药 *Paeonia lactiflora* Pall. 的干燥根。春秋采挖。生用或炒用、酒炒用。

【主要成分】根含较多芍药苷，经加工为白芍后，含量显著减少，约在 1% 以下。另含少量羟基芍药苷、芍药内酯苷、苯甲酰芍药苷及苯甲酸、鞣质、β-谷甾醇、挥发油等。

【性味功能】味苦、酸，性微寒，归肝、脾经。养血调经，敛阴止汗，柔肝止痛，平抑肝阳。

【药理作用】

1. 镇静、抗惊厥　白芍具有显著的镇静、抗惊厥作用，是其平抑肝阳功能的药理作用基础之一。芍药注射液能抑制小鼠的自发活动，增强环己巴比妥钠的催眠作用。芍药苷大鼠脑室内注射每只 1mg 产生镇静作用，5～10mg 引起睡眠和肌肉松弛。白芍总苷 20～80mg/kg 腹腔注射能对抗小鼠电惊厥，60～100mg/kg 能对抗士的宁引起的小鼠和大鼠的惊厥，但对戊四氮所致小鼠的惊厥无影响。

2. 解痉　芍药苷对豚鼠离体小肠自发收缩活动有抑制作用，能降低肠管张力。芍药或芍药苷能对抗氯化钡引起的肠管收缩，对乙酰胆碱引起的肠管收缩无明显影响。

3. 镇痛　白芍总苷 5～40mg/kg 肌内注射，呈剂量依赖性地抑制小鼠热板痛反应。白芍总苷能加强吗啡的镇痛效果，但纳洛酮对白芍总苷的镇痛作用无明显影响，提示白芍总苷的镇痛作用与阿片受体无关。

4. 调节子宫平滑肌　芍药苷对大鼠子宫平滑肌自发性收缩及催产素引起的收缩均有抑制作用。其配糖体对小鼠离体子宫，低浓度呈兴奋作用，高浓度呈抑制作用。

5. 保肝　白芍对化学性肝损伤有明显保护作用，能减轻肝细胞变性坏死程度。白芍水提液、白芍总苷对 CCl_4 或 D-半乳糖胺引起的大鼠肝细胞损伤有显著的保护作用，对抗损伤剂引起的血清 ALT 升高、血清白蛋白下降及肝糖原含量降低。白芍醇提取物对黄曲霉毒素 B_1（AFB_1）引起的轻度大鼠急性肝损伤有预防或逆转作用，使血清乳酸脱氢酶（SLDH）及其同工酶（SLDH5）的活性降低。

6. 增强免疫　白芍对免疫反应的多个环节都有调节作用。白芍总苷能拮抗环磷酰胺引起的 Ts 细胞数量减少，T_H/Ts 比值增高。白芍水煎液及白芍总苷在体内和体外均可明显提高腹腔巨噬细胞的吞噬功能，可促进脾细胞抗体的生成，对抗环磷酰胺引起的抗体生成减少，但对正常小鼠抗体生成及地塞米松引起的抗体生成抑制，无明显影响。

7. 抗心肌缺血　白芍水提物对实验性心肌缺血有保护作用，能延长异丙肾上腺素引起心肌缺血小鼠的存活时间，改善垂体后叶素所致心肌缺血心电图，增加小鼠心肌对 ^{86}Rb 的摄取率，增加心肌营养性血流量。

8. 抗血栓　白芍总苷能抑制大鼠血小板聚集。白芍提取物有抗血栓作用，减轻血小板血栓的湿重，对抗 ADP 及花生四烯酸诱导的血小板聚集。

9. 抗应激　白芍对大鼠应激性胃溃疡及幽门结扎引起的胃溃疡均有保护作用，且能提高机体对缺氧、高温应激的抵抗能力，使动物存活时间明显延长。

10. 抗炎　白芍总苷对急性渗出性炎症及增生性炎症均有对抗作用。白芍提取物能抑制蛋清所致大鼠急性足肿胀和棉球肉芽肿。白芍总苷灌胃能抑制佐剂性关节炎大鼠滑膜白介素-1（IL-1）、肿瘤坏死因子（TNF）及前列腺素 E_2（PGE_2）的过度分泌，使功能恢复正常。

11. 抗菌、抗病毒　白芍煎剂体外对志贺氏痢疾杆菌有抑制作用，对葡萄球菌、铜绿假单胞菌等也有一定抑制作用。对致病性真菌也有抑制作用。白芍总苷有直接抗病毒作用。

【现代临床应用】

1. 肌肉痉挛　对肌肉性痉挛综合征及面肌抽搐有一定疗效。临床处方可选用大剂量白芍，配伍炙甘草、汉防己、大枣、生姜、当归、熟地黄等使用。方如芍药甘草汤。

2. 偏头痛　白芍与川芎、甘草等合用，治疗偏头痛。临床处方也可辨证配伍天麻、细辛、川芎、防风、白芷、羌活、藁本、荆芥等。

3. 眩晕　白芍可用于治疗眩晕症，可配伍天麻、半夏、白术、防风、钩藤等，或加入半夏白术天麻汤使用。

4. 乙型病毒性肝炎　白芍总苷治疗乙型肝炎，可使 HBV 标志物的转阴，对多种乙型肝炎病毒复制指标阴转。临床处方可配伍柴胡、当归、白术、茵陈、栀子、黄芩、金钱草等，或用逍遥散、四逆散，或者小柴胡汤等。

5. 类风湿关节炎　白芍总苷连续服用 4 周，可缓解风湿病患者病情。临床处方可选用雷公藤、青风藤、独活、秦艽、防风、羌活、川芎、桂枝、当归等配伍使用。

第八节　除　湿　药

祛除机体表里湿邪，主要用于治疗水湿之证的中药，称为除湿药。

水湿之证，可因感受六淫湿邪所致，或因饮食、情志、劳倦所伤，肺脾肾三脏功能失司，水道不通，聚而为患。水湿之邪多困阻脾胃，主要表现为头重身困、四肢沉重、胸闷脘痞、呕恶泛酸、纳差、大便溏垢或腹泻、小便淋浊或尿少、肢体浮肿、腹水、白带过多、舌苔厚腻或水滑、脉濡或滑等症。若湿邪阻滞肝胆，可见身目黄染；湿邪留滞经络关节，可致关节重着疼痛；湿邪浸淫肌肤，发为湿疹瘙痒或疮痈流水。因湿性重浊黏滞，故病多缠绵难愈。

根据湿邪所在部位和水湿证候的分类，本类药物可分为祛风湿、化湿浊、利水湿、逐水饮四类。分别具有祛除风湿，燥湿化浊，渗利水湿，驱逐水饮等功能，用于风湿痹阻证、湿浊中阻证、水湿内停证、水饮积聚证等的治疗。

水湿证涉及西医临床众多疾病。湿困脾胃证，轻者见于胃肠型感冒，中者见于消化系统功能紊乱，重者急慢性肾炎、肝硬化腹水。湿滞肝胆证，见于黄疸型肝炎、胆囊炎、胆结石。湿滞经络证，见于类风湿关节炎、骨关节病、坐骨神经炎、肩周炎。等等。

一、祛风湿药

祛除筋骨间风湿邪气,解除痹痛,主要用于治疗风湿痹阻证的中药,称为祛风湿药。

【功能与主治】本类药物性味多辛温香燥,主归肝、肾经。主要用于风湿痹阻证。祛风湿药具有祛风除湿、散寒通络、强筋壮骨、清热、化瘀等功能。

风湿痹阻证是因风寒湿三邪相合,阻滞经脉、筋骨、肌肉、关节,气血不通而致肢体关节疼痛、麻木、肿胀或屈伸不利。风湿证多见于现代医学骨与骨关节病,以及软组织疾病、结缔组织疾病、自身免疫性疾病、神经系统疾病等。如风湿热、风湿性关节炎、类风湿关节炎、骨性关节炎、强直性脊柱炎、系统性红斑狼疮、雷诺现象与雷诺病、血管炎、特发性炎症性肌病、系统性硬化症、坐骨神经炎、肋间神经炎、肩周炎等。

本类药主要适宜于风湿类疾病所表现的骨、关节、韧带、滑囊、筋膜疼痛,关节肿胀、变形、运动障碍、麻木不仁、腰膝酸痛、下肢痿弱等症。

【与功能主治相对应的主要药理作用】

1. 抗炎　常用祛风湿药对多种实验性急慢性炎症模型均有不同程度的抑制作用。主要有效成分有雷公藤总苷、雷公藤内酯、秦艽碱甲、清风藤碱、粉防己碱、甲氧基欧芹酚等。雷公藤、秦艽、独活、五加皮、防己、豨莶草、臭梧桐的多种制剂和有效成分可明显抑制角叉菜胶、鸡蛋清、甲醛所致大鼠急性足肿胀和二甲苯所致小鼠急性耳廓肿胀,使肿胀度减轻,也可抑制醋酸、组胺所致大、小鼠毛细血管通透性增加,从而使炎性渗出减少。雷公藤、五加皮等可显著抑制大鼠炎性棉球肉芽的增生,使肉芽重量减轻。

雷公藤、秦艽和五加皮及其有效成分的抗炎作用与兴奋垂体-肾上腺皮质系统功能有关。雷公藤总苷在产生抗炎作用时,尿中 17-羟皮质类固醇含量升高,说明有增强肾上腺皮质功能作用;雷公藤内酯、雷公藤甲素可明显抑制红细胞膜破裂,雷公藤红素抑制细胞释放 PGE_2,均与其抗炎作用有关。秦艽碱甲的抗炎作用在切除垂体或用麻醉药抑制中枢后消失,这表明秦艽碱甲可能通过兴奋下丘脑-垂体,使 ACTH 分泌增多,从而增强肾上腺皮质功能,使肾上腺皮质激素合成释放增加而产生抗炎作用。粉防己碱可直接作用于肾上腺,产生促皮质激素样作用。粉防己碱可抑制炎症白细胞磷脂酶 A_2(PLA_2)的活性,从而减少炎症介质的产生和释放。雷公藤、五加皮、防己对佐剂性关节炎也有明显抑制作用。

2. 免疫抑制　雷公藤、五加皮、独活、豨莶草、青风藤对机体免疫功能有明显抑制作用。雷公藤成分雷公藤总苷、雷公藤甲素、雷公藤红素、雷公藤内酯等,对非特异性免疫功能以及特异性免疫功能均有明显抑制作用。雷公藤甲素能抑制 NK 细胞活性,并能抑制抗体形成细胞的产生。雷公藤总苷可部分抑制非同种移植时抗宿主反应。雷公藤使类风湿关节炎病人血清中 IgG、IgA 和 IgM 水平明显下降。粉防己碱能显著抑制 PHA、ConA 等诱导的人外周血淋巴细胞转化,也能抑制抗体形成,其免疫抑制作用可能与钙通道阻滞有关。

3. 镇痛　川乌、青风藤、独活、秦艽、五加皮、防己、防风、藁本有不同程度的镇痛作用,可提高动物热刺激、电刺激、化学刺激所致的痛阈,也可减少 6% 醋酸所致小鼠扭体次数。青风藤碱和乌头碱的镇痛部位在中枢神经系统,可能与去甲肾上腺素能系统或阿片能系统有关。

祛风湿常用药物与方剂主要药理作用简表

主要药理作用 相应传统功能	抗炎 祛风湿	镇痛 止痹痛	免疫抑制 祛风除湿	抗菌 清湿热
雷公藤	+	+	+	+
青风藤	+	+		
独活	+	+	+	
五加皮	+	+		
汉防己	+	+	+	+
秦艽	+	+	+	+
豨莶草	+	+	+	+
羌活	+	+		
川乌		+		
防风	+	+	+	+
藁本	+	+		
羌活胜湿汤	+	+		+
独活寄生汤	+	+	+	+

 知识链接

免 疫 应 答

免疫应答是机体免疫系统对抗原刺激所产生的以排除抗原为目的的反应，包括免疫活性细胞（T淋巴细胞、B淋巴细胞）识别抗原，产生活化，增殖，分化，并将抗原破坏或清除的全过程。免疫应答可表现为正常生理性反应（抗病原体侵袭，清除损伤和衰老细胞，免疫调控，清除癌变细胞或病毒感染的细胞）和异常的病理性反应（变态反应性病，免疫缺陷病，自身免疫病，肿瘤发生，病毒持续性感染）；在微生物或寄生生物、移植物、接种疫苗、精子，甚至自身组织的刺激下，都可能产生免疫应答反应。

雷公藤 Leigongteng

【来源采制】本品为卫矛科植物雷公藤 *Tripterygium wilfordii* Hook f. 的干燥根。秋季采根。生用。

【主要成分】雷公藤的成分主要有生物碱类、二萜类、三萜类、倍半萜类及多糖。生物碱类有雷公藤定碱、雷公藤灵碱、雷公藤晋碱、雷公藤春碱等。二萜类有雷公藤甲素、雷公藤乙素、雷公藤丙素等。三萜类有雷公藤内酯甲、雷公藤红素等。

【性味功能】性寒，味苦、辛，有大毒，归肝、肾经。祛风湿，活血通络，止痛，杀虫。

【药理作用】

1. 免疫抑制　雷公藤及其多种成分均有明显的抑制免疫功能的作用。①抑制非特异性免疫：雷公藤总苷、雷公藤红素及雷公藤单体 T_4 均可引起幼龄鼠胸腺萎缩，雷公藤总苷长期给药还可使成年鼠胸腺萎缩。雷公藤春碱能显著降低小鼠炭粒廓清速率，对网状内皮系统吞噬功能有抑制作用。②抑制细胞免疫功能：雷公藤水煎剂皮下注射，对 ConA 诱导

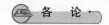

T 细胞增殖反应有明显抑制作用，且可明显降低小鼠脾细胞产生 IL-2 的水平，说明辅助性 T 细胞的功能受到影响。通过抑制 T 辅助细胞增强 T 抑制细胞功能，对细胞免疫呈现显著的抑制作用。③抑制体液免疫：雷公藤可直接抑制 B 淋巴细胞产生抗体。雷公藤内酯可明显抑制抗体的产生和分泌，并抑制 T_s 细胞活化，抑制 T、B 细胞增殖，提高血清总补体含量，抑制小鼠 IgG 的形成。雷公藤红素腹腔注射可明显减轻小鼠胸腺重量，降低脾脏空斑形成细胞数，同时能提高血清补体 C_3 含量。雷公藤多苷治疗类风湿关节炎患者血清 IgM、IgA、IgG 均下降补体 C_3 增高，γ-球蛋白明显下降，表明对体液免疫有明显抑制作用。

2. 抗炎　雷公藤内酯对巴豆油诱发的小鼠耳部肿胀，对醋酸所致的小鼠腹腔毛细血管通透性增高，均有抑制作用，并能明显抑制红细胞膜破裂。揭示本药对炎症早期血管通透性增高、渗出、水肿有明显的抑制作用。雷公藤内酯抗炎作用机制与兴奋下丘脑-垂体-肾上腺皮质系统有关。雷公藤多苷可治疗卵白蛋白诱发致敏豚鼠哮喘发作，使豚鼠支气管-肺泡灌流液（BALF）中炎性细胞、嗜酸性细胞总数及其分类计数明显减少，表明雷公藤多苷有明显抗炎作用。

3. 抗肿瘤　雷公藤甲素、乙素有明显的抗肿瘤作用。雷公藤甲素可抑制人离体鼻咽癌 KB 细胞，还能抑制乳癌和胃癌细胞系集落的形成。雷公藤内酯、雷公藤羟内酯的抗肿瘤作用机制之一是其能抑制癌细胞的 RNA 及蛋白质的合成，并选择性地使磷酸果酸糖激酶上的巯基失活，抑制肝糖原合成，使 RNA 聚合酶失活，干扰 DNA 复制。雷公藤甲素可以诱导肿瘤细胞凋亡并使肿瘤细胞对 TNF-α 诱导的细胞凋亡敏感，能抑制 TNF-α 诱导的 NF-κB 的活化，加强 TNF-α 对肿瘤的毒性，同时限制它的前炎症效应。

4. 抗生育　雷公藤抗生物活性对雄性生殖系统和雌性生殖系统均有影响，临床研究也表明雷公藤具有明显抗生育作用。雄性成年大鼠灌服雷公藤多苷 10mg/kg 8 周后全部失去生育能力，其机制是选择性地作用于睾丸生精细胞，抑制精子的变态与成熟。雷公藤单体 T_4 具有更强的抗生育活性，大鼠口服可致附睾尾精子活率和密度明显下降而不育。精子活力主要受 Ca^{2+} 等调控，雷公藤 T_4 抑制人射出精子对 Ca^{2+} 摄取内流，导致精子膜内外 Ca^{2+} 梯度浓度失去动态平衡，这可能是 T_4 抑制精子活力的重要机制之一。雷公藤 T_4 抑制 Ca^{2+} 摄取内流是选择性的作用在附睾部位，不影响由去甲肾上腺素和高 K^+ 依赖 Ca^{2+} 支持而诱发的大鼠胸主动脉和输精管的自发收缩。临床观察发现，雷公藤总苷片可使育龄女性患者月经减少甚至闭经，阴道细胞不同程度萎缩。可致雌性动物动情周期不规则、子宫减轻。

5. 抗凝血　雷公藤有解除血液聚集性、降低血液黏滞性及凝固性作用，并能改善微循环及减低外周血液阻力。

6. 抗艾滋病毒　从雷公藤中分离得到的抗艾滋病毒活性成分——萨拉子酸，能抑制在 H_9 淋巴细胞中的 HIV-1 复制（IC_{50} 为 53 μmol/L，ED_{50} 为 10 μmol/L）和 HIV-1 重组反转录酶协同反转录活性。

7. 抗菌　雷公藤对金黄色葡萄球菌有明显的抑制作用，对革兰阴性细菌亦有抑制效果，对真菌尤其是皮肤白色念珠菌感染效果较好。有关实验证明，雷公藤主要抑制革兰阳性球菌、杆菌及抗酸分枝杆菌，其主要抑菌成分是雷公藤红素。

8. 杀虫　雷公藤水煎液、醇浸液及醚提取物能杀虫、蝇、蛆、蚕及鼠。

【现代临床应用】

1. 类风湿关节炎（RA）、强直性脊柱炎（AS）　雷公藤是治疗 RA 和 AS 公认的有效药物。雷公藤多苷片、雷公藤酊均可用于治疗 RA 和 AS。临床处方可配伍防风、汉防己、独活、羌活、秦艽、青风藤、当归、川芎等，或加入独活寄生汤。

2. 结缔组织病 雷公藤制剂用于治疗白塞病、红斑性狼疮、硬皮病、多发性肌炎及血管炎。可配伍青风藤、汉防己、独活、甘草等应用。

3. 肾小球肾炎及肾病综合征 雷公藤生药、雷公藤总苷用于治疗各型肾小球肾炎、肾病综合征，以原发性肾小球肾炎疗效最佳。临床处方可配伍附子、肉桂、茯苓、泽泻，或加入金匮肾气丸使用。

4. 白内障、葡萄膜炎 雷公藤多苷片白内障囊外摘出术后治疗，或眼葡萄膜炎在激素治疗和减量维持加服。

5. 银屑病、神经性皮炎、湿疹 雷公藤酒浸剂治疗银屑病。雷公藤总碱治疗泛发性神经皮炎。雷公藤多苷片治疗小儿泛发性湿疹。

6. 过敏性紫癜 雷公藤多苷片治疗过敏性紫癜，皮疹消退较好，复发率低。

7. 肺结核、慢性支气管炎和小儿喘息型气管炎 雷公藤多苷片治疗后，多数患者服药后咳嗽、排痰、发热、哮喘等症有不同程度的减轻。

【不良反应】雷公藤对机体多个器官和系统均呈现毒副作用。胃肠道刺激反应最为常见，恶心呕吐、食欲不振、腹痛、腹胀、腹泻，过量可致呕血、便血。少数病人出现肝肾功能损害，肌酐清除率下降，可逆性的 ALT 升高，严重中毒可发生急性肾衰竭而死亡。长期服用可致育龄女性月经紊乱，孕妇不宜服用。可引起男性不育，停药后可恢复。可致白细胞下降，粒细胞减少，甚至骨髓抑制。对心血管系统可引起心悸、胸闷、气短、室性期前收缩或心律失常，严重中毒时血压急剧下降，甚至出现心源性休克而死亡。可出现皮肤色素沉着、口腔溃疡、痤疮、皮肤瘙痒等，多数停药后可消失。

青风藤 Qingfengteng

【来源采制】本品为防己科植物青藤 *Sinomenium acutum*（Thunb.）Rehd. et Wils. 及毛青藤 *Sinomenium acutum*（Thunb.）Rehd. Et Wils. var. *cinereum* Rehd. et Wils. 的干燥藤茎。秋末冬初采割，晒干。生用。

【主要成分】青风藤主要成分为青藤碱、青风藤碱、青风藤定碱、双青藤碱、异青藤碱、白兰碱、光千金藤碱、尖防己碱、木兰碱、微量 N-乙酰青藤碱等。

【性味功能】味苦、平，辛性，归肝、脾经。祛风湿，通经络，利小便。

【药理作用】

1. 抑制免疫 青藤碱对免疫系统的影响是青风藤"祛风除湿"药理作用的重要因素。青风藤对体液免疫和细胞免疫均有明显的抑制作用。青风藤能明显降低小鼠炭粒廓清率和脾脏及胸腺的重量，显著抑制小鼠腹腔巨噬细胞的吞噬功能及引起血浆中 cGMP/cAMP 比值的下降。亦可明显抑制小鼠抗羊红细胞抗体产生和羊红细胞诱导的迟发型超敏反应，对体液免疫功能亢进患者也有不同程度的改善。对移植心肌的存活时间观察也显示，青风藤可明显的延长移植心肌存活时间，对静息及活化增殖的 T、B 细胞的 DNA 代谢均有抑制作用，并有剂量依赖性。

2. 抗炎 青藤碱有显著的抗炎效应，并已在临床广泛应用于类风湿关节炎的治疗。抗炎效应也是青风藤"祛风除湿"药理作用的一个重要方面。研究青藤碱对大鼠甲醛性、蛋清性、佐剂性关节炎，无论预先给药或造模同时给药均可使关节肿胀程度显著改善，并可减轻肾小球免疫性炎症、改善肾功能。青藤碱抗炎机制与其对环氧化酶COX-2活性具有选择性抑制作用有关；与垂体-肾上腺系统有关；抑制巨噬细胞炎性物质（如PGE_2和白三烯C_4）的合成，降低细胞中NO的产生；下调人外周血单个核细胞IL-1β、IL-8mRNA表达；下调NF-κB活性而降低腹腔巨噬细胞内TNF-αmRNA、IL-1βmRNA的表达多种因素有关。青藤碱可以通过抑制滑膜细胞恶性增殖及IL-6基因的表达来阻断滑膜炎的进程，还可通过抑制PAF而产生抗炎作用。

3. 镇痛 青藤碱具有明确的镇痛作用，热板法试验、醋酸扭体试验、足趾电刺激试验均显示青藤碱可显著提高小鼠的痛阈。对青藤碱镇痛部位的研究发现，小鼠脑内注射及家兔侧脑室注射引起镇痛的剂量，分别只相当腹腔的1/2000和静脉注射的1/3000，因此青藤碱作用部位主要在中枢。青藤碱与丙烯吗啡联合用药看不出镇痛作用的拮抗，反而产生协同作用，提示青藤碱镇痛机制与吗啡不同。

4. 镇静 小鼠腹腔注射青藤碱可使其自发活动明显减少，且呈剂量依赖性；并可提高对士的宁的惊痫域，但对戊四氮的作用没有影响。猴子、犬口服青藤碱后呈明显安静驯服状态，但对外界声刺激有反应。青藤碱能明显抑制小鼠条件反射潜伏期。

5. 兴奋胃肠平滑肌 青藤碱可使麻醉犬在位小肠张力上升，收缩振幅加大，静脉注射对兔小肠作用与犬类似。青藤碱在兴奋肠管的同时，血浆中组胺含量增加，皮肤组胺含量下降，表明青藤碱引起胃肠运动兴奋的主要原因是释放组胺的结果。青藤碱是目前所知的植物中最强的组胺释放剂之一，离体实验发现青藤碱能促使多种组织和器官释放组胺。

6. 抗吗啡成瘾 青藤碱可剂量依赖性能减弱小鼠对吗啡的精神依赖，是有效的治疗戒断症状的天然药物，其机制与降低中枢cAMP水平、调节单胺类神经递质紊乱有关。

【现代临床应用】

1. 类风湿关节炎 青藤碱治疗类风湿关节炎疗效确切。临床处方或配伍雷公藤、秦艽、防风、汉防己、独活、羌活、细辛、当归、川芎等用，或加入独活寄生汤使用。

2. 肾小球疾病 青风藤制剂治疗肾小球疾病，降蛋白尿，降血尿，副作用低于雷公藤多苷片。可配伍雷公藤、大黄、泽泻、黄芪、当归等使用，或加入金匮肾气丸使用。

3. 心律失常 青藤碱治疗心律失常。

【不良反应】青风藤可致颜面充血、瘙痒、关节灼热感，部分病人有恶心、心慌。青藤碱可引起血小板减少、紫癜、皮疹及红细胞、白细胞数量减少。

汉防己 Hanfangji

【来源采制】本品为防己科多年生木质藤本植物粉防己 *Stephania tetrandra* S. Moore 的干燥根。秋季采挖，晒干。生用。

【主要成分】粉防己根含10余种生物碱，含量在2.5%以上，有粉防己碱（汉防己甲素）、防己诺林碱（汉防己乙素）、汉防己丙素、轮环藤酚碱等。此外，防己中尚含有黄酮、苷、酚类、有机酸类等。

【性味功能】味苦，性寒，归膀胱、肺经。祛风湿，止痛，利水消肿。

【药理作用】

1. 免疫抑制和抗过敏 粉防己碱对细胞免疫和体液免疫均有抑制作用。能显著抑制PHA、ConA等诱导的人外周血淋巴细胞增殖和转化，也能抑制抗体的生成。粉防己碱家兔皮下注射能明显降低蛋清所致过敏性休克的发生率，减轻病理损伤。对慢反应物质

（SRS-A）引起的豚鼠离体气管条的收缩以及组胺、乙酰胆碱引起的豚鼠喘息反应均有明显抑制作用，并能抑制天花粉等诱导的大鼠肥大细胞脱颗粒，阻止肥大细胞释放组胺。粉防己碱的免疫抑制作用和抗过敏作用与钙通道的阻滞有关。

2. 抗炎　粉防己碱、防己诺林碱皮下注射能明显减轻大鼠甲醛性关节肿胀，和家兔耳壳烧伤所致炎性水肿。静脉注射粉防己碱可使大鼠背部气囊角叉菜胶性炎症血管通透性降低，中性白细胞的游出和 6-葡萄糖醛酸酶释放显著减少。体外实验证明，粉防己碱能抑制中性白细胞的黏附、游走、趋化、吞噬功能。粉防己碱直接作用于肾上腺，使肾上腺皮质功能增强而发挥抗炎作用。粉防己碱可通过抑制炎症白细胞磷脂酶 A_2（PLA_2）的活性，从而减少炎症介质（PG、LT）、血小板活化因子、氧自由基等的产生和释放。粉防己碱降低炎症白细胞 PLA2 活性的作用与其拮抗钙和钙调素有关。

3. 镇痛　热板法证明防己水煎剂有镇痛作用，与川乌合用可使作用持续时间延长。汉防己总碱及粉防己碱、汉防己乙素、汉防己丙素均有镇痛作用，总碱的作用最强，为吗啡的 13%。粉防己碱的作用强于乙素、丙素。

4. 对循环系统的作用　①抑制心脏：粉防己碱多种动物实验均可引起心肌收缩力下降，左心室内压最大变化速率也下降，可明显降低心肌收缩性能和泵血功能，减慢心率，作用与维拉帕米相似。②抗心律失常：粉防己碱能对抗乌头碱、哇巴因、氯仿等所致动物心律失常，对窦房传导功能和自律性有抑制作用。粉防己碱负性肌力作用与抗心律失常作用是由于抑制了心肌细胞外钙内流和细胞内钙释放所致。③抗心肌缺血：粉防己碱扩张冠状动脉，增加冠脉血流量，可对抗垂体后叶素引起的大鼠冠脉痉挛，使冠状动脉结扎犬的心脏损伤程度减轻，损伤范围减小，使梗死区心肌释放入血的肌酸磷酸激酶显著减少，表现出明显的抗心肌缺血作用。其扩张冠脉的作用为对血管的直接作用。④降低血压：粉防己碱对麻醉猫、家兔灌胃和注射给药均有显著降压作用，其降压作用主要是通过扩张血管。为选择性阻滞慢通道钙内流所致。

5. 抗肝纤维化　粉防己碱对 CCl_4 诱导的大鼠肝纤维化有良好的防治作用，可显著改善肝功能，减轻肝脏病理性损伤，治疗组大鼠血清转氨酶活性降低，血清前胶原、血清及肝透明质酸酶含量降低，肝内胶原沉积减少。粉防己碱防治肝纤维化的机制在于抑制储脂细胞的增殖及转化，减少胶原在肝组织中沉积。

6. 防治硅沉着病（矽肺）　粉防己碱可使大鼠矽肺模型肺内阳性物明显减少，肺泡间隔蛋白多糖荧光强度减弱。矽结内胶原纤维以及蛋白多糖松解断裂，矽结节中心填充物减少。矽肺组织胶原积聚是由石英粉尘引起胶原基因的表达增强所致，粉防己碱直接或间接抑制胶原基因的转录，从而减少病变组织中胶原蛋白的合成。

7. 抗肿瘤　粉防己碱体外实验对 LTm 和 S_{180} 癌细胞 DNA、RNA 合成有很强的直接抑制作用，对人体肝癌细胞的抑制作用具有剂量依赖关系，并可增强其他抗癌药的作用，明显提高柔红霉素及高三尖杉酯碱对耐药白血病细胞的细胞毒作用。

【现代临床应用】

1. 神经性疼痛　粉防己碱对腰骶神经根炎、椎间盘合并骶神经根炎、三叉神经痛等有效。临床处方可配伍川芎、钩藤、防风、延胡索、白芷、天麻等。

2. 肝纤维化、门脉高压　口服粉防己碱治疗肝纤维患者，可减轻肝脏 I、III 型胶原纤维。粉防己碱能减少肝硬化患者门静脉、肠系膜上静脉及脾静脉的血流量，而且亦可有降低食管曲张静脉压力，特别是门静脉的压力。临床处方可配伍丹参、红花、赤芍、丹皮、川芎、当归等使用，或者加入血府逐瘀汤。

3. 阵发性室上性心动过速　粉防己碱治疗阵发性室上性心动过速（PSVT）。临床处方可配伍炙甘草、五味子、酸枣仁、黄连等使用。

4. 心绞痛　粉防己碱静脉注射治疗心绞痛，心肌耗氧指数明显改善，对劳累型心绞痛效果好。临床处方可配伍延胡索、丹参、川芎、当归等药物。

5. 矽肺　粉防己碱口服给药治疗煤矽肺患者，可减轻胸痛，消散肺结节和大块纤维融合影。临床处方可配伍白及、知母、贝母、麦冬、当归、五味子等。

6. 高血压　粉防己碱口服用于治疗高血压患者。临床处方可配伍地龙、黄庆、豨莶草、臭梧桐、天麻、钩藤、羚羊角等。

【不良反应】粉防己碱静脉注射可引起注射部位疼痛，大剂量出现血红蛋白尿、头晕、恶心、呼吸紧迫。连续服用 7~8 个月，个别病人出现指甲、面部、口腔黏膜、下肢紫褐色斑。可出现肝功异常、食欲下降等。

二、化湿浊药

祛除脾胃湿浊，促进中焦运化，主要用于治疗湿浊困脾证的中药，称为化湿浊药。

湿浊困脾证，临床以头身困重、胸脘痞满、纳呆、呕吐、泄泻等为主要症状。

【功能与主治】本类药物味苦而辛，性温香燥，主归脾胃、大肠或膀胱经。具有燥湿化浊、运化脾胃功能。主要用于治疗湿浊困脾证，头身困重、胸闷脘痞、恶心呕吐、纳呆、大便溏垢或腹泻、口甘多涎、舌苔白厚腻等。也可用于治疗湿温病、暑湿病如霍乱、瘟疫、瘴疟、中暑等所致上述症状者。

湿浊困脾证的临床症状常见于消化系统疾病，如急慢性胃肠炎、肝炎、胃肠型感冒、胃肠神经症、消化不良、胃肠过敏、溃疡病、胃下垂以及痢疾、霍乱等。

本类药物的药理作用特点是兼有对消化系统功能的改善和抗消化道常见致病性病原微生物的作用。

【与功能主治相对应的主要药理作用】

1. 调节胃肠运动　化湿药均含有挥发油，有刺激或调整胃肠运动功能的作用。厚朴、苍术、砂仁等对乙酰胆碱、氯化钡等引起的动物离体肠肌痉挛有解痉作用。砂仁有促进肠管推进运动作用。佩兰、白豆蔻能提高肠道紧张度。

其对胃肠运动的不同影响，与机体的功能状态有关，如苍术煎剂既能对抗乙酰胆碱所致小肠痉挛，又能对抗肾上腺素所致平滑肌抑制。此外，药物作用与剂量也有一定关系，如厚朴煎剂对小鼠和豚鼠离体肠管，在小剂量下表现为兴奋，而大剂量则为抑制。藿香正气散在低浓度时对家兔离体小肠运动有双向调节作用，如肠段基础活动较强的多表现为抑制，肠段基础活动较弱的多表现为兴奋。

2. 促进消化液分泌　厚朴、广藿香、白豆蔻、草豆蔻、草果等均含有挥发油，通过刺激嗅觉、味觉感受器，或温和地刺激局部黏膜，反射性地增加消化腺分泌，增加胃肠道吸收功能。

3. 抗溃疡　苍术、厚朴、砂仁等化湿药，具有较强的抗溃疡作用。其主要作用环节包括两方面：一方面具有保护胃黏膜作用，从苍术中提取的氨基己糖具有促进胃黏膜修复作用，关苍术提取物还能增加氨基己糖在胃液和黏膜中的含量，砂仁能促进胃黏膜细胞释放前列腺素，保护胃黏膜免遭许多外源性因素的损伤。另一方面能抑制胃酸分泌，厚朴酚能明显对抗四肽胃泌素及卡巴胆碱所致胃酸分泌增多，茅苍术所含 β-桉叶醇具有抗 H_2 受体作用，能抑制胃酸分泌，并能对抗皮质激素对胃酸分泌的刺激作用。

4. 保肝　厚朴酚、苍术及 β-桉叶醇、茅术酮、苍术酮等对病毒性肝炎、肝脏中毒模型、肝纤维化及肝硬化具有降低血清 ALT，提高血浆 SOD 活性，降低 LPO 含量，促进肝脏蛋白质合成等作用。

5. 抗菌　芳香化湿药具有不同程度的抗菌作用。厚朴酚、苍术提取物、广藿香酮对金黄色葡萄球菌、溶血性链球菌、肺炎球菌、百日咳杆菌、大肠杆菌、枯草杆菌、变形杆菌、痢疾杆菌、铜绿假单胞菌等具有抑制或杀灭作用。其中尤以厚朴抗菌力强，抗菌谱广。苍术对黄曲霉菌及其他致病性真菌，藿香的乙醚及乙醇浸出液对白色念珠菌、许兰黄癣菌、趾间及足跖毛癣菌等多种致病性真菌有抑制作用。藿香正气散对金黄色葡萄球菌、甲、乙型副伤寒杆菌、痢疾杆菌、变形杆菌等均有明显的抑制作用。

6. 抗病毒　厚朴、苍术、广藿香、砂仁、白豆蔻对腮腺炎病毒、流感病毒等有抑制作用。

化湿浊常用药物与方剂主要药理作用简表

主要药理作用 相应传统功能	抗菌 燥湿化浊	抗病毒 燥湿化浊	调节胃肠运动 化湿醒脾	促进消化液分泌 化湿醒脾	抗溃疡 化湿健胃
厚朴	+	+	+	+	+
苍术	+	+	+		+
藿香	+	+	+		
砂仁			+	+	+
白豆蔻		+		+	
藿香正气散	+	+	+		
平胃散	+	+	+	+	+

厚朴　Houpo

【来源采制】　本品为木兰科植物厚朴 *Magnolia officinalis* Rehd. et Wils. 或凹叶厚朴 *Magnolia officinalis* Rehd. et Wils. Var. *biloba* Rehd. et Wils. 的干燥树皮。4—6 月剥取，阴干。生用。

【主要成分】　厚朴主要含挥发油、木脂素类及生物碱类等成分。含挥发油约 1%，主要为 β-桉叶醇（Machilol）；木脂素类成分主要有厚朴酚、和厚朴酚、四氢厚朴酚及异厚朴酚；生物碱类成分主要为木兰箭毒碱；此外，尚含有鞣质及微量烟酸。

【性味功能】　味苦、辛，性温，归脾、胃、肺经。化湿浊，行气，消积，平喘。

【药理作用】

1. 调节胃肠运动　厚朴酚能抑制组织胺所致的十二指肠痉挛。厚朴煎剂对家兔、小鼠及豚鼠离体肠管的活动，低剂量兴奋，高剂量则转为抑制。厚朴乙醇提取物能够明显对抗番泻叶性小鼠腹泻。

2. 促进消化液分泌　厚朴所含挥发油，通过刺激嗅觉、味觉感受器，或温和地刺激局部黏膜，能反射性地增加消化腺分泌。

3. 抗溃疡　厚朴酚对应激性溃疡有抑制作用，其机制与保护胃黏膜损伤、降低胃酸分泌有关。100% 生品厚朴煎剂，100% 姜制厚朴煎剂可抗大鼠幽门结扎型及应激性溃疡。厚朴姜制后抗胃溃疡作用增强。厚朴乙醇提取物对大鼠 HCl-乙醇所致溃疡有显著抑制作用。厚朴酚还能明显对抗因应激，或静脉注射胃泌素、卡巴胆碱所致胃酸分泌增多。厚朴抗溃疡作用与其抑制胃酸分泌过多有关。

4. 保肝　厚朴对小鼠实验性病毒性肝炎有一定保护作用，可减轻细胞变性坏死等实质性病理损害。所含厚朴酚为抗肝炎病毒的有效成分。厚朴酚对急性实验性肝损伤，具有降血清 ALT 作用。厚朴酚能对抗免疫性肝纤维化损伤，能明显防止肝纤维化及肝硬化的形成，并能提高免疫性肝纤维化大鼠血浆 SOD 活性，降低 LPO 含量。

5. 抗病原微生物　厚朴煎剂有广谱抗菌作用，其有效成分为厚朴酚及和厚朴酚。对金黄色葡萄球菌、溶血性链球菌、痢疾杆菌、乳酸杆菌、白喉杆菌、枯草杆菌及常见致病性皮肤真菌均有抑制作用。在豚鼠体内有一定的抗炭疽杆菌作用。厚朴的酚性成分、乙醚及甲醇提取物，对牙病中致龋齿的变形链球菌有十分显著的抗菌作用。

6. 镇痛、抗炎　厚朴对大鼠腹腔巨噬细胞合成白三烯 B_4 及 5-羟基二十碳四烯酸均有明显抑制作用。厚朴乙醇提取物灌胃均明显延长热痛刺激引起的小鼠甩尾反应潜伏期，明显减少乙酸引起的小鼠扭体反应次数和腹腔毛细血管通透性升高，并明显抑制二甲苯引起的小鼠耳肿及角叉菜胶所致的小鼠足跖肿胀，具有明显的抗炎镇痛作用。

7. 中枢抑制　厚朴酚与异厚朴酚有显著的中枢抑制作用。厚朴乙醚浸膏提取物按 0.5 ～ 1g/kg 腹腔注射时可以抑制小鼠的自发活动，并能对抗甲基苯丙胺或阿扑吗啡所致的兴奋作用。厚朴乙醚提取物可使脑内 5-HT 及其代谢产物含量增加，但对儿茶酚胺含量无明显影响。厚朴酚与异厚朴酚具有特殊而持久的中枢性肌肉松弛作用，木兰箭毒碱能够麻痹运动神经末梢，引起全身松弛运动麻痹现象。

8. 平喘　和厚朴酚浓度低于 100 μmol/L 时，磷酸二酯酶（PDE）活性急剧降低；浓度在 100 ～ 200 μmol/L 时，对酶活性抑制作用减弱。CaM 浓度增加，和厚朴酚抑制 PDE 的 IC50 也增加。和厚朴酚在 Ca^{2+} 存在的条件下，与 CaM 结合，从而对抗其对靶酶-PDE 的激活。这可能是厚朴用于平喘的现代药理机制之一。

9. 降低血压　低于肌松剂量的厚朴碱注射给药有明显的降低血压作用，这一作用不能被抗组胺药异丙嗪所对抗，表明并非由于组胺释放所致。厚朴提取物中活性成分厚朴酚及和厚朴酚，能对抗 K^+、Ca^{2+}、去甲肾上腺素等所引起的大鼠主动脉收缩，此作用可能与钙通道阻滞作用有关。

10. 抗血栓形成　厚朴 10g/kg 明显延长大鼠体内血栓形成时间，其抑制作用与抑制血栓烷素 A_2（TXA_2）的合成及细胞内的 Ca^{2+} 流动有关。

【现代临床应用】

1. 感冒　流行性感冒、胃肠型感冒、普通感冒，均可用厚朴辨证选择配伍苍术、藿香、茯苓、香薷、砂仁、陈皮、防风等药物治疗，也可选用藿香正气散、藿朴夏苓汤。

2. 消化系统疾病　急慢性慢性肠炎、溃疡病、急性胰腺炎、食管神经症、胃肠神经症、癔症。临床处方可辨证选用厚朴配伍苍术、白术、陈皮、柴胡、枳实、大黄，或用大承气汤、厚朴三物汤、平胃散等。

3. 术中鼓肠及术后腹胀　厚朴有明显的促进手术后患者胃肠道功能的恢复。临床处方可以配伍枳实、大黄，或用大承气汤、小承气汤等。

4. 结肠炎　厚朴治疗慢性溃疡性结肠炎有效。临床处方可以配伍柴胡、黄芩、白头翁、枳实、大黄，或用厚朴三物汤等。

5. 细菌性痢疾 厚朴粉或制成注射剂治疗细菌性痢疾有效。临床处方可配伍黄连、木香、黄芩、茯苓等。

6. 肌强直 用厚朴 9~15g，水煎服，治疗肌强直有一定疗效。临床处方可配伍汉防己、白芍、炙甘草、熟地黄、当归。

7. 龋齿 用厚朴酚凝胶、厚朴牙膏有预防龋齿发生的作用。

【不良反应】厚朴中木兰箭毒碱有毒，厚朴大剂量可致呼吸肌麻痹而死亡。

苍术 Cangzhu

【来源采制】本品为菊科植物茅苍术 *Atractylodes lancea*（Thunb.）DC. 或北苍术 *Atractylodes chinensis*（DC.）Koidz. 的干燥根茎。春秋季采挖，晒干。炒微黄用。

【主要成分】茅苍术根茎挥发油含量约 5%~9%，北苍术根茎含挥发油 1.5%，挥发油的主要成分为苍术醇，为 β-桉叶醇和茅术醇的混合物。此外，还含有苍术酮、苍术素等。

【性味功能】味辛、苦，性温，归脾、胃、肝经。燥湿健脾、祛风散寒、明目。

【药理作用】

1. 调节胃肠运动 苍术对于胃肠道运动功能有双向调节的作用。苍术煎剂、苍术醇提物能明显缓解乙酰胆碱所致家兔离体小肠痉挛，而对肾上腺素所致小肠运动抑制，则有一定的对抗作用。苍术醇提物还能对抗乙酰胆碱、氯化钡所致大鼠离体胃平滑肌痉挛，而对正常大鼠胃平滑肌则有轻度兴奋作用。苍术丙酮提取物、β-桉叶醇及苍术醇对卡巴胆碱、Ca^{2+} 及电刺激所致大鼠在体小肠收缩加强，均有明显对抗作用。β-桉叶醇可使脾虚模型小鼠胃肠运动趋于正常，而对新斯的明负荷小鼠引起的胃肠运动加快有明显的拮抗作用。苍术丙酮提取物对小鼠炭末推进运动有明显促进作用。苍术煎剂对番泻叶所致"脾虚泄泻"模型大鼠的小肠推进运动亢进有明显对抗作用。

2. 抗溃疡 苍术有较强的抗溃疡作用，其水溶液部分与挥发油部分作用相当。苍术能显著抑制溃疡动物的胃液量、总酸度、总消化能力及胃黏膜损害，对大鼠实验性胃溃疡有预防作用。苍术抗溃疡作用机制主要有两个方面：①抑制胃酸分泌：北苍术挥发油中的苍术醇能抑制甾体激素的释放，减轻甾体激素对胃酸分泌的刺激，茅苍术所含 β-桉叶醇有抗 H_2 受体作用，能抑制胃酸分泌，并对抗皮质激素对胃酸分泌的刺激作用。②增强胃黏膜保护作用：北苍术可使胃黏膜组织血流量增加，从苍术中提取的氨基己糖具有促进胃黏膜修复作用，关苍术还能明显增加氨基己糖在胃液和黏膜中的含量，从而增强胃黏膜保护作用。

3. 保肝 苍术及 β-桉叶醇、茅术酮、苍术酮对四氯化碳及 D-氨基半乳糖胺所致小鼠肝脏中毒具有一定的保肝作用，对过氧化物诱导的 DNA 损伤及大鼠肝细胞毒性有抑制作用。苍术煎剂对小鼠肝脏蛋白质合成有明显促进作用。

4. 抗炎 关苍术乙酸乙酯提取物具有抑制急、慢性及免疫性炎症的作用。能明显抑制二甲苯和巴豆油所致小鼠耳壳肿胀、角叉菜胶所致大鼠足肿胀、小鼠棉球肉芽肿增生及福氏完全佐剂所致大鼠关节炎。可降低毛细血管通透性，增强小鼠单核巨噬细胞系统的吞噬功能，减少炎症部位的前列腺素 E 含量，增加小鼠血清中超氧化物歧化酶含量。

5. 抗菌、消毒 苍术浸膏对小孢子菌、铁锈色小孢子菌、粉小孢子菌等多种真菌都有不同程度的抑制作用。苍术提取物具有消除耐药福氏痢疾杆菌 R 质粒的作用，能降低细菌耐药性的产生。苍术烟熏法对空气中自然菌有显著杀灭作用，除菌率达 93% 以上。苍术消毒剂对金黄色葡萄球菌、草杆菌黑色变种芽孢具有良好杀菌效果和稳定性。苍术酒精浸泡消毒法消毒效果优于福尔马林、过氧乙酸、戊二醛空气消毒法。

6. 调节血糖　苍术煎剂灌胃给药或醇浸剂皮下给药，可使正常家兔血糖水平升高，但对四氧嘧啶性糖尿病家兔则有降血糖作用。苍术水提物灌胃可使链脲霉素诱发的大鼠高血糖水平降低。有研究认为，苍术有效成分和腺嘌呤核苷酸在同一线粒体上起竞争性抑制作用，从而抑制细胞内氧化磷酸化作用，干扰能量的转移过程。

7. 镇静　茅苍术、北苍术、β-桉叶醇、茅术醇对小鼠有镇静作用，能抑制小鼠自发活动。茅苍术提取物和挥发油，小剂量使脊髓反射亢进，较大剂量则呈抑制作用，终致呼吸麻痹而死。茅苍术和北苍术的提取物能增强巴比妥睡眠作用，其药理活性成分主要是 β-桉叶醇和茅术醇。另外，β-桉叶醇能够通过降低重复性刺激引起的乙酰胆碱的再生释放对抗新斯的明诱导的神经肌肉障碍，可以增强琥珀酰胆碱诱导的神经肌肉麻醉阻断作用，通过阻断烟碱的乙酰胆碱受体通道而起作用，这种作用在糖尿病患者中更明显。

8. 扩张血管、降低血压、抗心律失常　苍术对蟾蜍心脏有轻度抑制作用，对蟾蜍后肢血管有轻度扩张作用。苍术浸膏小剂量静脉注射，可使家兔血压轻度上升，大剂量则使血压下降。关苍术的乙醇提取物对乌头碱引起的室性心律失常、氯化钡所致大鼠心律失常、哇巴因引起的大鼠心律失常均有保护作用。苍术的抗心律失常作用可能与降低心肌细胞的自律性、延长不应期、保护心肌细胞膜上 Na^+-K^+-ATP 酶的功能等多种因素有关。

9. 其他　①促进骨骼钙化：苍术中含有与钙磷吸收有关的维生素 D，其挥发油具有促进骨骼钙化作用。北苍术挥发油对患佝偻病的白洛克雏鸡，能在一定程度上改善症状。②抗缺氧：苍术丙酮提取物能明显延长氰化钾所致小鼠缺氧模型的存活时间。苍术抗缺氧的主要活性成分为 β-桉叶醇。③抗肿瘤：苍术挥发油、茅术醇、β-桉叶醇在体外对食管癌细胞有抑制作用，其中茅术醇作用较强。

【现代临床应用】

1. 感冒　流行性感冒、胃肠型感冒、普通感冒，均可用苍术辨证选择配伍藿香、厚朴、茯苓、香薷、陈皮、砂仁、防风等药物治疗，也可选用藿香正气散。

2. 小儿腹泻及脾胃失调症　用苍术、胡黄连粉外敷患儿脐部神阙穴，对小儿腹泻有较好疗效。苍术可治疗慢性溃疡性结肠炎等脾胃失调症。临床处方可辨证选择配伍白术、党参、茯苓、薏苡仁、陈皮、厚朴、枳实等，或者选用平胃散、藿香正气散。

3. 佝偻病　苍术挥发油微囊、苍术糖浆治疗儿童佝偻病有较好疗效。临床处方可辨证选择配伍党参、白术、茯苓、制首乌、熟地黄、当归、巴戟天、淫羊藿、仙茅，或加入十全大补汤、金匮肾气丸。

4. 夜盲症　苍术是中医治疗夜盲症要药。中医治疗夜盲症时，常将苍术与猪肝和羊肝相配伍。动物肝脏中含大量维生素 A。而苍术治疗夜盲症的有效成分和治疗机制尚不清楚。临床处方可配伍熟地黄、白芍、当归、制首乌、山茱萸、知母、紫河车、淫羊藿等，或加入知柏地黄丸、八珍汤等。

5. 皮肤病　苍术挥发油注射液肌内注射治疗皮肤瘙痒症、多形性渗出性红斑、急慢性荨麻疹等皮肤病。临床处方可辨证选择配伍黄芩、金银花、紫草、秦艽、龙胆、苦参、紫花地丁等，或加入五味消毒饮中内服外洗。

6. 空气消毒　苍术烟熏可使空气中菌落数显著减少，空气消毒效果优于乳酸消毒，而与甲醛烟熏效果相似。在居住环境点燃苍术艾叶消毒香，对水痘、腮腺炎、猩红热、感冒和气管炎等有一定预防和治疗效果。

三、利水湿药

通利水道，渗除水湿，使水湿从小便而去，广泛用于各种水湿内停证的中药，称为利水湿药。

【功能与主治】利水湿药多性味平淡，主归肾、膀胱经。具有渗利水湿、消除水肿的功能。主要用于治疗各种水湿内停的证候，如水肿、淋证、癃闭、黄疸、鼓胀、痰饮、湿疮、带下，临床表现面浮肢肿、小便不利、淋沥涩痛，胸胁支满、身目黄染、心悸、舌苔白滑或黄腻，脉弦滑或滑数等症。也可用于治疗风湿痹证、脾胃湿浊证。

水湿内停证涉及西医临床众多病种。如泌尿系统疾病肾小球肾炎、肾病综合征、肾衰竭、泌尿系统感染或结石，也包括各种心血管疾病造成的心力衰竭心源性水肿，消化系统的肝炎、胆囊炎、胆结石，以及各种病因所致的胸水、腹水、面目浮肿、肢体水肿、妇科炎症、皮肤感染等。

本类中药以增加小便排出量、抗肾炎为主要药理作用，兼有抗泌尿道常见病原菌感染，以及保肝、利胆作用。

 知识链接

水肿与积液

过多的体液在组织间隙称为水肿，在体腔中积聚称为积液。正常体腔中只有少量液体，若体腔中体液积聚则称为积液，如腹腔积液、胸腔积液、心包积液、脑室积液、阴囊积液等。水肿液产生的因素有：①组织间液的生成大于回流——血管内外液体交换失衡导致组织间液增多；②体内钠水潴留——细胞外液增多导致组织间液增多。

【与功能主治相对应的主要药理作用】

1. 利尿　茯苓、猪苓、泽泻、半边莲、玉米须、车前子、木通、萹蓄、瞿麦、金钱草、茵陈等均具有不同程度的利尿作用。其中猪苓、泽泻的利尿作用较强。利水渗湿药的利尿作用机制，不同的药物不尽相同，如猪苓、泽泻抑制肾小管对钠离子的重吸收；茯苓素抗醛固酮；泽泻增加心钠素（ANP）的含量等。

2. 抗肾炎　泽泻、车前子、茯苓、猪苓、五苓散、柴苓汤、真武汤等消除水肿、蛋白尿和抗炎、调节免疫等多种作用。近年来柴苓汤广泛用于肾炎、肾硬变的治疗，能减轻肾炎患者血白蛋白含量、尿素氮（BUN）、白介素-2 受体、补体 C_3、尿蛋白定量、1 小时尿红细胞排泄率、血尿素氮、血清肌酐、钾和钠的变化，可对抗激素副作用，减少尿畸形红细胞数和尿蛋白，提高红细胞免疫，降低 TNF 水平和血 IL-6、尿 IL-6 水平。可改善慢性肾炎临床症状，改善肾功能。

3. 抗菌　本类药物中的多数药物具有一定的抗病原微生物作用，如茵陈、金钱草、木通、萹蓄、半边莲、猪苓等具有抗菌作用；车前子、地肤子、茵陈、萹蓄、木通抗真菌。

4. 利胆、保肝　本类药物中茵陈、金钱草、半边莲、玉米须等具有明显的利胆作用。

茯苓、猪苓、泽泻、茵陈、垂盆草等有保肝作用。

利水湿常用药物与方剂主要药理作用简表

主要药理作用 相应传统功能	利尿 利水湿	抗肾炎 利尿通淋	抗菌 清利湿热	利胆 利湿退黄	保肝 清利肝胆湿热
茯苓	+	+			+
猪苓	+	+	+		+
泽泻	+	+			+
车前子	+	+	+		
半边莲			+	+	
玉米须	+			+	
金钱草			+	+	
茵陈	+	+		+	+
木通	+				+
萹蓄	+		+		
瞿麦	+				
五苓散	+	+	+		+
八正散	+	+	+	+	
茵陈蒿汤	+	+	+	+	+

茯苓　Fuling

【来源采制】本品为多孔菌科真菌茯苓 *Poria cocos*（Schw.）Wolf 的干燥菌核。野生或栽培。7—9 月采挖，晾干。生用。

【主要成分】茯苓主要含有 β-茯苓聚糖，约占干重的93%。另含茯苓多糖、茯苓酸、茯苓素、组氨酸、胆碱、腺嘌呤、麦角固醇及无机成分钠、钾、镁、磷等。近年来，从茯苓中分离得到三萜类化合物成分。

【性味功能】味甘、淡，性平，归脾、心、肾经。利水湿，补脾气，安神。

【药理作用】

1. 利尿　茯苓具有利尿作用，可用于治疗肾源性水肿和心源性水肿患者，有较好的疗效。但其利尿作用受动物种属、状态、给药途径等因素影响。用茯苓醇浸液注射家兔腹腔 5 天，尿量明显增加，而茯苓煎剂灌胃则无利尿作用。茯苓对健康人利尿作用不明显，但对肾性和心性水肿病人利尿作用显著。茯苓素是茯苓利尿作用的有效成分，一方面可与肾小管浆膜的醛固酮受体结合，拮抗醛固酮活性，提高尿中 Na^+/K^+ 比值；另一方面能通过增强细胞膜上的钠泵 Na^+-K^+-ATP 酶的活性和激活总 ATP 酶，促进机体水盐代谢，起到利尿作用。

2. 调节免疫　茯苓多糖具有显著增强机体免疫功能的作用，对于特异性和非特异性免疫都有促进效果。茯苓素和茯苓三萜化合物对免疫功能具有调节作用。在对机体非特异性免疫功能方面，能增加免疫器官胸腺、脾脏、淋巴结的重量；增强正常腹腔巨噬细胞的吞噬功能，并能对抗免疫抑制剂对巨噬细胞吞噬功能的抑制作用；对抗 ^{60}Co 照射引起小鼠外周血白细胞的减少；增加非特异性脂酶染色（ANAE）阳性淋巴细胞数。在对机体特异性免疫功能方面，可使玫瑰花结形成率及 PHA 诱发的淋巴细胞转化率升高；使小鼠脾脏抗体分泌细胞数（PFC）明显增多。作用机制可能与其诱导产生 IL-2 有关。茯苓素、茯苓三萜化合物对低剂量时有明显的免疫增强作用，但高剂量时则表现为抑制作用。茯苓素能增强小鼠腹腔巨噬细胞的吞噬作用，提高机体的非特异性免疫功能。但对植物血凝素、大肠杆菌内毒素和刀豆球蛋白 A 诱导的淋巴细胞转化及对小鼠血清抗体及脾细胞抗体产生能力均有显著抑制作用。茯苓素对白介素-2 的产生呈剂量依赖性的抑制作用。茯苓对免疫系统的调节作用可认为是其"益气扶正"的药理作用基础。

3. 保肝　皮下注射茯苓醇可明显减轻大鼠肝硬化、降低肝内胶原含量、增加尿羟脯氨酸排出量，说明茯苓醇具有促进肝脏胶原蛋白降解，促进肝内纤维组织重吸收作用。新型羧甲基茯苓多糖可减轻 CCl_4 所致小鼠肝损伤及其代谢障碍，降低 SGPT 活性，加速肝细胞再生，减少肝细胞坏死。茯苓还可降低转氨酶、胆红素及尿素氮含量，使血浆支链氨基酸与芳香族氨基酸比值恢复正常，防止肝性脑病的发生。保肝作用是茯苓"益气健脾"的功能和临床疗效的药理作用基础。

4. 松弛胃肠平滑肌　茯苓能对抗顺氨氯铂兴奋胃肠平滑肌的作用，使胃肠平滑肌运动频率减慢、强度减弱，有止吐作用。茯苓浸剂对兔离体肠管有直接松弛作用，使肠肌收缩振幅减小，张力下降。

5. 抗胃溃疡　对幽门结扎所致的溃疡有预防作用，并能降低胃酸含量。单用茯苓或与人参、金银花合用，对实验性溃疡有防治作用，可使胃液酸度降低，其有效成分为麦角固醇。上述作用与茯苓"健脾和中"的功能相关。

6. 镇静　茯神水煎剂可对抗咖啡因所致的兴奋过度，增强戊巴比妥的麻醉时间。羧甲基茯苓多糖能增强硫喷妥钠对小鼠的中枢抑制作用，使麻醉时间显著延长。上述作用与传统认为茯苓具有安神的功能相吻合。

7. 抗肿瘤　茯苓多糖与茯苓素有显著的抗肿瘤作用。能抑制小鼠实体瘤 S_{180} 生长，延长艾氏腹水癌小鼠存活时间。茯苓多糖能显著抑制体外培养的小鼠腹水型肉瘤 S_{180} 细胞和人慢性骨髓性白血病 K_{562} 细胞增殖，能使 Lewis 肺癌和肉瘤 S_{180} 荷瘤小鼠低下的巨噬细胞吞噬功能恢复正常。而茯苓素显著抑制体外培养的小鼠白血病 L_{1210} 细胞的增殖。茯苓多糖抗肿瘤作用机制包括提高宿主的免疫系统功能及直接的细胞毒作用两个方面。茯苓素抗肿瘤作用机制可能是通过抑制肿瘤细胞的核苷转运而抑制肿瘤细胞 DNA 合成，并提高巨噬细胞产生肿瘤坏死因子的能力，增强杀伤肿瘤细胞作用。

8. 抗氧化　茯苓合剂具有抗脂质过氧化，提高机体清除超氧自由基和羟自由基的能力，抗皮肤色素沉着等作用。

【现代临床应用】

1. 肾源性水肿　对肾源性水肿临床处方可辨证选择配伍白术、党参、猪苓、山药、泽泻、薏苡仁、附子、肉桂等，或者采用金匮肾气丸、五苓散。

2. 心源性水肿　对心源性水肿临床处方可辨证选择配伍附子、干姜、肉桂，人参、猪苓、泽泻等，或者采用真武汤。

3. 腹泻　单味茯苓粉可用于治疗由轮状病毒感染所致的婴幼儿秋冬季腹泻。对临床常见的各种原因所致腹泻均可使用茯苓治疗，可辨证选择配伍薏苡仁、猪苓、泽泻、白术、山药、五味子、陈皮、半夏等。或者选用五苓散。

4. 肝炎　新型羧甲基茯苓多糖肌内注射，能明显改善慢性肝炎患者肝功能。临床处方可辨证选择配伍五味子、水飞蓟、垂盆草、茵陈、栀子、柴胡、白术、白芍等。或者选用茵陈五苓散、逍遥散。

5. 肿瘤　新型甲基茯苓多糖静脉注射或肌内注射，并配合化疗治疗胃癌、肝癌、鼻咽癌，能改善症状。临床处方可辨证选择配伍黄独、白英、龙葵、当归、川芎、莪术、姜黄、冬凌草等，或者加入桃红四物汤。

四、逐水饮药

既能通泻大便，又能通利小便，使水饮迅速从二便排除，主要治疗水饮积聚证的药物，称为逐水饮药，也称峻下逐水药。

【功能与主治】本类药多性味苦寒，有毒，作用峻猛，能引起剧烈腹泻，并兼有利尿作用，可使水液迅速通过大、小便而排出，主要用于治疗水肿、鼓胀、胸胁停饮等水饮积聚证而正气未衰者。

中医水肿、鼓胀、胸胁停饮等水饮积聚证，见于现代医学心力衰竭、肾衰竭、细菌、结核杆菌、癌症等各种原因导致的胸腔积液、腹腔积液、肝硬化腹水等。

逐水药作用峻猛，有毒。凡年老体虚、脾胃虚弱者慎用。妇女月经期、妊娠期、哺乳期禁用。使用时要严格炮制、控制用量，确保用药安全。

【与功能主治相对应的主要药理作用】

1. 峻泻　甘遂、芫花、大戟、商陆、牵牛子等逐水药多含有刺激性成分，如牵牛子苷、巴豆油、芫花素等。这些成分可强烈刺激整个消化道黏膜，使整个胃肠运动增加、分泌亢进，导致水泻。剂量较大可引起恶心、呕吐、腹痛等不良反应。应用时药材规范炮制，需辨证准确并严格掌控剂量和疗程。

2. 利尿　逐水药通常具有泻下、利尿双重作用，甘遂、芫花、大戟、商陆、牵牛子、十枣汤都有不同程度的利尿作用，使实验动物和临床病人的尿量增加。

3. 抗肿瘤　商陆、芫花、大戟均有抗肿瘤作用。

逐水饮常用药物与方剂主要药理作用简表

主要药理作用 相应传统功能	峻泻 泻下通便	利尿 祛除水饮	抗肿瘤 消肿散结
甘遂	+	+	
芫花	+	+	+
大戟	+	+	+
商陆	+	+	+
牵牛子	+	+	
十枣汤	+	+	+

甘遂　Gansui

【来源采制】为大戟科多年生草本植物甘遂 *Euphorbia kansui* T. N. Liou ex T. P. Wang 的干燥块根。秋末或春初采挖。去皮，晒干醋制用。

【主要成分】含四环三萜类化合物 α-和 γ-大戟醇、甘遂醇、大戟二烯醇、棕榈酸、柠檬酸、鞣质、树脂等。

【性味功能】味苦，性寒，有毒，归大肠、膀胱经。峻泻逐水，消肿散结。

【药理作用】

1. 峻泻 甘遂醇浸膏对小鼠有明显泻下作用，可刺激肠黏膜，引起炎性充血和肠蠕动增加，导致峻烈泻下。

2. 利尿 甘遂及十枣汤都有不同一定的利尿作用，可显著增加实验动物和临床病人的尿量。

3. 抗癌 甘遂对胃癌、食管癌有抗癌作用。

4. 抗生育 甘遂能引起胎盘蜕膜组织及绒毛充血、出血、变性、坏死，胎儿各脏器充血、出血，对胎儿循环系统有损害；甘遂可提高母体血浆及羊水中前列腺素水平，诱发子宫收缩而流产。

【现代临床应用】

1. 水肿、胸水、腹水 由于其作用峻猛，多于正气未衰时使用。配伍大戟、芫花、大枣，如十枣汤。也可辨证选择配伍茯苓、白术、猪苓、泽泻、半边莲等。

2. 尿毒症 甘遂通过导泻清除毒素，消除水肿，改善体内环境，可改善氮质血症及肾功能。可辨证选择配伍大黄、茯苓。

3. 疮痈肿毒 可用甘遂末水调外敷患处治疗疮痈肿毒，消肿散结。可配伍天南星、苦参、龙胆、黄连、黄柏、金银花、连翘内服外敷。

4. 妊娠中期引产 50%甘遂注射液羊膜腔内一次注射，引产成功率高。

【不良反应】甘遂毒副作用大，醋制后可减轻其泻下作用和毒性。孕妇及体虚者禁用。

第九节 化 痰 药

祛除或化解痰涎，主要治疗痰浊阻肺证及其他痰浊证的中药，称为化痰药。

痰浊之邪，既是病理性产物，又是致病因素。痰浊由水湿积聚浓缩而成，痰浊形成之后阻滞于脏腑、经络之间，导致气机不通，变生他病。痰能"随气升降，无处不到"、"百病皆由痰作祟"，故痰证的表现繁多。

中医对痰的认识有狭义和广义之分。狭义的痰指咳唾吐出的痰，是因痰浊壅遏于肺，气机不通，肺失宣降，为痰浊阻肺证。痰浊阻肺证见于现代医学上呼吸道感染、急慢性支气管炎、肺气肿、支气管扩张等肺部疾患。

广义的痰除了咳唾吐出的痰之外，还包括各种由痰形成的痞块，或无形的痰浊症候群。乃因痰浊停积于脏腑、经络，阻滞气机而形成。如痰浊阻滞肌肉经络证，则结为瘿瘤、瘰疬、胁下痞块、阴疽流注久溃不愈，此类有形之痰浊见于现代医学中的良性或恶性肿瘤、甲状腺肿大、慢性淋巴结炎、肝脾肿大、慢性化脓性感染等疾病。痰浊痹阻胸阳证，则胸闷、胸痛、心悸、气短，见于冠心病、心绞痛、心力衰竭等。痰浊蒙蔽心窍证，则神昏、痴呆、心神不宁，见于脑血管意外、老年痴呆症。痰火扰心，则发为谵妄、癫狂，见于现代医学癫痫病、精神分裂症。痰浊阻滞清阳证，可致头晕、目眩、头痛，见于高血压、梅尼埃综合征。痰浊阻滞脏腑经络证，可致肢体麻木、半身不遂，见于现代医学风湿病、中风后遗症。痰气凝结咽喉，则致梅核气，咽中梗阻、吞之不下、吐之不出，见于慢性咽喉炎、神经症。痰饮停于胃肠，可见恶心、呕吐、腹泻、肠鸣，见于消化功能

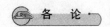
各　论·

紊乱。

根据痰的生成来源以及其病症特点，化痰药分为祛痰浊药和祛风痰药两类。

一、祛痰浊药

以祛除有形的痰浊为主要功能，主要治疗痰浊阻肺证和痰浊痞块的药物，称为祛痰浊药。

【功能与主治】祛痰浊药性味多为辛温，主归肺、脾经。功能祛湿化痰，部分兼能止咳、平喘。主要用于治疗痰浊阻肺证，咳嗽、哮喘、痰多、胸闷。也可用于痰浊阻滞于全身脏腑经络所导致的瘿瘤、瘰疬、阴疽流注、胁下痞块、痰阻胸痹、痰蒙心窍、痰火扰心、梅核气以及其他各种痰浊为患之证。

本类药物的临床疗效基于祛痰、镇咳、平喘以及抗菌、抗炎药理作用。

【与功能主治相对应的主要药理作用】

1. 祛痰　祛痰浊药能增加呼吸道的分泌作用，缓解呼吸道炎症，促进痰液排除的作用，可以解释中药"燥湿化痰或清肺化痰"等功能。能增加呼吸道的分泌量的中药有桔梗、远志、陈皮、前胡、皂荚、天南星、川贝母、紫菀、款冬花、满山红、薤菜等的煎剂或流浸膏，其中以桔梗、远志、前胡、皂荚作用最强，而款冬花较弱。

2. 镇咳　桔梗、款冬花、贝母、满山红、紫菀、远志等均有程度不等的镇咳作用。可通过抑制咳嗽中枢、减轻炎性刺激等途径起到减少咳嗽的作用。这一作用和中药"宣降肺气、止咳"等功能一致。

3. 平喘　部分化痰药桔梗、陈皮、款冬花、枇杷叶、浙贝母、薤菜等能扩张支气管或抑制支气管痉挛，畅通呼吸道，促进心肺血液循环，改善肺换气功能。具有平喘作用。中药的平喘作用机制亦是多方面的，款冬花醚提物平喘机制可能与兴奋神经节有关。桔梗皂苷、款冬花醚提物能抑制组胺所致豚鼠支气管痉挛。与传统记载具有"宣降肺气、敛肺平喘"的功能一致。

4. 抗菌、抗炎　化痰中药桔梗、前胡、陈皮等有抗炎作用，川贝母、薤菜、紫菀、陈皮具有抗菌作用。抗菌、抗炎也是中药化痰功能和临床疗效的药理基础。

祛痰浊常用药物与方剂主要药理作用简表

主要药理作用	祛痰	止咳	平喘	抗菌、抗炎
相应传统功能	化痰	化痰止咳	宣肺平喘	清热泄肺
桔梗	+	+		+
远志	+			
陈皮	+		+	+
前胡	+			+
皂荚	+			
川贝母	+	+		+
紫菀	+	+		
款冬花	+	+	+	
满山红	+	+		+
薤菜	+	+	+	+
导痰汤	+	+	+	+

桔梗　Jiegeng

【来源采制】为桔梗科植物桔梗 *Platycodon grandiflorum*（Jacq.）A. DC. 的干燥根。春秋季采挖。切片，晒干生用。

【主要成分】桔梗根含多种皂苷，迄今已分得 18 种皂苷，主要为桔梗皂苷。混合皂苷完全水解产生桔梗皂苷元，远志酸，少量桔梗酸 A、B、C。另外，还含有桔梗聚糖、白桦脂醇、菠菜脂醇及 14 种氨基酸和 22 种微量元素。

【性味功能】味苦、辛，性平，归肺经。化痰、止咳、利咽。

【药理作用】

1. 祛痰　桔梗主治咳嗽痰多，桔梗煎剂、桔梗皂有显著的祛痰作用。麻醉犬、猫灌服桔梗煎剂后，能显著增加呼吸道黏液的分泌量，其强度与氯化铵相似，可持续长达 7 小时以上。豚鼠多次灌服粗制桔梗皂苷 80mg/kg，同样表现祛痰效果。桔梗祛痰作用机制是所含的皂苷经口服刺激胃黏膜，反射性地增加支气管黏膜分泌，使痰液稀释而易于排出。

2. 镇咳　桔梗水提物、桔梗皂苷均有镇咳作用。桔梗水提物腹腔注射，对机械刺激豚鼠气管黏膜引起的咳嗽，镇咳效果显著。桔梗皂苷镇咳 ED_{50} 为 6.4mg/kg，大约是 LD_{50} 的 1/4。

3. 抗炎　桔梗对咽喉肿痛，音哑，肺痈吐脓，胸满胁痛，疮疡脓肿有较好疗效，抗炎是其药理作用基础。桔梗粗皂苷灌胃对角叉菜胶及醋酸所致的大鼠足肿胀及佐剂性关节炎均有显著性的抗炎效果，对棉球肉芽肿也有显著抑制作用。桔梗皂苷还能明显抑制过敏性休克小鼠毛细血管通透性。桔梗可增强巨噬细胞吞噬功能，增强嗜中性粒细胞的杀菌力，提高容菌酶的活性。桔梗水提液对小鼠腹腔巨噬细胞 NO 的释放有调节作用。

4. 镇静、镇痛、解热　桔梗皂苷小鼠灌胃能抑制小鼠自发性活动，延长环己巴比妥钠的睡眠时间，呈明显的镇静作用。对小鼠醋酸性扭体反应及尾压法有镇痛作用。对正常小鼠及伤寒、副伤寒疫苗所致发热小鼠，均有显著的解热作用。

5. 抗溃疡病　桔梗皂苷能抑制大鼠胃液分泌和抗消化性溃疡作用。桔梗皂苷大鼠能完全抑制大鼠幽门结扎所致的胃液分泌和大鼠消化性溃疡的形成，对大鼠醋酸所致的慢性溃疡有明显治疗效果。

6. 扩张血管、减慢心率　麻醉犬动脉内注射桔梗皂苷 $100 \sim 400\mu g$，能显著降低后肢血管和冠状动脉的阻力，增加血流量，其扩张血管作用优于罂粟碱。当静脉注射桔梗皂苷 4mg/kg 时，也可增加冠脉和后肢血管血流量，并伴有暂时性低血压。大鼠静脉注射桔梗皂苷 $0.5 \sim 5mg/kg$，可见暂时性血压下降、心率减慢和呼吸抑制，随着剂量增大，持续时间延长。对离体豚鼠心房可使收缩力减弱，心率减慢，但能对抗 Ach 引起的心房抑制。

7. 降低血糖　桔梗水或乙醇提取物灌服均可使正常和四氧嘧啶性糖尿病家兔血糖下降，低下的肝糖原在用药后恢复，且能抑制食物性血糖升高，醇提取物的作用较水提取物强。

8. 降低血脂　桔梗皂苷可降低大鼠肝内胆固醇的含量，增加胆固醇和胆酸的排泄。

【现代临床应用】

1. 呼吸道炎症　广泛用于感冒、上呼吸道感染、急慢性支气管炎、肺炎等见咳嗽痰多者。临床处方可用桔梗辨证选择配伍陈皮、半夏、紫菀、款冬花、防风、荆芥、羌活等，或选用止嗽散、银翘散、桑菊饮。

2. 咽喉疾病　咽喉肿痛、急性扁桃体炎、急性咽炎、喉炎及声音嘶哑，常与清热解毒药同用，声音嘶哑者可与甘草、牛蒡子、射干等同用。临床处方可用桔梗辨证选择配伍板蓝根、山豆根、射干、防风、荆芥、金银花、连翘等，或者选用银翘散、桑菊饮、玄麦甘桔片。

3. 心绞痛　用桔梗、贝母、巴豆粉碎，吸烟方式治疗心绞痛。临床处方可以辨证配伍川芎、当归、黄芪、延胡索等。

4. 放射性食管炎　桔梗汤治疗放射性食管炎。临床处方可用桔梗辨证选择配伍陈皮、半夏、白术、茯苓等，或加入四君子汤、八珍汤。

【不良反应】桔梗大剂量口服，偶见恶心、呕吐，重者可见四肢出汗、乏力、心烦。桔梗皂苷有很强的溶血作用，故不能注射给药。

川贝母　Chuanbeimu

【来源采制】为百合科植物川贝母 *Fritillaria cirrhosa* D. Don、暗紫贝母 *Fritillaria unibracteata* Hsiao et K. C. Hsia、甘肃贝母 *Fritillaria przewalskii* Maxim. 或梭砂贝母 *Fritillaria delavayi* Franch. 的干燥鳞茎。夏秋季采挖。生用。

【主要成分】川贝母含有多种甾体生物碱：均含有西贝碱、西贝素、川贝母碱。暗紫贝母尚含有松贝辛、松贝甲素。还含蔗糖、硬脂酸、棕榈酸、β-谷甾醇。甘肃贝母尚含有岷贝碱甲、乙等。梭砂贝母尚含梭砂贝母素甲、梭砂贝母酮碱、棱砂贝母辛碱等。

【性味功能】味苦、甘，性微寒，归肺经。化痰，止咳，平喘。

【药理作用】

1. 祛痰　川贝母流浸膏、生物碱、皂苷均有祛痰作用，以生物碱及皂苷的祛痰作用较明显。川贝母流浸膏小鼠灌胃，能使小鼠呼吸道酚红分泌量增加，有明显祛痰作用，给药60分钟后为作用峰值，2小时后作用下降，可持续3小时。大鼠灌胃川贝醇提取物或川贝总苷，经毛细管法祛痰试验证明均有祛痰作用。

2. 镇咳　川贝总碱、川贝母皂苷能明显延长氨水引咳法和二氧化硫引咳法所致小鼠咳嗽潜伏期，对于电刺激上神经所致猫电刺激喉上神经引起的咳嗽有非常显著的镇咳作用。静脉注射川贝总碱也有显著镇咳作用。

3. 平喘　湖北贝母醇提取物和总生物碱，对由组胺所致的豚鼠离体平滑肌痉挛有明显松弛作用。总生物碱腹腔注射，对由乙酰胆碱和组胺引喘的豚鼠有显著平喘效果。

4. 抑菌　川贝水浸液能抑制星形奴卡菌生长；川贝醇提取物2g生药/ml在1:100～1:10000浓度时对金黄色葡萄球菌和大肠杆菌有明显抑菌作用。

5. 降压　猫静脉注射川贝母碱可引起血压下降，并伴有短暂的呼吸抑制。犬静脉注射西贝母碱可引起外周血管扩张，血压下降。猫静脉注射湖北贝母总碱有短时中等度降压作用，并伴有心率减慢。

6. 缓解胃肠痉挛　西贝母碱对离体豚鼠回肠、兔十二指肠及在体犬小肠有松弛作用，能对抗乙酰胆碱、组胺和氯化钡所致的痉挛，作用与罂粟碱相似。湖北贝母醇提物和总碱对离体豚鼠回肠有松弛作用。

7. 抗溃疡 平贝母总碱皮下或腹腔注射对大鼠结扎幽门性溃疡、吲哚美辛型溃疡及应激性溃疡都有抑制作用，其作用机制可能与其抑制胃蛋白酶活性有关。

8. 其他 川贝母还有升高血糖、抗缺氧等作用。

【现代临床应用】

1. 呼吸道感染咳嗽 川贝母广泛用于急慢性支气管炎及上呼吸道感染等引起的咳嗽，咳痰不利，市售有各种制剂。临床处方可辨证选择配伍知母、黄芩、柴胡、桔梗、陈皮、半夏、金银花、连翘等。

2. 肺结核咳嗽 川贝母有良好的止咳效果。临床处方可辨证选择配伍知母、贝母、黄芩等。

二、祛风痰药

以驱除无形的痰浊及其兼挟风火为主要功能，主要用于治疗痰浊风火扰乱心神肝风内动的药物，称为祛风痰药。

【功能与主治】祛风痰药性寒或温，味辛，主归心、肝经。功能化痰祛风。主治痰浊扰心或肝风痰浊诸证。

无形之痰及其兼挟风火，侵袭心脏或肝脏，可变生诸种证候。痰浊阻滞在胸，见于西医心脏疾病。痰浊阻滞在心，见于西医抑郁症、老年痴呆症或脑血管意外中风等。若痰浊挟火扰乱心神，见于西医癫痫病、精神分裂症等。痰浊挟风肝风内动，见于西医癫痫病、破伤风、妊娠中毒症等。痰浊上扰清空阻滞清阳，见于西医高血压、梅尼埃病等。痰浊阻滞于经络形成偏瘫，见于西医风湿病、中风后遗症等。痰气凝结于咽喉的梅核气，见于西医慢性咽喉炎、神经症等。

本类中药镇静、抗惊厥、祛痰、抗肿瘤等多方面的药理作用是其临床疗效的基础。

 知识链接

梅 尼 埃 病

梅尼埃病是由于内耳迷路功能失调而引起的眩晕症。其特点为眩晕突然发作，兼有耳鸣、耳聋、恶心呕吐及自发性眼球震颤等症状。一次发作的时间较短，病人常感周围物体旋转或自身旋转，如坐舟车，行走可出现偏斜或倾倒，发作中神志清醒。

【与功能主治相对应的主要药理作用】对神经系统功能的改善和镇静、抗惊厥作用，是本类药物的"祛风止痉"、"化痰安神"功能和临床疗效的主要依据。

1. 镇静 天南星、禹白附、石菖蒲、桔梗、远志、牛黄、天竺黄等化痰药均有显著的镇静作用，能减少动物自发活动，并与巴比妥类中枢抑制药有协同作用。

2. 抗惊厥 天南星、禹白附、石菖蒲、远志、天竺黄、牛黄能不同程度对抗戊四氮、乙酰胆碱或电刺激诱导的动物惊厥，延长小鼠惊厥潜伏期和死亡时间，降低惊厥发生率或死亡率。

3. 祛痰 远志、桔梗、牛黄、天南星具有显著的祛痰作用，能增加呼吸道分泌液，稀释痰液，促进排出。

4. 抗肿瘤 天南星、禹白附、石菖蒲、远志等有显著的抗肿瘤作用，能抑制实验性移植肿瘤的生长。

祛风痰常用药物与方剂主要药理作用简表

主要药理作用 相应传统功能	祛痰 祛风痰	镇静 祛风痰	抗惊厥 定惊止痉	抗肿瘤 解毒散结
天南星	+	+	+	+
禹白附	+	+	+	+
石菖蒲	+	+	+	+
桔梗	+	+		
天竺黄		+	+	
牛黄		+	+	
远志	+	+	+	+
定痫丸	+	+	+	+

天南星　Tiannanxing

【来源采制】 本品为天南星科多年生草本植物天南星 *Arisaem erubescens*（Wall.）Schott.、异叶天南星 *Arisaema heterophyllum* Bl. 或东北天南星 *Arisaema amurense* Maxim. 的块茎。秋冬季采挖，晒干即生南星，只能外用。用姜汁、明矾炮制用则为制南星，可内服。

【主要成分】 天南星属植物块茎大都含有三萜皂苷，安息香酸、苯甲酸、D-甘露醇、β-谷甾醇、原儿茶醛、D-葡萄糖、葡萄糖苷和多种氨基酸、钙、磷、铝、锌等21种无机元素。所含生物碱以秋水仙碱、胆碱、水苏碱为主。

【性味功能】 味苦、辛，性温，有毒，归肺、肝、脾经。功能祛风痰、祛痰浊，散结消肿。

【药理作用】

1. 镇静、镇痛　天南星煎剂分别给家兔、大鼠腹腔注射均有明显的镇静作用，呈现活动减少、安静、翻正反射迟钝。也可以延长戊巴比妥对小鼠的睡眠时间。天南星60%乙醇提取物口服与戊巴比妥钠对于小鼠有明显的协同作用，能够明显抑制小鼠自主活动，表明天南星具有明显镇静作用。热板法表明，天南星煎剂小鼠腹腔注射，有明显止痛作用。

2. 抗惊厥　腹腔注射天南星煎剂1.2g/kg能提高家兔的电惊厥阈。小鼠腹腔注射天南星水浸剂，能够明显降低士的宁的惊厥率和死亡率，而且能降低马钱子碱、戊四氮、咖啡因对小鼠所致的惊厥率。天南星能对抗烟碱所致的惊厥死亡，尚能部分消除其肌肉震颤症状。能提高家兔对电惊厥的阈值，呈抗惊厥作用。对小鼠肌内注射破伤风毒素所致的惊厥，天南星可推迟动物死亡时间。

3. 祛痰作用　天南星煎剂1g/kg灌胃，对麻醉兔有明显的祛痰作用能显著增加支气管黏膜分泌。小鼠酚红排泄实验表明，天南星水煎剂口服有祛痰作用。祛痰作用的有效成分与其所含皂苷有关。作用机制为天南星所含皂苷对胃黏膜有刺激性，口服能反射性地增加气管或支气管的分泌而祛痰。

4. 抗肿瘤　天南星提取物在体外对肝癌 SMMC-7221 细胞增殖有显著抑制作用，能诱导 SMMC-7221 细胞程序凋亡，其抑制细胞生长率与药物浓度、作用时间呈剂量依赖性。鲜天南星水提醇沉制剂对小鼠实验肉瘤 S_{180}、HCA 实体瘤、鳞状上皮子宫瘤有明显的抑制作用，体外对 Hela 细胞有抑制作用，使细胞浓缩成团块，破坏正常细胞结构，部分细胞脱落，并证明 D-甘露醇可能是抗癌有效成分。天南星提取分离出的总蛋白小鼠腹腔注射，对小鼠 S_{180} 瘤株的抑制率平均为 58.3% 。经病理切片观察，实验组和对照组 S_{180} 瘤块细胞，在细胞坏死数、核分裂数和细胞变性数 3 个指标上均有显著性差别。

5. 抗心律失常　天南星中的两种生物碱 S_{201}、S_{202} 对离体犬的心房和乳头肌收缩力及窦房节频率均有抑制作用，并能拮抗异丙肾上腺素对心脏的作用。天南星所含的掌叶半夏碱乙（腺嘌呤合成品）对犬、猫及大鼠均有降压作用，有使心肌耗氧量降低趋势，使左室做功明显减少。虎掌南星的二酮哌嗪类生物碱，能对抗乌头碱所致实验性心律失常，而其氯仿部分的作用更为显著，并能延长心肌细胞动作电位的有效不应期。天南星的 60% 乙醇提取物对乌头碱诱发大鼠心律失常也具有对抗作用，能延缓心律失常出现时间，又能缩短心律失常持续时间。

6. 抗氧化　天南星中两种生物碱 S_{201}、S_{202} 均可不同程度的清除超氧阴离子自由基、抑制鼠肝线粒体脂质过氧化反应；异常膨胀和膜 ATP 酶活性。除 S_{202} 对膜流动性没有明显的作用外，上述各项指数 S_{202} 比 S_{201} 的作用强度更加显著。

7. 抗血小板聚集　天南星能抑制 ADP、胶原诱导的血小板聚集。

【现代临床应用】

1. 癫痫　制南星配胡椒、水牛角、冰片，名癫痫片，有一定疗效。临床处方可辨证选择配伍半夏、白僵蚕、全蝎、蝉蜕、防风、当归，或用玉真散。

2. 面神经麻痹　用鲜天南星取汁调醋涂于患侧颈部，效果良好。临床处方可辨证选择配伍白附子、白僵蚕、全蝎、防风、荆芥、川芎、桂枝等，或加入牵正散使用。

3. 宫颈癌　制南星复方内服配合局部外用，治疗宫颈癌有效，对溃疡型、结节型效果更佳。临床处方可辨证选择配伍半夏、黄独、白英、龙葵、冬凌草、黄芪、当归等。

【不良反应】天南星水浸液小鼠腹腔注射的 LD_{50} 为 13.5g/kg。天南星生品毒性较强，水提液对皮肤黏膜有刺激性，经过矾制后，刺激性显著降低。生南星皮肤接触后可致瘙痒，误食中毒可致咽喉烧灼感，口舌麻木，黏膜糜烂，水肿，流涎，张口困难，严重者可窒息。天南星生品水提液给家鸽灌胃能引起鸽呕吐，催吐作用的半数有效量 ED_{50} 为 0.2g/kg。100g/kg 的天南星可使 100% 的家鸽发生泻下。

（徐晓玉　冯彬彬　吴君　袁先雄　李淑雯　刘娟　付彦君）

复习思考题

1. 益气药、壮阳药、养血药、滋阴药、固脱药各有哪些常用中药和代表药物？

2. 益气、壮阳、养血、滋阴、固脱功能的药理作用各有什么异同？

3. 发散风寒药、发散风热药各有哪些常用中药和代表药物？

4. 发散风寒、发散风热功能分别与哪些主要药理作用有关？

5. 泻火热药、解热毒药、除湿热药、凉血热药、退虚热药、消暑热药各有哪些常用中药和代表药物？

6. 泻火热、解热毒、除湿热、凉血热、退虚热、消暑热的药理作用基础有哪些相同，哪些不同？

7. 祛中寒药、消阴寒药各有哪些常用中药和代表药物？

8. 祛中寒药、消阴寒药分别有哪些主要药理作用？

9. 畅中气药、疏肝气药各有哪些常用中药和代表药物？

10. 畅中气、疏肝气功能主治的药理作用基础有什么不同？

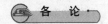

11. 舒血脉药、散瘀滞药、消癥积药各有哪些常用中药和代表药物？

12. 舒血脉、散瘀滞、消癥积功能的药理作用基础有什么不同？

13. 潜肝阳药、息肝风药各有哪些常用中药和代表药物？

14. 潜肝阳、息肝风功能主治的药理作用基础有什么不同？

15. 祛风湿药、化湿浊药、利水湿药、逐水饮药各有哪些常用中药和代表药物？

16. 祛风湿、化湿浊、利水湿、逐水饮功能主治的药理作用基础有什么不同？

17. 化痰药有哪些常用中药和代表药物？

第六章　祛因治病药

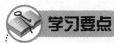 **学习要点**

1. 消食药的药理作用及代表药物。
2. 抗溃疡病药的药理作用及代表药物。
3. 两类通便药的药理作用特点、主治区别及代表药物。
4. 利胆药的主要药理作用及代表药物。
5. 排石药的主要药理作用及代表药物。
6. 两类抗癌药的药理作用特点、主治区别及代表药物。
7. 抗过敏药的主要药理作用及代表药物。
8. 解毒药的主要药理作用及代表药物。
9. 抗病原生物药对病原生物的区别针对性、药理作用特点及代表药物。
10. 两类保肝药的药理作用异同、主治区别及代表药物。
11. 扩冠药的主要药理作用及代表药物。
12. 两类护心药的药理作用异同、主治区别及代表药物。
13. 两类强心药的主要药理作用、主治区别及代表药物。
14. 各类安神药的药理作用特点、主治区别及代表药物。
15. 两类护肾药的药理作用异同、主治区别及代表药物。
16. 健骨药的主要药理作用及代表药物。
17. 抗衰老药的主要药理作用及代表药物。
18. 益智药的主要药理作用及代表药物。
19. 护脑药的主要药理作用及代表药物。
20. 调经药的主要药理作用及代表药物。
21. 安胎药的主要药理作用及代表药物。

祛因治病药，是主要针对有确切病因或基本病理变化而起治疗作用的药物。

本类中药所针对的疾病种类，既包括中医疾病种类，如食积、黄疸、痢疾、疮痈、月经不调、胎动不安、鼻渊等；也包括临床医学疾病种类，如肝病、结石、癌症、过敏、溃疡病等；以及中西医临床概念相通的疾病种类，如便秘、失眠、疟疾、寄生虫、中毒。此外，还纳入了部分现代概念的疾病种类，如衰老、肥胖、骨质疏松、老年痴呆等。祛因治病药或者对于上述疾病的病因具有祛除作用，如杀灭寄生虫、抗疟原虫、消化饮食、促进排便，或者对于病理改变具有针对性的纠正和改善作用，如保护肝脏细胞、促进胆汁分泌与排泄、促进骨骼生长和骨钙吸收、抗氧化等。

祛因治病药与辨证治本药都是属于针对疾病本质而起治疗作用的药物，临床使用时相辅相成，与"辨病与辨证相结合"的中西医结合治疗法则相呼应。

157

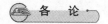

第一节　消　食　药

消食药是能消食化积、促进消化，主要用于治疗饮食积滞，消化不良的中药。

【功能与主治】消食药多味甘性平，主归脾、胃经，能健运脾胃，消积导滞，增进食欲。主治伤食而食积不化所致的脘腹胀满、不思饮食、嗳气吞酸、恶心呕吐、大便失常。

本类药物的适应证即西医消化不良，其临床治疗效果基于促进胃肠蠕动、促进消化液的分泌，以及消化酶、维生素等的综合作用。

【与功能主治相对应的主要药理作用】

1. 消化酶作用　山楂、神曲所含脂肪酶，可促进脂肪的分解消化。神曲还含胰酶、蛋白酶和蔗糖酶，能促进蛋白质与蔗糖的分解。麦芽、谷芽含有淀粉酶，能促进碳水化合物的分解消化。

2. 维生素作用　大多数消食药含有多种维生素。山楂含有机酸、维生素 C，可提高蛋白酶的活性。神曲含有复合维生素 B，维生素 B 可促进消化，增进食欲。麦芽、谷芽含维生素 B_1、维生素 B_2、烟酸、维生素 C 等。

3. 促消化液分泌　山楂能增加胃消化酶的分泌。鸡内金含有胃激素，其粉末口服能增加人体胃液的分泌，提高胃液酸度，具有较迟缓、持久的促进消化作用。服用麦芽煎液后，胃的酸度略微增高，有助于胃消化酶的分泌。

4. 促进胃肠蠕动　鸡内金增强胃运动功能，加快排空速度。莱菔子增强胃肠节律性收缩。山楂对松弛状态的胃平滑肌有促进收缩作用。神曲含有乳酸杆菌，在肠内分解糖类产生乳酸，从而抑制腐败菌的繁殖，减少肠内胀气。

消食常用药物与方剂主要药理作用简表

主要药理作用	消化酶作用	维生素作用	促进消化液分泌	增强胃肠蠕动
相应传统功能	消食健胃	消食健胃	消食健胃	消积导滞
山楂	+	+	+	+
神曲	+	+		+
麦芽	+	+	+	
谷芽	+	+		
鸡内金			+	+
莱菔子		+		+
陈皮			+	+
厚朴			+	+
保和丸	+	+	+	+

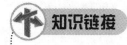

消 化 酶

消化酶主要有唾液淀粉酶、胃蛋白酶、胰蛋白酶、脂肪酶等。唾液淀粉酶能使食团中60%～70%的淀粉转化成麦芽糖。胃蛋白酶在强酸（最适pH 1.5～2.2）环境中，能促使蛋白质水解成多肽和少量氨基酸。小肠液是一种弱碱性液体（pH约7.6），有稀释食糜、灭活胃蛋白酶的作用。胰蛋白酶原进入小肠肠腔后，在 Ca^{2+} 存在的条件下被肠激酶激活，变成有催化作用的胰蛋白酶。胰蛋白酶对天然蛋白质分解力较差，对变性蛋白质作用较强。脂肪酶较多存在于胰脏和脂肪组织中，在肠液中含有少量的脂肪酶，胃液中含有少量的丁酸甘油酯酶。各类脂肪酶控制着消化、吸收、脂肪重建和脂蛋白代谢等过程。

山楂 Shanzha

【来源采制】本品为蔷薇科植物山楂 Crataegus pinnatifida Bge.、山里红 Crataegus pinnatifida Bge. var. major N. E. Br. 的干燥成熟果实。秋季采收。生用或炒用。

【主要成分】山楂的主要化学成分为黄酮类化合物及有机酸类。另外，尚含黄烷及其聚合物、磷脂、维生素、核黄素、微量元素等。黄酮类主要有牡荆素、金丝桃苷、槲皮素等；有机酸类分三萜类和其他有机酸类，三萜类主要有熊果酸、齐墩果酸、山楂酸等，其他类有枸橼酸、酒石酸、亚油酸等。

【性味功能】味酸、甘，性微温，归脾、胃、肝经。功能消食健胃、活血化瘀。

【药理作用】

1. 促进和调节消化系统功能　山楂含有脂肪酶，可以促进脂肪的消化。另含有维生素C、维生素 B_2、胡萝卜素及多种有机酸，口服后能增加胃液酸度，促进胃消化酶的分泌，能提高胃蛋白酶活性，促进蛋白质的消化。山楂醇提液对受刺激的大鼠胃平滑肌活动具有双向调节作用，表明服用山楂对胃肠功能紊乱有明显调整作用。上述作用与山楂健脾消食、化饮食、消肉积的功能吻合。

2. 抗菌　由山楂榨取的原液、水煎液或醇提取物对痢疾杆菌有较强的抗菌作用。对金黄色葡萄球菌、白色念珠菌、大肠杆菌、乙型链球菌、变形杆菌、炭疽杆菌、白喉杆菌、伤寒杆菌、铜绿假单胞菌等均有一定的抑制作用。对革兰阳性细菌抑制作用强于革兰阴性细菌。山楂对于细菌的抑制作用，是其临床治疗消化系统疾病的基础之一。

3. 强心　山楂能增强心肌收缩力，增加心排出量及减慢心率。山楂及其叶的提取物可增强心肌收缩力，不影响心脏自动节律，缩短房室传导时间，可浓度相关地延长有效不应期。山楂的多种提取物对离体或在体蟾蜍心脏均具一定的强心作用，其中山楂三萜酸对自然疲劳或10%水合氯醛所致的衰弱心脏有恢复搏动作用。山楂黄酮类化合物对心肌 Na^+-K^+-ATP 酶无抑制作用，但能抑制磷酸二酯酶的活性，推测其正性肌力作用与抑制磷酸二酯酶有关。

4. 扩张冠状动脉　山楂可扩张冠状动脉血管，增加冠脉流量，降低心肌耗氧量，对于急性心肌缺血、缺氧有保护作用。山楂浸膏能对抗垂体后叶素、异丙肾上腺素所致家兔、狗等动物心肌缺血。山楂总黄酮还能缩小心肌梗死范围，降低 ST 段的改变。5%的山楂提取物均能增强清醒小白鼠心肌对放射性铷（[86]Rb）的摄取能力，其摄取[86]Rb 增加率均较 0.4% 双嘧达莫为大，且对家兔离体血管有明显解痉作用。山楂的扩冠机制与其 β-肾上腺能受体激动作用有关。

5. 抗心律失常　山楂水提取物、醇提取物、黄酮、皂苷都能对抗静脉注射乌头碱或脑垂体后叶素引起的心律不齐，且作用较强。主要药效成分是山楂黄酮和皂苷，即使很小剂量也能较快恢复由乌头碱引起的心律失常。山楂提取物 LI_{132} 可增加豚鼠模型有效不应期（ERP），增加说明 LI_{132} 具有抗心律失常的作用。

6. 降低血压　小剂量山楂的流浸膏、黄酮、黄烷聚合物、三萜酸或水解产物注射于麻醉猫、麻醉兔或麻醉小鼠，均有缓慢而持久的降压作用，以三萜酸降压效果最明显，但产生显著降压作用的剂量以黄酮为最低。其降压原理以扩张外周血管为主，其次有中枢降压作用。

7. 降低血脂　山楂不同提取部分对不同动物造成的各种高脂模型均有较肯定的降脂作用。山楂及山楂黄酮提取物、醇浸膏能明显降低实验性高脂血症的家兔和乳幼大鼠的血脂，降低低密度脂蛋白-胆固醇（LDL-C）和 AopB 浓度，显著升高高密度脂蛋白-胆固醇（HDL-C）和 AopA1 浓度，但是对甘油三酯（TG）影响不大。能降低实验性动脉粥样硬化兔的血中胆固醇及胆汁在器官上的沉积。能使血清中总胆固醇和 β 脂蛋白降低。其降脂作用与其抑制肝脏胆固醇的合成，升高肝脏低密度脂蛋白受体 LDLR 水平有关。

8. 抗血小板聚集　体内和体外实验证明，山楂和山楂叶提取物均可显著抑制家兔血小板聚集，且优于银杏叶提取物。抗血小板聚集也是山楂活血化瘀功能的药理作用基础。

9. 抗癌、抗畸变　山楂丙酮提取物对黄曲霉素诱导的致突变作用有显著抑制效果，对肝癌可能有预防作用。山楂提取物对体内合成的甲基苄基亚硝胺诱发的前胃乳头状瘤有明显的阻断作用。山楂提取物对环磷酰胺致小鼠精子畸变有抑制作用，可能与山楂中含有的大量亚油酸及维生素 C 有关。

10. 收缩子宫　山楂有收缩子宫、促进子宫复原的作用，可促进宫腔内血块排出，且有扩张子宫血管作用。这一作用是山楂临床用于产后瘀阻腹痛、恶露不尽或痛经的药理作用基础。

11. 促进免疫功能　山楂能促进非特异性免疫、体液免疫及细胞免疫功能。山楂注射液或其他制剂能显著增加小鼠胸腺及脾脏重量，提高家兔、小鼠的血清溶菌酶含量、血清血凝抗体滴度，增加兔心血 T 淋巴细胞 E 玫瑰花环形成率以及 T 淋巴细胞转化率。

【现代临床应用】

1. 消化系统疾病　单用或配伍用于消化不良，尤其是油腻、肉积、乳酪积滞，以及肠炎、急性细菌性痢疾、肝炎、黄疸的治疗。临床处方可辨证选择配伍陈皮、半夏、厚朴、麦芽、鸡内金，白术、党参、莱菔子、黄芪等，或选用保和丸。

2. 心脏疾病　用于治疗高血压、冠心病、心绞痛、心律不齐。可辨证选择配伍丹参、当归、白芍、熟地黄、延胡索、川芎等，或者而加入桃红四物汤等方中使用。

3. 高脂血症、动脉粥样硬化　山楂糖浆治疗高脂血症效果良好。用山楂制成的降脂乐有较好的降胆固醇、甘油三酯的效果。临床处方可辨证选择配伍泽泻、大黄、茵陈蒿、姜黄、银杏叶、牡丹皮、制首乌、山茱萸等，或者加入六味地黄丸。

4. 妇产科疾病　用于治疗痛经、闭经、产后子宫复旧不全、产后腹痛、恶露不尽。

临床处方可辨证选择配伍当归、红花、香附、木香、白芍、熟地黄、蛤蚧、川芎、益母草等使用，或者加入桃红四物汤。

5. 其他　用于下肢软组织损伤、银屑病、神经性皮炎、湿疹、肥胖。根据临床辨证配伍相应药物使用。

第二节　抗溃疡病药

能抑制幽门螺杆菌，减少胃酸分泌，或增强胃肠黏膜防御-修复屏障，主要用于治疗消化性溃疡病的药物，称为抗溃疡病药。

【功能与主治】多咸或酸涩，主归胃、肝、肾经，能收敛固涩，中和胃酸，降低蛋白酶的活性。主要治疗胃酸分泌过多引起的纳腐吐酸，胃溃疡、十二指肠溃疡等。

消化性溃疡病主要包括胃溃疡和十二指肠溃疡，临床症状主要为上腹疼痛或胀满、泛酸、嗳气，发病的主要机制是消化道侵袭因素的增强和防御-修复因素的减弱。幽门螺杆菌（Hp）感染是重要的致病因子。胃酸和胃蛋白酶对黏膜的自身消化是发生消化性溃疡的直接因素。

消化性溃疡病属于中医"胃脘痛"范畴，治疗多以疏肝健脾、行气和胃。现代研究表明，中药可通过多种途径及机制达到防治胃黏膜损伤的作用，如抗幽门螺杆菌，抑制胃酸分泌，降低胃蛋白酶的活性，强化胃黏膜-黏液屏障，改善调节胃黏膜血流，诱导胃黏膜内源性保护因子的合成和释放，增强胃黏膜细胞保护作用等。

 知识链接

胃溃疡的临床表现

常见胃溃疡的临床表现有疼痛、体重减轻、出血等。上腹疼痛呈周期性反复发作，可持续几天、几周或几个月，继之出现一个缓解期。疼痛多出现在餐后 0.5~1.5 小时，持续 1~2 小时，在下次进餐前自然消失。由于进食后胃痛，患者往往少食或挑食，热量摄入减少，致使体重减轻，甚至营养不良。出血造成柏油样黑大便。胃溃疡较十二指肠溃疡易出血，且出血量大，容易复发。

【与功能主治相对应的主要药理作用】

1. 降低胃酸度及胃蛋白酶活性　去氢延胡索甲素、延胡索乙素、厚朴酚、党参、黄芪、白术丙酮、苍术、丹参注射液、大黄等能减少大鼠胃液、胃酸分泌量，降低胃蛋白酶的活性。党参还具有抗胃黏膜损伤、降低胃液分泌量等作用。黄芪能减少胃液及胃酸的分泌量，预防大鼠幽门结扎性溃疡的发生。白术丙酮提取物对盐酸-乙醇溃疡模型几乎能100%抑制溃疡发生，能降低胃液酸度，减少胃酸及胃蛋白酶的排出量。厚朴酚能明显对抗四肽胃泌素及卡巴胆碱所致胃酸分泌增多。茅苍术所含 β-桉叶醇具有抗 H_2 受体作用，能抑制胃酸分泌，并能对抗皮质激素对胃酸分泌的刺激作用。半夏能显著抑制胃液分泌，提高胃液的 pH，降低游离酸和总酸度，并能抑制胃蛋白酶活性。大黄煎剂明显升高胃壁的 PGE_2 含量，大黄有类似于西咪替丁的作用，降低胃液量、胃酸及胃蛋白酶活性，从而减轻出血程度，减少溃疡数及溃疡面积。

2. 改善胃黏膜血流　川芎嗪、丹参注射液、黄连及小檗碱等能扩张胃黏膜血管，促进溃疡愈合。胃黏膜血流量测定证实，川芎嗪可通过扩张胃黏膜血管增加胃黏膜血流量。

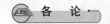

黄连及小檗碱均具有抗实验性胃溃疡作用，对应激性胃出血有抑制作用。

3. 减轻胃黏膜损伤 丹参、绞股蓝、大黄、苍术、砂仁等能通过提高保护因子表达水平或（和）降低有害因子表达水平，抗氧化而起到保护胃黏膜的作用。绞股蓝总皂苷通过抑制炎症反应过程中的白介素-8（IL-8）、丙二醛（MDA）、氧自由基生成，提高前列腺素 E_2（PGE_2）、超氧化物歧化酶（SOD）活性，增强胃黏膜保护机制，有显著的治疗作用。丹参能明显降低急性胃黏膜损伤大鼠的胃黏膜过氧化脂质（LPO）含量，明显增高胃黏膜 SOD 及谷胱甘肽过氧化物酶（$CSH-P_X$）活性，提示丹参对胃黏膜的保护作用与清除氧自由基，抑制脂质过氧化反应和提高组织抗氧化能力有关。丹参注射液对缺血再灌注后的肠黏膜也具有保护作用。从苍术中提取的氨基己糖具有促进胃黏膜修复作用，苍术提取物还能增加氨基己糖在胃液和黏膜中的含量。砂仁能促进胃黏膜细胞释放前列腺素，保护胃黏膜免遭许多外源性因素的损伤。

4. 抗幽门螺杆菌 黄连对幽门螺杆菌高度敏感，大黄、黄连、黄芩、丹参、延胡索、生地黄、甘草具有杀灭幽门螺杆菌的作用。

抗溃疡病常用药物与方剂主要药理作用简表

主要药理作用	抗幽门螺杆菌	降低胃酸及胃蛋白酶活性	改善胃黏膜血流	减轻胃黏膜损伤
相应传统功能	祛邪	收敛制酸	行气、活血	健胃、和胃
牡蛎		+		
延胡索	+	+	+	+
半夏		+		+
丹参	+	+	+	+
甘草	+	+		+
黄芪	+	+		+
白术		+		+
党参		+		+
厚朴		+		+
苍术		+		+
大黄	+	+		+
黄连	+	+	+	+
平胃散		+		+
六君子汤	+	+	+	+
补中益气汤	+	+	+	+

牡蛎 Muli

【来源采制】本品为牡蛎科动物长牡蛎 *Ostrea gigas* Thunberg、大连湾牡蛎 *Ostrea talien-whanensis* Crosse 或近江牡蛎 *Ostrea rivularis* Gould 的贝壳。生用或煅制用。

【主要成分】主含碳酸钙。尚含镁、铁、磷酸盐、硅酸盐、硫酸盐、盐酸盐以及有机质等。煅烧后碳酸盐分解产生氧化钙等。矿物质以钙为主，还含少量的蛋白质和色素。牡蛎软体含有丰富的糖原、蛋白质、氨基酸、维生素和微量元素，含 8～10 种人体必需的微量元素和 6 种人体必需的常量元素，并含有银元素。

【性味功能】味咸，性微寒，归肝、胆、肾经。功能收敛固涩、制酸止痛、重镇安神、潜阳补阴、软坚散结。

【药理作用】

1. 抗溃疡　煅牡蛎能显著抵抗实验性胃溃疡。白牡片（白及、牡蛎）对豚鼠应激性溃疡、胃炎的发生有显著的保护作用，对大鼠幽门结扎性溃疡的发生也有防治作用，并降低游离酸及总酸的分泌。牡蛎所含碳酸钙经口服后能直接中和胃酸，减少胃酸对溃疡面的腐蚀、消化，中和 H^+ 从而减少 H^+ 向胃黏膜的反弥散，减少进入十二指肠的胃酸。

2. 抗衰老　牡蛎的抗衰老作用，主要与富含维生素及矿物质，特别是硒、锌等微量元素有关。锌是碳酸酐酶、胸腺嘧啶核苷激酶、胰岛素、DNA、RNA 聚合酶等的主要成分，与 80 种酶的活性有关，在组织呼吸及体内生化过程中占有重要地位。锌能与硫醇结合，抑制铁的破坏性催化氧化反应和自由基的形成，也能抑制脂肪的过氧化作用，稳定细胞膜使之对自由基的攻击更具有抵抗力，锌也是维持男性生殖系统健康的重要营养，缺锌的男性容易导致性功能下降、前列腺肥大。硒是谷胱甘肽过氧化物酶的组成部分，谷胱甘肽过氧化物酶具有抗氧化作用。此外，牡蛎所含复合磷脂、磷酸肌醇、碳五烯酸（EPA）、二碳六烯酸（DHA）有防止动脉硬化、抗血栓以及抗衰老作用。

3. 增强体液免疫　牡蛎水提物能使动物肝脏抗体生成细胞数明显增加。其软体部分水溶性抽提物可显著提高小鼠脾脏 T 淋巴细胞转化功能及 NK 细胞的活性，并对环磷酰胺所诱发的免疫低下反应有恢复和缓解作用。

4. 抗疲劳　牡蛎所含糖分为糖原，其提取物中糖原占 20%～40%。糖原是组织能源物质的储备形式，是体力脑力活动效率及持久力的物质保证。牡蛎提取物还能提高运动员的成绩，加速运动后疲劳的恢复。

5. 其他作用　牡蛎富含天然牛磺酸，有消炎解毒保肝利胆、降血脂、促进幼儿大脑发育及安神健脑等作用。

【现代临床应用】

1. 消化性溃疡病　海贝牡蛎散（海螵蛸、贝母、牡蛎、白芍、枳实、延胡索、砂仁、三七）饭前空腹冲服，治疗消化性溃疡有效。也可配伍白及、柴胡、桔梗等。

2. 乳腺增生　以生牡蛎配伍郁金、白芍、香附、柴胡、延胡索等治疗。或者加入逍遥散、桃红四物汤中。

3. 骨质疏松　牡蛎碳酸钙用做钙补充剂，可用于治疗老年骨质疏松。临床处方可辨证选择配伍巴戟天、淫羊藿、仙茅、当归、熟地黄、葛根、苍术、黄芪、制首乌等，或者加入金匮肾气丸、右归丸使用。

第三节 通便药

以促进排便为主要功能，主要用于大便秘结不通的疾病的中药，称为通便药。
根据本类药物作用的强度、特点及使用范围的不同，分为润下药、攻下药。

**知识链接**

便　秘

便秘是指食物残渣在肠腔内滞留时间太长，所含水分过多地被吸收，大便变得干燥坚硬，排便次数减少，在超过48小时无粪便排出的症状。正常人进食混合食物通过消化道所需时间约20~40小时。常见便秘的原因有：①腹壁松弛或提肛肌收缩无力，排便动力缺乏；②食物或粪便过少肠道所受刺激不足，不产生排便反射；③肠道疾病或药物刺激使肠黏膜敏感性降低，不能引起排便反射；④肠道内部狭窄或外部挤压使肠内容物前进受阻；⑤消化道运动缓慢：维生素B等营养缺乏，或甲状腺功能减退等情况下，因食物通过胃肠道的时间延长，形成便秘。

一、润下药

能润滑肠道、促进排便，主要用于阴虚肠燥而便秘不通的中药，称为润下药。

【功能与主治】润下药多味甘质润，多入脾、大肠经，功能润滑大肠，使大便易于排出。主要用于阴虚便秘，久病阴虚或素体阴虚便秘，大便秘结，干燥难下，数日一行者。

阴虚肠燥证便秘，见于现代医学癌症、肺结核等慢性消耗性疾病的晚期，或年老人、产妇、失水、失血等病人便秘不通。

治疗阴虚肠燥证不可纯粹依赖泻下药物，泻下伤阴，并可能形成不良循环。应该调整饮食，滋补阴液，加以纠正。

【与功能主治相对应的主要药理作用】

1. 润滑肠道　本类药物多为植物种子和种仁，富含植物油脂。火麻仁、郁李仁、柏子仁、杏仁、桃仁等均含有脂肪油（30%~50%），可润滑肠壁而利于大便排出，属于润滑性泻药。

2. 刺激肠壁　上述药物所含的脂肪油在碱性肠液中能分解成甘油和脂肪酸，脂肪酸对肠壁有轻微的刺激作用，可刺激肠壁而促进大便排除。生首乌含有蒽醌类物质，具有刺激性泻下作用。

润下常用药物与方剂主要药理作用简表

主要药理作用	润滑肠道	刺激肠壁
相应传统功能	润肠通便	泻下通便
火麻仁	+	+
郁李仁	+	+
柏子仁	+	+
杏仁	+	+
桃仁	+	
生首乌		+
五仁丸	+	+

火麻仁　Huomaren

【来源采制】本品为桑科植物大麻 *Cannabis sativa* L. 的成熟果实。秋季采收，晒干。

临用时打碎生用。

【主要成分】火麻仁含脂肪酸及其酯类（含脂肪油约30%，脂肪油中主要含饱和脂肪酸、不饱和脂肪酸及其酯类等）、木脂素酰胺类、甾体类、大麻酚类、生物碱类、黄酮及其苷类、蛋白质、酶类、氨基酸及微量元素、维生素B、维生素E、维生素K及挥发油等。

【性味功能】味甘，性平，归脾、胃、大肠经。功能润肠通便。

【药理作用】

1. 通便　火麻仁含大量脂肪油，可润燥、滑肠通便。火麻仁还能刺激肠黏膜，使分泌增多，蠕动加快，减少大肠吸收水分，导致泻下作用。实验证明，25%麻仁丸水剂，对离体家兔肠管有兴奋作用，肠管蠕动幅度增大，频率加快而规则。麻仁丸或麻仁胶囊均可促进肠道收缩运动。

2. 降低血脂　火麻仁可明显调节脂质代谢，减缓脂质过氧化物含量的增加，升高高密度脂蛋白（HDL），降低总胆固醇（TC）、甘油三酯（TG）、低密度脂蛋白（LDL），并可减轻动脉壁的病变程度，延缓和抑制动脉粥样硬化斑块的形成。

3. 降低血压　火麻仁乳剂和醇提物对麻醉猫、麻醉狗均有明显的降压作用。其降压机制可能是通过兴奋M胆碱能受体，而引起血管扩张、血压下降。

4. 抗肿瘤　口服大麻酚能抑制小鼠Lewis肺癌的生长，对宫颈癌、小鼠肝癌和胃癌、白血病P_{388}有明显的抑制作用。

5. 抗溃疡　火麻仁醇提物灌胃能明显抑制小鼠水浸应激性溃疡、盐酸性溃疡及吲哚美辛-乙醇性溃疡形成。

6. 利胆　火麻仁醇提物经十二指肠注射麻醉大鼠，能显著促进其胆汁分泌。

【现代临床应用】

1. 便秘　适用于老人、产妇及体质虚弱患者的大便不通，也用于肠梗阻。临床处方可辨证选择配伍当归、熟地黄、白芍、麦冬、知母、生地黄、玄参等，或配伍杏仁、桃仁、松子仁、柏子仁、郁李仁等，如五仁丸。

2. 术后胃肠功能减弱　采用麻子仁汤加减治疗腹部手术后患者，能明显缩短胃肠功能恢复时间。临床处方可辨证选择配伍厚朴、枳实、大黄，或者选用麻子仁丸。

3. 高血压　麻子仁丸加味治疗高血压有一定疗效。可加入银杏叶、罗布麻叶、牡丹皮、白芍、钩藤、地龙、葛根等。

【不良反应】因含有毒蕈碱和胆碱，大量服用（60～120g）可致中毒。可见恶心、呕吐、腹泻等消化系统症状，以及四肢麻木、烦躁不安、精神错乱、手舞足蹈、血压下降、昏睡以至昏迷、抽风等神经系统症状。

二、攻下药

能清泻肠道火热，促进大便排出，主要用于实热内结而便秘不通的中药，称为攻下药。

【功能与主治】攻下药多苦、寒，主归胃、大肠经，功能泻下通便，作用较强，且多兼有清热泻火之功。主要用于治疗实热便秘、、大便不通、腹痛拒按、腹胀、甚至兼有高热、神志不清、舌苔黄燥而干、脉滑数有力。

实热内结证便秘，常见于现代临床医学的急腹症，如胆囊炎、胆石症、肠梗阻、急性胰腺炎等。也见于某些发热性流行性疾病，如流行性脑脊髓膜炎、流行性乙型脑炎等。

番泻叶、生大黄泡服被用于放射检验诊断或消化道纤维镜检之前清洁肠道。

【与功能主治相对应的主要药理作用】

1. 刺激性泻下　此类药物大多含有某些刺激性成分，对于肠壁有较强的刺激作用，增强肠道蠕动，推动肠内容物运行而排便。如大黄、番泻叶、芦荟均含有蒽苷，在肠道细菌酶的作用下分解成苷元，刺激大肠黏膜产生泻下作用。作用部位在大肠，属于刺激性泻药。

2. 容积性泻下　芒硝含硫酸钠（Na_2SO_4），在肠道内以离子形式存在，其中 SO_4^{2-} 不易被吸收，使肠内渗透压升高，水分增加，软化大便而促进排出。并使肠容积增大，机械刺激肠壁而使肠蠕动增加，产生泻下作用，属于容积性泻药。

攻下常用药物与方剂主要药理作用简表

主要药理作用	刺激性泻下	容积性泻下
相应传统功能	攻积导滞	软坚泻下
大黄	+	
芦荟	+	
番泻叶	+	
芒硝		+
大承气汤	+	+

番泻叶　Fanxieye

【来源采制】本品为豆科草本状小灌木植物狭叶番泻 *Cassia angustifolia* Vahl 或尖叶番泻 *Cassia acutifolia* Delile 的干燥叶。果实成熟时摘取叶片，晒干，生用。

【主要成分】含蒽醌衍生物及二蒽酮类衍生物，主要成分为番泻叶苷 A、B、C、D、E、F，芦荟大黄素双蒽酮苷、大黄酸葡萄糖苷、芦荟大黄素葡萄糖苷及少量的大黄酸、芦荟大黄素。此外，尚含有山奈素及番泻叶山奈苷、蜂花醇、水杨酸、棕榈酸、硬脂酸、植物甾醇及其苷。

【性味功能】性寒，味苦，归大肠经。功能泻热导滞，通便，利水。

【药理作用】

1. 泻下　番泻叶中含蒽醌衍生物，有效成分主要为番泻苷 A、B，番泻苷在胃肠道的吸收很少，到达大肠后，肠道菌群能使番泻苷迅速分解转变成大黄酸蒽酮、大黄酸等活性物质，这些活性产物可使肠道对水、电解质的吸收明显减少，增加肠腔的分泌，使肠腔容积增大，同时可引起结肠强烈蠕动、增加蠕动的频率、抑制非推进性收缩、加速肠道内容物的运输及大肠的排空。少量番泻苷吸收后，在肝中分解，分解产物经血行至大肠下部，通过兴奋骨盆神经节以收缩大肠，也可产生泻下作用。番泻叶的泻下作用及刺激性较含蒽醌类的其他泻药更强，用于急性便秘比慢性者更适合。

2. 抗菌　番泻叶对多种细菌有抑制作用，对大肠杆菌、痢疾杆菌、变形杆菌、甲型链球菌和白色念珠菌均有明显抑制作用。

3. 止血　番泻叶粉口服后可增加血小板和纤维蛋白原，能缩短凝血时间、复钙时间、凝血活酶时间与血块收缩时间，有助于止血。番泻叶有局部止血作用，30%番泻叶水浸出液在胃镜直视下喷洒于出血病灶，可即刻止血。番泻苷是促凝血作用的有效成分，生药粉中晶纤维与草酸钙簇晶与其局部止血作用有关。

4. 其他　番泻叶有箭毒样肌松作用，能在运动神经末梢和骨骼接头处阻断乙酰胆碱，从而使肌肉松弛。番泻叶中某些羟基蒽醌类成分具有一定的解痉作用，能使胆管等松弛。

【现代临床应用】

1. 便秘　可用于老年性及顽固性便秘、药物性便秘，对损伤后腹胀、便秘疗效较好。单用即可。

2. 腹部术后恢复　番泻叶浸剂灌肠可用于腹部手术的恢复，改善手术后胃肠迷走神经紊乱造成的肠蠕动减慢，消除消化运动功能障碍，恢复胃肠功能。用番泻叶开水冲服可预防术后腹胀。

3. 急性胃及十二指肠出血　番泻叶粉口服对胃溃疡、十二指肠溃疡、胃癌等疾病引起急性出血有效。临床处方可配伍三七、仙鹤芽、紫珠草、地榆、槐花等。

4. 治疗急性胰腺炎　以番泻叶开水泡服，治疗急性胰腺炎有效。对重症病人除口服外，可用番泻叶保留灌肠。临床处方可辨证配伍大黄、柴胡、木香、白芍、栀子、黄芩、厚朴、枳实等，或加入大柴胡汤使用。

5. 胆囊炎与胆石症　以番泻叶粉胶囊口服治疗阳明腑实证的胆囊炎、胆石症。临床处方可辨证配伍大黄、柴胡、木香、白芍、金钱草、海金沙、鸡内金、厚朴、枳实等，或加入大承气汤、胆道排石汤使用。

6. 治疗急性细菌性痢疾　番泻叶煮沸口服可获效，对慢性细菌性痢疾较差。

7. 腹部X线摄片、肠道纤微镜检和手术前清洁肠道　番泻叶泡水口服。

【不良反应】大量服用番泻叶能引起腹痛、恶心、呕吐等胃肠道反应和血压下降，四肢湿冷等循环系统症状；或者颜面部麻木，三叉神经区痛觉减退等神经系统中毒反应以及低血钾。长期用药可致成瘾性，停药后可出现焦虑不安，全身疼痛，失眠，瞳孔放大，面热潮红，厌食，体温上升，呼吸加快，收缩压升高，体重下降等戒断症状。蒽醌苷一般单次给药最大剂量不宜超过150mg，对顽固性便秘每天最大剂量不得超过30mg，且连续服药不超过2周。对完全性肠梗阻，节段性回肠炎，溃疡性结肠炎，阑尾炎，原因不明的腹痛，10岁以下儿童，孕妇及哺乳期妇女均应慎用或禁用。

第四节　利　胆　药

能通利胆道，促进胆汁分泌与排泄，主要治疗胆道疾病和黄疸病的中药，称为利胆药。

中医理论认为黄疸病等肝胆疾病的发生，多由于湿热交蒸，或热毒壅滞，或寒湿阻遏，以致气机郁滞，肝失疏泄，胆汁外溢所致。临床常见身黄、目黄、小便黄少，或伴体倦乏力、食少厌油、恶心呕吐、腹泻，或伴胁肋疼痛，甚至辗转反侧，剧痛难忍，口苦、咽干、目眩、呕吐酸苦、舌红、苔黄、脉弦数。

上述症状多见于现代医学中由于浓缩的胆汁或胰液等化学刺激和细菌、寄生虫感染引起的胆囊炎症，或胆囊结石，尤其是结石或寄生虫阻塞所导致的胆管梗阻，甚至穿孔，以及胰管病变时胰液反流入胆道，对胆囊壁产生化学性刺激和腐蚀作用等引起。

黄 疸

　　是由于胆红素代谢或排泄障碍，血液中胆红素升高，致使皮肤、黏膜和巩膜发黄的体征。胆红素超过 34.2μmol/L（2.0mg/dl）时即出现黄疸。黄疸按病因学分类分为溶血性、肝细胞性、胆汁郁积性黄疸。溶血性黄疸可由先天性、免疫性、新生儿、中毒等各种原因的溶血引起。肝细胞性黄疸发生于肝炎、肝硬化、钩端螺旋体病、败血症等肝细胞广泛性损害。胆汁郁积性黄疸由于肝内外胆管因结石、肿瘤、寄生虫、药物、炎性水肿等阻塞或狭窄。

【功能与主治】本类药多性温，味辛、苦，归肝、胆经。功能疏肝利胆，退黄疸，主要用于治疗黄疸病或肝胆疾病，如溶血性黄疸、肝炎、胆囊炎、胆管炎、肝胆结石、胰腺炎、消化系统肿瘤等，症见身黄、目黄、小便黄少、胁痛、口苦、呕吐酸苦、情绪抑郁等，辨证属于肝胆郁滞者。

利胆中药具有促进肝脏细胞分泌胆汁，或促进胆囊平滑肌收缩排泄胆汁的作用；并多兼有抗菌、抗炎、利尿等作用，利于控制肝胆炎症或清除血中过高的胆红素。可结合辨证论治用药使用。

【与功能主治相对应的主要药理作用】

1. 利胆　茵陈、大黄、金钱草、黄芩、牛黄、青皮、陈皮、香附、沉香等药物能通过促进肝细胞分泌胆汁，疏通胆小管及微细胆管内胆汁的淤积，扩张胆管、收缩胆囊、舒张奥狄括约肌，促进胆汁的排泄，或抑制胆红素的生成等多种途径，改善胆红素代谢或排泄障碍，降低血液中胆红素浓度，从而有利于黄疸的消退。例如，茵陈中多种成分具有利胆作用，能增加大鼠胆汁流量，同时扩张胆管、收缩胆囊，使胆汁排泄加速。大黄可促进胆红素及胆汁酸分泌，舒张奥狄括约肌，还可疏通胆小管及微细胆管内胆汁的淤积，增加胆管舒缩功能。金钱草促进肝细胞分泌胆汁，奥狄括约肌松弛并排除胆汁及结石，还能改善胆红素代谢或排泄障碍，对抗血液中胆红素浓度增高；以及抑制乙型肝炎病毒，保肝，抗炎等作用均有利于黄疸的消退。黄芩煎剂乙醇提取物及黄芩素、黄芩苷可促进家兔或犬胆汁分泌增加，可拮抗总胆管结扎所致兔血胆红素升高。牛黄水提液灌胃可使大鼠胆汁分泌显著增加。牛黄及去氧胆酸能松弛总胆管和奥狄括约肌，促进胆汁排泄。青皮、陈皮、香附、沉香均有不同程度的利胆作用，具有收缩胆囊，扩张胆管，促进胆汁排泄的效果，能促进动物和人的胆汁分泌，增加胆汁流量，青皮与陈皮能显著增加胆汁中胆酸盐含量。

2. 抗菌　部分疏肝利胆中药如大黄、栀子、牛黄、柴胡、茵陈、黄芩等，具显著而广谱的抗菌作用。对多种革兰阳性菌如金黄色葡萄球菌、溶血性链球菌、肺炎球菌、白喉杆菌等，以及革兰阴性菌如大肠杆菌、痢疾杆菌、铜绿假单胞菌等亦有抑制作用，是其治疗胆道疾病的基础之一。

3. 抗炎　栀子、大黄、牛黄、柴胡具有良好的抗炎作用。对炎症介质的释放、脉血管通透性增强、白细胞游走、渗出及结缔组织增生均有不同程度的抑制作用。黄芩甲醇提取物、水提液、水煎醇沉液灌胃，以及黄芩素、黄芩苷、汉黄芩素等成分对急、慢性炎症均有抑制作用。

4. 利尿　部分利胆退黄药物茵陈、金钱草、大黄、黄芩、栀子有不同程度的利尿作用，亦有利于胆红素的排出。如茵陈、金钱草、大黄等有利尿排钠作用，其机制与这些药物的利尿激素样调节作用及改善肾的功能有密切关系。茵陈及其多种成分均有不同程度的利尿作用。金钱草多种制剂均可引起尿量增多，输尿管蠕动频率增加，同时可见输尿管上段腔内压力升高。大黄利尿作用机制为抑制肾髓质 Na^+-K^+-ATP 酶，使 Na^+ 重吸收减少。

利胆常用药物与方剂主要药理作用简表

主要药理作用 相应传统功能	利胆 利湿退黄	抗菌 清热利湿	抗炎 清肝利胆	利尿 渗湿利水
茵陈	+	+	+	+
金钱草	+	+	+	+
栀子	+	+	+	+
虎杖	+	+	+	+
大黄	+	+	+	+
黄芩	+	+	+	
青皮	+			
陈皮			+	
香附	+		+	
沉香	+	+		
柴胡	+	+	+	
牛黄	+	+	+	+
茵陈蒿汤	+	+	+	+
茵陈胆道汤	+	+	+	+

茵陈 Yinchen

【来源采制】茵陈为菊科多年生草本植物滨蒿 *Artemisia scoparia* Waldst. et Kit 或茵陈蒿 *Artemisia capillaries* Thunb. 的地上部分。春季幼苗高约 6～10cm 时采割为绵茵陈，或秋季花蕾长成时采割为茵陈蒿，晒干。生用。

【主要成分】滨蒿和茵陈蒿含有包括香豆素、黄酮、色原酮、有机酸、烯炔、三萜、甾体和醛酮等多种化学成分，均含有大量挥发油。挥发油类如茵陈二炔、茵陈二炔酮、β-蒎烯等。香豆素成分有茵陈素（6，7-二甲氧基香豆素）。黄酮类有蓟黄素、茵陈黄酮。还有香豆酸以及茵陈香豆酸 A、香豆酸 B、绿原酸、槲皮黄素，异鼠李黄素等。

【性味功能】味苦，性微寒，归肝、胆、脾胃经。功能利胆退黄、清热利湿。

【药理作用】

1. 利胆 清热利湿水煎剂、水浸剂、去挥发油水浸剂、挥发油、醇提取物等对正常大鼠或 CCl_4 引起的肝损伤大鼠均具有明显的利胆作用，可增加胆汁分泌和排泄。茵陈中多种成分，如茵陈香豆酸（A、B）、茵陈素（6，7-二甲氧基香豆素）、茵陈色原酮、茵陈黄酮、茵陈二炔、茵陈炔内酯、绿原酸、咖啡酸及对羟基苯乙酮等，均有不同程度的增加胆汁流量，同时扩张胆管，收缩胆囊使胆汁排泄加速的作用。对羟基苯乙酮还能增加胆汁中胆酸、胆固醇等成分的分泌。茵陈能够诱导提高肝 UDP-葡萄糖醛酸转移酶活性，促进胆红素代谢。

2. 保肝　茵陈煎剂对 CCl_4 所致动物实验性肝损伤有保护作用，能减轻肝细胞肿胀、气球样变、脂肪变及坏死的程度，降低血清转氨酶活性。茵陈色原酮、茵陈黄酮和 6，7-二甲氧基香豆素成分有抗四氯化碳和半乳糖胺诱发的大鼠肝细胞毒性作用。茵陈素、茵陈多肽具有显著抗药物肝损伤作用，且强于茵陈蒿汤。茵陈的保肝作用机制与下列因素有关：①增加肝脏微粒体中的 P_{450} 含量，诱导肝药酶；②抑制 β 葡萄糖醛酸酶活性，减少葡萄糖醛酸的分解，增强肝脏的解毒功能；③保护肝细胞膜完整性和促进肝细胞再生；④抑制脂质过氧化反应。

3. 利尿、保护肾脏　茵陈及其成分绿原酸、咖啡酸、茵陈素均有不同程度的利尿作用。茵陈素能拮抗顺铂引起的家兔原代培养肾小管上皮细胞内游离 Ca^{2+} 超载，减轻 Ca^{2+} 超载对细胞的损伤；还可显著提高被顺铂抑制的家兔原代肾小管细胞乳酸脱氢酶、碱性磷酸酶和 N-乙酯-β-氨基葡萄糖苷酶活力，使肾小管上皮细胞溶酶体免受损伤。

4. 解热、镇痛、抗炎　茵陈水煎剂和醇提物对伤寒混合菌苗所致家兔体温升高均有明显解热作用，茵陈醇提物解热作用起效快、作用强。茵陈素对鲜啤酒酵母菌和 2，4-二硝基苯酚致热大鼠和伤寒混合菌苗致热家兔均有解热作用，与复方安乃迪和氨基比林无明显差异。茵陈素在小鼠醋酸扭体法、热板法致痛试验，角叉菜胶和热引起的大鼠足肿胀试验中均显示抑制作用。

5. 抗病原微生物　茵陈对多种病原微生物有抑制作用，如体外对金黄色葡萄球菌、痢疾杆菌、溶血性链球菌、肺炎双球菌、白喉杆菌、结核杆菌、大肠杆菌、伤寒杆菌、铜绿假单胞菌、枯草杆菌以及病原性丝状体、黄曲霉菌、杂色曲霉菌、流感病毒等有不同程度的抑制作用。茵陈水溶性提取物溶液能有效抑制巨细胞病毒在细胞内的繁殖。其主要抑菌活性成分有茵陈炔酮、对羟基苯乙酮和挥发油成分等。

6. 抗肿瘤　茵陈水煎剂能抑制致癌剂黄曲霉素 B_1 的致突变作用，对亚硝酸钠和 N-甲基苄胺的诱癌作用亦有阻断作用。茵陈色原酮对培养的 L-929 和 KB 细胞具有较强的细胞毒活性，在体内能抑制小鼠 Meth A 肿瘤生长。茵陈色原酮和蓟黄素具有抑制 Hela 细胞和 Ehrlich 腹水癌细胞增殖的作用。茵陈素在体外对人肺癌细胞增殖具抑制作用，通过抑制 DNA 合成，将细胞阻滞于 G_0/G_1 期。

7. 其他作用　①平喘。茵陈素可直接舒张离体豚鼠气管平滑肌，对应用组胺和乙酰胆碱引喘法制作的豚鼠哮喘模型有平喘作用。②改善心脑血管功能。茵陈素还具有降血脂、抗动脉粥样硬化、降压、抗心绞痛及改善脑血流等作用。③抗缺氧。腹腔注射茵陈素能提高减压、常压、化学药物所致组织缺氧鼠的存活率或存活时间。

【现代临床应用】

1. 胆石症、胆道蛔虫症　茵陈蒿汤水煎剂可扩张胆管，缓解疼痛。或配伍乌梅、五味子、山楂、酸枣仁、白芍、柴胡等安蛔止痛。或配伍金钱草、海金沙、鸡内金、柴胡、大黄、栀子、延胡索等利胆排石。或选用茵陈胆道汤，或用茵陈蒿汤。

2. 肝炎　肝炎患者应用茵栀黄口服液、注射液有退黄疸和降低转氨酶作用。临床处方可根据辨证为湿热证、脾湿证、寒湿证分别选择配伍栀子、大黄、柴胡等，或茯苓、白术、白芍、五味子、水飞蓟、垂盆草、当归等，或熟附子、干姜等，方如茵陈蒿汤、茵陈五苓散，或茵陈四逆汤。

3. 高胆固醇血症 每日用茵陈15g煎汤代茶饮。临床处方可辨证选择配伍泽泻、山楂、银杏叶、制首乌、大黄、姜黄、虎杖等，或用茵陈蒿汤。

【不良反应】茵陈超量可出现头晕、恶心、腹胀及灼热感等不良反应。茵陈二炔酮小鼠灌胃给药LD_{50}为6.98mg/kg。茵陈素小鼠灌胃给药LD_{50}为497mg/kg，死亡前有阵发性惊厥。对羟基苯乙酮小鼠腹腔注射的LD_{50}为0.5g/kg，口服LD_{50}为2.2g/kg。

第五节 排 石 药

具有清利湿热功能，能促进结石排出或者溶解的中药，称为排石药。

结石主要有肝胆结石（肝内外胆管结石，胆囊结石）、泌尿系统结石（肾结石、输尿管结石、膀胱结石、前列腺结石、尿道结石）等。中医认为其病机乃湿热郁积，煎熬日久，结为砂石，阻滞经脉而导致疼痛等症。

肝胆结石多属于中医"黄疸"、"胁痛"范畴。症见胁肋疼痛、呕吐酸苦、口苦，或见身黄、目黄、小便黄少。泌尿系统结石属于中医"石淋"范畴。它以小便排出砂石为主症，或排尿中断，尿道窘迫疼痛，或腰腹绞痛难忍。砂石不能随尿排出则小便艰涩，尿时疼痛；结石损伤脉络则尿中带血，阻塞尿路则排尿中断。

现代临床医学分析认为，肝胆结石一般为胆固醇、胆红素、胆酸盐等形成；泌尿系结石一般为草酸盐、尿酸盐等形成。

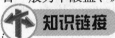 知识链接

结 石

肝胆结石包括肝内胆管结石、肝外胆管结石，胆囊结石。肝胆结石通常为胆固醇、胆红素、胆酸盐等形成。胆汁中胆固醇过饱和、胆固醇的成核异常，以及胆囊收缩障碍，排空延迟，使已形成的胆固醇结晶不能被及时排入肠道而聚集成石。

泌尿系统结石包括肾结石、输尿管结石、膀胱结石、前列腺结石、尿道结石等。泌尿系统结石通常为草酸盐、尿酸盐等晶体物质沉淀而成。患者饮食不当或感染、营养代谢紊乱、泌尿系统异物、尿淤积以及地理气候等因素影响，均容易造成尿中晶体物质浓度升高或溶解度降低，呈过饱和状态，从而析出结晶并在局部生长、聚集，最终形成结石。

【功能与主治】排石药多性寒，味苦或淡，归膀胱、肾经或胆经。功能清利湿热，利尿通淋。主要用于治疗结石病。

【与功能主治相对应的主要药理作用】

1. 利胆排石 作用较强的利胆药，可收缩胆囊，松弛胆总管和奥狄括约肌，促进胆汁排泄，使胆管内泥沙状结石或圆球状小颗粒结石易于排出，缓解胆管堵塞，疼痛减轻，黄疸消退。如大黄、金钱草、海金沙、鸡内金。陈皮、青皮等所含的甲基橙皮苷，具有显著的利胆作用，陈皮挥发油具有极强的溶解胆固醇结石的作用。

2. 利尿排石 某些药物可使输尿管蠕动频率增加，输尿管上段腔内压力升高，在利尿的同时，促进输尿管结石排出体外，如鸡内金、金钱草、海金沙等。泽泻水提液能明显抑制乙二醇与活性维生素D_3诱导的大鼠实验性肾结石的形成，其作用机制是降低肾钙含

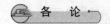

量，减少肾小管内草酸钙结晶形成。

3. 抗菌 海金沙、金钱草、石韦、萹蓄、瞿麦等利尿通淋药对金黄色葡萄球菌、铜绿假单胞菌、痢疾杆菌、伤寒杆菌等，均有抑制作用。对动物急性炎症渗出反应与慢性渗出反应均有非常显著的抑制作用。其抗炎有效部位为总黄酮及酚酸物。因结石多有感染，本类药物的抗菌作用是其临床疗效的因素之一。

排石常用药物及方剂主要药理作用简表

主要药理作用	利胆排石	利尿排石	抗菌
相应传统功能	清利湿热	利尿通淋	清热
金钱草	+	+	+
海金沙		+	+
鸡内金	+	+	
大黄	+	+	
陈皮	+	+	+
泽泻		+	+
石韦散加金钱草	+	+	+

金钱草 Jinqiancao

【来源采制】本品为报春花科多年生草本植物过路黄 *Lysimachia christinae* Hance 的全草，又名大金钱草。夏秋季采收，晒干，生用。

【主要成分】金钱草含有酚性成分、黄酮类、苷类、鞣质、挥发油、氨基酸、胆碱、甾醇、氯化钾、氯化钠、内脂类、对羟基苯甲酸和尿嘧啶等。其中黄酮类化合物为主要成分，如槲皮素、槲皮素-3-O-葡萄糖苷、山奈素、山奈素-3-O-三糖苷及 3,2′,4′,6′-四羟基-4,3-二甲氧基查耳酮等。

【性味功能】味甘、咸，性微寒，归肝、胆、肾、膀胱经。除湿退黄，利尿通淋，解毒消肿。

【药理作用】

1. 利胆排石 金钱草煎剂对大鼠、犬均有利胆作用，能明显促进胆汁分泌和排泄。其机制可能是促进肝细胞分泌胆汁，胆管内胆汁增多，内压增高，奥狄括约肌松弛并排出胆汁。由于利胆作用，使胆管泥沙状结石易排出，胆管堵塞和疼痛减轻，黄疸消退。采用胆色素类结石病人引流出的新鲜胆汁做体外实验证明，金钱草排石汤可阻止胆汁中胆色素类组分沉淀，对胆石病生成有预防作用。

2. 利尿排石 以麻醉犬做实验，金钱草制成的煎剂或静脉注射金钱草提取液均可引起尿量增多，输尿管蠕动频率增加，同时可见输尿管上段腔内压力升高。临床上使用金钱草治疗输尿管结石收到排石效果可能与上述因素有关。金钱草提取液具有抑制草酸钙晶体生长的作用，其机制可能为：①黄酮类成分中羧基及酚羟基一方面可以与尿液中的钙离子络合作用，降低钙离子的浓度，减小草酸钙的过饱和度，从而抑制草酸钙晶体的生长；另一方面可以同晶体表面暴露的钙离子相络合，占据晶体表面生长点，阻止晶体的生长、聚集或相互转化；②苷及黄酮类成分中的羟基与草酸根的羧基的强烈的氢键作用，使草酸根离子浓度降低，减少尿液中草酸钙的过饱和度，使草酸钙晶体的生长受到抑制。以电导法观察对一水草酸钙结晶速度的影响，结果证明，金钱草的多糖成分对一水草酸钙的结晶生长有抑制作用，可以延缓一水草酸钙的成核，即延长结晶的诱导期。

3. 退黄　金钱草有清热利湿退黄之效。现代药理研究表明可能与以下作用有关：①促进胆汁分泌和排泄，促进胆结石排出，改善胆红素代谢或排泄障碍，对抗血液中胆红素浓度增高；②对乙型肝炎病毒抑制作用，体外实验显示金钱草对 HBsAg 有抑制作用；③对肝脏脂质过氧化有抑制作用，其抗氧化作用是护肝及其他功能的现代药理学基础之一。

4. 抗炎、抑菌　金钱草对动物急性炎症渗出反应与慢性渗出反应均有非常显著的抑制作用。对组胺引起的小鼠血管通透性增加、巴豆油所致的小鼠耳部炎症、新鲜蛋清所致大鼠关节肿胀及棉球肉芽肿均有显著抑制作用。其抗炎有效部位为总黄酮及酚酸物。实验表明金钱草冲剂对肺炎双球菌、金黄色葡萄球菌等有抑制作用。这些与解毒消肿功能相吻合。

5. 镇痛　金钱草对醋酸扭体法及热板法疼痛动物均有一定的镇痛作用。

【现代临床应用】

1. 泌尿系结石　单味金钱草300g，每日1剂煎服治疗泌尿系结石。或重用金钱草配海金沙、石韦、鸡内金等，如排石汤、石韦散加金钱草，用于泌尿系结石的治疗。

2. 胆石症　以单味金钱草汤剂或膏剂或以金钱草为主的复方如排石汤（金钱草、木香、枳壳、大黄等）治疗胆道结石、胆囊结石有显著疗效。

3. 胆道感染　临床处方可辨证选择配伍黄芩、栀子、茵陈、虎杖、柴胡、大黄、龙胆等，或选用金钱草冲饮。

4. 黄疸　常与茵陈、栀子、虎杖、柴胡、大黄、茯苓、泽泻等同用治疗肝胆疾病引起的黄疸。可加入茵陈蒿汤使用，或加入大柴胡汤等使用。

第六节　抗　癌　药

能抑制恶性肿瘤组织生长或抑制癌细胞增殖、转移的中药，称为抗癌药。

中医认为，癌症的发生和发展是因为邪毒侵袭，初起由于热毒郁结，经脉阻滞，继而气滞血瘀，痰湿聚结，日久脏腑失调、气血亏虚。前期多为邪盛实证，后期多为正虚邪实的虚实夹杂之证。治疗原则前期以祛邪解毒、清热为主，中期以行气、活血、化痰、除湿为主，后期以扶正培本、调理脏腑为主，兼以祛邪。

引起癌症发生的原因复杂，既涉及外界因素如化学致癌物质、电离辐射、病毒等多种环境致癌因素，又与机体细胞的 DNA 改变、遗传特性、免疫功能、激素水平的变化等密切相关。恶性肿瘤是体内外两方面各种因素之间相互作用的最终结果，是多因素、多阶段与多次突变所引起的一大类疾病。治疗可从抑制癌细胞的生长，促进癌组织缺血坏死，减少癌细胞侵袭及转移，增强机体免疫功能，提高癌症患者生存质量、延长生存期等多途径进行。

抗癌中药根据其性味、传统功能、主治特点和现代药理作用倾向，可分为扶正抗癌药和解毒抗癌药。

 **知识链接**

肿瘤干细胞

　　干细胞是一类具有自我更新能力、无限增殖能力以及多向分化潜能的原始细胞。肿瘤之所以能具有无限增殖能力，在于肿瘤细胞中含有极少数量肿瘤干细胞。正是这些肿瘤干细胞以极快的速度不断复制出有基因突变的细胞，使肿瘤细胞的数量、瘤体体积急剧扩张，并侵入邻近组织或迁徙到其他组织器官，导致组织器官正常细胞的损伤，并最终导致机体死亡。肿瘤的恶性程度主要与肿瘤干细胞相关。

一、扶正抗癌药

　　能补益气血阴阳，扶助人体正气，抑制细胞肿瘤生长或转移的中药，称为扶正抗癌药。

　　【功能与主治】 扶正抗癌药性味多甘温，分别归不同经脉。功能或益气，或养血，或滋阴，或壮阳，而能抑制癌细胞的生长或转移。用于治疗各种癌症患者，尤其是体质虚弱者。

　　【与功能主治相对应的主要药理作用】

　　1. 抗突变　机体细胞癌变至少需要经过两次以上的基因突变。一些扶正中药能减少染色体畸变、姊妹染色单体交换（SCE）的发生率，可用于肿瘤的预防和治疗。如：人参可使 CTX 诱变的小鼠活体骨髓细胞 SCE 频率明显下降；六味地黄丸对 N-亚硝基肌氨酸和氨基甲酸乙酯诱癌具有抑制作用。其他如黄芪、白术、仙茅、枸杞子、天冬等均有抗突变作用。

　　2. 抑制癌细胞增殖，诱导其分化、凋亡　许多扶正中药或其有效成分具有良好的抑制癌细胞增殖和诱导其分化作用，且无副作用或副作用较小。人参醚提取物不但具有抑制体外培养的癌细胞的增殖作用，使通过 S 期的细胞阻留于 G_2，M 期，而且还直接抑制腹水型癌细胞 DNA 和 RNA 的合成。人参皂苷，尤其是人参皂苷 Rg_3 能选择性抑制多种癌细胞的增殖与生长，诱导癌细胞分化和凋亡，抑制癌细胞的浸润和转移。鹿茸精对白血病细胞具有较明显的诱导分化作用，鹿茸多糖腹腔注射对肉瘤 S_{180} 有明显的抑制作用，鹿茸蛋白粗提物腹腔注射能明显延长接种 S_{180} 小鼠的生存时间。淫羊藿苷对 HL_{60} 细胞有诱导分化作用，其机制可能与升高细胞内 cAMP/cGMP 比值有关。淫羊藿苷能诱导肿瘤细胞的凋亡，能协同诱生 IL-2、IL-3、IL-6 和增强抗癌效应细胞（NK，LAK）活性。灵芝、茯苓素抗肿瘤作用机制之一是通过抑制肿瘤细胞的核苷转运而抑制肿瘤细胞 DNA 合成。

　　3. 增强免疫　癌症的发生和发展与整个机体的免疫功能衰退或失调密切相关。临床上免疫功能活跃的癌症比免疫功能受抑制的病人预后好；保持免疫记忆反应能力的病人比失去免疫记忆反应能力的病人预后好。扶正中药能保护或提高机体的免疫水平。灵芝、淫羊藿总黄酮对荷瘤小鼠低下的细胞免疫功能和红细胞免疫功能具有一定的恢复作用，在一定程度上可抑制癌细胞的生长。地黄多糖可提高 S_{180} 荷瘤小鼠脾脏 T 淋巴细胞增殖能力，并可较长时间维持在较高水平，也能部分阻碍瘤株对脾脏 NK 细胞活力的抑制作用，相对改善荷瘤小鼠由于肿瘤生成所致的 IL-2 分泌能力降低，显著提高淋巴细胞活力，从而发挥其免疫抑瘤效应。茯苓多糖抗癌作用机制包括提高宿主的免疫系统功能及直接的细胞毒作用两个方面。茯苓素抗肿瘤作用机制之一是通过提高巨噬细胞产生肿瘤坏死因子的能力，增强杀伤癌细胞作用。人参皂苷、三七皂苷、当归多糖、知母皂苷对多种动物移植性肿瘤均有一定的抑制作用，能延长荷瘤小鼠的生存期，且无副作用。

扶正抗癌常用药物与方剂主要药理作用简表

主要药理作用 相应传统功能	抗突变 扶正御邪	抑制肿瘤细胞增殖、诱导分化与凋亡 扶正抑邪	增强免疫 扶正祛邪
人参	+	+	+
茯苓		+	+
白术	+	+	+
当归	+	+	+
灵芝		+	+
枸杞子	+	+	+
鹿茸		+	+
淫羊藿		+	+
三七		+	+
四君子汤	+	+	+
补中益气汤		+	+
当归补血汤	+	+	+
四物汤	+	+	+

<h2 style="text-align:center">枸杞子 Gouqizi</h2>

【来源采制】本品为茄科植物宁夏枸杞 *Lycium barbarum* L. 的干燥成熟果实。夏秋季采收，晒干，生用。

【主要成分】主要含枸杞多糖、甜菜碱、类胡萝卜素及类胡萝卜素酯、维生素 C、莨菪亭、多种氨基酸及多种微量元素成分。此外，从中还分离出玉蜀黍黄素及玉蜀黍黄素二棕榈酸、环肽及枸杞素、脑苷脂类等。其中，枸杞多糖有促进免疫作用，为枸杞的主要活性成分之一；甜菜碱、玉蜀黍黄素及玉蜀黍黄素二棕榈酸、脑苷脂类对四氯化碳引起的肝损害有保护作用；枸杞素 A 和 B，有抑制血管紧张肽转化酶的活性。

【性味功能】味甘、性平，归肝、肾经。功能滋补肝肾，益精明目。

【药理作用】

1. 抗肿瘤 枸杞子对实体肿瘤和肿瘤细胞的生长均有显著的抑制作用。枸杞多糖等能延长荷瘤小鼠的生存时间。枸杞多糖还能显著抑制人胃腺癌 MGC-803 细胞和人宫颈瘤 Hela 细胞的生长和增殖，抑制癌细胞克隆的形成。枸杞多糖与环磷酰胺合用有明显的协同作用，可提高后者的抑瘤率，拮抗其白细胞减少的副作用。

2. 增强免疫功能 枸杞子能增强非特异性免疫，也能增强细胞免疫和体液免疫。枸杞子可增加小鼠血清 IgG、IgM 及补体 C_4 含量。枸杞子、枸杞多糖等明显增加小鼠外周血 T 淋巴细胞数。枸杞子水提物、醇提物能提高巨噬细胞的吞噬功能。枸杞多糖可抑制小鼠

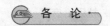

胸腺细胞凋亡模型的 DNA 片断化，还可阻止胸腺细胞内 Ca^{2+} 升高，可抑制 DEX 诱导的小鼠胸腺细胞凋亡。

3. 抗衰老　枸杞含较高的硒。富硒枸杞具有较高的营养价值和较强的抗脂质过氧化能力，是一种良好的抗氧化剂，能延缓衰老。大鼠血浆 SOD 活力随月龄增加而降低，LPO 含量则随月龄增高而增高，枸杞煎剂灌胃老年大鼠，可使大鼠降低的血浆 SOD 活力显著升高，增高的血浆 LPO 含量显著下降。枸杞还有提高老年细胞 DNA 修复合成能力的作用，从而延缓衰老。枸杞子抗衰老作用与其抗氧化、提高机体免疫功能及提高 DNA 修复能力等作用有关。大鼠血浆 T_3、T_4、皮质醇含量随月龄增加而降低，枸杞可以使之提高。

4. 益智　枸杞乙醇提取物对 D-半乳糖所致衰老小鼠学习记忆力下降有明显提高作用，并可减少心、肝、脑组织脂褐质浓度，提高 RBC、SOD 活力，表明枸杞改善记忆的作用与促进体内自由基的消除有关。

5. 保肝　枸杞多糖、甜菜碱等成分具有保肝作用。甜菜碱作用机制是因为甜菜碱在体内及肝内起到甲基供应体的作用。枸杞子水浸液能保护 CCl_4 损伤小鼠肝脏的肝细胞膜，降低转氨酶活性，抑制脂肪在肝细胞内沉积，促进肝细胞再生。

6. 降血脂　枸杞及枸杞多糖对实验性高脂血症家兔均能显著降低血清胆固醇及甘油三酯含量。不同剂量枸杞子水煎液均能降低其血中 TC、TG、LDL-C 的作用以及降低肝内 TC、TG 的作用，并有明显的量效关系。其降脂机制可能与影响外源性脂质及肝内脂质代谢有关。

7. 降血糖　枸杞多糖-X 组分对实验性四氧嘧啶糖尿病兔有明显的降血糖作用，使糖耐量曲线明显下移。枸杞多糖-X 组分的降血糖效果优于粗品枸杞多糖，也优于枸杞原汁，三者对正常小鼠血糖无影响。

8. 降血压　枸杞多糖可降低"二肾一夹法"复制的肾性高血压大鼠收缩期与舒张期血压。

9. 保护生精细胞　枸杞多糖可使损伤实验小鼠睾丸曲精小管壁复层上皮完好，而对照组曲精小管结构破坏严重，表明枸杞多糖对生精细胞具有一定的保护作用。

【现代临床应用】

1. 肿瘤　枸杞多糖口服辅助肿瘤治疗，可明显减少化疗放疗的副作用，提高生存质量。临床处方可辨证选择配伍当归、白术、茯苓、淫羊藿等，或加入四君子汤、八珍汤使用。

2. 糖尿病　口服枸杞用于降低血糖。临床处方可辨证选择配伍知母、葛根、生地黄、地骨皮、山茱萸、灵芝、玉米须等，或加入生脉饮、知柏地黄丸使用。

3. 高脂血症　用枸杞子、枸杞果液或其提取物。临床处方可辨证选择配伍生首乌、熟地黄、泽泻、茯苓、姜黄、山楂、牡丹皮等，或者加入六味地黄丸、左归丸、右归丸使用。

4. 男性不育　精液异常不能生育者，每晚嚼食枸杞子，可使部分患者精液转为正常。临床处方可辨证选择配伍熟地黄、制首乌、山茱萸、淫羊藿、紫河车、刺五加、巴戟天、仙茅等，或者加入金匮肾气丸、十全大补汤使用。

二、解毒抗癌药

具有清热解毒祛邪功能，能抑制肿瘤生长或转移，主要用于治疗肿瘤的中药，称为解毒抗癌药。

【功能与主治】解毒抗癌药性味多苦寒，分别归不同经脉。功能清热解毒祛邪、消癥散结、抑制肿瘤生长或转移。用于治疗各种肿瘤邪盛实证。

【与功能主治相对应的主要药理作用】

1. 抑制肿瘤细胞增殖，诱导其分化、凋亡 肿瘤细胞是增殖失控并丧失分化能力的细胞。抑制肿瘤细胞增殖，诱导其分化、凋亡，是抗肿瘤治疗的重要环节，一些解毒抗癌中药有此作用。丹参酮对人宫颈癌细胞株 ME_{180} 具有较好的诱导分化作用。大蒜素对两类增殖周期相差较大的肿瘤细胞株-人白血病细胞株 K_{562} 和人大肠癌细胞株 HR_{8348} 的增殖均有抑制作用，使通过 S 期的细胞阻留于 G_2 期和 M 期。苦参、熊胆、巴豆、葛根等均有此作用。白头翁有强烈而广泛的抗癌作用，对于多种肿瘤细胞和实体瘤均有显著抑制效果，能诱导大量肿瘤细胞凋亡。

2. 细胞毒作用 紫杉醇及其衍生物紫杉特尔能干扰微管蛋白，促使微管蛋白迅速聚集成微管，并抑制微管的解聚，保持微管蛋白稳定，从而使细胞有丝分裂终止。对卵巢癌、乳腺癌、非小细胞性肺癌、头颈部恶性肿瘤等有显著疗效。莪术挥发油制剂对癌细胞有直接的破坏作用，主要抗癌成分为 β-榄香烯。β-榄香烯能明显抑制^{3}H-TdR 和^{3}H-UdR 掺入癌细胞，从而抑制 DNA 和 RNA 的合成，使细胞中的核酸含量降低，尤其 RNA 的下降更明显。莪术对 DNA 聚合酶也有明显抑制作用。冬凌草甲素、冬凌草乙素、大黄等均具有良好的抗 DNA 损伤而有抗白血病的作用。其作用机制可能与抑制拓扑异构酶，或抑制微管蛋白活性等有关。

3. 抑制肿瘤血管生成 血管生成对实体瘤的生长和转移至关重要。阻断肿瘤血管生成，切断肿瘤组织获得营养途径已经成为新的抗肿瘤治疗靶点。从雷公藤中提取的单体成分雷公藤红素，能完全抑制由肿瘤细胞培养液刺激的人静脉内皮细胞的小管形成，$0.01\mu g/ml$ 的雷公藤红素可显著抑制内皮细胞生长。用鸡胚法对 43 个抗癌方剂中出现频率最高的 13 味中药进行抗血管生成初选，结果发现莪术、郁金有抗血管生成作用。薏苡仁注射液也能抗血管生成。川芎嗪注射液对血管内皮细胞的增殖及对 VEGF 诱导的血管内皮细胞的增殖均有显著抑制作用。

解毒抗癌常用药物与方剂主要药理作用简表

主要药理作用	细胞毒作用	抑制肿瘤细胞增殖、诱导分化与凋亡	抗肿瘤血管生成
相应传统功能	清热解毒	解毒祛邪	活血化瘀
冬凌草	+	+	
龙葵	+	+	
白英	+	+	
黄独	+	+	
重楼	+	+	
白花蛇舌草	+	+	
苦参	+	+	
青黛	+	+	
山豆根	+	+	
大蒜	+	+	
天花粉	+	+	
莪术	+	+	+
川芎	+	+	+
雷公藤	+	+	+

冬凌草　Donglingcao

【来源采制】本品为唇形科香茶属植物碎米桠 *Rabdosia rubescens*（Hamsl.）Hara 的全草。

【主要成分】含有单萜、倍半萜、二萜、三萜等一系列萜类化合物。有大量四环二萜类化合物，即冬凌草甲、乙、丙、丁、戊素。还含有多种蒎烯类化合物、甾体、黄酮、生物碱、挥发油、氨基酸、有机酸等成分。

【性味功能】味苦，性寒，归肺、胃、心经。功能清热解毒、活血消肿。

【药理作用】

1. 抗肿瘤细胞增殖　冬凌草甲素对人白血病 HL-60、K562、食管癌 CaES-17、胃腺癌 MGc80-3、鼻咽癌 CNE、肺腺癌 SPC-A-1、肺鳞癌 LTEP-78 细胞均有细胞毒作用，与作用时间和药物剂量呈明显的量效和时效关系。冬凌草甲素可以剂量依赖性地阻止肝癌 BEL-7402 细胞进入 S 期或杀伤 S 期细胞，从而抑制癌细胞的增殖。冬凌草甲素使 S 期细胞经由 G_2 期进入 M 期的速率大为减慢，从而抑制肿瘤细胞的增殖。冬凌草甲素对指数生长期或坪期 L_{1210} 细胞的 S、G_1、G_2、M 和 G_0 期均有一定的杀伤作用，并可延缓 TM、T_{G2+M}、T_S 和 T_c 期。冬凌草乙素对体外艾氏腹水癌细胞有明显的细胞毒作用，且作用大于甲素。

2. 抑制肿瘤细胞核酸、蛋白质合成　冬凌草甲素能抑制多种肿瘤细胞 DNA、RNA 和蛋白质的合成，但其对 DNA 的抑制达到谷值的时间先于 RNA 和蛋白质合成抑制。对于 DNA 合成期、有丝分裂期及 DNA 合成后期或分裂前期的细胞有杀伤作用，可以延长细胞周期时间，其中对 G_2 期的延缓更加明显。冬凌草甲素可能阻断了脱氧核苷酸底物聚合形成 DNA 的过程，通过抑制 DNA 聚合酶 α 活性而抑制 DNA 的合成，阻止癌细胞增殖扩散。

3. 诱导肿瘤细胞凋亡　细胞凋亡是由基因控制的自主性的有序死亡，形态学上表现为细胞皱缩、染色质浓缩和出现凋亡小体。冬凌草甲素可诱导结肠癌 HCT8 细胞、人黑色素瘤 A375-S2 细胞凋亡作用，发现其对结肠癌 HCT8 细胞株具有体外抗肿瘤作用，可以诱导 HCT8 细胞凋亡，并且凋亡率随着浓度的增加而增加。冬凌草甲素可诱导白血病 HL-60 细胞凋亡，冬凌草甲素作用 HL-60 细胞后，成团细胞相互分离，贴壁减少，细胞皱缩，体积缩小，染色后发现细胞核染色质浓缩，核固缩，出现凋亡的形态学改变。流式细胞仪检测结果显示，经冬凌草甲素处理的 HL-60 细胞呈现凋亡细胞所特有的亚 G_1 峰，凋亡比率随浓度增加而增高。冬凌草甲素可诱导多药耐药细胞系 K562/A02 细胞凋亡，而且细胞凋亡率随剂量和时间的增加而显著增加。冬凌草甲素可以上调组织细胞淋巴瘤 U937 细胞 Fas/FasL 表达，下调 Pro-caspase8 而诱导细胞凋亡，此外细胞外信号调节激酶（ERK）、丝裂原活化蛋白激酶（MAPK）也被激活，细胞色素 C 释放，而 ERK 的抑制剂可以逆转凋亡且 Bcl-2 下调并没有受到影响。冬凌草甲素作用乳腺癌 MCF-7 细胞后，P53、P21 蛋白表达量增加，Bcl-2、热休克蛋白（Hsp90）下调，且 Bax、P21 蛋白的表达增加与 P53 的磷酸化水平相关。冬凌草甲素可显著升高急性白血病 NB4 细胞 Caspase-3 活性，抑制细胞的生长，诱导细胞发生凋亡。冬凌草甲素对人胆囊癌 GBC-SD 细胞有生长抑制和凋亡诱导作用，其诱导 GBC-SD 细胞凋亡与调节 Bcl-2、P53、Fas/apo-1 和 c-myc 的表达有关。端粒酶与细胞凋亡密切有关。冬凌草甲素可显著降低 B 淋巴细胞白血病 Raji 细胞、U937 细胞、肺癌 SPCA-1 细胞的端粒酶活性，抑制细胞的生长，诱导细胞凋亡。

4. 抗基因突变　冬凌草甲素可明显抑制 $NH_2 \cdot HCl$ 诱导的大白鼠肝原代细胞非程序

DNA 合成，环磷酰胺诱导的细胞癌变作用，提示冬凌草甲素具有明显的拮抗不同遗传毒性物质诱导的哺乳动物细胞 DNA 损伤作用，推测抑制 DNA 损伤可能是冬凌草甲素抗肿瘤的作用机制之一。冬凌草甲素对 3 种诱变剂诱导的 4 个鼠伤寒沙门菌株突变均有不同程度的抑制作用，且呈现明显的量效关系。冬凌草甲素在整体水平上能显著抑制由环磷酰胺诱导的哺乳动物细胞遗传学损伤，在剂量为 10mg/ml 时，该抑制作用最强。但单一的冬凌草甲素对鼠伤寒沙门菌株回变菌落数及对小鼠骨髓 PCE 微核发生率均无明显的影响，说明冬凌草甲素本身对正常细胞不产生任何生物学效应。

5. 抗肿瘤细胞钠泵活性　冬凌草甲素对动物接种艾氏腹水瘤细胞钠泵活性的影响实验结果表明，冬凌草甲素能显著抑制艾氏腹水瘤细胞的钠泵转运，同时小鼠腹水减少，支持钠泵活性与肿瘤生长速度有关。体外实验，冬凌草甲素对艾氏腹水瘤细胞钠泵活性的抑制具有明显的量效和时效关系，且对钠泵活性高的人癌细胞系的抑制作用较强。

6. 增强免疫　冬凌草乙素腹腔注射时，可刺激溶血素的形成，使最大溶血稀释度升高。冬凌草乙素可使脾指数升高，表明冬凌草乙素对细胞免疫有一定的刺激作用。冬凌草的增强免疫功能作用有利于肿瘤和感染性疾病的治疗。冬凌草甲素于抗肿瘤有效剂量时，对移植物抗宿主反应无明显影响。

7. 抑制心肌，降低血压　冬凌草甲素是一种较弱的 β 受体拮抗剂，能与标记配基竞争与 β 受体结合，阻断肾上腺素对膜制剂中腺苷酸环化酶活性的激活作用。冬凌草甲素对麻醉开胸家兔血流动力学的作用主要表现为负性肌力、负性频率作用，这一作用是通过阻断心肌的 β 受体实现的。此外，冬凌草甲素还具有明显的降压作用，其特点是舒张压下降幅度大于收缩压。冬凌草甲素通过阻断外周血管平滑肌突触前膜 β 受体，减少去甲肾上腺素的释放，从而舒张血管平滑肌，降低外周血管阻力。

8. 抗菌　冬凌草醇剂对金黄色葡萄球菌及甲型溶血性链球菌有明显抗菌作用，去鞣酸不影响其抗菌作用，冬凌草煎剂亦有一定抗菌作用，但较弱。冬凌草总二萜的抗菌作用强度大为提高，它对金黄色葡萄球菌、白色葡萄球菌、乙型及甲型溶血性链球菌、伤寒杆菌、痢疾杆菌、肺炎球菌、痢利杆菌、大肠杆菌均有良好的抗菌效应。冬凌草挥发油亦有一定的抗菌作用但较弱，冬凌草黄酮则无抗菌作用。

9. 缓解食管痉挛　冬凌草对晚期食管癌患者能缓解吞咽困难症状。冬凌草对食管张力有轻度抑制，对蠕动则无明显影响，在乙酰胆碱引起食管痉挛情况下，有明显解痉作用，但不影响蠕动。

【现代临床应用】

1. 癌症　冬凌草甲素注射液或者片剂可以用于白血病、胃癌、食管癌、贲门癌、肝癌、乳腺癌、直肠癌、肺癌、淋巴瘤等肿瘤的治疗，也可与常用联合化疗药物如平阳霉素、硝卡芥、顺铂等联合使用，有增效作用，可改善患者症状、延长存活时间、提高生存质量。临床处方可辨证选择配伍白英、龙葵、黄独、重楼、苦参、川芎，或者配伍当归、白术、茯苓、淫羊藿、枸杞子、三七等。

2. 感染　冬凌草糖浆、冬凌草片治疗急性化脓性扁桃体炎、慢性支气管炎、急、慢性咽炎有较好疗效。临床处方可辨证选择配伍金银花、连翘、黄芩、板蓝根、山豆根、薄荷、荆芥等，或加入银翘散使用。

【不良反应】冬凌草不良反应少。冬凌草甲素小鼠腹腔注射的 LD_{50} 为 55.8mg/kg。冬凌草乙素小鼠腹腔注射的 LD_{50} 为 4.51mg/kg。

第七节　抗过敏药

具有祛邪、固表功能，能对抗变态反应及缓解其症状的中药，称抗过敏中药。

变态反应又称为超敏反应，是机体受抗原性物质再次刺激后引起的组织损伤或生理功能紊乱，即病理性免疫反应。Ⅰ型变态反应最为常见，具有明显的个体差异和遗传倾向。其发病由抗体IgE与靶细胞受体结合，触发肥大细胞、嗜碱性粒细胞释放多种生物活性物质，引起小动脉和毛细血管扩张，通透性增加，支气管平滑肌收缩。Ⅰ型变态反应可导致荨麻疹、湿疹、花粉症、支气管哮喘、食物过敏、神经血管性水肿、过敏性休克等。临床出现皮肤红肿、风疹团块或伴瘙痒、疼痛，或喘息、痰鸣，神经血管性水肿可致喉头水肿或泄泻等。

常见Ⅰ型超敏反应性疾病多属于中医风疹、湿疹、哮喘、腹痛、腹泻等范畴，多责之于风、湿、热相搏，侵袭人体所致。治宜疏风、清热、利湿为主。过敏性休克属于中医阳气虚脱范畴，为危重疾病，当益气回阳救脱，使用救脱药。

知识链接

Ⅰ型变态反应

Ⅰ型是IgE介导的速发型变态反应，特征是产生IgE抗体。其发生发展具有以下特点：①先有抗原刺激，引起变态反应的抗原称为变应原或过敏原；②高度特异性，两次变应原必须相同；③先使机体致敏，需要经过一定的潜伏期才能引起变态反应；④变态反应的表现和反应程度取决于机体的免疫功能状态和进入机体的变应原的质、量和途径。

【功能与主治】抗过敏药多性寒，味辛、苦，多归肺经。功能疏风、清热、利湿或固表，抗变态反应，用于治疗过敏性疾病。

【与功能主治相对应的主要药理作用】

1. 抑制IgE产生　由白芷、辛夷等组成的复方鼻炎喷雾制剂，在豚鼠鼻超敏反应实验中，发现其能显著降低豚鼠变态反应性鼻炎模型血清IgE水平，提示该药有抗Ⅰ型变态反应作用。

2. 保护和稳定靶细胞膜　一些抗过敏中药能提高细胞cAMP水平，防止肥大细胞脱颗粒、释放过敏介质，减少过敏介质的释放。氧化苦参碱显著降低肥大细胞膜流动性，对Ⅰ型过敏反应、反相皮肤过敏反应（Ⅱ型）、Arthus反应（局部形成免疫复合物所致炎症损伤，Ⅲ型）及绵羊红细胞（SRBC）诱导的迟发型过敏反应（Ⅳ型）均有显著的抑制作用，有非甾体类抗炎、抗过敏的作用，副作用较少。蝉蜕能显著抑制小鼠耳异种被动皮肤过敏反应（PCA）和大鼠颅骨骨膜肥大细胞脱颗粒，对二硝基氯苯（DNCB）所致小鼠耳迟发型超敏反应亦有抑制作用。黄芩苷能明显抑制致敏豚鼠离体肺灌流释放慢反应物质（SRS-A）的作用，可显著抗小鼠醋酸腹膜炎，还通过抑制肥大细胞释放组胺及拮抗豚鼠离体回肠的Schultz-Dale反应。

3. 抗过敏介质　秦艽碱甲有抗过敏性休克及抗组胺作用。熊胆和辛夷可明显抑制白蛋白攻击所致致敏豚鼠离体回肠的收缩，对致敏豚鼠回肠的组胺反应也有明显的对抗作用，在组胺所致毛细血管通透性增加实验中，熊胆、辛夷、苍耳子、黄芩均有非常明显的拮抗过敏介质作用。防风、北沙参对致敏豚鼠离体回肠平滑肌的收缩有明显的抑制作用，能抑制家兔离体十二指肠收缩。

抗过敏常用药物与方剂主要药理作用简表

主要药理作用 相应传统功能	抑制 IgE 祛风、清热、燥湿	保护和稳定靶细胞膜 祛风、清热、燥湿	抗过敏介质 祛风、清热、燥湿
苦参	+	+	+
秦艽			+
黄芩		+	+
牡丹皮			+
龙胆			+
蝉蜕		+	+
防风	+		+
青蒿			+
紫草			+
北沙参			+
黄芪	+		+
细辛	+	+	+
玉屏风散		+	+
黄芩葛根汤	+		+

秦艽　Qinjiao

【来源采制】本品为龙胆科多年生草本植物秦艽 *Gentiana macrophylla* Pall. 、麻花秦艽 *Gentiana straminea* Maxim. 、粗茎秦艽 *Gentiana crassicaulis* Duthie ex Burk. 或小秦艽 *Gentiana dahurica* Fisch. 的根。春秋季采挖，切片生用。

【主要成分】主含生物碱和龙胆苦苷。生物碱包括秦艽碱甲、秦艽碱乙、秦艽碱丙等，其中秦艽碱甲的含量最高，为主要活性成分。龙胆苦苷为秦艽的苦味成分，也是主要活性成分。其次还含有挥发油及糖类等。

【性味功能】味辛、苦，性微寒，归胃、肝、胆经。功能祛风湿，止痹痛，退虚热，清湿热。

【药理作用】

1. 抗过敏　秦艽碱甲有一定的抗过敏性休克及抗组胺作用，还能使毛细血管渗透性明显降低。秦艽碱甲能明显减轻豚鼠因组胺喷雾引起的哮喘、抽搐。并能对抗组胺和乙酰胆碱引起的豚鼠离体回肠收缩作用。

2. 镇痛、镇静、解热　秦艽水提物和醇提物口服给药可明显抑制腹腔注射醋酸所致小鼠扭体反应，且随剂量增加，镇痛作用增强。小鼠热板法表明秦艽有镇痛作用。秦艽碱甲小剂量对小鼠和大鼠有镇静作用，能增强戊巴比妥钠对小鼠及大鼠的催眠作用。秦艽碱甲较大剂量时则对中枢神经有兴奋作用。秦艽碱甲对酵母所致大鼠实验性发热有解热作用。

3. 抗炎 秦艽水提物、醇提物灌胃大鼠，可明显抑制角叉菜胶所致足跖肿胀，也能明显抑制巴豆油引起的小鼠耳肿胀。龙胆苦苷能减轻二甲苯所致小鼠耳肿胀、冰醋酸所致小鼠腹腔毛细血管通透性增加、角叉菜胶、酵母多糖 A 所致大鼠足跖肿胀，但对制霉菌素所致的炎症模型无明显作用。秦艽碱甲 90mg/kg 腹腔注射对大鼠甲醛性关节炎的抑制作用强度与水杨酸钠 200mg/kg 相似，秦艽碱甲在抗炎的同时能使大鼠肾上腺内维生素 C 含量明显下降，维生素 C 为合成肾上腺皮质激素的前体之一，其含量下降说明皮质激素的合成增多。而对于切除垂体或戊巴比妥钠麻醉的大鼠则该作用消失，表明秦艽碱甲抗炎作用是通过兴奋下丘脑、垂体，使 ACTH 分泌增多，从而增强肾上腺皮质功能实现的。秦艽碱甲的抗炎作用与其侧链上的双键结构有关。

4. 抑菌 秦艽对炭疽杆菌、金黄色葡萄球菌、副伤寒杆菌、肺炎杆菌、志贺氏痢疾杆菌、堇色毛癣菌及同心性毛癣菌均有不同程度的抑制作用。

5. 降压 秦艽碱甲对麻醉犬及兔有明显及短时的降压作用，并使心跳频率减慢，但切断迷走神经及阿托品对其均无明显影响，因此可能与迷走神经无关。秦艽提取物能扩张毛细血管，对抗肾上腺素的升压作用。

6. 其他作用 秦艽有促进肝糖原分解的作用，并使肝糖原明显下降，升高动物血糖。秦艽乙醇和热水提取物有刺激肠管而导泻的作用。对妊娠离体子宫有兴奋作用。秦艽水煎剂有利尿作用。秦艽龙胆苦苷有保肝、利胆作用。

【现代临床应用】

1. 过敏性皮肤病 皮肤黏膜过敏性斑疹、水疱、肿胀等，临床处方可用秦艽辨证选择配伍紫草、黄芩、黄芪、青蒿、细辛、防风、牡丹皮、龙胆等，或加入消风散使用。

2. 关节炎 秦艽注射液（含秦艽碱甲）、秦艽复方醇制剂用于治疗风湿性关节炎、类风湿关节炎、肩关节炎。临床处方可辨证选择配伍独活、防风、汉防己、羌活、川芎、细辛、桂枝、干姜、附子等，或选用独活寄生汤。

3. 流行性脑脊髓膜炎 秦艽注射液肌内注射，可缓解头颈强直及角弓反张症状。临床处方可以辨证选择配伍金银花、贯众、板蓝根、大青叶、连翘、鱼腥草、知母、栀子等。

4. 小儿急性黄疸型肝炎 秦艽配伍除湿热的茵陈、栀子、柴胡、黄芩、黄柏、龙胆、苦参等随证加减。

【不良反应】 口服秦艽碱甲后，可出现恶心、呕吐、心率减慢及心悸等反应。

第八节 解 毒 药

能缓解药物、食物、蛇虫毒性及其损伤，主要用于解救中毒的药物，称为解毒药。

中毒是指有毒化学物质进入人体达到中毒量而产生机体损害的疾病。引起中毒的化学物质有工业性毒物、药物、农药、有毒植物、有毒动物等。中毒造成的病理变化有局部刺激和腐蚀，心脑等组织缺氧，中枢麻醉，酶活力抑制，细胞生理功能障碍，受体竞争抑制等。急性中毒可见皮肤黏膜发绀，黄疸，呕吐，腹泻，瞳孔扩大或缩小，昏迷，谵妄或精神失常，肌纤颤，惊厥，瘫痪，呼吸困难，气味异常，休克，少尿或无尿，出血等临床表现。处理方法通常采用催吐，洗胃，导泻，灌肠，利尿，供氧，血液净化，对症处理，以及特殊用药。

中医理论认为，从口鼻而入的毒物首先损伤脾肺，继而伤及心肝肾脑。治宜解毒为先，继而解毒扶正，以益气养血善后。具有解毒作用的中药，可选用作为洗胃的溶剂，胃肠保护剂，毒物吸附剂；也可作为导泻的泻下剂，或灌肠的透析解毒剂；也可以在利尿，对症处理，增强机体应激能力，恢复健康等方面发挥作用。

【功能与主治】解毒药性味多甘平，归脾、胃、肺、大肠经，能解毒祛邪。用于农药、化学药、植物药等药物中毒，河豚、毒菌等食物中毒，或者毒蛇、毒虫、毒蜂所伤。

【与功能主治相对应的主要药理作用】

1. 缓解毒性　甘草、黄芩、五倍子能能解多种药物、食物、生物中毒。典型解毒中药甘草，能通过发生反应沉淀毒性生物碱，吸附含有羧基、羟基的毒物，或肾上腺皮质激素样作用提高机体对毒物的耐受力，提高肝细胞色素 P-450 的含量增强肝脏解毒功能，而缓解毒物的毒性作用。对于常见的毒性中药如马钱子、乌头、半夏、天南星中毒有较好的解毒作用。黄芩苷可在体内 β-葡萄糖醛酸苷酶的作用下，分解成黄芩苷元和葡萄糖醛酸，后者能与含有羟基或者羧基的毒物结合而呈现解毒效果。黄芩苷可对抗异丙肾上腺素所致大鼠心肌损伤，黄芩总黄酮可对抗乌头碱诱发的大鼠心律失常。黄芩苷可显著对抗士的宁所致蛙、猫、犬等惊厥，减低惊厥强度，降低死亡率。五倍子鞣酸能够和很多重金属离子、生物碱及苷类形成沉淀，有解毒作用，故可作为化学解毒剂。五倍子中水解鞣质还有降低肾衰竭病人血液中尿毒素含量的作用。滑石粉由于颗粒小，总面积大，内服外用均可在胃肠黏膜或破损组织表面形成保护膜，能吸收大量化学刺激物或毒物，保护胃肠黏膜受损，并发挥镇吐、止泻作用，还可阻止毒物在胃肠道的吸收。此外，生姜解半夏、天南星、鱼蟹毒，土茯苓解汞中毒。穿心莲、苦木、野菊花、重楼可解蛇毒。薄荷可解川乌、草乌、附子、半夏、南星、白附子等中药中毒。

2. 抗应激　白芍、人参、刺五加、五味子均有抗应激作用。能提高机体对物理、化学、生物等各种有害刺激与损伤的非特异抵抗力和生物体的自我保护能力，可以使紊乱的功能恢复正常，即有"适应原样作用"，可以缓解中毒反应，减轻中毒所造成的损伤。

解毒常用药物与方剂主要药理作用简表

主要药理作用	缓解毒性	抗应激
相应传统功能	解毒	扶正祛邪
甘草	+	
黄芩	+	
五倍子	+	
大蒜	+	
生姜	+	
土茯苓	+	
大黄	+	
滑石	+	
穿心莲	+	
白芍		+
人参		+
刺五加		+
五味子		+
芍药甘草汤	+	+

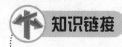

知识链接

甘草　Gancao

【来源采制】本品为多年生草本豆科类植物甘草 *Glycyrrhiza uralensis* Fisch. 胀果甘草 *Glycyrrhiza inflata* Bat. 或光果甘草 *Glycyrrhiza glabra* L. 的根及根茎。秋季采挖。生用或蜜炙用。

【主要成分】含三萜皂苷类（甘草甜素，是甘草次酸的二葡萄糖醛苷，为甘草的甜味成分，约含 6%~14%；甘草次酸），黄酮类（其中甘草素、异甘草素、甘草苷、新甘草、异甘草苷等）。此外，甘草尚含甘草西定、异甘草醇、雌激素类物质、甘草利酮、甘草黄酮、阿魏酸、多种氨基酸、糖类、微量元素等。

【性味功能】味甘，性平，归心、肺、脾、胃经。功能调和药性，清热解毒，益气补中，和中缓急，祛痰止咳。

【药理作用】

1. 解毒　甘草对毒蕈中毒、药物中毒（敌敌畏、毒鼠强、顺铂、巴比妥、士的宁等）均有一定的解毒作用，能降低毒性及死亡率，缓解中毒症状。其作用的有效成分是甘草甜素。甘草甜素对毒物具有吸附作用，其解毒强弱与甘草甜素的吸附率成正比。甘草通过沉淀毒物（如生物碱等）减少毒物吸收；甘草甜素、次甘草甜素及甘草浸膏有肾上腺皮质激素样作用，可提高机体对毒物的耐受力。甘草解毒的机制还可以通过抗乙酰胆碱以及甘草甜素在肝脏可分解甘草次酸和葡萄糖醛酸，后者可与毒物结合而解毒等。炙甘草能对抗乌头碱中毒诱发的心律失常，使附子对心肌的毒性降低，四逆汤水煎比附子水煎剂的小老鼠半数致死量（LD50）低 4.1 倍。

2. 肾上腺皮质激素样作用　甘草与皮质激素的化学结构相似，有直接皮质激素样作用，并可促进皮质激素的合成。复合甘草甜素治疗原发性干燥综合征有肯定的疗效，实验证明甘草起了肾上腺皮质激素样作用。甘草能促进钠、水潴留，排钾增加，呈现盐皮质激素样作用；又能使大鼠肾上腺重量增加、胸腺萎缩、尿游离型 17-羟皮质酮增加，降低血嗜酸性粒细胞和淋巴细胞数，显示糖皮质激素样作用。

3. 抗炎　甘草酸选择性抑制与花生四烯酸发生级联反应的代谢酶活性，抑制前列腺素、白三烯等炎性介质的产生而具有抗炎作用。甘草酸对肝脏内的甾体激素代谢酶有强亲和力，抑制泼尼松和醛固酮在肝内的灭活，从而减缓了类固酮的代谢速度，发挥其类固酮样作用。甘草次酸对大鼠的棉球肉芽肿，甲醛性浮肿，结核菌素反应，皮下肉芽囊肿性炎症，角叉菜胶浮肿均有抑制作用。甘草酸铵，甘草次酸钠能有效地影响皮下肉芽囊肿性炎症的渗出期及增生期，其抗炎强度弱于或接近于可的松。甘草中的异甘草素和甘草素对透明质酸酶的活性和由免疫刺激所诱导的肥大细胞的组胺释放都有抑制作用。

4. 调节免疫 甘草酸具有 T 细胞活化调节作用，r-诱生作用，能促进 NK 细胞活化，促进胸腺外 T 细胞分化等作用。另外，由于甘草酸同时具有类固醇样作用，因此，它具有"双向"免疫调节作用。

5. 抗病原微生物 甘草黄酮类可抑制金黄色葡萄球菌、酵母菌、链球菌及真菌等。甘草甜素对肝炎病毒、艾滋病病毒、单纯疱疹病毒等有明显的抑制作用。甘草查尔酮 A 还可以抑制杜氏利什曼原虫和硕大利什曼原虫的体前鞭毛和无鞭毛的生长。

6. 抗溃疡 甘草浸膏、甘草提取物对大鼠结扎幽门或因组胺形成的实验性溃疡均有明显的抑制作用。甘草流浸膏灌胃后能直接吸附胃酸，十二指肠给药对急、慢性胃瘘及幽门结扎的大鼠，能抑制其基础分泌量。甘草抗消化性溃疡的作用机制有抑制胃液、胃酸分泌；增加胃黏膜细胞的己糖胺成分，保护胃黏膜；促进消化道上皮细胞再生等。

7. 保肝 甘草酸对慢性肝炎有显著的降酶效果，推测其作用机制是通过抑制磷脂酶 A_2，对肝细胞膜有直接保护作用。甘草酸还有抗炎、抑制肝炎病毒、改善肝功能的作用。

8. 解痉 甘草解痉作用的有效成分主要是黄酮类化合物，如甘草素。异甘草素对乙酰胆碱、氯化钡、组胺引起的肠管痉挛性收缩有明显解痉作用，并与芍药苷有明显的协同作用。

9. 镇咳、祛痰 甘草浸膏口服可覆盖保护咽部黏膜，缓和炎症的刺激，达到止咳作用。甘草次酸胆碱盐对豚鼠电刺激神经性咳嗽有明显的镇咳作用。甘草还能促进支气管和咽部黏膜分泌，使痰容易咳出。

10. 抗心律失常 炙甘草提取液、甘草总黄酮等对多种因素诱发的动物心室颤动等心律失常有抑制作用，可延长其潜伏期，减少其发生率。

11. 抗肿瘤 体内外抗肿瘤药理模型的研究中，甘草酸对不同肿瘤细胞株均显示了较强的细胞毒作用。甘草甜素和甘草次酸均能防止化学致癌物质引起的肝损害，还可预防肝癌的发生和由化学物质引起的肝病变。

【现代临床应用】

1. 解毒 用于接触各种食物中毒、药物中毒、化学物质中毒。临床处方可辨证选择配伍人参、五味子、刺五加、白芍、黄芩、生姜，或采用芍药甘草汤。

2. 消化性溃疡 以甘草流浸膏、生胃酮（甘草次酸的琥珀酸半酯二钠盐）及甘草锌对胃、十二指肠溃疡疗效较好。临床处方可辨证选择配伍牡蛎、桔梗、柴胡、延胡索、白芍、白术、党参、茯苓、陈皮等，或选用四君子汤、异功散、六君子汤、香砂六君子汤等。

3. 咳嗽、吐痰 甘草浸膏，甘草流浸膏等治疗感冒、支气管炎等引起的咳嗽。临床处方可辨证选择配伍半夏、陈皮、紫菀、款冬花、桔梗、柴胡、杏仁，或用止嗽散、二陈汤等。

4. 肝脏疾病 以甘草酸、甘草甜素为主要成分的药物，用于急慢性肝炎、肝硬化、肝癌的治疗具有明显的疗效。临床处方可辨证选择配伍五味子、垂盆草、水飞蓟、茯苓、柴胡、白芍、当归、黄芪、白术等，或用逍遥散、四逆散、小柴胡汤等。

5. 抗心律失常 炙甘草提取液、甘草总黄酮用于心室颤动等心律失常。临床处方可辨证选择配伍黄连、葛根、北豆根、毛冬青、牡丹皮，或加入葛根芩连汤。或者配伍细辛、麻黄、干姜、桂枝，或者选用四逆汤。

6. 皮肤病 甘草霜剂外用于皮炎、湿疹等。临床处方可辨证选择配伍黄芩、黄柏、

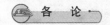

苦参、龙胆、秦皮，或加入消风散。

【不良反应】　甘草具有很强的肾上腺皮质激素样作用。长期大量服用甘草可引起水肿、高血压、低血钾、假醛固酮症，以及头痛、眩晕、心悸等副作用。

第九节　抗病原生物药

能抑制病毒、细菌、真菌、疟原虫等病原生物生长繁殖，治疗感染性疾病的中药，称为抗病原生物药。

病原生物感染机体后，由于病原生物在体内繁殖并产生毒素，引起宿主全身或局部炎症，器官功能障碍，成为感染性疾病。病毒感染者多为体温中低度升高，白细胞升高不显著，常有流行趋势。细菌感染者通常体温升高和白细胞计数升高显著，伴有全身或局部发热、红肿、疼痛，或咳嗽、吐痰、腹泻、黄疸、小便频急涩痛等临床症状。感染严重者高热，神昏，谵语，病情危急。真菌皮肤感染者，常造成瘙痒，疥癣，皮下有水疱或抓破流黄水，病久难愈。

知识链接

发 热 鉴 别

感染性发热起病急，发热伴有寒战或无寒战。血象：白细胞计数高于1.2×10^9/L，或低于0.5×10^9/L。四唑氮蓝试验（NBT），如中性粒细胞还原NBT超过20%提示细菌性感染，有助于与病毒感染及非感染性发热的鉴别。C-反应蛋白测定（CRP）阳性提示细菌性感染，阴性多为病毒感染。中性粒细胞碱性磷酸酶积分增高（正常值0~37）愈高愈符合细菌性感染特点。

病毒、细菌、真菌、原虫等侵袭人体的自然界有害物，均属于中医"外邪"范畴。外邪侵袭，首先侵犯肺卫和肌表，形成风邪表证；邪气入里化热，将成为脏腑热毒证、血热证；若兼夹湿邪，则成为脏腑湿热证候。治疗先用祛风解表，继以清泻脏腑，泻火解毒，凉血或兼祛湿，后期需培补正气，滋养阴液。

具有抗病原微生物作用的中药，尤以清热解毒药中最多最强，但是清热解毒中药不等于抗菌或抗病毒西药；清热泻火、燥湿、解毒也不等同于抗菌、抗病毒作用。清热解毒药体外抑制病原微生物的力量远比抗菌、抗病毒西药弱，但对于某些感染性疾病，特别是病毒感染、耐药菌株感染、深部感染、慢性感染性疾病却有较好的疗效。中药抗菌作用机制涉及病原微生物本身及其感染过程的多个环节，其临床效果主要来源于以下抗感染的综合作用：①兼有抗病毒、抗细菌、抗真菌作用，利于对抗混合感染；②兼有抗毒素、抗炎、抗应激、增强免疫等作用，利于控制疾病发展；③兼有解热、镇静、镇痛等作用，利于缓解临床症状。

抗病原生物药属于祛因治病药。祛因治病药与辨证治本药均针对疾病的根本，临床应用中相辅相成，发挥协同治疗作用。感染性疾病早期，应在符合辨证论治使用祛风解表、清热解毒、清热燥湿、清热泻火、清热凉血及其他中药的原则下，合理选用抗病原生物中药；感染性疾病后期，患者久病体虚，应以辨证使用扶正补虚中药为主，辅以针对性抗病原微生物的中药，方能收到良好的临床疗效。

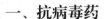

一、抗病毒药

能抑制病毒繁殖，治疗病毒感染性疾病的药物，称为抗病毒药。

病毒是结构简单，寄生性严格，以复制进行繁殖的一类非细胞型微生物。其主要特点是：①形体极其微小，以毫微米为测量单位；②没有细胞构造，其主要成分仅为核酸和蛋白质；③每一种病毒只含一种核酸，不是 DNA 就是 RNA，即 DNA 病毒或 RNA 病毒；④既无产能酶系，也无蛋白质和核酸合成酶系，只能利用宿主活细胞内现成代谢系统合成自身的核酸和蛋白质成分；⑤以核酸和蛋白质等"元件"的装配实现其大量繁殖；⑥在离体条件下，能以无生命的生物大分子状态存在，并长期保持其侵染活力；⑦对一般抗生素不敏感，但对干扰素敏感。由于病毒严格的胞内寄生，依赖宿主细胞功能进行复制，并且在复制中形成变异，病毒的这些分子生物学的特点，使理想抗病毒药物的发展速度缓慢。

【功能与主治】抗病毒中药大多性味苦寒，具有清热解毒、清热燥湿等传统功能。部分抗病毒中药性味辛温，具有发散风寒、芳香化湿等功能。本类中药能抑制常见致病性病毒生长繁殖，缓解病毒感染所致疾病。

抗病毒中药，对于病毒的体外直接杀灭或抑制作用不强。但是由于其促进干扰素诱生，增强免疫，抗炎症反应，抗细菌、真菌混合感染，以及解热、镇痛等综合效应，对于病毒感染所造成的人体疾病和实验动物整体模型多有较好的治疗或改善作用。复方效果尤佳。

【与功能主治相对应的主要药理作用】

1. 抗病毒 ①性味苦寒，具有清热解毒功能的抗病毒中药有板蓝根、大青叶、鱼腥草、虎杖、贯众、金银花、连翘、蒲公英、柴胡、大黄等。分别对流感病毒、腺病毒、乙型脑炎病毒、腮腺炎病毒、肠道病毒（$ECHO_{11}$）、脊髓灰质炎病毒、单纯疱疹病毒、乙肝病毒抗原等有明显的灭活或抑制作用。②性味苦寒，具有清热除湿解毒功能的中药黄芩、黄连、黄柏、苦参等对常见多种病毒有抑制效果。③性味辛温，具有辛温解表功能的大蒜、麻黄、桂枝、紫苏等对流感病毒有抑制作用；具有芳香化湿功能的厚朴、苍术、广藿香、砂仁、白豆蔻对腮腺炎病毒、流感病毒等均有抑制作用。艾叶油对呼吸道合胞病毒有抑制作用。艾叶烟熏对腺病毒、鼻病毒、疱疹病毒、流感病毒、腮腺炎病毒等均有不同程度的抑制作用。其中尤以大蒜、板蓝根、贯众、金银花、野菊花、鱼腥草、黄芩、苦参、艾叶抗病毒范围广泛。

抗流感病毒中药 板蓝根、贯众、金银花、野菊花、鱼腥草、黄芩、黄连、黄柏、连翘、柴胡、紫草、青蒿、大黄、大青叶、大蒜、艾叶、麻黄、桂枝、紫苏、厚朴、苍术、广藿香、砂仁、白豆蔻。

抗疱疹病毒中药 大蒜、蒲公英、贯众、金银花、野菊花、大黄、紫草、黄柏、败酱草、夏枯草、青蒿、赤芍、黄芪、艾叶。

抗腮腺炎病毒中药 板蓝根、大青叶、贯众、厚朴、苍术、艾叶、广藿香、砂仁、白豆蔻。

抗肝炎病毒中药 大蒜、黄芩、黄柏、鱼腥草、苦参、大黄、夏枯草、栀子、番休、半枝莲。苦参碱有抑制乙肝病毒复制。大蒜、黄芩、黄柏、蒲公英、板蓝根、半枝莲、赤芍、马勃、大青叶、知母、连翘、鱼腥草等对乙肝抗原（HBsAg）有抑制作用。

抗孤儿病毒中药 金银花、贯众、鱼腥草、蒲公英、野菊花、射干。

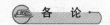

　　抗乙脑病毒中药　板蓝根、大青叶、贯众、牛黄、大黄。

　　抗艾滋病毒中药　紫花地丁、黄连、紫草、穿心莲、金银花、蟛蜞菊、夏枯草、黄芪有抑制艾滋病毒作用。黄芩对 HIV 反转录酶的抑制作用很强。

　　此外，鱼腥草、青蒿抗出血热病毒；厚朴、蒲公英抗 EBV 病毒；苦参、大黄、黄芪抗柯萨奇病毒；黄连抗新城病毒、鸡瘟病毒；赤芍抗副流感病毒、肠道病毒，等等。

　　2. 诱生干扰素　干扰素是机体感染病毒后，宿主细胞产生的对抗病毒感染最重要的淋巴因子，能阻碍病毒复制，具有广谱抗病毒及免疫调节作用。部分抗病毒中药能加强病毒诱生宿主细胞产生干扰素的作用，是中药抗病毒感染的重要作用机制。黄芪对干扰素系统有明显的刺激作用，包括自身诱生、促进诱生和活性发挥 3 个方面。黄芪可促进白细胞、心肌细胞、人胚肺纤维母细胞在病毒刺激下诱生干扰素，间接发挥抗病毒作用，对带状疱疹病毒、柯萨奇病毒、艾滋病毒有抑制作用。黄连、黄芩、蒲公英、生地黄均能诱生干扰素。苦参生物碱可诱生人白细胞产生 α-干扰素。

　　3. 增强免疫　机体免疫功能低下是病原微生物感染的重要条件，绝大多数具有抗病毒作用的中药，对机体免疫功能都有促进作用。金银花、蒲公英、鱼腥草、穿心莲、山豆根、板蓝根能促进非特异免疫。金银花、蒲公英、黄芩、大青叶、板蓝根能促进细胞免疫及抗体生成，影响特异性免疫功能。山豆根、板蓝根能升高白细胞数。金银花、大青叶、鱼腥草能提高白细胞对异物的吞噬能力。蒲公英、大青叶等能促进单核巨噬细胞系统的吞噬功能。鱼腥草、穿心莲能增强体内溶菌酶的活力，增强抗体对革兰阳性菌细胞壁粘肽的溶解作用。

抗病毒常用药物与方剂主要药理作用简表

主要药理作用 相应传统功能	抗病毒 清热解毒	抗炎 清热泻火	抗细菌 清热解毒	抗真菌 清热解毒	解热 清热泻火	调节免疫 祛邪安正
大蒜	+	+	+	+		+
板蓝根	+	+			+	+
鱼腥草	+	+	+	+		+
贯众	+	+	+		+	
连翘	+	+	+		+	+
金银花	+	+	+	+	+	+
黄芩	+	+	+	+	+	+
黄连	+	+	+	+	+	+
黄柏	+	+	+	+		
苦参	+	+	+	+	+	
黄芪	+	+				+
大青叶	+	+	+	+	+	
苍术	+	+	+			+
麻黄	+	+				
银翘散	+	+	+		+	+
黄连解毒汤	+	+	+	+	+	
藿香正气散	+	+	+	+		+

大蒜　Dasuan

【来源采制】大蒜为百合科多年生草本植物蒜 *Allium sativum* L. 的鳞茎。秋季挖根，晒干生用。

【主要成分】大蒜中含有含硫化合物、挥发油类、氨基酸、苷类等。含硫化合物主要有蒜氨酸、大蒜素等烯丙基硫化物（大蒜素不稳定，经加热、机械挤压或有机溶剂处理即迅速转化为二烯丙基一硫化物、二烯丙基二硫化物和二烯丙基三硫化物等硫化物）。挥发油中 3-乙烯基-1，2-二硫杂-5-环己烯含量高，其次为 3-乙烯基-1，2-二硫杂-4-环己烯和二烯丙基二硫醚。大蒜中含有组成蛋白质的氨基酸和非蛋白质氨基酸。此外，含有维生素 A、维生素 B_1、维生素 B_2、维生素 C、烟酸，以及微量元素硒、铁、钙、磷等。

【性味功能】味辛，性温，归脾、胃、肺经。功能解毒，杀虫，行气消积。

【药理作用】

1. 抗病毒　大蒜中的蒜烯和大蒜素等烃基硫代亚磺酸酯具有较强的抗病毒活性。体外实验，蒜烯、蒜辣素对单纯疱疹病毒、水疱性口炎病毒、人鼻病毒、副流感病毒等具有灭活作用。大蒜提取物 0～15mg/ml 可杀灭流感病毒 B，0.015mg/ml 可杀灭疱疹病毒。大蒜提取物对人巨细胞病毒表现出强大的抗病毒活性，大蒜提取物1:100 稀释液对巨噬细胞病毒有部分抑制作用，1:25 稀释液能全部抑制该病毒生长，且随浓度加大而作用增强。大蒜素对骨髓移植者并发人巨细胞病毒感染有明显的预防和治疗效果。大蒜素的二丙烯基二硫醇溶液对乙肝病毒表面抗原的破坏率达43.5%，证明大蒜素对乙肝病毒表面抗原有一定的破坏作用。

2. 抗真菌　大蒜是目前发现的抗真菌作用最强的一种中药，其有效成分对几十种食品腐败真核细菌有很强的抑制和杀灭作用，其抗真菌作用强度相当于化学防腐剂苯甲酸和山梨酸。大蒜素对白色念珠菌等多种皮肤致病真菌，低浓度时抑制真菌生长，高浓度时可杀死真菌。大蒜新素对白色念珠菌和新生隐球菌的体外最小抑制浓度分别为 1μg/ml 和 5μg/ml。大蒜新素与制霉菌素、放线菌酮和二性霉素 B 比较，显示出良好的抗真菌作用。大蒜的衍生物通过静脉注射成功治疗真菌感染。对烟曲霉素的抑菌实验提示，大蒜素与 5-氟尿嘧啶，两性霉素 B 有协同作用。

3. 抗细菌　大蒜对多种球菌、杆菌（如百日咳等）等均有抑制和杀灭作用。大蒜汁和大蒜浸液对葡萄球菌、脑膜炎奈瑟球菌、肺炎链球菌、白喉杆菌、铜绿假单胞菌和肺炎克雷伯菌、痢疾杆菌、大肠埃希菌、副伤寒杆菌、结核杆菌、霍乱弧菌等均有明显的抑菌和杀菌作用。大蒜可以治愈艾滋病继发性感染，因此被誉为"天然广谱抗生素"。

4. 抗寄生虫　大蒜对阿米巴原虫、阴道滴虫、蛲虫等均有抑制和杀灭作用。纯大蒜液在试管内直接接触10～25分钟，大蒜挥发成分熏蒸90～180分钟内，可全部把滴虫杀死；0.5%大蒜滤液作用 5 分钟后，能使阴道滴虫丧失活力。大蒜浸出液对恙虫、立克次体有明显杀灭作用。大蒜水浸液在体外有杀灭阿米巴原虫的作用，且紫皮蒜较白皮蒜效果好。大蒜合成油，能杀灭蚊虫的幼虫以及家蝇、毛毛虫、蚜虫。

5. 抗肿瘤　大蒜抗肿瘤作用显著，有以下多方面机制。①抗突变。大蒜烯可显著抑制苯并芘和4-硝基-1-2亚苯基肼诱导的突变；抑制黄曲霉毒素B1与细胞DNA的结合；剂量依赖性地抑制小鼠皮肤癌的发生。大蒜烯抑制肿瘤发生的机制，可能与其作为巯基化合物抑制肝微粒体中的代谢酶、影响致癌物的代谢，或干扰致突变物与 DNA 的结合有关。

大蒜液及大蒜提取物能抗大鼠腹水肉瘤及小鼠艾氏腹水中的癌细胞有丝分裂。②直接破坏肿瘤细胞。大蒜素首先引起肿瘤细胞膜的破坏，增加细胞的通透性，大蒜素进入肿瘤细胞后作用于细胞核，使代谢功能活跃的肿瘤细胞核染色质凝缩，核膜破裂，核质溢出，最终导致肿瘤细胞的死亡。③诱导肿瘤细胞凋亡。大蒜素可通过阻止人乳腺癌 MCF-7 细胞、子宫内膜癌细胞、结肠癌 HT-29 细胞在 G_0-G_1 和 G_2-M 期，有效抑制细胞增生。大蒜素通过下调 HL-60 细胞的端粒酶活性，从而诱导 HL-60 细胞凋亡的重要机制，从而诱导肿瘤细胞凋亡的发生。④增强化疗效果。大蒜素可增加 VBL 和其他 VBL 类药的细胞毒性作用，发挥化疗增敏作用。

6. 增强免疫 大蒜素可提高细胞免疫、体液免疫和非特异性免疫功能，大蒜可增强免疫系统的功能，提高机体对疾病的抵抗力。动物实验结果显示在小鼠在给予大蒜素后其脾脏、胸腺的重量均有增加、T 淋巴细胞激活增加、脾脏抗体形成细胞数量增加、单核细胞分泌细胞因子水平提高、溶菌酶释放增加。大蒜水提物剂量 0.5g/kg 能显著提高小鼠腹腔巨噬细胞的吞噬功能。大蒜素对 T 细胞激活有促进作用，这种促进作用与大蒜素抑制巨噬细胞产生 NO 的能力有关。已知肿瘤免疫抑制因子（TDSF）可抑制 T 细胞激活，而大蒜素能对抗 S_{180} 细胞和艾氏腹水癌细胞产生的 TDSF 对 T 细胞激活的抑制。

7. 保护肝脏 大蒜油对四氯化碳与半乳糖胺诱发的小鼠肝细胞损伤模型呈现出良好的保肝解毒作用。大蒜素可阻抑小鼠肝组织内还原型谷胱甘肽（GSH）耗竭及谷胱甘肽 S-转移酶（GST）下降，增加小鼠肝细胞中 GST 的活性，增加肝脏的结合解毒功能。其机制可能与大蒜中挥发油阻止自由基的产生和抑制脂质过氧化反应有关。大蒜素对 CCl_4 诱发的大鼠肝损伤血清丙氨酸转氨酶活性升高有明显抑制作用，对血清脂质过氧化产物丙二醛（MDA）的升高也有抑制作用。大蒜素还可通过提高肝脏环腺苷酸的水平，调节脂质代谢膜转运及细胞增殖；并增加酶的活性，使血脂水解增加，生物合成降低；增加血脂成分的排泄，维持血清、肝、肾的脂蛋白及甘油三酯在正常范围内，从而防治脂肪肝的发生。

8. 抗血小板聚集 大蒜精油能抑制由 ADP、肾上腺素、胶原等诱导的血小板聚集作用，抗凝效果与剂量正相关。主要作用机制为抑制血小板的花生四烯酸代谢；升高血小板的 cAMP 水平；改变血小板膜的物化性质；抑制血小板膜上纤维蛋白受体；使血小板膜上的疏基发生变化，从而影响血小板功能。

9. 抗高血脂和动脉硬化 大蒜素能降低血浆总胆固醇、降血压、抑制血小板活性、降低血细胞比容、降低血液黏度。大蒜汁和大蒜油能有效防止高脂膳食引起的血胆固醇升高、血液凝固性增强和纤维蛋白溶解活性降低等变化，对心血管疾病的多种危险因素（高脂血症、高血压、血小板凝聚、低纤维蛋白溶解活性等）均能起到防治作用。

10. 扩张冠脉 大蒜素片可降低机体血浆内皮素的水平，预防和缓解冠脉痉挛、减小外周血管张力，此外大蒜素片对血浆一氧化氮（NO）浓度有升高作用，有利于防止冠脉痉挛，保持冠脉的舒张状态。

11. 抗心律失常 大蒜素具有抗心律失常、减慢窦性心率、抑制心肌收缩的作用。其抗心律失常作用通过延长心肌细胞的有效不应期、降低自律性而发挥作用，可用于以快速心率为基础的心律失常如期前收缩、心动过速等的辅助疗法。

12. 调节血糖 大蒜能影响动物肝脏中糖原的合成，减少其血糖水平，并增加血浆胰岛素水平。大蒜素降血糖的机制可能是大蒜素在体内同脂肪、糖、蛋白质结合后生成脂质蒜素、糖质蒜素、复合蛋白质，发挥与维生素 E 类似的抗氧化作用，维持胰岛内分泌细胞内质网结构的完整性，保证胰岛素的合成与分泌。

【现代临床应用】

1. 病毒感染性疾病　大蒜提取物可以杀灭流感病毒，大蒜注射液可用于治疗流行性乙型脑炎、婴儿腹泻（病毒性肠炎）、流行性感冒；大蒜素对骨髓移植患者易并发的巨细胞病毒感染有明显的预防和治疗作用，可提高手术成功率。临床可大剂量单用，处方可辨证选择配伍大青叶、金银花、板蓝根、贯众、苍术、黄芪、连翘等。

2. 真菌感染性疾病　临床上已用于治疗隐球菌脑膜炎、肺部及消化道真菌感染、白色念珠菌毒血症、白色念珠菌引起的小儿消化不良、真菌性角膜炎、新生儿鹅口疮、头癣等。临床可大剂量单用，处方可辨证选择配伍黄芩、黄连、黄柏、苦参、龙胆等。

3. 细菌感染性疾病　大蒜浸出液或生大蒜可用于治疗白喉、百日咳、流行性脑脊髓膜炎、细菌性痢疾、大叶性肺炎。大蒜乳剂滴耳可用于治疗慢性化脓性中耳炎。临床可单用，处方可辨证选择配伍蒲公英、金银花、连翘、紫花地丁、野菊花，或加入五味消毒饮。

4. 寄生虫感染性疾病　大蒜浸出液灌肠可用于治疗蛲虫病、大蒜甘油明胶栓剂可用于治疗滴虫性阴道炎。临床可单用。

5. 心脑血管病　大蒜素治疗高血压、动脉粥样硬化、冠心病心绞痛、周围血管病取得了良好的疗效。流行病学调查发现，产蒜区人群高血压患病率较低。大蒜素可用于以快速心率为基础的心律失常如期前收缩、心动过速等的辅助疗法。临床可单用，以食品方式食用为佳。

6. 肿瘤　临床使用大蒜注射液治疗肿瘤取得良好疗效。

【不良反应】局部应用大蒜液有较强的刺激作用，可引起灼热，疼痛及发疱，高浓度可引起红细胞溶解。大蒜油小鼠静脉注射的 LD_{50} 为 134.9mg/kg。天然或合成大蒜新素小鼠静脉注射的 LD_{50} 为 70mg/kg，口服 LD_{50} 为 600mg/kg。

绵马贯众　Mianmaguanzhong

【来源采制】本品为鳞毛蕨科多年生草本植物粗茎鳞毛蕨 *Dryopteris crassirhizoma* Nakai 的带叶柄残基的根茎。秋季采挖，晒干。生用或炒炭用。

【主要成分】主要含间苯三酚衍生物绵马精，能缓慢分解产生绵马酸类、黄绵马素类、白绵马素类、去甲黄绵马素类以及绵马酚、绵马次酸、东北贯众素以及挥发油、三萜类化合物、鞣质、脂肪油、树脂等。

【性味功能】味苦，性微寒，有小毒，归肝、胃经。功能清热解毒，杀虫。

【药理作用】

1，抗病毒　绵马贯众水煎剂对各型流感病毒均有明显抑制作用。对流感病毒、副流感病毒、腺病毒、脊髓灰白质炎病毒、埃柯病毒、柯萨奇病毒、流行性乙型脑炎病毒及单纯疱疹病毒等均有明显抗病毒作用。绵马贯众还能抑制乙肝表面抗原，对艾滋病病毒也有抑制作用。

2. 广谱抗菌　绵马贯众有显著而广泛的体外抗菌作用，如对痢疾杆菌、伤寒杆菌、大肠杆菌、铜绿假单胞菌、变形杆菌以及金黄色葡萄球菌等。绵马贯众的抗菌成分与其所含的间苯三酚类化合物有关，如绵马素、白绵马素、绵马酚、黄绵马酸等于 0.98 ~ 15.6μg/ml 浓度即能抑制金黄色葡萄球菌的生长。绵马酚对小鼠、大鼠的实验性葡萄球菌

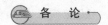

感染有治疗作用,绵马酸对乳酸杆菌和酵母菌均有强的抑制作用,黄绵马酸对细菌、真菌也有显著抑制作用。

3. 抗癌 绵马贯众有显著的抗癌活性。其提取物对宫颈癌 14、肉瘤 180、脑瘤 22 及 ARS 腹水型均有显著抑制作用。提得的贯众 B 为抗癌有效成分,可显著延长 ARS 腹水型小鼠的生存时间,甚至部分小鼠不长腹水而长期存活。对宫颈癌 14、Lewis 肺癌、MA_{737} 乳癌、P_{388} 腹水型亦有效。绵马贯众素对小鼠 Lewis 肺癌及 P_{388} 白血病也有显著抑制作用。研究认为其抗癌作用机制似有异于一般化疗药物,绵马贯众素在杀伤癌细胞时却不损伤宿主的骨髓造血细胞。药物于体外接触瘤细胞后,可引起 DNA 单链断裂,DNA 合成受阻,并可使线粒体损伤,干扰细胞呼吸。

4. 驱虫 绵马贯众及其成分绵马素类物质有驱虫作用,绵马精的驱虫效力最强,绵马酸、黄绵马素、白绵马素、去甲黄绵马素次之,绵马酚及绵马次酸近于无效。可驱除绦虫、钩虫、蛔虫、鞭虫及牛片型血吸虫等。绵马素驱绦虫的作用机制在于其能使虫体麻痹,不能附着肠壁,可随继服泻药而排出体外。绵马贯众素还有很强的抗血吸虫作用,能明显促使小鼠及兔血吸虫肝移,并有杀虫作用。

5. 对生殖的影响 ①雌激素样作用。绵马贯众提取物可使幼小鼠子宫增重,成年小鼠阴道涂片法也证明该提取物有雌激素样活性。②兴奋子宫。绵马贯众煎剂有强的兴奋子宫活性,可兴奋豚鼠离体子宫,使收缩频率及紧张度均增加,幅度则减少,剂量加大可致痉挛性收缩,但洗去药液后子宫可恢复正常。其对兔离体未孕子宫作用类似。从绵马贯众中提得的绵马酸类混合物,8.9μg/ml 即可引起豚鼠离体子宫发生痉挛性收缩,其作用较麦角新碱为强,作用时间持久,有时可达 1 小时。每只豚鼠静注 1mg,可使在体子宫明显兴奋,对大鼠子宫,东北贯众的体外实验中也有明显兴奋作用。③抗早孕及堕胎。绵马贯众提取物对小鼠、大鼠、兔均有抗早孕效果,对小鼠中、晚孕可使胎鼠娩出而堕胎。

【现代临床应用】

1. 病毒性疾病 绵马贯众广泛应用于病毒性感冒、流行性感冒及上呼吸道感染的防治。治疗普通感冒、乙肝、病毒性角膜炎、流行性结膜炎、非典型肺炎等有较好疗效。临床处方可辨证选择配伍大青叶、金银花、板蓝根、贯众、苍术、黄芪、连翘、黄芩、黄连、黄柏等,或加入银翘散、黄连解毒汤。

2. 寄生虫疾病 绵马贯众可用于驱除绦虫、钩虫、蛔虫、鞭虫及牛片型血吸虫等。与榧子、鹤虱等药同用,可治多种肠道寄生虫病。处方可辨证选择配伍槟榔、生南瓜籽、大蒜等。

3. 妇产科出血 多种贯众制剂用于妇产科出血,如月经过多、过期流产、人工流产后大出血、引产后胎盘残留、产后大出血等均有良效。处方可辨证选择配伍益母草、山楂、三七、白及、蒲黄、仙鹤草、槐花、地榆等。

4. 其他 单用贯众炭或灰粉治疗乳糜尿。贯众革薢汤治疗慢性铅中毒。

【不良反应】绵马贯众素小鼠注射的 LD_{50} 为 640mg/kg。主要出现胃肠道反应。不同品种的贯众毒性相差较大,临床不可混用。

二、广谱抗菌药

广谱抗菌药是指抑制或杀灭细菌种类广泛,可治疗多种细菌感染性疾病的药物。

细菌属于原核细胞型微生物。根据细菌的结构特征或代谢特征,抗菌药可特异性干扰或者阻断细菌特有的某些关键性环节，从而在细菌和宿主之间发挥选择性抗菌作用。抗菌药包括人工合成的化学药物（抗生素）和微生物代谢产物（天然抗生素、半合成抗生素）。抗菌药可通过抑制细菌细胞壁的合成，影响胞浆膜通透性，抑制细菌蛋白质合成，影响叶酸及核酸代谢等作用机制杀灭或抑制细菌生长繁殖。

大多数中药的直接抗菌作用较弱，即使是抗菌作用最强的中药复方较之效力最弱的抗生素，其抗菌力也远远不及。但在整体动物实验或人体疾病的治疗中，中药治疗细菌感染性疾病有效。尤其是对耐药菌株感染，深部组织感染，慢性感染，体质衰弱者，往往能收到较好的疗效。中药抗细菌感染与抗菌西药相比，具有抗细菌毒素，抗细菌耐药性，抗透明质酸酶或血浆凝固酶，增强免疫，以及抗炎、解热、镇痛等综合优势。这是中药治疗感染性疾病的重要作用基础。

【功能与主治】广谱抗菌中药大多性味苦寒，具有清热解毒或者清热燥湿等传统功能。能消灭或抑制常见致病性细菌生长繁殖，治疗细菌感染性疾病。

【与功能主治相对应的主要药理作用】

1. 广谱抗菌　①苦寒类。具有广谱抗菌作用的中药，以性味苦寒，清热解毒、清热泻火药为多。金银花、连翘、板蓝根、蒲公英、紫花地丁、野菊花、鱼腥草、黄连、黄芩、黄柏、苦参、大黄、栀子、龙胆、知母、柴胡等对于球菌（如金黄色葡萄球菌、溶血性链球菌、肺炎双球菌、卡他球菌、脑膜炎双球菌等）、杆菌（如大肠杆菌、痢疾杆菌、变形杆菌、铜绿假单胞菌、白喉杆菌伤寒杆菌、副伤寒杆菌等）都有不同程度的体外抑制作用，对多种革兰阳性菌和革兰阴性菌均有抑制作用。②辛温类。解表散寒药麻黄、桂枝、荆芥、防风、细辛、羌活、白芷、生姜、香薷、辛夷等药物，对金黄色葡萄球菌、肺炎球菌、溶血链球菌、大肠杆菌、伤寒杆菌、痢疾杆菌、结核杆菌均具有一定的抑制作用。芳香化湿药厚朴酚、苍术提取物、广藿香酮对金黄色葡萄球菌、溶血性链球菌、肺炎球菌、百日咳杆菌、大肠杆菌、枯草杆菌、变形杆菌、痢疾杆菌、铜绿假单胞菌等具有抑制或杀灭作用。其中尤以厚朴抗菌力强，抗菌谱广。藿香正气散对金黄色葡萄球菌、甲型副伤寒杆菌、乙型副伤寒杆菌、痢疾杆菌、变形杆菌等均有明显的抑制作用。

其中黄芩、黄连、黄柏、苦参对金黄色葡萄球菌和铜绿假单胞菌的作用较强；黄连、秦皮、金银花、知母、黄芩、黄柏及黄连解毒汤、龙胆泻肝汤对淋病双球菌的抑制作用较强；知母、蒲公英、黄柏有抗变形链球菌作用；黄连、黄芩、秦皮、蒲公英等对幽门螺杆菌和空肠弯曲杆菌有抑制作用。

2. 直接抗毒作用　微生物毒素在感染性疾病中是引起组织损害和临床症状的重要因素。中药治疗感染性疾病，常可见到毒血症状迅速改善。中药直接抗细菌毒素作用有两个方面。①降解细菌内毒素。内毒素是革兰阴性菌细胞壁上的一种脂多糖，可由活菌以发疱的方式释放出来或细菌死亡后细胞壁崩解释放出来。细菌内毒素可引起发热、循环障碍、弥漫性血管内凝血（DIC）以及休克。大部分抗生素对内毒素无效。金银花、连翘、蒲公英、黄连、黄芩、黄柏、穿心莲、败酱草、青蒿等具有抗细菌内毒素作用，金银花、连翘尤强。龙胆泻肝汤能明显降低实验性内毒素血症动物血浆中的内毒素含量。黄连、小檗碱、黄芩、黄芩苷降低大肠杆菌、霍乱弧菌等内毒素所致小鼠死亡率，减轻腹泻与肠道黏膜炎症反应。黄芩苷能减轻内毒素对细胞膜结构的损伤。黄柏能明显减少金黄色葡萄球菌毒素的生成。青蒿素以抑制细菌脂多糖/内毒素（LPS）、细菌基因组DNA引起的机体的过度炎症反应。②拮抗细菌外毒素。外毒素是细菌分泌到体外的物质，毒力强大，对机体组

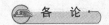

织有选择性的损害作用。小檗碱能使霍乱弧菌毒素所致腹泻潜伏期延长以及腹泻程度减轻，显示出拮抗外毒素的作用。

3. 间接抗毒作用　中药可通过影响血浆中相关酶的形成或活性，间接降低细菌的毒力。①抗透明质酸酶活性。透明质酸是结缔组织的基质成分，能被透明质酸酶破坏，使结缔组织疏松，使细菌、毒素能在结缔组织中扩散，造成感染蔓延。如射干有抗透明质酸酶的作用，可阻止细菌、毒素在结缔组织中的扩散，间接降低细菌的毒力。②抑制凝固酶形成。多数致病性的葡萄球菌能产生一种酶原，在血浆和组织中形成血浆凝固酶，使血浆凝固，并使炎症渗出物中的纤维蛋白原变成纤维蛋白，附着在细菌表面，使其不易被吞噬或在吞噬细胞中不易被破坏。凝固酶对细菌在体内的生长繁殖和传播起着重要作用。黄芩、知母、牡丹皮及黄连解毒汤在低于抑菌浓度时能抑制金黄色葡萄球菌凝固酶的形成，有利于细菌在体内的消灭。

4. 抗细菌耐药性　单味中药或复方，均可作用于细菌生长繁殖的多个环节，发挥序列阻断作用，使细菌不易产生耐药性。如黄连可使金黄色葡萄球菌、真菌细胞膜皱褶，破坏菌体结构；可抑制丙酮酸的氧化脱羧过程，干扰酵母菌等细菌糖代谢；可拮抗维生素 B_6、维生素 PP 和组氨酸，干扰细菌对这些物质的利用；小檗碱能与脱氧核糖核酸形成复合物，干扰肺炎球菌的核酸代谢，抑制细菌 DNA 复制；小檗碱还能抑制霍乱弧菌的 RNA 和蛋白质的合成。复方的抗细菌耐药性作用更为明显。细菌对黄连解毒汤较之黄连素更难于形成耐药性，对单味黄连产生耐药性的细菌可在原抑菌浓度的 32 倍环境中生长，但对黄连解毒汤耐药者，仅能于 4 倍抑菌浓度生长。

5. 提高非特异免疫　广谱抗菌中药大多能促进机体非特异性免疫，增强机体抵抗细菌感染的能力。①增加白细胞数，促进白细胞和单核巨噬细胞的吞噬功能，提高淋巴细胞转化率。如蒲公英、金银花、生地黄、牡丹皮、鱼腥草、野菊花、穿心莲等；②提高溶菌酶、备解素、补体水平。溶菌酶是一种碱性蛋白，有溶解革兰阳性菌细胞壁黏肽的作用；备解素和补体是血中特殊蛋白，能增强机体对革兰阴性菌感染的抵抗力。鱼腥草能提高体内溶菌酶的活性和血浆备解素的水平，以清热药组成的一些复方能使血清总补体水平增加。

广谱抗菌常用药物与方剂主要药理作用简表

主要药理作用 相应传统功能	抗菌 清热解毒	抗炎 清热泻火	抗病毒 清热解毒	抗真菌 清热燥湿	解热 清热泻火	抗内毒素 清热解毒	调节免疫 祛邪安正
蒲公英	+	+	+	+		+	
紫花地丁	+	+	+			+	+
野菊花	+	+	+	+	+	+	+
厚朴	+					+	
连翘	+	+	+	+	+	+	
金银花	+	+	+	+	+	+	+
黄芩	+	+	+	+	+	+	+
黄连	+	+	+	+	+	+	+
黄柏	+	+	+	+	+	+	+

续表

主要药理作用 相应传统功能	抗菌 清热解毒	抗炎 清热泻火	抗病毒 清热解毒	抗真菌 清热燥湿	解热 清热泻火	抗内毒素 清热解毒	调节免疫 祛邪安正
苦参	+			+			+
大黄	+	+		+			
麻黄	+	+	+		+		
苍术	+	+	+	+			
五味消毒饮	+	+		+	+	+	+
黄连解毒汤	+	+		+		+	+
银翘散	+	+	+	+	+	+	+

蒲公英　Pugongying

【来源采制】为菊科多年生草本植物蒲公英 *Taraxacum mongolicum* Hand. -Mazz. 或碱地蒲公英 *Taraxacum borealisinense* Kitam 或同属数种植物的全草。春夏挖取，鲜用或晒干生用。

【主要成分】含有蒲公英类固醇、豆类固醇、蒲公英甾醇、蒲公英素、蒲公英苦素、芹菜素、葡萄糖苷、芸香苷、青蒿亭、槲皮素、木犀草素、咖啡酸、七叶内酯、豆甾醇、谷甾醇、胆碱。蒲公英富含蛋白质，还含有菊淀粉、菊糖、多糖、果胶及树脂，以及钙、磷、铁、维生素 C 等。

【性味功能】味苦，性寒，主归肝、胃经。功能清热解毒，消肿散结，利尿通淋，利湿退黄。

【药理作用】

1. 广谱抗菌　蒲公英煎剂或浸剂对常见治病菌有广泛的杀菌或抑菌作用。50%蒲公英煎剂对大肠杆菌、铜绿假单胞菌、葡萄球菌、痢疾杆菌、副伤寒杆菌甲、白色念珠菌等均有一定抑制作用。100%蒲公英煎剂对伤寒杆菌有抑菌作用，蒲公英煎剂抗金黄色葡萄球菌的最小抑菌浓度（MIC）为 0.5g/ml，最小杀菌浓度（MBC）为 1g/ml，其最低杀菌浓度可使金黄色葡萄球菌的超微结构改变，使细胞膨大，细胞壁增厚，拟核、核糖体均聚集成块状。蒲公英对肺炎双球菌、脑膜炎双球菌、白喉杆菌、变形杆菌、痢疾杆菌及铜绿假单胞菌的 MIC 在 1:10 ~ 1:640 之间。对 35 株脑膜炎双球菌25%蒲公英煎剂可抑制 30 株。蒲公英提取物 1/100、1/200、1/400 浓度对人型结核杆菌（$H_{37}RV$）有抑菌作用。蒲公英 2.5g 生药煎剂:甲氧苄啶（TMP）10mg 配比，有抗菌增效作用。蒲公英的抗菌作用机制可能与其抑制细胞壁合成、抑制 DNA、RNA 和蛋白质的合成有关。蒲公英还具有抗内毒素作用，提取液在体外可中和内毒素，使其活性降低，其作用机制是直接破坏销毁。

2. 抗真菌　蒲公英水浸剂（1:4）在试管内对堇色毛癣菌、同心性毛癣菌、许兰毛癣菌、奥杜益小芽孢癣菌、铁锈色小芽孢癣菌、羊毛状小芽孢癣菌、石膏样小芽孢癣菌、腹股沟表皮癣菌等均有抑制作用。

3. 抗病毒　蒲公英煎剂及 95% 乙醇提取液均以 10mg/ml 浓度，对Ⅰ型单纯疱疹病毒（HSV-Ⅰ）原代有胚肌皮单层细胞培养实验表明，蒲公英有抗单纯疱疹病毒的作用。蒲公英根甲醇提取物对 TPA 激活 EBV 病毒早期抗原（EBV-EA）有抑制作用。蒲公英煎剂或水提物能延缓 $ECHO_{11}$ 及疱疹病毒引起的人胚肾或人胚肺原代单层细胞的病变。

4. 抗钩端螺旋体 体外实验浓度为 12.5（生药)% 的蒲公英，对黄疸出血型 10 多种菌型钩端螺旋体均有抑制作用，对不同菌型强度并无明显差别，且水煎剂强于醇浸剂。

5. 利胆、保肝 蒲公英注射液或蒲公英醇提物经十二指肠给药，能使麻醉大鼠的胆汁量增加 40% 以上，胆囊切除后效果相同，证明为蒲公英对肝脏的直接作用所致。其利胆活性主要是树脂部分。蒲公英注射液肌内注射或蒲公英煎剂灌胃 7 天，对 CCl_4 引起的肝损伤均能降低血清转氨酶，减轻肝细胞脂肪变性。蒲公英对内毒素所致的大鼠急性肝损伤也有保护作用。其保肝作用与降低肝细胞溶酶体和线粒体的损伤有关。

6. 抗溃疡病 蒲公英煎剂能明显减轻大鼠多种刺激所致的胃黏膜损伤，使溃疡发生率和溃疡指数明显下降。蒲公英煎剂能抑制幽门结扎大鼠胃酸率、胃液分泌，对卡巴胆碱刺激引起的大鼠胃酸分泌也有显著的抑制作用。蒲公英煎剂 10.0g/kg 腹腔注射对清醒大鼠胃酸分泌有抑制作用；在麻醉大鼠用 pH 为 4 的盐酸生理盐水胃灌流实验中，对组胺、五肽胃泌素引起的大鼠胃酸分泌有非常显著的抑制作用。蒲公英煎剂 20g/kg 有显著抗幽门结扎性溃疡作用，对无水乙醇性胃黏膜损伤也具有良好的抗损伤作用。其抗溃疡作用可能与下列因素有关：①改善血液的流变性和微循环、增加胃的血供有关；②增加内源性 PGE_2 的合成、抑制或减轻胃黏膜炎症反应；③增加胃上皮外黏膜的糖蛋白的合成；④促进胃肠动力的活性。

7. 其他 蒲公英具有利尿消肿作用，特别是对门脉性水肿有效。蒲公英根含有三萜化合物，对小鼠皮肤癌有显著的抗癌作用。能改善高胆固醇血症，增加血清中雌二醇含量。有催乳作用。提高兔离体十二指肠的紧张性并加强其收缩力。对心血管系统的作用，低浓度收缩、高浓度舒张。

【现代临床应用】

1. 乳腺炎 用鲜蒲公英全草汁内服、其渣外敷治疗乳痈初起、红肿胀痛的效果好。临床处方可辨证选择配伍金银花、野菊花、紫花地丁、黄芩、柴胡、栀子、赤芍、牡丹皮等，或者用五味消毒饮。

2. 上呼吸道感染 用于治疗细菌或病毒引起的急性咽喉炎、急性扁桃体炎、急性支气管炎、感冒发热等。临床处方可辨证选择配伍金银花、连翘、薄荷、板蓝根、桔梗等，或者加入银翘散使用。

3. 腮腺炎 鲜蒲公英煎煮服用或鲜蒲公英捣烂外敷，可缩短退热、消肿时间。临床处方可辨证选择配伍金银花、板蓝根、大青叶、青黛、绵马贯众、连翘等，或者加入防风通圣散。

4. 尿路感染 抗菌成分不易被降解，在尿液中仍有较高含量，可抗尿路感染。临床处方可辨证选择配伍金银花、黄柏、黄芩、栀子、苍术、车前草、石韦、金钱草、海金沙、萹蓄、瞿麦等，或加入八正散使用。

5. 慢性胃炎、消化性溃疡 蒲公英可缓解其临床症状，减少幽门螺杆菌。临床处方可辨证选择配伍陈皮、厚朴、延胡索、白术、党参、当归、牡蛎等，或者加入平胃散、四君子汤使用。

6. 急性黄疸型肝炎、胆囊炎 与黄芪等配伍具有一定消除黄疸的作用。临床处方可辨证选择配伍金银花。

7. 烫伤　用鲜蒲公英全草汁厚涂于烫伤处，对烫伤具有一定作用。临床处方可辨证选择配伍鲜金银花、鲜野菊花、鲜紫花地丁、鲜槐花、鲜地榆等捣汁涂敷。

8. 其他　还可用于毛囊炎、中耳炎、淋巴腺炎、小儿龟头炎、单纯性结膜炎、眼睑腺炎（麦粒肿）、疔毒疮肿等。

【不良反应】蒲公英注射液小鼠腹腔注射 LD_{50} 为 156.3g（生药）/kg，静脉注射 LD_{50} 为 58.9g（生药）/kg。主要为肾脏损害。

三、抗真菌药

能杀灭真菌或抑制真菌生长繁殖，用于治疗真菌感染性疾病的中药，称为抗真菌药。

真菌感染通常分为表浅部真菌感染和深部真菌感染两类。表浅部真菌感染常由各种癣菌引起，临床发病率高，主要侵犯并局限于皮肤最外层（表皮）、毛发、指（趾）甲、皮肤附属器、口腔或阴道黏膜等，引起皮肤真菌病。深部真菌感染多由白色念珠菌和新型隐球菌引起，感染累及真皮及皮下、内脏、血液和其他系统，病情严重，病死率高。深部真菌感染大多为机会性感染，患者多有较严重的基础疾病或免疫受抑。近年来，深部真菌感染的发病率呈持续上升趋势。

真菌感染性疾病属于中医"湿热"、"湿疹"范畴。由于"湿与热合，如油入面，难解难分"，所以病情缠绵难愈。治疗以苦寒清热燥湿为主，或用苦温芳香燥湿，需持之以恒，方能取得彻底疗效。表浅部真菌感染者，临床常见四肢或手脚皮肤瘙痒或皲裂，皮下水疱或抓破流黄水，趾（指）甲脱烂或增厚变性，外阴瘙痒等，辨证使用抗真菌中药，内服配合外洗效果更佳。对于深部真菌感染者，临床多见低热或日晡潮热，汗出热解继而复热，久病不愈，精神委靡，身体衰弱，需以健脾补肾、益气补血为主，辅以清热燥湿或芳香燥湿类抗真菌中药。

【功能与主治】抗真菌中药大多性味苦寒，具有清热燥湿或清热解毒功能，少数性味辛温，具有芳香化湿功能。本类中药能抑制常见致病性真菌生长繁殖，缓解真菌感染所致疾病。

【与功能主治相对应的主要药理作用】

1. 抗真菌　①清热燥湿类。黄芩、黄连、黄柏、苦参、大黄、龙胆、青蒿、栀子、鱼腥草体外对多种致病性皮肤或指甲真菌，如堇色毛癣菌、絮状表皮癣菌、犬小芽孢子菌、许兰毛癣菌、白色念珠菌、奥杜盎小孢子菌及腹股沟癣菌均有不同程度的抑制作用。黄柏和川黄柏的乙醚浸提物对新型隐球菌和红色发癣菌亦有一定抑制作用。黄连对蓝色毛癣菌、星状奴卡菌等皮肤真菌均有抑制作用，巴马亭、药根碱等对卡尔酵母菌、白色念珠菌等有显著抗菌作用。苦参水煎剂、栀子水煎液对多种致病性皮肤真菌，如毛癣菌、黄癣菌、小芽孢癣菌有不同程度的抑制作用。青蒿挥发油也可抑制多种皮肤癣菌，青蒿酯钠对铁锈色小孢子癣菌、絮状表皮癣菌有抑菌作用。鱼腥草能抑制白色念珠菌、红色癣菌、铁锈色小孢等 10 种常见真菌。②清热解毒类。大蒜、鱼腥草、金银花、蒲公英、野菊花、连翘、知母、丹皮等对多种致病性皮肤真菌有抑制作用。蒲公英水浸剂可抑制对堇色毛癣菌、同心性毛癣菌、许兰毛癣菌、奥杜盎小芽孢癣菌、铁锈色小芽孢癣菌、羊毛状小芽孢癣菌、石膏样小芽孢癣菌、腹股沟表皮癣菌等。大蒜素对多种皮肤致病真菌包括白色念珠菌、新生隐球菌有抑制或杀灭作用。低浓度抑制真菌生长，高浓度可杀死真菌。大蒜的衍生物静脉注射成功治疗真菌感染。③芳香化湿类。苍术对黄曲霉菌及其他致病性真菌，藿香的乙醚及乙醇浸出液对白色念珠菌、许兰黄癣菌、趾间及足跖毛癣菌等多种致病性真菌有抑制作用。细辛挥发油对黄曲霉菌、黑曲霉、腊叶枝霉、白色念珠菌等 16 种真菌有抗菌作用。细辛挥发油中的黄樟醚，体外有较强的抗菌作用。

2. 抗炎、抗混合感染 常用的抗真菌中药均具有显著的抗细菌、抗病毒等混合感染，以及抗感染所引起的炎症反应的作用，对于真菌感染性疾病，尤其是深部感染具有综合治疗的效果。

抗真菌常用药物与方剂主要药理作用简表

主要药理作用 相应传统功能	抗真菌 清热燥湿	抗炎 清热泻火	抗病毒 清热解毒	抗菌 清热解毒	解热 清热泻火	抗内毒素 清热解毒
黄芩	+	+		+	+	+
黄连	+	+	+	+		+
黄柏	+	+	+	+	+	+
苦参	+	+			+	
鱼腥草	+	+		+		+
大蒜	+	+		+		+
连翘	+	+		+	+	+
金银花	+	+	+	+	+	+
蒲公英	+	+		+		+
大黄	+	+	+	+		
知母	+	+	+	+	+	
青蒿	+	+	+	+		+
五味消毒饮	+	+		+	+	+
黄连解毒汤	+	+		+	+	+

黄柏 Huangbo

【来源采制】 为芸香科落叶乔木植物黄皮树 *Phellodendron chinense* Schneid. 或黄檗 *Phellodendron amurense* Rupr. 的树皮。生用或盐水炙用，或炒炭用。

【主要成分】 黄柏主含生物碱约 1% ~ 3%，主要有小檗碱、巴马亭（掌叶防己碱）、药根碱、木兰花碱等，另含黄柏碱、蝙蝠葛碱、N-甲基大麦芽碱等。黄柏苦味质成分主要有黄柏内酯、黄柏酮、黄柏酮酸；甾体成分有 β-谷甾醇、菜油甾醇、7-去氢豆甾醇。

【性味功能】 味苦，性寒，归肾、膀胱、大肠经。功能清热燥湿，泻火解毒。

【药理作用】

1. 抗真菌 黄柏煎剂、水浸剂在体外对白色念珠菌、堇色毛癣菌、絮状表皮癣菌、犬小芽孢子菌、奥杜盎小孢子菌、许兰毛癣菌、腹股沟表皮癣菌等多种皮肤致病性真菌都有较强的抑制作用。黄柏的乙醚浸提物对新型隐球菌和红色发癣菌具有较强的抑菌作用，其作用比制霉菌素强，但对白色念珠菌抑制作用比制霉菌素弱。黄柏所含巴马亭与药根碱都有强的抗白色念珠菌活性。黄柏抗菌作用的原理与其对细菌呼吸及 RNA 合成的强烈抑制有关。复方黄柏于 0.05% 即可损伤石膏样毛癣菌超微结构，作用 3 小时出现细胞皱缩，电子密度增高，并有不规则空泡出现；作用 24 小时则可引起部分细胞膜破坏，胞质外流，进一步与核膜、线粒体等细胞器结合并使之溶解破坏，细胞崩溃死亡。

2. **广谱抗菌** 黄柏水煎剂或醇浸剂体外实验对多种致病性细菌有不同程度的抑制作用，如金黄色葡萄球菌、白色葡萄球菌、柠檬色葡萄球菌、肺炎双球菌、炭疽杆菌、霍乱弧菌、白喉杆菌、枯草杆菌、大肠杆菌、铜绿假单胞菌、伤寒杆菌、副伤寒杆菌、粪产碱杆菌等，对各型痢疾杆菌（福氏、宋内、志贺及施氏痢疾杆菌）的抑制作用强。黄柏还能显著抑制结核杆菌、变形链球菌的生长，对溶血性链球菌、脑膜炎球菌、霍乱弧菌、炭疽杆菌抑制作用较强，对百日咳杆菌、破伤风杆菌亦有抑制作用。黄柏还能明显减少金黄色葡萄球菌毒素的生成。所含之多种季胺生物碱如小檗碱、巴马亭、药根碱等均有较强的抗菌活性，是黄柏抗菌有效成分，巴马亭的抗菌活性与小檗碱基本相同或略低。

3. **抗病毒** 黄柏有抗流感病毒作用。对于乙肝表面抗原（HBsAg），黄柏有明显的选择性抑制作用。此作用并非所含鞣质所致，其所含小檗碱、巴马亭、黄柏碱、黄酮苷等均无这一作用。黄柏叶所含的异黄柏碱，有抗疱疹病毒活性。

4. **抗炎** 黄柏可显著降低 DTH 小鼠血清中 IFN-γ 水平，从而抑制免疫反应，减轻炎症损伤。黄柏及其所含小檗碱具有显著抗炎性增生作用。黄柏对胰蛋白酶活性有抑制作用，能使酶活性降低 34% ~ 87%，提示有抗胰腺炎的作用。

5. **调节免疫** 黄柏煎剂连续 7 天灌胃，能增加小鼠脾空斑形成的细胞数。黄柏中分离出来的季胺生物碱木兰碱和黄柏碱均能抑制小鼠局部移植物抗宿主反应，并能明显延长小鼠存活时间和存活率。黄柏碱对结核菌素、绵羊红细胞诱发迟发型超敏反应的影响实验结果提示，黄柏碱能抑制细胞免疫反应，明显促进小鼠抗体的生成，有望开发成一种新的有价值的免疫抑制剂。

6. **降低血压** 黄柏流浸膏或醇提液碱性物质腹腔注射均具有显著的降压效果。黄柏醇提液碱性物对麻醉猫亦具有明显而持久的降压作用。黄柏 2g/kg 灌服能使睾丸切除高血压大鼠血压降低。黄柏所含小檗碱、黄柏碱、巴马亭等多种成分都具有不同程度的降压活性。黄柏碱静注对兔、猫、犬等均可引起降压，并能抑制肾上腺素及去甲肾上腺素的升压反应，抑制人工窒息及刺激迷走神经向中端所致之升压反应。由黄柏碱合成之衍生物，如昔罗匹林等也有明显降压作用，随剂量增大，降压作用强度及持续时间也增加。巴马亭灌服，腹腔注射或静注均有明显降压效果，其降压机制与小檗碱类似，与阻断神经节、抑制血管中枢及抗交感等神经介质有关。药根碱的降压效果则可能与抗交感神经介质有关。此外，木兰花碱也有降压作用。

7. **抗心律失常** 黄柏的有效成分药根碱对大鼠心肌缺血和复灌所致的心律失常均有对抗作用，可使心肌缺血和复灌期间心律失常的开始时间推迟、持续时间缩短，并使复灌期间室性心律失常的发生率和动物死亡率降低。耳静脉注射药根碱还能使家兔冠脉结扎所致的心肌梗死范围缩小。

8. **镇静** 黄柏碱和昔罗匹林对中枢神经系统有抑制作用，小鼠的自发活动、各种反射均受到抑制。给予未麻醉家兔昔罗匹林，脑电波可出现振幅慢波。黄柏及从中分离出的柠檬苦素和黄柏酮能明显缩短 α-氯醛糖和乌拉坦引起的小鼠睡眠时间，黄柏碱有轻度的箭毒样作用。

9. **抗消化道溃疡** 黄柏的 50% 甲醇提取物对盐酸-乙醇所致大鼠胃溃疡呈现显著抑制

作用，总提取物抗溃疡活性比小檗碱及黄连碱更强。从黄柏中提取的小檗碱以外的成分皮下注射或灌胃给药对乙醇性溃疡有抑制作用，皮下注射或十二指肠给药可明显抑制胃液量、总酸度和胃蛋白酶的活性，而灌胃给药只能抑制胃蛋白酶的活性。对幽门结扎性溃疡、阿司匹林溃疡、约束水浸应激溃疡也均有显著抑制作用。

10. 调节肠道运动　黄柏对蛙腹直肌紧张度无影响，但能抑制由乙酰胆碱引起的收缩反应。黄柏能增强家兔离体肠管平滑肌的收缩，使收缩幅度增加，黄柏粉可增强其振幅，所含小檗碱、黄柏酮也能兴奋肠平滑肌，使张力及振幅均增强。而黄柏内酯则抑制肠管，使肠管弛缓。

11. 利胆　黄柏有利胆作用，能促进胆汁分泌，并促进胆红素的排出，黄柏水提液可促进饥饿家兔胆汁及胰液分泌。

【现代临床应用】

1. 肠炎、细菌性痢疾　黄柏浸膏对肠炎细菌性痢疾有较好疗效，急性、慢性者均可治疗。临床处方可辨证选择配伍栀子、黄芩、白芍、木香、砂仁，或选用栀子柏皮汤、黄连解毒汤。

2. 流行性脑脊髓膜炎　黄柏制成浸膏（每毫升相当生药 1g）用于治疗，黄柏水煎剂做喉头喷雾，用于预防，均有良效。临床处方可辨证选择配伍苍术、藿香、佩兰、板蓝根、大青叶、鱼腥草、金银花、绵马贯众、蚤休、知母、栀子等，或者选用黄连解毒汤。

3. 泌尿、生殖系统炎症　用黄柏液作直流电导入治疗慢性前列腺炎 115 例其效颇佳。黄柏矾倍散外治宫颈炎 108 例有良好疗效。黄柏还用于尿道感染、霉菌性或滴虫性阴道炎的治疗。临床处方可辨证选择配伍苍术、砂仁、苦参、龙胆、栀子等，或者选用二妙散、三妙散、黄连解毒汤等。

4. 外科、皮肤科炎症　黄柏治多种外科感染、皮肤疮疡如黄水疮以及慢性骨髓炎、阑尾炎获效者。有报道用黄柏液代替雷弗奴尔用于外科消毒。临床处方可辨证选择配伍黄连、黄芩、甘草，即黄连解毒汤，可内服，也可外用。

5. 湿疹　黄柏浸膏对湿疹有良好疗效。可用黄连解毒汤，或者配伍苦参、龙胆、栀子等内服，也可外洗、外敷。

6. 烧伤　黄柏与榆皮取滤液喷或涂于创面，治疗烧伤，在抗感染、促进组织修复和保护关节功能方面，均取得满意效果。

7. 五官科炎症　多种五官科急慢性炎症均可用黄柏配伍其他药物治疗，如急性结膜炎、慢性上颌窦炎、慢性化脓性中耳炎等。用黄柏液雾化吸入治疗慢性咽炎，用黄柏细辛散治口疮等都有较好疗效。

8. 支气管炎、咽炎　黄柏水煎液雾化吸入或黄柏水煎上清液直接喷射整个咽部及咽后壁治疗慢性咽炎，疗效较好。

【不良反应】黄柏水煎剂小鼠腹腔注射 LD_{50} 为 9.86g/kg。盐酸巴马亭小鼠腹腔注射 LD_{50} 为 136g/kg。黄柏碱小鼠腹腔注射 LD_{50} 为 69.5mg/kg。

四、抗痨药

抗痨药是能消灭或抑制结核杆菌生长繁殖，治疗结核菌感染性疾病的药物。

结核病是由结核分枝杆菌引起的慢性传染病。结核分枝杆菌具有多形性、抗酸性、生长缓慢、抵抗力强、菌体结构复杂等生物学特性，导致结核病容易传染，容易复发与变异等特点。结核病80%发生在肺部，其次是在颈淋巴、脑膜、腹膜、肠、皮肤、骨骼。呼吸道传播是本病传染的主要方式，潜伏期4～8周。其基本病理变化为炎性渗出，增生与干酪样坏死，破坏与修复同时并举，后期体质衰弱，免疫功能低下。肺结核病患者常见咳嗽、吐痰、咯血、胸痛呼吸系统症状。严重者呼吸困难，常常伴有长期午后潮热，手足心热，骨蒸，盗汗，体倦乏力，食欲减退，体重减轻，身体消瘦等全身症状，以及育龄妇女月经不调甚至闭经等。

结核病在我国古代早有记载，属于中医"痨瘵"、"虚劳"范畴。肺结核与"胸痛"、"咳嗽"、"咯血"有关，肾结核与"血尿"有关，腹膜结核多属于"鼓胀"，淋巴结核称为"瘰疬"，皮肤、肌肉与骨关节结核常被称为"阴疽"，其溃烂流脓者称为"流注"或"巴骨流痰"等等。关于结核病的治疗，初期多以清热解毒，凉血止血，后期多用滋阴清热，补益肺脾肝肾，调整阴阳。在治病求本和扶正祛邪前提下，辨证使用抗痨中药，可起到标本兼治，增强机体抵抗力，促进疾病控制和预防疾病复发的作用。

 知识链接

结核病分类

结核病分为5类：①原发性肺结核，包括原发综合征及胸内淋巴结核；②血行播散型肺结核，包括急性粟粒性、亚急性及慢性血行播散型肺结核；③继发型肺结核，是肺结核病中的一个主要类型，病变可以含有增殖、浸润、干酪以及空洞等不同的病理改变；④结核性胸膜炎，包括结核性干性胸膜炎、渗出性胸膜炎和结核性脓胸；⑤其他肺外结核，按部位及脏器命名，如骨结核、结核性脑膜炎、肾结核等。

【功能与主治】抗痨中药大多性味苦寒，具有清热解毒或者清热燥湿功能。能抑制结核杆菌生长繁殖，缓解结核杆菌所导致的脏腑组织损伤，治疗肺结核及其他结核性疾病。

【与功能主治相对应的主要药理作用】

1. 抗结核杆菌 黄连、黄柏、知母、百部、蒲公英、蒲黄、鱼腥草、青蒿、苦参等中药对人型结核杆菌具有显著的抗菌作用。100%知母水煎液对人型结核杆菌等有抑制作用，知母乙醚浸膏有较强的抗结核杆菌活性。知母乙醇、乙醚提取物对结核杆菌 $H_{37}RV$ 抑制作用较强，MIC 为 1:8000 和 1:64000，乙醚提取物在有血清存在时 MIC 为 1:16000。其抗结核杆菌的主要药效成分是知母芒果苷。知母芒果苷对结核杆菌的最低抑菌浓度为 $200\mu g/ml$。用含知母3%的饲料喂饲结核杆菌感染小鼠，可使病变减轻。1:100 的蒲黄煎液在试管内能抑制结核杆菌的生长，对实验性接种结核杆菌豚鼠的具有治疗作用。蒲公英提取物 1/100、1/200、1/400 浓度，能抑制人型结核杆菌（$H_{37}RV$）生长，煎剂或浸剂也有显著的抑制作用。黄连和小檗碱对人型结核杆菌抑制作用显著，并且小檗碱与链霉素、异烟肼、对氨基水杨酸无交叉抗药性。黄连对结核杆菌的体外抑菌浓度在 1/100～1/2000 之间。黄柏也能显著抑制结核杆菌生长。黄连、黄柏、黄芩组成的三黄散对结核杆菌的 MIC 为 1:12800，其注射液 MIC 为 1:4000，含血清时为 1:2000。啤酒花的主要有效成分蛇麻酮对结核杆菌最低抗菌浓度为 1～$10\mu g/ml$，酒花酮为 $100\mu g/ml$，酒花浸膏为 10～$100\mu g/ml$，啤酒花水煎剂为 $7.5\mu g/ml$。石吊兰素 100～$200\mu g/ml$ 体外实验对结核菌有明显抑制作用。临床报道以石吊兰片治疗淋巴结核、肺、骨、脑等结核病均取得较好的疗效。

2. 抗炎、增强免疫 鱼腥草、黄连、黄柏、苦参、青蒿等具有抗结核杆菌作用的中

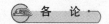 各 论

药还兼有良好的抗炎作用，以及增强免疫的作用，这些综合的药理作用因素有利于结核病患者感染的控制和体质的改善。

抗痨常用药物与方剂主要药理作用简表

主要药理作用 相应传统功能	抗结核杆菌 解毒祛邪	抗炎 清热泻火	解热 清热泻火	增强免疫 祛邪安正
百部	+			
知母	+	+	+	
鱼腥草	+	+		+
黄连	+	+	+	+
黄柏	+	+	+	+
苦参	+	+	+	
青蒿	+	+	+	+
蒲公英	+			
啤酒花	+			
石吊兰	+			
蒲黄		+		+
白果				
黄连解毒汤	+	+	+	+
知柏地黄丸	+		+	+

百部　Baibu

【来源采制】为百部科多年生草本植物直立百部 Stemona sessilifolia（Miq.）Miq.、蔓生百部 Stemona japonica（Bl.）Miq.、对叶百部 Stemona tuberosa Lour. 的块根。春秋采挖，晒干。生用。

【主要成分】各种百部均含多种生物碱，还含糖、脂类、蛋白质、有机酸等。直立百部含百部碱、百部定碱、异百部碱、原百部碱、原百部次碱、直立百部碱、霍多林碱、对叶百部碱。蔓生百部含百部碱、百部定碱、异百部定碱、原百部碱、蔓生百部碱、次百部碱、异次百部碱、异蔓生百部碱、百部宁碱、华百部碱。对叶百部含百部碱、对叶百部碱、异对叶百部碱、次对叶百部碱、氧化对叶百部碱、斯替明碱、斯替宁碱。

【性味功能】味苦，性平，归肺经。功能润肺止咳、杀虫。

【药理作用】

1. 抗结核杆菌　百部醇浸剂、水浸剂对人型结核杆菌有显著抗菌作用。体外实验百部醇浸剂 1:100～1:1600 浓度时对 $H_{37}RV$ 人型结核杆菌有抑制作用，在 1:80 浓度中 10 分钟内可将其杀死。

2. 广谱抗菌　百部醇提液体外抗菌实验对金黄色葡萄球菌、白色葡萄球菌、乙型溶血性链球菌、炭疽杆菌、肺炎杆菌、痢疾杆菌、变形杆菌、鼠疫杆菌、大肠杆菌、铜绿假单胞菌、伤寒杆菌、副伤寒杆菌有抗菌作用。100% 煎剂用平板挖沟法，对多种杆菌有抑

202

制作用，也可抑制霍乱弧菌和葡萄球菌。百部水提液能抑制大肠杆菌、脑膜炎双球菌生长，但不能抑制金黄色葡萄球菌生长。

3. 抗真菌 百部水提液对多种皮肤真菌显抑制作用，20%浓度时能抑制星奴卡菌生长，40%浓度时能抑制堇色毛癣菌、许兰黄癣菌、奥杜盎小芽孢癣菌和羊毛样小芽孢癣菌生长。

4. 抗病毒 百部水提液能降低亚洲甲型流感病毒对小鼠的致病力，对已感染的小鼠有治疗作用。在鸡胚培养的新城病毒实验中，百部煎剂能延长鸡胚寿命36小时。16%煎剂百部灌服或腹腔注射体内实验结果，能使亚洲甲型流感病毒对小鼠的致病力下降，对感染流感病毒的小鼠有明显的治疗效果和一定的预防作用。

5. 杀虫 体外实验表明，百部50%浓度的药液可使鼠蛲虫在20小时内全部死亡。对叶百部碱对蛔虫、绦虫、阿米巴原虫、阴道滴虫有抑制作用。百部水提液与醇浸液对头虱、体虱和阴虱均有杀灭作用，并使虱卵难以孵化。乙醇浸液作用显著强于水浸液。百部还对蝇蛆、孑孓、臭虫、柑橘蚜、烟螟、地老虎等10余种昆虫有毒杀作用，是一种接触杀虫剂。

6. 镇咳、平喘 百部生物碱能降低动物呼吸中枢的兴奋性，抑制咳嗽反射而具有镇咳作用。百部煎剂灌胃对1%碘液注入猫的胸腔肋膜引起的咳嗽有抑制作用，对叶百部碱对豚鼠机械刺激引咳有镇咳作用。100%百部生物碱提取液0.2ml对组胺所致的离体豚鼠支气管平滑肌痉挛有松弛作用，其作用强度与氨茶碱近相似而缓慢持久。

7. 镇静 对叶百部碱具有弱的中枢抑制作用。对叶百部碱200mg/kg灌胃对小鼠自主运动呈抑制作用；灌胃100mg/kg能延长己烯巴比妥引起的小鼠睡眠时间；静注20mg/kg对醋酸所致小鼠扭体反应呈镇痛作用。对叶百部碱能抑制烟酸所致的小鼠痉挛反应，对谷氨酸盐引起的兴奋效应也有抑制作用。

【现代临床应用】

1. 肺结核 用百部制成片剂内服或用百部注射液配异烟肼使用。临床处方可辨证选择配伍知母、黄柏、黄连、鱼腥草、白果、白及等。

2. 百日咳 百部制成糖浆。临床处方可辨证选择配伍知母、贝母、麦冬、柴胡、生地黄、玄参、天冬等。

3. 慢性气管炎 用50%百部糖浆或单用百部煎剂。临床处方可辨证选择配伍知母、贝母、桔梗、远志、杏仁、干姜、细辛等，或加入小青龙汤。

4. 寄生虫 百部水提液可治疗蛲虫病，局部冲洗可治疗滴虫性阴道炎。百部醇浸液对头虱、体虱和阴虱均有杀灭作用。亦可配伍大蒜、花椒、白头翁等煎水外洗。

5. 足部真菌 百部水提液泡脚，可治疗足部真菌感染。亦可配伍黄柏、黄芩、苦参、龙胆、地肤子、白鲜皮等煎水外洗。

6. 皮肤病 治疗荨麻疹、皮炎、疥癣，可以百部鲜品切断，用断面涂搽患部，或用百部汁涂搽。亦可配伍秦皮、黄柏、黄芩、苦参、龙胆、地肤子、白鲜皮等煎水外洗。

五、截疟药

能杀灭或抑制疟原虫，治疗疟疾的药物，称为截疟药。

疟疾是由雌性按蚊传播，由疟原虫感染人体并在体内繁殖所引起的寄生虫性传染病。疟疾多发生于夏秋季节。临床上以间歇性寒战、高热、出汗3个连续阶段，隔日或隔两日复发1次，反复发作为典型特征。疟疾反复发作可导致贫血、脾肿大。恶性疟疾可出现持

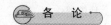

续高烧，抽搐，头痛，昏迷，或四肢厥冷，或剧烈呕吐、腹泻。

疟疾是我国古老疾病，殷墟甲骨《卜辞》中已有"疟"字，俗称"打摆子"。关于疟疾的病因病机论述，见于中医"疟疾"、"瘴气"、"暑瘟"等范畴。中医学认为疟疾发病为暑瘟疟邪或秽瘴之气侵袭机体，邪在少阳，正邪纷争于半表半里之间，出现往来寒热，汗出，头痛等症；日久不愈，气滞血瘀，痰饮积聚，结为疟母，胁下痞块。治疗原则初期以透表泄热，和解少阳，治疗正疟；清热凉血，泻火解毒，除湿避秽治疗瘴疟；后期宜滋阴清热，益气扶正，活血化痰，治疗久疟。

 知识链接

疟原虫生活史

寄生于人体的疟原虫有 4 种：间日疟原虫、恶性疟原虫、三日疟原虫和卵形疟原虫。我国以前 2 种为常见。疟原虫的发育过程分为在人体内和在蚊体内 2 个阶段。在人体内进行无性增殖，在蚊体内进行有性增殖与孢子增殖。疟原虫在人体内发育增殖又分为 2 个时期，即寄生于肝细胞内的红细胞外期裂殖子和寄生于红细胞内的红细胞内期配子体。配子体在人体内可生存 2~3 个月，此期间如被雌性按蚊吸入胃内，则在蚊体内进行有性增殖。

【功能与主治】截疟中药大多性味苦、辛、寒，归肝、胆经。具有清热解毒，泻火，燥湿等功能。能杀灭或抑制疟原虫生长繁殖，缓解疟疾发作症状。

【与功能主治相对应的主要药理作用】

1. 抗疟原虫　青蒿素对红细胞内期滋养体有杀灭作用，对红细胞外期无效。用于治疗间日疟和恶性疟，即期症状控制率可达 100%。与氯喹只有低度交叉耐药性，用于耐氯喹虫株感染仍有良好疗效。青蒿素可透过血脑屏障，对凶险的脑型疟疾有良好抢救效果。常山、马鞭草、鸦胆子、干漆、草果均有抗疟原虫的作用。常山根的水浸膏呈显著的抗疟作用。常山叶抗疟效价为根的 5 倍。常山全碱的抗疟效价约为奎宁的 26 倍。以常山碱丙的抗疟效果最好。常山临床应用可明显控制疟疾症状，并有良好的退热作用，对各种疟疾都能迅速生效，但停药后易复发。马鞭草对疟原虫有抑制作用，可使疟原虫变形。马鞭草煎剂内服，马鞭草注射液注射均可控制疟疾症状发作，并可使血片转阴。对间日疟的疗效最好，恶性疟次之。毫菊乙酸乙酯提取物对人工培养的恶性疟原虫有抑制作用。

2. 解热　青蒿含有挥发油、青蒿素等成分，有明显的降温解热作用，并能帮助排汗促进散热，对于疟疾发作时的症状如间歇性寒战、出汗、高热等明显的改善作用。

截疟常用药物与方剂主要药理作用简表

主要药理作用	抗疟原虫	抗炎	抗菌	解热	调节免疫
相应传统功能	截疟	清肝泻火	祛邪解毒	清泻少阳	祛邪安正
青蒿	+	+	+	+	+
常山	+	+	+	+	
马鞭草	+	+	+	+	
鸦胆子	+		+		
毫菊	+	+	+		+
蒿芩清胆汤	+	+	+	+	+

青蒿　Qinghao

【来源采制】　为菊科一年生草本植物黄花蒿 *Artemisia annua* L. 的地上部分。夏秋季节采割，生用。

【主要成分】　青蒿中化学成分主要为 4 类：挥发油、倍半萜、黄酮和香豆素。倍半萜类化合物是青蒿抗疟有效部位，从中可以分离出多种倍半萜内酯如青蒿素，青蒿甲、乙、丙、丁、戊素，青蒿酸、青蒿酸甲酯、青蒿醇；其挥发油中主要为蒿酮、异青蒿酮、枯敬醛、1，8-桉油精、左旋樟脑、侧柏酮、丁香烯。此外还有黄酮类化合物等。

【性味功能】　味苦、辛，性寒，归肝、胆、肾经。功能截疟，清虚热，除骨蒸，解暑。

【药理作用】

1. 抗疟原虫　青蒿素对疟原虫配子体有杀灭作用，其强度和剂量与配子体成熟度相关。青蒿素类药能快速杀灭疟原虫早期配子体，并能抑制各期配子体，对未成熟配子体可中断其发育。青蒿素选择性杀灭红内期疟原虫的机制主要是作用于疟原虫的膜系结构，影响表膜-线粒体的功能，阻断疟原虫营养的供应。青蒿素类成分均有抗疟活性，对各种疟疾有效，具有高效、快速、低毒、安全等特点，其活性基团是过氧基。蒿甲醚（artemether）为青蒿素的 12-β-甲基二氢衍生物，其溶解度较大，可制成澄明的注射油剂，抗疟活性比青蒿素强，近期复发率比青蒿素低，与伯氨喹合用，可进一步降低复发率。

2. 抗血吸虫及其他寄生虫　青蒿素的衍生物蒿甲醚和青蒿琥酯具有抗血吸虫作用。蒿甲醚能选择性地攻击童虫，阻止虫卵沉积。青蒿素还能杀灭进入宿主体内的幼虫，对疫水接触者具有保护作用，用于感染日本血吸虫尾蚴后的早期治疗，可降低血吸虫感染率和感染程度，并可预防血吸虫病发生。青蒿素抗血吸虫活性基团是过氧基，作用机制是影响虫体的糖代谢。青蒿素预防血吸虫病具有高效、安全、方便等特点，是目前较理想的防治药物。此外，双氢青蒿素具有抗卡氏肺孢子虫的作用，青蒿素（蒿甲醚）能抗弓形虫。其主要作用于虫体细胞膜、线粒体及细胞核，广泛损伤其膜系结构，使核膜断裂、线粒体肿胀、空泡样变性、内质网扩张甚至出现核碎裂、核溶解现象。

3. 抗病原微生物　①抗菌。青蒿水煎剂能明显抑制葡萄球菌、炭疽杆菌、白喉杆菌等，对金黄色葡萄球菌、痢疾杆菌、铜绿假单胞菌、结核杆菌、大肠杆菌等也有一定的抑制作用。青蒿酸乳剂、青蒿酯钠对细菌亦有抑制作用。②抗病毒。青蒿素可抑制流感病毒、流行性出血热病毒。青蒿中的谷甾醇和豆甾醇也有抗病毒效果。③抗真菌。青蒿酯钠对铁锈色小孢子癣菌、絮状表皮癣菌有抑菌作用，青蒿挥发油也可抑制多种皮肤癣菌。

4. 调节免疫　青蒿素用于皮质激素引起的免疫功能低下的动物，可增高淋巴细胞转化率，使升高的 cAMP 降低，促进机体细胞免疫；而对正常动物无影响。青蒿琥酯可促进 Ts 细胞增殖，抑制 Th 细胞增殖，阻止白介素和各种炎症介质的释放，具有免疫调节作用和抗过敏作用。

5. 解热、镇痛、抗炎　青蒿解热作用显著，多种提取物都有明显的解热作用，能使实验性发热动物的体温下降。青蒿水提物解热作用最为突出，可使正常动物体温下降。在花前期采收的青蒿解热作用更强。青蒿水提物能明显抑制因化学刺激法和热刺激法引起的疼痛反应。青蒿水提物对实验性小鼠耳壳肿胀有明显的抑制作用。

6. 抗组织纤维化　青蒿素（蒿甲醚）对预防性治疗和已患矽肺的治疗均有效，能显著降低肺重、肺胶原和肺组织矽。青蒿素乳膏局部治疗增生性瘢痕，治疗后瘢痕厚度、硬度明显降低，皮肤色泽好转。青蒿素抗纤维化作用与其抑制成纤维细胞增殖、降低胶原合成、抗组胺促胶原分解有关。

7. 抑制心脏 青蒿素对豚鼠有减慢心率，抑制心肌收缩力，降低冠脉流量，降低血压，有一定抗心律失常作用。

8. 抗癌 青蒿素及其衍生物对小鼠艾氏腹水瘤细胞、肝癌、胃癌、白血病细胞有明显的杀伤作用和细胞毒活性作用。青蒿油有诱导肝癌细胞凋亡的作用。

【现代临床应用】

1. 疟疾 青蒿素及其衍生物用于治疗间日疟、恶性疟、脑型疟疾等，已经成为全球最权威的抗疟疾药品。

2. 高热 青蒿水煎剂或注射液用于各种发热有一定疗效。临床处方可辨证选择配伍葛根、柴胡、栀子、知母、黄芩等，或者用蒿芩清胆汤。

3. 皮肤病 单独用青蒿琥酯治疗皮肤病，对湿疹、多形红斑、多形日光疹、夏令水疱病有效；对寻常型银屑病、皮肤炎也有效。可用青蒿配伍栀子、黄柏、秦皮、蒲公英、紫花地丁、金银花等外洗。

4. 组织纤维增生 青蒿素乳膏局部治疗增生性瘢痕，治疗后瘢痕厚度、硬度明显降低，皮肤色泽好转。临床处方可辨证选择配伍丹参、赤芍、牡丹皮、姜黄、三棱、川芎等。

5. 系统性红斑狼疮 青蒿琥酯对系统性红斑狼疮有一定治疗作用，其在改善临床症状、体征、降低病情评分、改善实验指标，以及减少激素用量、降低并发症等方面均有明显优势。芩丹片与青蒿琥酯联用治疗系统性红斑狼疮，可诱导 T 细胞活性，升高 CD3/CD4 比值，增强淋巴细胞功能，调节患者紊乱的免疫功能，使 SLE 患者内环境紊乱的免疫功能趋向平衡。

6. 预防日本血吸虫病 青蒿琥酯用于预防日本血吸虫病。

第十节 保 肝 药

能保护肝脏细胞，减轻肝细胞损伤，降低血清转氨酶的药物，称为保肝药。

肝脏细胞的损伤可由各种原因造成：①病毒、细菌、寄生虫等各种病原体感染；②肿瘤、肝囊肿，结石等肝脏占位性疾病；③代谢障碍或酒精中毒所引起肝病，如脂肪肝、肝硬化；④药物以及其他原因引起的中毒性肝病；⑤红斑狼疮等引起的自身免疫性肝病；⑥先天性或遗传性肝病，如多发性肝囊肿、海绵状肝血管瘤等；⑦各种肝脏病的晚期，肝硬化。

肝细胞持续受到损害会致消化功能障碍，食欲减退、厌油、恶心、呕吐、乏力、头晕、思睡、肝区疼痛等。肝细胞肿胀、变性、坏死，释放出转氨酶会引起血液中转氨酶升高。病情进一步加重会出现胆色素代谢异常，造成黄疸，出现蜘蛛痣、肝掌、脸色黝黑。肝纤维化伴有肝硬化形成门脉高压，可导致腹水、胸水、消化道出血。肝脏疾病晚期导致整个机体紊乱，出现皮肤粗糙、夜盲、唇舌炎症、浮肿、骨质疏松，皮肤流血、牙龈出血、鼻出血、性欲减退、月经失调等。

肝脏疾病属于中医临床"胁痛"、"瘀血"、"癥瘕"、"水饮"等范畴。早期辨证多属于肝气不舒证、肝脾不和证、肝胃不和证；中期多属于气滞血瘀证、气滞痰凝证；晚期多属于瘀阻水停证、正虚邪实证、阴阳两虚证。

保肝药根据药物性味、功能以及药理作用特点的不同，可分为解毒保肝药与扶正保肝药两类。

 知识链接

肝功能指标

肝功能指标包括：①反映肝实质损害的指标：主要有丙氨酸转氨酶（ALT）、天冬氨酸转氨酶（AST）；②反映胆红素代谢及胆汁淤积的指标：主要有总胆红素（TBil）、结合胆红素、非结合胆红素、尿胆红素、尿胆原、血胆汁酸（TBA）、γ-谷氨酰转肽酶（γ-GT）及碱性磷酸酶（ALP）；③反映肝脏合成功能的指标：主要有白蛋白、前白蛋白、胆碱脂酶及凝血酶原时间和活动度；④反映肝纤维化的指标：主要有Ⅲ型前胶原（PⅢP）、Ⅳ型胶原（C-Ⅳ）、透明质酸（HA）、层黏连蛋白（LN）等。

一、扶正保肝药

具有补益功能，能减轻肝细胞受损，改善肝脏功能的中药，称为扶正保肝药。

【功能与主治】扶正保肝药物多性温，味甘或甘酸，归肝经，功能补益正气，减轻肝细胞损伤。主要用于急、慢性肝炎，肝纤维化及由物理、化学或生物因素等造成的肝脏疾病，肝功能异常，体质虚弱，正气不足患者。

【与功能主治相对应的主要药理作用】

1. 减轻肝细胞损伤　本类药物能减轻肝细胞受损，促进肝细胞再生。五味子、黄芪、当归、灵芝、三七、制首乌、白芍、丹参等，都能稳定肝脏细胞生物膜，改善肝细胞超微结构，减轻肝细胞损伤时的肿胀、变性、破裂，或促进肝细胞再生，对保护肝脏免受化学物质和病毒的损害有良好的效果。五味子对肝损伤动物有明显的保护作用，降低 ALT 活性，减轻肝细胞脂肪样变，抗肝纤维化。银杏叶总黄酮可明显降低小鼠四氯化碳和乙醇所致血清 ALT 增高和肝脏 MDA 含量的增高，减轻乙醇所致肝脏还原型谷胱甘肽（GSH）的耗竭。丹参能降低 CCl_4 肝损伤大鼠的血清 ALT，明显减轻肝坏死和炎症反应，减轻 CCl_4 所致肝细胞膜流动性降低，抑制脂质过氧化反应。

2. 促进肝细胞再生　黄芪皂苷有促进再生肝 DNA 合成作用。丹参注射液可促进肝再生时 DNA 的合成和细胞分裂增殖过程，具有一定的促进肝细胞再生作用。血浆纤维联合蛋白（PFN）是单核-巨噬细胞系统的主要调控因子，其主要功能之一是作为网状内皮系统吞噬作用的一种介质，对许多损肝因子有调控作用。丹参可升高大鼠 PFN 水平，从而提高其网状内皮系统的吞噬功能，防止肝脏的免疫损伤，达到保护肝细胞和促进肝细胞再生的作用。

3. 增强免疫　本类药都有明显的增强机体免疫力的作用，是其治疗肝脏疾病的又一药理作用基础。如黄芪皂苷与黄芪多糖能提高机体应激能力，增强免疫功能，对于体液免疫、细胞免疫和非特异免疫都有增强或调节作用。五味子油乳剂有促进细胞免疫的作用，对 ³H-TdR 掺入淋巴细胞 DNA 合成有促进作用，增加淋巴母细胞生成，促进脾免疫功能；五味子粗多糖可提高机体非特异性免疫功能。灵芝对提高机体免疫功能有着十分全面而良好的效果。

扶正保肝常用药物与方剂主要药理作用简表

主要药理作用 相应传统功能	保护肝细胞 扶正保肝	抗炎 扶正祛邪	增强免疫 益气补血扶正
五味子	+		+
黄芪	+	+	+
灵芝	+	+	+
白芍	+	+	
制首乌	+	+	
丹参	+	+	
当归	+		+
三七	+	+	
茯苓	+		+
当归补血汤	+	+	+

五味子　Wuweizi

【来源采制】本品为木兰科多年生藤本植物北五味子 *Schisandra Chinensis*（Turcz.）Baill. 和华中五味子（南五味子）*Schisandra sphenanthera* Rehd. et Wils. 的成熟果实。秋季采摘。生用，或经醋拌或蜜拌蒸晒干用。

【主要成分】主要成分是联苯环辛烯型木脂素，含量约 18.1% ~ 19.2%。其中起主要作用的是五味子甲素、乙素、丙素，醇甲、醇乙，酯甲、酯乙、酯丙、酯丁、酯戊，五味子酚，戈米辛 D、E、F、G 等。果实中还含多种挥发油、有机酸、氨基酸、维生素 C、维生素 E 和少量糖类。

【性味功能】味酸、甘，性温，归肺、心、肾经。功能滋补肝肾，养心安神，生津敛肺。

【药理作用】

1. 保肝　五味子及其醇提物对化学毒物（四氯化碳、硫代乙酰胺等）或 D-半乳糖胺、对乙酰氨基酚所致大、小鼠肝损伤有明显的保护作用，能降低 ALT 活性，减轻肝细胞坏死，防止脂肪样变，抗肝纤维化。其中以五味子乙素、丙素、醇乙、酯乙的降酶作用较强。根据五味子丙素的基本结构合成的联苯双酯临床用来治疗肝炎，具有明显的降酶、改善肝功能作用。保肝作用环节有：①五味子多种成分能明显诱导动物肝微粒体细胞色素 P-450 活性，促进肝药酶的合成和增强其活性，从而增强肝脏解毒功能。②促进肝细胞内蛋白质与糖原的合成代谢，加速线粒体和肝细胞的修复、再生。③提高机体对氧自由基损伤的抵抗能力。五味子酚具有很强的抗氧化活性，可抑制 Fe-半胱氨酸及 NADPH-Vitc 引起的肝脏微粒体脂质过氧化，减少肝细胞丙二醛的生成。④五味子酚、五味子乙素等可抑制由于脂质过氧化损伤导致的肝细胞膜破裂及线粒体肿胀，稳定生物膜，维持其正常功能。⑤促进肾上腺皮质功能，减轻肝细胞的炎症反应。

2. 调节免疫　五味子由于不同制剂、不同成分而对免疫功能具有双向调节作用：①五味子油乳剂能促进细胞免疫，对 ^{3}H-TdR 掺入淋巴细胞 DNA 合成有促进作用，增加淋巴母细胞生成，促进脾免疫功能；五味子粗多糖可提高机体非特异性免疫，升高外周血白细胞。②五味子醇对免疫功能有抑制作用，抑制小鼠抗体分泌细胞及特异性玫瑰花环形成细胞，能对抗以细胞免疫为主的免疫排斥反应，延长小鼠同种异体移植心脏的存活时间。

3. 调节中枢神经系统　五味子对神经系统功能具有调节作用：①五味子素对神经系统各级中枢都有兴奋作用，使脊髓反射加强，反射潜伏期缩短，可直接作用于神经组织，而与皮肤感受器和肌肉无关。②五味子醇提物（五味子醇甲、挥发油等）具有明显镇静作用，能明显延长小鼠巴比妥钠睡眠时间，促进动物进入睡眠，减少自主活动，并能协同氯丙嗪抑制动物自主活动，对抗苯丙胺的中枢兴奋作用。③五味子醇提物能降低或对抗烟碱、咖啡因等所致的强直性惊厥，并能增强利血平抗惊厥作用。④加强条件反射的兴奋与抑制过程的平衡，调节大脑皮质功能，从而使注意力集中，提高学习工作效率，增强耐力，具有抗疲劳作用。

4. 减慢心率、保护心肌　五味子水提取物能抑制在体兔及蛙心的收缩性，减慢心率，降低心肌耗氧量。其作用机制为五味子 β 受体阻滞作用，通过阻断心肌细胞 β_1 受体，减弱心肌收缩力，心率减慢。五味子还可提高心肌细胞内 RNA 及代谢酶活性，调节心肌细胞的能量代谢，改善心肌营养和功能，保护心肌。

5. 降低血压　五味子有血管舒张作用。五味子素、五味子丙素、去氧五味子素等能增加豚鼠离体心脏及麻醉犬的冠脉血流量，并能抑制由 $PGF_{2\alpha}$、$CaCl_2$、NE 等引起的离体肠系膜动脉血管收缩，舒张血管平滑肌。五味子水、稀醇和醇浸出液静脉注射，对犬、猫、兔有降压作用。

6. 抗衰老　五味子酚、五味子乙素有抗氧化作用，能清除活性氧自由基，抑制过氧化脂质的形成。五味子提取液能显著升高血液及大脑皮质的 SOD 活性，对于兔脑缺氧-复氧性损伤模型，能有效阻滞脂质过氧化。老龄大鼠连续灌胃五味子水提液 2 个月，可明显抑制脑和肝内单胺氧化酶（MAO-B），显著增强 SOD 活性，降低丙二醛含量，还能增加脑和肝的蛋白含量，显著降低血清胆固醇含量。五味子水提液还能促进老龄化兔生殖细胞的增殖和增强排卵功能，显示具有一定的延缓衰老作用。

7. 兴奋呼吸、祛痰、镇咳　五味子素及煎剂对正常兔、麻醉兔和犬均有明显的呼吸兴奋作用，使呼吸加深、加快，并能对抗吗啡的呼吸抑制作用。五味子乙醇提取物能减少小鼠气管腺中的中性黏多糖和酸性黏多糖，增强小鼠慢性支气管炎支气管上皮细胞功能等起到镇咳、祛痰作用。这与五味子酸能收敛耗散肺气，止嗽平喘的功能一致。

8. 抗溃疡　五味子素、五味子甲素有抑制大鼠应急性溃疡作用，可抑制胃液分泌，减少溃疡指数和发生率。

9. 抗菌　五味子对金黄色葡萄球菌、肺炎球菌、伤寒杆菌和铜绿假单胞菌等有明显抗菌作用。

10. 兴奋子宫　五味子也有兴奋子宫平滑肌、加强节律收缩的作用，可增强产妇分娩能力。

【现代临床应用】

1. 肝炎　五味子制剂及联苯双酯对各种急性肝炎、慢性肝炎均有显著疗效，降低血清转氨酶的近期疗效较好，但停药过早有反跳现象。临床处方可以辨证选择配伍黄芪、当归、白芍、丹参、三七、茯苓等药，或者加入当归补血汤、四物汤、逍遥散等使用。

2. 神经症　五味子汤、五味子酊剂治疗失眠。临床处方可以辨证选择配伍酸枣仁、远志、麦冬、延胡索、白芍、柴胡等。

3. 腹泻 用山药五味子粉冲服，疗效显著。临床处方可以辨证选择配伍白芍、黄芩、葛根、陈皮、茯苓、泽泻、白术、木香、干姜等，或加入四君子汤。

4. 哮喘 五味子配伍地龙、鱼腥草、麻黄等煎服。临床处方可以辨证选择配伍杏仁、陈皮、半夏、细辛、干姜等药，或者选用小青龙汤。肺肾两虚哮喘可配伍熟地黄、山茱萸、茯苓、山药等，如都气丸。

5. 内耳眩晕 五味子配伍山药、枣仁、天麻、半夏、茯苓、苏叶等，或加入半夏白术天麻汤使用。

6. 自汗、盗汗 用五味子配伍五倍子、酸枣仁、麻黄根等，或用参麦饮。

二、解毒保肝药

具有清热、解毒功能，能减轻肝细胞受损，改善肝脏功能的药物，称为解毒保肝药。

【功能与主治】 解毒保肝药多性寒，味苦，归肝经。功能清热、解毒，减轻肝细胞损伤，主要用于急、慢性肝炎，肝硬化及由物理、化学或生物因素等造成的肝脏疾病，肝功能异常，辨证属于湿热或热毒邪盛者。

【与功能主治相对应的主要药理作用】

1. 减轻肝细胞损伤 本类药物能降低血清转氨酶，减轻肝细胞受损程度，或促进肝细胞再生。垂盆草具有降低血清 ALT 作用。龙胆煎剂可减轻肝细胞的炎症反应，有降低 ALT 和利胆作用。柴胡有较好的抗脂肪肝、抗肝损伤、利胆、降转氨酶作用。茵陈蒿能降低 ALT 的活性，减少肝脏脂质含量并能对抗化学毒物引起的肝损伤。芦荟总苷对能降低四氯化碳、硫代乙酰胺引起的肝损伤，对于实验性肝损伤的保护作用强度接近于联苯双酯。

2. 抗炎、抗病毒 解毒保肝药柴胡、栀子、大黄、黄芩、茵陈蒿、龙胆均有显著的抗炎作用。柴胡、大黄、黄芩、苦参对肝炎病毒有一定的抑制作用。黄芩体外对甲型流感病毒 PR8 株和亚洲甲型、乙肝病毒表面抗原（HBsAg）、乙肝病毒核心抗原（HBcAg）和乙肝病毒 e 抗原（HBeAg）、艾滋病病毒均有显著的体外抑制作用。苦参碱、氧化苦参碱抗乙肝病毒（HBV）和丙肝病毒（HCV）作用较强。

解毒保肝常用药物与方剂主要药理作用简表

主要药理作用	保护肝细胞	抗炎	抗病毒
相应传统功能	解毒保肝	清肝泻火	清热解毒
垂盆草	+	+	+
茵陈	+	+	
黄芩	+	+	+
苦参	+	+	+
大黄	+	+	+
柴胡	+	+	+
栀子	+	+	+
茵陈蒿汤	+	+	+
小柴胡汤	+	+	+

垂盆草 Chuipencao

【来源采制】为景天科景天属多年生肉质草本植物 *Sedum sarmentosum* Bunge 的全草。夏秋季采挖，晒干。生用或鲜用。

【主要成分】含消旋甲基异石榴碱、二氢异石榴碱，垂盆草苷、左旋天冬酰胺、糖类、黄酮类，三萜类等。

【性味功能】味甘、酸，性凉，归心、肝、胆、小肠经。功能清热解毒，利湿退黄。

【药理作用】

1. 保肝　垂盆草苷对四氯化碳性肝损伤有明显保肝作用，可使肝细胞内糖原和葡萄糖-6-磷酸酶，乳酸脱氢酶含量增加，肝细胞内琥珀酸脱氢酶和 ATP 酶活性增强。垂盆草的水提取物、正丁醇、乙酸乙酯高剂量组能极显著地降低血清 ALT 和 AST，并有明显的保护肝脏的作用。垂盆草生物碱粗提物对鼠和人肝脏由滤过性毒菌引起的肝癌细胞有抗增殖作用，此作用发生在细胞增殖的 G_1 期。保肝作用的有效成分可能是垂盆草总氨基酸和垂盆草苷。

2. 调节免疫　垂盆草苷使外周血中白细胞数和中性粒细胞比例增高，并能非常显著地升高小鼠骨髓中 T 淋巴细胞比例。垂盆草苷能抑制 T 细胞依赖抗原-SRBC 的抗体形成细胞数，还能抑制 T 细胞介导的移植物抗宿主反应。垂盆草水溶性成分对 T 细胞介导的特异性细胞免疫有显著的影响，而对非特异免疫和特异性体液免疫无明显影响。

3. 抗菌　垂盆草注射液、水提液有抗菌作用，对葡萄球菌、链球菌、大肠杆菌、伤寒杆菌、铜绿假单胞菌、福氏痢疾杆菌等有一定抑制作用。

【现代临床应用】

1. 肝脏疾病　急性肝炎、慢性迁延性肝炎、慢性肝炎活动期、酒精性肝病用新鲜垂盆草可降低 ALT。临床处方可以辨证选择配伍郁金、茵陈蒿、金钱草、栀子、白芍、柴胡、大黄等同用。或加入茵陈蒿汤、小柴胡汤。

2. 疔、痈　可单用鲜品捣烂取药汁服，并以汁外涂或以药渣外敷局部。临床处方可以辨证选择配伍金银花、紫花地丁、蒲公英、黄芩、黄柏等。

第十一节　扩　冠　药

扩张冠状动脉，增加冠状动脉血流量和心肌血供，主要用于缓解冠状动脉狭窄而供血不足的中药，称为扩冠药。

冠心病是因冠状动脉粥样硬化导致管腔狭窄或阻塞（器质性）和冠状动脉痉挛（功能性）引起心肌缺血、缺氧甚至坏死的心脏疾病，又称缺血性心脏病。根据缺血程度不同临床上有不同的表现。①心肌缺血临床表现轻者可无症状，唯有心电图 ST 段压低，T 波低、平或倒置。②慢性缺血或坏死导致心肌纤维化，致使心脏增大，心力衰竭，心律失常，临床表现为胸闷、心悸、心累、气短、脉律不齐以及相应心电图异常。③冠脉痉挛导致一过性心肌缺血表现为心绞痛。疼痛位于胸骨后方，可放射至心前区或左上肢内侧，呈阵发性和压迫、刀绞或针刺感，常于激动、劳累、寒冷、感冒等心脏负荷增加时发作，休息或用扩冠药后可缓解。④冠状动脉因粥样斑块破裂管腔内血栓等原因完全闭塞，导致心肌急性缺血死亡称为心肌梗死。临床表现为持久性胸骨后剧烈疼痛、濒死感、发热、白细胞升高、血清心肌坏死标记物增高和心电图异常进行性加重。

冠心病心绞痛属于中医"胸痹"、"心痛"范畴，因气滞、血瘀，或痰浊阻滞，致胸阳不振。治疗以活血化瘀，或者化湿豁痰为主，兼以行气、止痛。扩冠中药多为具有活血化瘀、行气、止痛功能，而兼能扩张冠状动脉者，可以在符合辨证施治的原则下使用。

【功能与主治】扩冠药味多辛甘温或苦寒，主归肝、心经，能活血通经，止痛，扩张冠脉或降血脂，或降血压。主要治疗冠心病心绞痛、心肌缺血引起的胸闷及心胸疼痛。

【与功能主治相对应的主要药理作用】

1. 扩张冠状动脉　延胡索、川芎、丹参、红花、赤芍、当归、三七、山楂、蒲黄、益母草、淫羊藿均能扩张冠状动脉，增加冠脉血流量，缓解心肌缺血、缺氧状况。延胡索、川芎、丹参对冠状动脉的扩张作用最为突出。

2. 抗血栓形成　扩冠药丹参、赤芍、当归、川芎、红花、益母草都能非常显著地抑制由 ADP 诱导的血小板聚集作用及抑制血栓形成，益母草、赤芍、丹参、红花等还能提高纤溶酶活性，促进已形成的纤维蛋白溶解而发挥其抗血栓作用。上述中药能明显延长血栓形成时间、缩短血栓长度、减轻血栓的干重和湿重。

3. 降低心肌耗氧量　川芎、丹参、淫羊藿、当归等均能抑制心肌收缩力而使心脏做功减少，降低耗氧量，利于心肌在缺氧条件下的氧代谢平衡。川芎嗪提高动物的耐缺氧能力，降低其心肌耗氧量，对心肌细胞线粒体有保护作用。丹参抑制心肌收缩能力，减慢心率，降低心肌耗氧量；当归降低心肌耗氧量，对缺血再灌注引起的心肌损伤有保护作用。

扩冠常用药物与方剂主要药理作用简表

主要药理作用	扩张冠状动脉	抗血栓形成	降低心肌耗氧量
相应传统功能	活血益气温阳通脉	活血化瘀	活血益气温阳
延胡索	+		+
川芎	+	+	+
丹参	+	+	+
三七	+	+	+
山楂	+	+	+
当归	+	+	+
赤芍	+	+	
红花	+	+	
蒲黄	+	+	
益母草	+	+	
人参	+	+	+
黄芪	+	+	+
党参	+	+	+
淫羊藿	+	+	
肉桂	+		
附子	+		
何首乌	+		
桃红四物汤	+	+	
参附汤	+	+	

延胡索 Yanhusuo

【来源采制】本品为罂粟科植物延胡索 *Corydalis yanhusuo* W. T. Wang 的干燥块茎。夏初采挖，晒干。切厚片或捣碎，生用或醋炙用。

【主要成分】延胡索含 20 多种生物碱，活性成分为左旋体。其中延胡索甲素、延胡索乙素（消旋四氢帕马丁）、去氢延胡索甲素、去氢延胡索丑素的生物活性较强。此外，还含有大量的淀粉，少量黏液汁、挥发油及树脂等成分。

【性味功能】味辛、苦，性温，归肝脾经。功能活血，行气，止痛。

【药理作用】

1. 扩张血管、降低血压　延胡索能扩张血管，其强度以冠状动脉最明显，颈内动脉次之，股动脉血流量增加最少。延胡索可使动物外周阻力降低，血压下降，并略可使心排血量增加，心排血指数和心肌氧耗量增加。现已证明，延胡索的主要有效成分是所含季铵类生物碱，特别是去氢延胡索甲素。

2. 抗心肌缺血和心律失常　去氢延胡索甲素可扩张冠脉，增加冠脉血流量及心肌营养性血流量，增强心肌耐缺氧能力，减少心肌缺血性损伤，对冠心病有良好疗效。延胡索全碱能增加离体兔心和麻醉犬冠脉流量。延胡索醇提物能明显减轻大剂量异丙肾上腺素所致的心肌坏死，可明显提高动物对常压或减压缺氧的耐受能力。延胡索碱注射液能减小大鼠实验性心肌梗死的范围。延胡索总碱、*dl*⁻四氢帕马丁及其他制剂还显示有抗心律失常作用。

3. 镇痛　延胡索为止痛要药。延胡索总碱的镇痛效价是吗啡的 40%。延胡索粉剂经口服的镇痛作用约为吗啡的 1%。延胡索乙素镇痛作用最强，丑素次之，甲素较弱。延胡索的醇剂浸膏、醋制浸膏、散剂等均有明显的镇痛作用。各种制剂的镇痛作用高峰均在半小时内出现，维持约 2 小时。无论对痉挛性疼痛还是非痉挛性疼痛，延胡索乙素 100mg 的镇痛效果均较阿司匹林要好，对钝痛的作用优于锐痛。与吗啡等麻醉性镇痛药相比，延胡索乙素镇痛副作用少而安全，没有成瘾性。左旋四氢帕马丁是一个多巴胺受体阻断剂，其镇痛作用机制可能与阻断脑内多巴胺 D_1 受体，使纹状体亮氨酸脑啡肽含量增加有关。

4. 镇静、催眠　延胡索及延胡索乙素、丑素对中枢有抑制作用，可用于镇静催眠。静脉注射乙素后，正常家兔的皮质脑电从低幅快波转为高幅慢波，对电刺激皮肤的惊醒反应明显消失。作用机制是左旋延胡索乙素是多巴胺受体阻断药，可阻断突触后多巴胺受体；右旋延胡索乙素是脑内多巴胺排空剂，可促使囊泡内的多巴胺排空到胞质内，在胞质内被单胺氧化酶破坏。延胡索对睡眠时相有明显的影响，使快波睡眠（SP）和深度慢波睡眠（SWS-Ⅱ）减少，而轻度慢波睡眠（SWS-Ⅰ）明显增加，表明产生的催眠是近似于生理睡眠，而不是真正的生理性睡眠。左旋四氢帕马丁引起的睡眠浅而易醒，并可使猴驯化，具有一定的镇吐和降低体温作用，能对抗苯丙胺的中枢兴奋作用和毒性作用，大剂量时出现锥体外系反应。这些作用显示它与吩噻嗪类作用有相同之处，推测镇静催眠作用机制主要与阻断脑内 DA 受体的功能有关。

5. 保护脑组织　*dl*⁻延胡索乙素对大鼠脑缺血再灌注损伤有保护作用，减少脑组织脂质过氧化物生成，防止 SOD、LDH 活力降低，减轻脑组织病理损害及神经功能障碍。抑制脑组织钙聚集，抑制再灌注早期 NO、内皮素-1 及乳酸的过量产生，提高脑组织 ATP

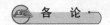

含量。

6. 抗胃溃疡 延胡索有保护实验性胃溃疡的作用。去氢延胡索甲素能减少大鼠胃液、胃酸分泌量，降低胃蛋白酶的活性，可抑制幽门结扎或阿司匹林等多种原因所致的胃溃疡，对饥饿诱发的动物胃溃疡也有一定的保护作用。延胡索乙素亦能抑制大鼠胃酸分泌。

7. 松弛平滑肌 ①松弛子宫平滑肌。dl^-四氢帕马丁能明显对抗催产素和 KCl 所引起的大鼠离体子宫收缩，使 $CaCl_2$ 量效曲线右移，并抑制最大效应，显示钙拮抗作用。②松弛气管平滑肌。左旋四氢帕马丁对 $BaCl_2$、KCl、5-HT、组胺（HA）、乙酰胆碱（ACH）所致的离体豚鼠气管螺旋条收缩有明显抑制作用。

【现代临床应用】

1. 冠心病 延胡索醇浸膏片治疗冠心病，改善心绞痛症状及心电图异常，降低急性心肌梗死的病死。临床处方可辨证选择配伍丹参、红花、当归、黄芪、川芎等。或加入桃红四物汤。

2. 各种疼痛 延胡索乙素注射剂对内脏疾病所致疼痛、神经痛、头痛风、脑震荡头痛、腰痛、月经痛、分娩痛、产后宫缩痛和术后止痛、肿疡疼痛等，均有较好疗效，且无成瘾性。临床处方可辨证选择配伍附子、细辛、川芎、姜黄、香附、木香、白芍等。

3. 失眠 延胡索乙素用于失眠病人，可减少多梦现象，且无后遗反应。临床处方可辨证选择配伍五味子、酸枣仁、远志、知母、麦冬、柴胡、白芍等，或加入酸枣仁汤。

4. 胃溃疡 口服延胡索混合生物碱制剂治疗胃溃疡、十二指肠溃疡和慢性胃炎、胃酸过多等症有一定疗效。临床处方可辨证选择配伍桔梗、牡蛎、柴胡、白芍、白术、陈皮等，或加入平胃散。

【不良反应】延胡索乙素常用量偶见眩晕、乏力、恶心。大剂量可出现呼吸抑制，并见帕金森等副作用。

第十二节 护 心 药

能减轻心肌损害或提高心肌耐缺氧能力，保护心肌细胞，改善心脏功能的中药，称为护心药。

心肌损伤常见于冠状动脉硬化狭窄，心肌营养不良，或病毒、细菌感染所致心肌炎症，或慢性阻塞性肺病、高血压、甲状腺功能亢进症等各种心肌超负荷运动所致心肌劳损等。临床以心悸、心累、气短、唇舌发绀为主症，实验室检查可见心律不齐、心电图 ST-T 段改变，心肌肌钙蛋白（cTn）升高等心肌酶学异常。

心肌劳损多属于中医"心悸"、"心气虚"、"心阳虚"、"心血虚"、"心阴虚"等范畴，病因病机与脾虚气血生化无源密切相关。治疗针对具体虚损进行补养和安神。保心中药多为补养心脾，安神之品，可供辨证施治选用。

常用护心药依据性味、功能和药理作用，可分为滋养护心和活血护心两类。

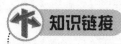

病毒性心肌炎

　　病毒性心肌炎是人体感染嗜心性病毒所引起的心肌非特异间质性炎症。其临床表现通常在感冒或腹泻的急性期或 1~3 周内出现心慌、气促、心前区不适。急性病毒性心肌炎大多预后较好，经合理的治疗可完全恢复正常，很少发生猝死。一些慢性发展的病毒性心肌炎可以演变为心肌病。部分患者在心肌瘢痕明显形成后，留有后遗症表现，如心脏扩大、心功能减退、心律失常或心电图持续异常。心肌炎的治疗针对病毒感染和心肌炎症两方面，发病的急性期应卧床休息。

一、滋养护心药

　　味甘或酸，能滋补气阴，保护心肌细胞，主要用于防治虚劳型心肌损伤的中药，称为滋养护心药。

　　【功能与主治】滋养护心药味多酸甘滋补，性平或温，主归心、脾经，功能补养心脾，保护心肌。主要用于治疗减轻心肌损伤，改善心肌劳损，辨证属于虚证者。

　　【与功能主治相对应的主要药理作用】

　　1. 抗心肌缺糖缺氧性损伤　酸枣仁、黄芪、五味子等改善心肌代谢，减少心肌耗氧，提高心肌耐缺氧能力。五味子、麦冬阻断心肌细胞 β 受体，使心肌收缩力减弱，心率减慢。黄芪对缺氧缺糖条件下培养的大鼠心肌细胞所致乳酸脱氢酶及细胞病变有保护作用，使细胞中的线粒体和糖原颗粒丰富。酸枣仁总苷高浓度可明显减轻缺糖缺氧心肌细胞乳酸脱氢酶（LDH）的释放，对心肌细胞有保护作用。

　　2. 抗自由基损伤及钙超载　当归和阿魏酸可减少大鼠心脏缺血再灌注损伤时引起的心肌内 Ca^{2+}、Na^+ 蓄积，减少脂质过氧化产物丙二醛（MDA）生成及磷酸肌酸激酶（CPK）、LDH、AST 释放，心肌含水量降低和心肌超微结构改变明显改善。麦冬总皂苷可减少心肌细胞外 Ca^{2+}、Na^+ 内流，使细胞自律性降低，传导减慢，明显减轻缺氧后小鼠心肌亚微结构病理改变。丹参能抗心肌自由基，抗脂质过氧化，减轻缺血心肌闰盘损伤，维持细胞膜的完整性，减轻心肌损伤。

滋养护心常用药物与方剂主要药理作用简表

主要药理作用	抗心肌缺糖缺氧性损伤	抗自由基损伤及钙超载
相应传统功能	益气滋阴	益气滋阴
灵芝	+	+
酸枣仁	+	+
当归	+	+
党参	+	+
人参	+	+
麦冬	+	+
五味子	+	+
参麦饮	+	+

灵芝 Lingzhi

【来源采制】为多孔菌科植物紫芝 *Ganoderma sinense* Zhao，Xu et Zhang 和赤芝 *Ganoderma Lucidum*（Leyss. ex Fr.）Karst. 的子实体全株。四季均可采集。干燥，生用。

【主要成分】灵芝孢子的化学成分可分为以下几类，蛋白质和氨基酸类、糖肽类、维生素类、胡萝卜素、甾醇类、三萜类、生物碱类、脂肪酸类、内酯和无机离子等。有效成分主要有灵芝多糖、灵芝酸、腺苷，其他有赤芝孢子内酯 A、赤芝孢子酸 A、赤芝碱甲、赤芝碱乙、尿嘧啶和尿嘧啶核苷、腺嘌呤核苷、油酸、灵芝总碱、灵芝纤维素等。

【性味功能】味甘，性平，归心、肺、肝、肾经。功能补气、养血，养心安神、祛痰、止咳平喘。

【药理作用】

1. 改善心脏功能　①抗心肌缺血。灵芝有显著的抗心肌缺血的作用。静脉注射发酵灵芝总碱可使麻醉犬冠脉流量增加，对垂体后叶素引起的豚鼠、家兔急性心肌缺血，具有明显的保护作用，同时能明显降低冠脉阻力和心肌耗氧量，改善缺血心肌的心电图变化，使抬高的 T 波显著降低。发酵灵芝总提物静脉注射可增加猫冠脉流量和脑血流量。②改善心肌代谢。灵芝腹腔注射或灌胃均能显著提高小鼠耐受低压及常压缺氧能力，可提高预先给予异丙肾上腺素的小鼠耐受低压缺氧的能力。灵芝发酵液能增加缺氧家兔的动-静脉血氧分压差，使缺氧大鼠心肌 ATP 和糖原的含量维持在较高水平，表明灵芝有改善缺氧动物心肌代谢的作用。灵芝浸膏对大鼠心肌线粒体也有保护作用。③加强心肌收缩力。灵芝有明显的强心作用，可使心收缩力增加，对心率无明显影响。灵芝酊对在体兔心、正常和戊巴比妥钠中毒的离体蟾蜍心脏均有明显的强心作用，对后者作用尤为显著。灵芝发酵浓缩液、灵芝子实体注射液、灵芝热醇提取液均有强心作用。④抗心律失常。灵芝具有良好的拮抗室性心律失常的作用。20% 灵芝注射液静注可使氯化钡引起的室性心律失常完全消失，平均有效作用时间为 2 分 54 秒。当药物作用消失重现室性心律失常时，再给予灵芝液仍然获得同样的效应。

2. 抗血管栓塞与动脉硬化　①抗血栓和抗血小板聚集。灵芝热水提取物对内毒素引起的大鼠弥漫性血管内凝血具有明显影响，能防止上述过程引起的血小板减少，纤维蛋白原减少，抑制内毒素引起高血脂大鼠肝静脉中血栓的形成。体外实验发现灵芝具有抑制血小板聚集及抗凝血酶作用。灵芝子实体、灵芝注射液可抑制 ADP 和胶原诱导的血小板聚集，使血小板最大聚集率明显降低。灵芝浸膏可抑制大鼠体外血栓形成，使血栓长度和湿重减少。②降低血脂、抗动脉硬化。给大鼠喂饲灵芝菌丝体可显著降低血清和肝脏中胆固醇和甘油三酯的含量，显示灵芝有降血脂作用。长期给家兔口服灵芝浓缩液或糖浆可使实验性高胆固醇血症家兔主动脉粥样斑块形成缓慢且减轻，但对血清脂质变化无影响。

3. 促进造血　灵芝能促进骨髓细胞核酸及蛋白质的生物合成，故能促进骨髓细胞的造血功能。灵芝孢子粉、灵芝口服液等多种制剂对动物放射性损伤均有明显的保护作用，能减轻 ^{60}Co 照射对小鼠骨髓造血功能的损伤，对抗白细胞数减少，促进体重和血象的恢复，显著提高小鼠的存活率，延长动物的存活时间等。赤芝浸膏可增加红细胞和血红蛋白的含量。用灵芝强体片治疗神经衰弱患者中，对伴有贫血症状的患者，有纠正贫血的作用。

4. 调节免疫　灵芝对提高机体免疫功能有着十分全面而良好的效果。灵芝能促进淋巴细胞增殖，提高巨噬细胞、自然杀伤细胞（NK）、T 细胞的吞噬能力和杀伤力，促进正常小鼠抗羊红细胞（SRBC）、空斑形成细胞（PFC）反应。灵芝多糖能显著增加迟发型过敏反应，提高 IgG 含量及吞噬细胞的吞噬能力。灵芝多糖可显著增加小鼠脾细胞在刀豆凝集素 A（ConA）存在条件下的 IL-2 产生，亦可提高荷瘤小鼠脾细胞产生 IL-2 和干扰素的能力。

灵芝具有良好的免疫双向调节功能。灵芝提取物可以作用于免疫系统各方面，对免疫细胞，免疫因子有明显的调节作用，其调节作用与机体状态，免疫系统功能水平，免疫细胞激活程度，及所用药物的剂量和疗程有关。灵芝可增强机体的免疫防御机制，增强免疫监督功能。但当机体受异种抗原侵袭导致免疫亢进，产生各种变态反应或免疫性病理损害时，灵芝则可抑制亢进的免疫反应，维持自身稳定。

5. 抗衰老 赤芝水提物能延长果蝇的平均寿命。灵芝能提高细胞超氧歧化酶（SOD）的活性，对氧自由基的产生和红细胞脂质过氧化均有抑制作用，并对体内自由基有清除作用。细胞核的变化及核内 DNA 复制合成能力在细胞衰老过程中具有重要地位。灵芝能提高 DNA 多聚酶活性，对肝、骨髓、红细胞 DNA、RNA、蛋白质的生物合成均有促进作用。灵芝多糖可显著增强老年小鼠脾细胞的 DNA 多聚酶 α 活性，并使之趋于正常，这一重要作用不仅是其恢复老年性免疫功能缺陷作用的分子生物学基础，而且是其抗衰老作用的重要环节。灵芝具有增强肾上腺皮质功能的作用，赤芝浸膏灌胃可使家兔血浆皮质醇含量升高。

6. 抗疲劳 灵芝粉具有抗疲劳作用，能明显延长小鼠爬杆时间，明显升高小鼠运动后的肝糖原含量、降低尿素氮和血乳酸含量。灵芝发酵茶提取液可明显延长小鼠负重游泳时间，减少小鼠运动后血清尿素氮的产生量及血清乳酸的产生量。

7. 保肝、解毒 灵芝对保护肝脏免受化学物质和病毒的损害有良好的效果。小鼠口服赤芝酊，能减轻四氯化碳所致中毒性肝炎的病理损害。灵芝或紫芝的乙醇提取物对于四氯化碳引起的 AST 升高及肝脏甘油三酯的蓄积均有明显降低作用，并能减轻乙硫氨酸引起的脂肪肝，增强肝脏部分切除小鼠的肝脏再生能力。灵芝对有毒化学物质的对抗主要靠提高肝脏解毒能力来实现。灵芝能提高小鼠肝脏代谢戊巴比妥钠的能力，灵芝或紫芝提取液对于洋地黄毒碱苷和吲哚美辛引起实验小鼠中毒，可使小鼠的死亡率就明显下降。灵芝对多种肝炎病毒也有抑制作用，其机制主要是提高机体免疫功能。

8. 镇痛、镇静 ①镇痛。灵芝恒温渗滤液腹腔注射有镇痛作用，灵芝浓缩液小鼠灌胃或腹腔注射后，痛阈均有提高，腹腔注射灵芝发酵液能显著延长大鼠痛反应潜伏期，并使近半数动物完全镇痛。②镇静。灵芝多种制剂均可使小鼠自发性活动减少，有明显的镇静作用，还可减弱小鼠攀附能力，肌肉轻度松弛，其镇静作用随剂量加大而增强。灵芝液能显著增强巴比妥类药物的中枢抑制作用，可加强氯丙嗪、利血平的镇静作用，拮抗苯丙胺的兴奋作用。灵芝对小鼠快速静注菸碱所致的强直性惊厥有明显抑制作用。

9. 抗应激、抗过敏 灵芝能提高机体对有害刺激的抵抗能力。如灵芝热水浸出物给小鼠灌胃，在一定剂量范围内能明显延长小鼠负重游泳的时间。灵芝浸膏、灵芝注射液可提高烫伤动物存活率和延长存活时间。赤芝发酵浓缩液能显著抑制卵蛋白及破伤风毒素对豚鼠的致敏作用，也能显著抑制卵蛋白及破伤风类毒素对豚鼠肺组织的致敏作用，抑制过敏介质组胺及慢反应物质（SRS-A）的释放，且作用强度与药物浓度成正比。

10. 镇咳、祛痰 用小鼠浓氨气雾引咳法及酚红排泌法证实，灵芝菌丝体醇提取液或

217

赤芝水提取液，乙醇提取液 A 或恒温渗滤液等均有显著的镇咳祛痰作用；豚鼠组胺喷雾法表明，赤芝酊、灵芝发酵浓缩液腹腔注射有一定的平喘作用。复方灵芝（内含灵芝菌丝和银耳孢子）对实验性慢性支气管炎的大鼠，有促进气管膜上皮修复的作用。

11. 抗肿瘤　灵芝多糖对小鼠肉瘤 S_{180} 有抑制作用，菌盖部分提取物的抑瘤率为 83.9%，对食管癌亦有一定抑制作用。热水提取的灵芝子实体多糖对移植性小鼠 Lewis 肺癌、C_{26} 结肠癌、S_{180} 具有良好的抑瘤作用。在肝细胞癌组织培养实验中，显示灵芝细胞毒性作用。灵芝孢子的醇提物在体外具有直接抑制癌细胞生长作用、对人宫颈癌细胞、人肝癌细胞等均具有较强的杀伤能力。

12. 抗炎　灵芝对多种实验性炎症模型均有较强的抗炎作用。对角叉菜胶致炎大鼠踝关节肿胀有显著的预防和治疗作用。对二甲苯所致小鼠耳廓肿胀及角叉菜胶所致小鼠皮肤毛细血管通透性增高有抑制作用，可明显抑制大鼠棉球肉芽肿形成和渗出液中白细胞的游入。

13. 降血糖　灵芝孢子粉醇提物可防治四氧嘧啶引起小鼠糖尿病的发生，该提取物亦能拮抗正常小鼠外源性葡萄糖或肾上腺素引起的血糖升高，改善糖尿病小鼠的葡萄糖耐量。对正常小鼠血糖也有一定程度的降低作用。

【现代临床应用】

1. 冠心病、心绞痛　各种灵芝制剂对冠心病及高脂血症具有较好的疗效。临床处方可辨证选择配伍五味子、酸枣仁、麦冬、党参、当归、延胡索、丹参、川芎、山楂、三七、刺五加等，或加入四物汤。

2. 高脂血症　灵芝降低血脂临床处方可辨证选择配伍泽泻、山楂、丹参、生首乌、茯苓、黄芩、龙胆等，或加入六味地黄丸。

3. 神经衰弱、失眠　灵芝制剂对失眠及神经衰弱有效。一些伴有失眠的慢性支气管炎、冠心病、肝炎、高血压等病的患者，经灵芝治疗后，睡眠转好，有助于原发病的治疗。临床处方可辨证选择配伍五味子、酸枣仁、远志、知母、白芍、麦冬、柴胡、钩藤、延胡索等，或加入酸枣仁汤、逍遥散。

4. 血液病　灵芝胶囊、灵芝菌丝片用于治疗白细胞减少症、原发性血小板减少性紫癜、再生障碍性贫血、溶血性贫血等。临床处方可辨证选择配伍黄芪、当归、人参、党参、紫河车、淫羊藿、女贞子、白术等，或加入当归补血汤、八珍汤、十全大补汤。

5. 肝炎　灵芝制剂用于治疗病毒性肝炎有效，对急性肝炎的效果较慢性或迁延性肝炎好。临床处方可辨证选择配伍五味子、酸枣仁、白芍、柴胡、茵陈蒿、垂盆草、水飞蓟、黄芩、栀子、大黄等，或加入茵陈蒿汤、茵陈五苓散等。

6. 慢性支气管炎和哮喘　灵芝制剂治疗慢性支气管炎和哮喘有效。灵芝酊剂和煎剂治疗哮喘，紫芝糖浆治疗哮喘及喘息性支气管炎，均取得较好疗效。临床处方可辨证选择配伍诃子、罂粟壳、五味子、远志、杏仁、麻黄、陈皮、地龙、细辛、干姜等，或加入小青龙汤、三拗汤。

7. 肿瘤　灵芝用于治疗肺癌、食管癌，胃癌，鼻炎癌身体虚弱者。临床处方可辨证配伍扶正抗癌的药物，如茯苓、白术、当归、枸杞子、三七、淫羊藿等。

8. 其他　灵芝制剂对弥漫性或局限性硬皮病、银屑病、斑秃、皮肌炎、白塞综合征、多发性肌炎、进行性肌营养不良、视网膜色素变性、克山病、系统性红斑狼疮、小儿特发性血小板减少性紫癜、阳痿等有一定疗效。灵芝用于治疗获得性免疫缺陷综合征即艾滋病

（AIDS）初见疗效。

二、活血护心药

性味辛温，能活血化瘀，保护心肌细胞，主要用于防治血瘀证心肌损伤的中药，称为滋养护心药。

【功能与主治】活血护心药味多辛，性多温，主归心、肝、脾经，功能活血化瘀，保护心肌。主要用于治疗心肌损伤，中医辨证属于心血瘀阻，心阳不通者。

【与功能主治相对应的主要药理作用】

1. 抗心肌缺糖缺氧性损伤　银杏叶、苏合香等改善心肌代谢，减少心肌耗氧，提高心肌耐缺氧能力。五味子、银杏叶提取物可降低动物心肌耗氧量，对心肌缺血再灌注损伤有保护作用。三七总皂苷可以对抗缺糖缺氧心肌细胞 DNA 合成的降低。苏合香能减慢心率，减少心脏动静脉血氧差，明显减轻缺血性小鼠心肌亚微结构病理改变，能延长小鼠耐缺氧的时间。

2. 抗病毒与化疗药物损伤　黄芪能够减轻柯萨其病毒 B_3（CB_3）感染心肌细胞的继发性钙超载，并对细胞内病毒的 RNA 复制具有抑制作用，增加心肌细胞的 cAMP 含量，正性肌力，提高机体免疫能力和抗病毒能力。生脉散可以减轻化疗病人的心肌损害。

活血护心常用药物与方剂主要药理作用简表

主要药理作用 相应传统功能	抗心肌缺糖缺氧性损伤 活血化瘀	抗病毒、化疗药物损伤 活血解毒扶正祛邪
绞股蓝	+	+
银杏叶	+	
苏合香	+	
川芎	+	+
丹参	+	+
山楂	+	
三七	+	

绞股蓝 Jiaogulan

【来源采制】绞股蓝为葫芦科绞股蓝属多年生草质藤本植物绞股蓝 *Gynostemma pentaphllam*（Thunb）Mak 的全草。秋季采收，晒干生用。

【主要成分】含绞股蓝皂苷等 80 多种皂苷，其中有 6 种与人参皂苷相似；还含多糖，黄酮类，维生素 C 和丙二酸；含天门冬氨酸、苏氨酸、丝氨酸等 18 种氨基酸和铁、铜、锰等 23 种无机元素。

【性味功能】味苦、辛，性寒，归心、肺经。功能活血化瘀、清热解毒、祛痰止咳，益气健脾。

【药理作用】

1. 抗心肌缺血　绞股蓝总皂苷对实验性急性心肌缺血具有明显保护作用，能明显缩小家兔心肌梗死范围，抑制心梗后游离脂肪酸（FFA）的释放，并降低大鼠梗死心肌的

MDA 含量，保护心肌 SOD、CPK 活性。

2. 降血脂　绞股蓝对实验性高脂血症具有良好的治疗作用。绞股蓝总皂苷（GP）200mg/kg、300mg/kg 可不同程度抑制蛋黄乳液致小鼠血清中胆固醇及甘油三脂的升高。绞股蓝总皂苷（GP）120mg/d，治疗 4 周能减少主动脉壁斑块形成，能保护血管壁释放或合成 NO 的能力并防止长期高胆固醇血症引起的主动脉壁钙超载。绞股蓝滴丸（40mg/kg、120mg/kg 绞股蓝总皂苷）在预防给药和治疗给药实验中均可明显降低造型后大鼠血液中 TC、TG 和 LDL 的含量，升高 HDL/LDL 的比值。

3. 降血压　绞股蓝总皂苷（GP）10mg/d 能明显降低犬血压和总外周阻力、脑血管与冠脉血管阻力，增加冠脉流量，减慢心率，使心脏张力时间指数下降，作用略强于等剂量人参总皂苷。

4. 抑制血小板聚集　当绞股蓝总皂苷（GP）50mg/kg、100mg/kg、200mg/kg 剂量（体外实验）和 100mg/kg、200mg/kg、400mg/kg（体内实验）分别给家兔和大鼠灌胃 7 天时，对体内外血栓形成有较强的抑制作用，同时对大鼠的凝血功能也有抑制作用。

5. 保护脑组织　绞股蓝总皂苷对全脑缺血再灌注大鼠海马及齿状回 DNA 和 RNA 损伤有保护作用。给急性全脑缺血模型大鼠灌胃绞股蓝总皂苷能显著降低线粒体中的 MDA 水平和升高组织中 SOD 含量，改善脑缺血再灌注损伤导致的脑组织超微结构改变。

6. 抗衰老　绞股蓝总皂苷能对抗老化小鼠因衰老引起的 MAO 和 Na^+-K^+-ATP 酶的活性改变。绞股蓝总皂苷能明显降低其血浆、肝脏和脑中脂质过氧化物（LPO）含量，并明显提高肝、脑中超氧化物歧化酶（SOD）的活性。绞股蓝总皂苷可通过增强 SOD 和 GSH-Px 的活性，直接淬灭自由基，清除自由基对机体的损害，从而恢复老年机体自由基代谢的平衡。

7. 抗疲劳　绞股蓝总皂苷可明显延长小鼠游泳至力竭的时间，且乳酸积累呈下降趋势，可使力竭性运动小鼠心、肾组织中丙二醛（MDA）含量减少，超氧化物歧化酶（SOD）活性升高，提高运动能力。

8. 调节免疫　绞股蓝总皂苷 50mg/kg、100mg/kg 对正常小鼠有双向免疫调节作用。绞股蓝多糖（25mg/kg、50mg/kg、100mg/kg，腹腔注射）能明显提高小鼠炭粒廓清速率，能增强肝癌 Heps 小鼠 NK 细胞活性，对小鼠血清溶血素和 S_{180} 小鼠脾指数有显著提高作用。

9. 抗应激　小鼠灌服绞股蓝总皂苷 100 ~ 200mg/kg 和 200mg/kg，每日 1 次，共 10 日，可延长小鼠游泳时间 29% 和 95%。绞股蓝浸膏按 450mg/kg 灌胃，每日 1 次，连续 5 日，可提高小鼠耐高温能力，延长小鼠在（42 ±1.5）℃条件下的生存时间。

10. 抗肿瘤　绞股蓝总皂苷对小鼠 Lewis 肺癌细胞具有明显的抑制作用。把 S_{180} 瘤细胞接种于小鼠背部皮下 24 小时后，分别灌胃或腹腔注射给予绞股蓝总皂苷，连续 10 天后处死小鼠，取瘤称重。结果显示绞股蓝总皂苷体内抑瘤率达到 48% ~87.1%。绞股蓝还具有一定的抗诱变作用。

11. 镇静、催眠、镇痛　绞股蓝浸膏按 450mg/kg 给小鼠灌服后 0.75 小时，自发活动减少，产生镇静作用，3 小时作用最强，维持 7 小时以上。小鼠按 50mg/kg 和 100mg/kg 服用绞股蓝总皂苷，可延长巴比妥钠诱导的小鼠睡眠时间。热板法和扭体法试验表明，小鼠灌服绞股蓝总皂苷浸膏 45mg/kg，可明显提高给药后 45 分钟和 90 分钟痛阈值。

12. 抗溃疡　灌胃给予绞股蓝总皂苷 45mg/kg，溃疡面积百分率明显减小，其通过抑制炎症反应过程中 IL-8、MDA、羟自由基（·OH）生成，提高 PGE_2 和 SOD 活性而增强胃黏膜的保护。

13. 保肝 绞股蓝总皂苷 75mg/kg、150mg/kg 灌胃治疗四氯化碳肝损伤小鼠 3 周，均能降低肝组织 NO 含量和增加谷胱甘肽（GSH）含量。绞股蓝总皂苷 100～200mg/kg，腹腔注射，对肝纤维化模型大鼠的肝功能有明显改善作用，肝组织内的 MDA 水平明显降低，SOD 水平明显升高，有抗纤维化作用。

14. 降低血糖 绞股蓝总皂苷对正常小鼠血糖浓度无影响，但可以预防老年大鼠空腹低血糖。绞股蓝总皂苷能显著降低四氧嘧啶造成高血糖小鼠的血糖。

【现代临床应用】

1. 冠心病、心绞痛 绞股蓝治疗心绞痛疗效明显，长时间使用可使患者血脂、血糖、血压均有明显下降。心绞痛临床处方可辨证选择配伍延胡索、丹参、当归、川芎、姜黄、附子、干姜、青木香、毛冬青等使用。

2. 高脂血症 绞股蓝口服液治疗高脂血症患者，并可降低肾病综合征高脂血症患者的血清总胆固醇和甘油三酯含量。临床处方可辨证选择配伍山楂、生首乌、泽泻、茯苓、黄芩、龙胆、牡丹皮等，或加入龙胆泻肝汤、六味地黄丸使用。

3. 糖尿病 绞股蓝治疗糖尿病患者，能降低血糖。临床处方可辨证选择配伍玉米须、知母、人参、枸杞子、生地黄、葛根、黄芪等，或加入玉女煎、知柏地黄丸、人参白虎汤等使用。

4. 消化道溃疡 绞股蓝治疗胃、十二指肠溃疡，X 线和内镜检查均发现溃疡愈合或明显改善。临床处方可辨证选择配伍牡蛎、柴胡、白术、党参、延胡索、苍术、厚朴、丹参等，或者加入平胃散、四君子汤等方中使用。

5. 衰老 绞股蓝用于老年病治疗，对脘腹坠胀、畏寒肢冷、便溏腹泻、倦怠无力、腰痛膝酸和失眠多梦的有效，能提高记忆力、平衡能力。临床处方可辨证选择配伍制首乌、紫河车、葛根、黄芪、当归、淫羊藿、巴戟天、枸杞子、刺五加、三七等。或者计入龟鹿二仙胶、七宝美髯丹使用。

【不良反应】大鼠灌服绞股蓝总皂苷 10g/kg 无毒性，小鼠灌胃绞股蓝总皂苷浸膏（含总皂苷 20%）的 LD_{50} 为 4.5g/kg（折合原生药约 36g/kg）。大鼠腹腔注射绞股蓝皂苷的 LD_{50} 为 1.85g/kg，小鼠腹腔注射的 LD_{50} 为 755mg/kg。少数患者服后，出现恶心呕吐，腹胀腹泻，头晕目花症状。

第十三节 强 心 药

增强心肌收缩力，增加心脏排出量，用于缓解心力衰竭的中药，称为强心药。

强心药主要用于治疗心力衰竭，也可以用于休克。心力衰竭是心肌舒缩功能障碍与心脏负荷过度，以致血流动力异常和神经激素系统激活的临床综合征。各种疾病引起心肌收缩能力减弱，均可发生心力衰竭。心瓣膜疾病、冠状动脉硬化、高血压、内分泌疾患、细菌毒素、急性肺梗死、肺气肿或其他慢性肺脏疾患等严重者，均可引起心脏病而发生心力衰竭。妊娠、劳累、静脉内迅速大量补液等亦可加重有病心脏的负担，而诱发心力衰竭。心力衰竭分为左心衰竭、右心衰竭和全心衰竭，其表现各不相同。急性心力衰竭见于严重感染、高热、失血等情况。慢性心力衰竭见于慢性阻塞性肺病、高血压、甲状腺功能亢进症等各种心肌超负荷运动所致心肌劳损等。西医治疗主要包括改善心脏功能，如强心、扩冠、抗心律失常；减轻心脏负担，如降压、利尿；消除诱因，对症治疗，如抗感染、止咳喘等。

心力衰竭临床表现为肺循环淤血气喘、乏力、不能平卧、皮肤黏膜发绀；体循环淤血下肢水肿、尿少等。常见并发症有呼吸道感染、血栓形成和栓塞、心源性肝硬化、电解质紊乱。

急性心力衰竭多见于温病、疫疠"热入营血证"、"热入心包证"，治疗应该清热凉血，宁心安神。慢性心力衰竭属于中医"心阳虚证"、"心气虚证"、心阴虚证等范畴，治疗当以温阳散寒或补气培本或滋养阴血。休克见于因气血阴阳虚脱，元阳衰微所导致的脱证，治疗当针对病因病机，急以益气、壮阳、补血或滋阴而固脱。强心中药，多具有温阳功能或益气功能，或具有温热之性，或具有寒凉之性，可供在辨证论治的原则下选用。

常用强心中药依据性味、功能、药理作用特点和临床用途，可分为温补强心和清泻强心两类。

一、温补强心药

性味辛温或甘温，能温阳益气，增强心肌收缩力的中药，称为温补强心药。

【功能与主治】 温补强心药性味多甘苦温或辛温，主归心、脾、肾经，多具有温阳或益气功能，能增强心肌收缩力。主要用于心力衰竭属于阳气衰微证者，症见畏寒肢冷，心悸，喘息不能平卧，咳吐痰涎，水肿，尿少，口唇青紫，面色淡白，舌质淡嫩、苔薄白，脉弱而数。

【与功能主治相对应的主要药理作用】

1. 增强心肌收缩力　附子、细辛、人参、黄芪、山楂、淫羊藿等均有增强心肌收缩力，增大心脏收缩振幅，增加心排出量的作用。黄芪苷能较强地抑制磷酸二酯酶的活性，使环磷腺苷（cAMP）分解减少，心肌细胞中 cAMP 浓度增加，促进肌浆网内钙离子的释放，从而使心肌细胞的兴奋-收缩偶联活动增加。淫羊藿煎剂可使离体和在体蟾蜍心脏心肌收缩力增强，恢复戊巴比妥钠造成的人工心衰心肌的张力，使心排出量增加。细辛醇提液及其有效成分去甲乌药碱能增强心肌的收缩力；细辛挥发油对离体家兔、豚鼠心脏有明显的兴奋作用，表现为正性肌力、正性频率作用。人参皂苷、人参制剂对离体蟾蜍心脏及在位兔、猫、犬心脏皆有增强作用。山楂能增强心肌收缩力，增加心排出量及减慢心率。

2. 抗心肌缺血、缺氧　附子、细辛、淫羊藿水溶液等能扩张冠状动脉，增加冠脉血流量，改善心肌血液循环，亦能提高动物抗缺氧的能力。细辛挥发油可对抗垂体后叶所致心肌缺血，还能延长动物耐缺氧的能力。淫羊藿苷及多种制剂均可使多种动物的冠脉流量增加，并对垂体后叶素所致大鼠急性心肌缺血有保护作用，心电图有明显的改善。山楂可扩张冠状动脉血管，增加冠脉流量，降低心肌耗氧量，对于急性心肌缺血、缺氧有保护作用。

3. 抗心律失常　黄芪多糖有抗心律失常的作用，可能是延长有效不应期所致。淫羊藿提取物可部分对抗毒毛花苷 K 及肾上腺素诱导的豚鼠实验性心律失常，并缩短其持续时间，可使室性期前收缩及心动过速明显减慢。人参能减弱或消除由氯仿-肾上腺素引起的心律不齐。山楂黄酮、皂苷都能对抗静脉注射乌头碱或脑垂体后叶素引起的心律不齐，且作用较强。

温补强心常用药物与方剂主要药理作用简表

主要药理作用 相应传统功能	增强心肌收缩力 温阳益气	抗心肌缺血缺氧 温阳益气活血	抗心律失常 温阳益气通脉
香加皮	+		
附子	+	+	
细辛	+	+	
干姜	+		+
肉桂	+	+	
吴茱萸	+	+	
人参	+		+
黄芪	+		+
淫羊藿	+	+	+
山楂		+	+
三七		+	+
独参汤	+	+	
参附汤	+	+	+
芪附汤	+	+	
四逆汤	+	+	+
麻黄附子细辛汤	+	+	+
参麦饮	+	+	+

香加皮　XiangJiapi

【来源采制】本品为萝藦科植物杠柳 *Periploca sepium* Bge. 的根皮。又名五加皮、北五加皮、香五加皮、杠柳皮。主产于山西、河南、河北、山东等地，四川、甘肃、湖南、辽宁、吉林、江苏等地亦产。春、秋两季挖出根部，味苦者为佳，趁鲜敲打后，剥下根皮，除去木心、晒干、生用。

【主要成分】根皮含杠柳毒苷、北五加皮苷、杠柳苷、杠柳加拿大麻糖苷、β-谷甾醇等，还含游离孕烯醇类化合物如 5-孕甾烯-3β,20（R）-二醇-3-单乙酸酯、昔斯马洛苷元、夹竹桃烯酮、4-甲氧基-水杨醛等。

【性味功能】味辛、苦，性温，有毒。归肝、肾、心经。利水消肿，祛风湿，强筋骨。

【药理作用】

1. 强心　在 Straub 法制备的蟾蜍离体心脏中，加入 40% 的杠柳皮溶液 1 滴，心脏出现先抑制后兴奋现象；再续加 2 滴，仍先抑制后兴奋。剂量加大则收缩力加强，剂量过大则心脏停搏于收缩期。杠柳蒸出液有较弱的强心作用。杠柳的乙醚-乙醇或氯仿-乙醇提取物均有强心作用，其强心作用的主要成分为杠柳苷。杠柳苷的生物活性与毒毛子旋花子苷 K 相似。

2. 兴奋呼吸和血压　给戊巴比妥麻醉的犬静脉注射 0.025% 杠柳苷 0.04ml/kg，可使半数动物呼吸略加深加快，动脉血氧合血红蛋白增加 1% ~5%，这些变化于用药后 30~60 分钟表现最明显。给麻醉犬静脉注射 1g/kg 杠柳制剂，血压从 19.7kPa 迅速上升至 24.0kPa。

3. 兴奋运动神经　蟾蜍淋巴囊注射 40% 杠柳酊 0.8~1.6ml 20 分钟后，使所有蟾蜍阵发性惊厥；皮下注射 40% 杠柳酊 0.2~0.8ml 使小鼠全身震颤。杠柳酊、蒸出液及杠柳脑溶液均缩短脊髓反射的潜伏期。

4. 抗炎　给大鼠腹腔注射 α-香树酯醇可一直角叉菜胶所致的实验性关节炎；连续 10 日腹腔注射 β-香树酯醇乙酸酯，每日 40mg/kg，对乙酸所致的实验性关节炎有明显的对抗作用。连续 6 天给大鼠腹腔注射 α-香树酯醇乙酸酯或 β-香树酯醇乙酸酯，每日 40mg/kg，可抑制棉球肉芽肿，其强度与氢化可的松相似。皮下注射杠柳苷 LD_{50} 的 10%～15% 可增加肾上腺皮质的分泌。

5. 拟胆碱作用　杠柳苷增强大鼠、豚鼠和猫对乙酰胆碱的反应，这与其抑制胆碱酯酶有关。

6. 抗肿瘤、抗放射　杠柳的氯仿-甲醇洗脱物有抗小鼠肉瘤（S_{180}）活性。对微波照射的小鼠可延长存活时间 1.46 倍。

【现代临床应用】

1. 充血性心力衰竭　以杠柳粗苷治疗肺源性心脏病、风湿性心脏病、高血压性心脏病、先天性心脏病合并心力衰竭有效，能显著消除水肿。临床处方可依据具体疾病种类与辨证类型，选择配伍熟附子、干姜、细辛、炙麻黄、吴茱萸、人参、黄芪等。

2. 风湿性关节炎　香加皮治疗风湿性关节炎，有消炎止痛作用。临床处方可辨证类型选择配伍徐长卿、独活、秦艽、熟附子、干姜、细辛、川芎、当归、雷公藤、青风藤等。

【不良反应】在治疗剂量下可引起恶心、呕吐和腹泻，停药或减量多可消失。剂量过大可致多源性室性期前收缩、室性心动过速、心室颤动或心动过速、房室传导阻滞等。本药可使心肌梗死合并心力衰竭患者再度梗死。小鼠皮下注射 40% 杠柳酊 0.2～0.8ml 后，呼吸急促并迅速转入呼吸抑制。

二、清泻强心药

性味苦寒，能清热泻火，增强心肌收缩力的中药，称为清泻强心药。

【功能与主治】清泻强心药多味辛、苦，性寒，主归心、肺、肝经，具有清心、泻肺或凉肝功能，能增强心肌收缩力。主要用于心力衰竭辨证属于邪热内蕴或水饮蕴结者，症见心悸，气短，动则尤甚，唇舌青紫，痰多，喘息不能平卧，水肿，尿少而黄，舌苔黄腻，脉弱而数。

【与功能主治相对应的主要药理作用】

1. 增强心肌收缩力　葶苈子、枳实、黄连、牛黄、苦参、蟾酥、毛冬青有正性肌力作用，增大心脏收缩振幅，提高心排血量。葶苈子的醇提取物均有强心作用，能使心肌收缩力增强，心率减慢，对衰弱的心脏可增加输出量，降低静脉压。枳实可增强心肌收缩力，增加心排出量和收缩血管，提高总外周阻力，使左室压力和动脉血压上升，从而发挥抗休克作用。小檗碱对多种动物的离体及整体心脏在一定剂量范围内均可显示正性肌力作用，小檗碱口服或静脉滴注可使严重心力衰竭患者的心肌收缩力加强。天然牛黄对于离体蛙心、豚鼠心脏及猫心乳头肌等牛黄均能明显增强心肌收缩力，同时使心率增加。其强心成分为水溶性成分，于 10^{-7} 浓度即对离体蛙心有显著强心效果。蟾毒配基类和蟾蜍毒素类化合物均有强心作用，蟾毒配基强心作用类似洋地黄。苦参碱、氧化苦参碱对心脏表现为正性肌力作用，其机制可能与分子结构中含有 O＝C-N-C-C-N 基团有关。枳实等芸香科药物均含对羟福林和 N-甲基酪胺，对心血管系统有显著的强心、升压、抗休克作用。其作用机制为对羟福林可直接兴奋肾上腺素 α 受体，N-甲基酪胺可促进肾上腺素能神经末梢释放去甲肾上腺素，间接兴奋 α、β 受体。

2. 抗心肌缺血、缺氧　小檗碱能增强小鼠对常压和减压状态的耐缺氧能力。小剂量盐酸小檗碱对缺氧性损害心肌细胞的搏动、乳酸脱氢酶释放、细胞存活率、细胞超微结构均有较明显的保护作用。其抗心肌缺血的作用机制与降低心肌耗氧量有关。牛黄酸可显著对抗异丙肾上腺素注射后诱发的心肌缺血和损伤。苦参总碱能扩张冠状动脉，能减轻垂体后叶素引起的急性心肌缺血，增加冠状动脉血流量，抑制 S-T 段下降和 T 波低平等心电图缺血变化。苦参还能扩张外周血管，降低外周阻力，从而减轻心脏负荷，降低心肌耗氧。毛冬青黄酮苷，能扩张冠状血管，增加冠脉血流量，降低血压，对抗垂体后叶素引起的心肌缺血；水溶性成分青心酮能抗血小板聚集，增强心肌对缺氧的耐力。

3. 抗心律失常　黄连所含小檗碱、药根碱对多种原因引起的室性及室上性心律失常均有较好疗效，表明具有广谱抗心律失常作用。小檗碱对心率的影响，主要以负性频率为主，对肾上腺素引起的心率加快，有非竞争性拮抗作用。小檗碱与溴苄胺相似，具有正性肌力作用，这对于伴有心力衰竭之心律失常者更有利。牛黄酸可防止多种实验性心律失常，能显著对抗高 Ca^{2+} 时心肌搏动细胞数的减少，对抗心律不齐搏动细胞数和心率的增加。对于低 Ca^{2+} 所致心搏异常，牛黄也能使心搏异常正常化。苦参生物碱能对抗乌头碱、哇巴因、氯化钡、肾上腺素等诱发的动物心律失常。苦参注射液、苦参总碱、苦参碱、氧化苦参碱、苦参总黄酮等多种成分对心律失常均有对抗作用，其抗心律失常的机制是多样性的。作用特点为负性自律性、负性频率、负性传导。又因苦参生物碱还具有正性肌力作用，故用于慢性心力衰竭合并心律失常亦有较好的疗效。

清泻强心常用药物与方剂主要药理作用简表

主要药理作用 相应传统功能	增强心肌收缩力 清心泻肺	抗心肌缺血缺氧 清热和血	抗心律失常 清心通脉
葶苈子	+		+
枳实	+	+	
黄连	+	+	+
牛黄	+	+	+
苦参	+	+	+
毛冬青	+	+	
蟾酥	+		
己椒苈黄丸	+		
葶苈大枣泻肺汤	+	+	

葶苈子　Tinglizi

【来源采制】为十字花科一年生或二年生草本植物独行菜 *Lepidium apetalum* Willd. 或播娘蒿 *Descurinia sophia*（L.）Webb ex Prantl. 的成熟种子。夏季采收，晒干，生用或者炒用。

【主要成分】葶苈种子含黑芥子苷；播娘蒿种子含芥子酸、毒毛旋花子苷元、黄白糖芥苷（即是糖芥苷）、卫矛单糖苷、卫矛双糖苷、葡萄糖芥苷、芥子碱。种子的挥发油含芥子油苷、芥酸，异硫氰酸苄酯、异硫氰酸烯丙酯、二烯丙基二硫化物，还含脂肪油。

【性味功能】味苦、辛，性大寒，归肺、膀胱经。功能泻肺平喘，利水消肿。

【药理作用】

1. 强心　两种葶苈子醇提取物，均有强心作用，能使心肌收缩力增强，心率减慢。对衰弱的心脏可增加心排出量，降低静脉压。大剂量可引起心律不齐等强心苷中毒症状。

2. 利尿　葶苈子具有利尿作用，与其具有强心苷样作用，加强心肌收缩力，增加肾小球滤过量有关。对湿性胸膜炎、胸腔积液、肺源性心脏病水肿均有较好疗效。

3. 降血脂　南葶苈子醇提取物（SDAE）和南葶苈子油（SDO）的调血脂作用和阳性对照药烟酸相近，能显著降低高脂血症大鼠的 TC、TG、LDL-C、HDL3-C 水平及 LDL-C/HDL-C 比值，显著升高 HDL-C、HDL2-C 水平及 HDL-C/TC 比值。

4. 抗菌　葶苈子中的苄基芥子油具有广谱抗菌作用，对酵母菌等 20 种真菌及数十种其他菌株均有抗菌作用。

【现代临床应用】

1. 心力衰竭　葶苈子液膏片口服治疗充血性心力衰竭，以治疗冠心病心力衰竭的疗效最好。临床处方可辨证配伍附子、干姜、细辛、麻黄、人参、黄芪等，或配伍防己、花椒、葶苈子、大黄为己椒苈黄丸。

2. 咳喘　以葶苈子为主药治疗小儿痰多咳喘。治疗慢性肺气肿和慢性肺源性心脏病等咳喘。临床处方可辨证配伍干姜、细辛、麻黄、五味子、杏仁、地龙、陈皮等，或选用葶苈大枣泻肺汤。

3. 小儿急性肾炎　用浮萍、葶苈子、墨旱莲配伍的浮葶双消汤治疗小儿急性肾炎取效。临床处方可辨证配伍麻黄、白术、桂枝，茯苓、泽泻、白术、桂枝，或加入越婢汤，或加入五苓散，或用己椒苈黄丸。

4. 幽门梗阻　己椒苈黄丸加味治疗消化性溃疡所致幽门梗阻有效。临床处方可辨证配伍厚朴、枳实、陈皮、白芍、甘草、木香、延胡索、防己等。

【不良反应】葶苈子中毒的临床表现恶心呕吐，寒战心悸、眼眶及前额胀痛。

第十四节　安 神 药

凡能安神定志，用于治疗心神不安、失眠的中药，称为安神药。

失眠通常指睡眠时间或质量不能满足生理需要，并影响白天生活与社会功能的一种疾病。失眠临床表现为睡眠潜入期过长，入睡时间超过 30 分钟；睡眠维持困难，夜间觉醒次数超过 2 次或凌晨早醒；睡眠质量不佳，多噩梦；睡眠时间不足，总的睡眠时间少于 6 小时；日间残留效应，次晨感到头昏，精神不振，嗜睡，乏力等。

 知识链接

失眠的分类

　　按病程分类分为：①一次性或急性失眠，病程小于 4 周；②短期或亚急性失眠：病程大于 4 周小于 3～6 个月；③长期或慢性失眠，病程大于 6 个月。

　　按严重程度分类分为：①轻度，偶发，对生活质量影响小；②中度，每晚发生，中度影响生活质量，伴一定症状（易怒、焦虑、疲乏等）；③重度，每晚发生，严重影响生活质量，临床症状表现突出。

失眠属于中医"心神不宁"、"失眠"、"不寐"范畴。多因心阴虚、心血虚，神无所附，阴不制阳，神不守舍所致。亦可因心阳虚、心气虚，或心火亢盛、痰火扰心，或心血瘀阻，心神不宁而发病。

常用安神药依据性味、功效和药理作用，可分为养心安神和清心安神两类。

一、养心安神药

凡是能补养心肝，镇静、催眠的中药，称为养心安神药。

【功能与主治】 养心安神药多具酸甘滋润补养之性，归心经或肝经，功能滋养心肝，安神定志。主要用于阴血不足或气血亏损，心脾血虚、心肝阴虚或心胆气虚所致的心烦不眠、多梦、心悸、怔忡、健忘、头昏，以及惊悸、惊风、癫痫，面色不华，舌淡，脉弱或细弱等虚证患者。

【与功能主治相对应的主要药理作用】

1. 镇静、催眠　酸枣仁、远志等均可减少小鼠自发活动，可协同巴比妥类抑制中枢，拮抗苯丙胺等中枢兴奋作用。人参、五味子、刺五加对中枢神经系统有良好的调节作用，促进其恢复兴奋与抑制的动态平衡。白芍、天麻、灵芝、酸枣仁汤均有良好的镇静作用。天麻水煎剂、天麻苷、天麻苷元、香草醇腹腔或皮下注射，均能减少小鼠自发活动，显著延长巴比妥钠或环己烯巴比妥钠、硫喷妥钠和水合氯醛引起的小鼠睡眠时间，增加小鼠入睡率，能对抗咖啡因引起的中枢兴奋作用。芍药注射液能抑制小鼠的自发活动，增强环己巴比妥钠的催眠作用。芍药苷大鼠脑室内注射 1mg/kg 产生镇静作用，5~10mg/kg 引起睡眠和肌肉松弛。白芍总苷对小鼠睡眠节律有一定影响，可延长正常大鼠慢波睡眠（SWS）持续时间，能改变咖啡因引起的失眠大鼠的睡眠参数，使之恢复或接近正常。

2. 抗惊厥　酸枣仁、远志对戊四氮引起的阵挛性惊厥，酸枣仁对士的宁引起的惊厥均有不同程度的对抗作用。灵芝对烟碱引起的惊厥均具有显著的抑制效果。白芍、天麻、酸枣仁汤也有显著的抗惊厥作用。白芍总苷 20~80mg/kg 腹腔注射能对抗小鼠电惊厥，60~100mg/kg 能对抗士的宁引起的小鼠和大鼠的惊厥，但对戊四氮所致小鼠的惊厥无影响。天麻注射液、天麻素及其苷元、香草醇等能显著拮抗戊四氮或士的宁所致阵挛性惊厥，延长惊厥潜伏期，降低死亡率或提高半数致惊厥量。天麻多糖腹腔注射，可延长戊四氮、士的宁引起的小鼠惊厥潜伏期。家兔静脉注射天麻水煎剂可提高电击痉挛阈值，抑制脑部癫痫样放电的发展或缩短持续时间。天麻醇提取物皮下注射可抑制豚鼠实验性癫痫发作。

养心安神常用药物与方剂主要药理作用简表

主要药理作用 相应传统功能	镇静、催眠 养心安神	抗惊厥 滋阴养肝息风
酸枣仁	+	+
五味子	+	+
刺五加	+	
人参	+	
远志	+	+
灵芝	+	+
白芍	+	+
天麻	+	+
茯苓	+	
酸枣仁汤	+	+
归脾汤	+	+
参麦散	+	

酸枣仁　Suanzaoren

【来源采制】本品为鼠李科植物酸枣 *Ziziphus Jujuba* Mill. var. *spinosa*（Bunge）Hu ex H. F. Chou. 的成熟种子。秋冬采收。生用或炒用，用时捣碎。

【主要成分】主要含有脂肪酸（棕榈酸、硬脂酸、油酸、亚油酸、亚麻酸、花生酸、花生烯酸、山芋酸），羽扇豆烷型三萜类化合物（白桦酯酸、白桦酯醇、美洲茶酸、麦珠子酸），达玛烷型三萜皂苷（酸枣仁皂苷 A、A_1、B、B_1、C，乙酰酸枣仁皂苷 B，酸枣仁皂苷 I、II、III、IV、V、VI等），甾体化合物（胡萝卜苷），生物碱（酸枣仁碱 A、B、D、E、F、G_1、G_2、I_a、I_b、K），黄酮类化合物（斯皮诺素、当药素、酸枣黄素等），酚酸化合物（阿魏酸），多种氨基酸，维生素及微量元素等。

【性味功能】味酸、甘、性温，归肝、心经。功能养心补肝，宁心安神，敛汗，生津。

【药理作用】

1. 镇静、催眠、镇痛　酸枣仁水煎液、酸枣仁总皂苷、酸枣仁油、酸枣仁总黄酮、总生物碱等，均具有镇静催眠作用。酸枣仁水煎液可抑制小鼠中枢神经系统释放多巴胺、3,4-二羟基苯乙酸，从而产生中枢神经抑制效果，使大鼠慢波睡眠的脑电波幅度明显增大，延长总睡眠时间，减少觉醒时间。酸枣仁总皂苷能明显抑制正常小鼠的活动次数，抑制苯丙胺的中枢兴奋作用，降低大鼠的协调运动。酸枣仁油乳剂灌胃，可使小鼠自主活动减少，与戊巴比妥钠合用，可延长小鼠睡眠时间。酸枣仁总黄酮 10 ~ 40mg/kg 灌胃，也能产生镇静催眠作用，且呈一定的剂量效应关系。酸枣仁可减少前额叶 5-羟色胺和多巴胺含量，有抗抑郁作用。酸枣仁水煎液还有显著的镇痛作用。

2. 抗惊厥　酸枣仁水提物灌胃，可明显降低戊四氮所致的小鼠阵挛性惊厥数及死亡率，能延长士的宁所致惊厥的潜伏期和死亡时间。

3. 抗心肌缺血和心律失常　酸枣仁总皂苷抗大鼠心肌缺血，保护缺氧心肌细胞，这可能与其清除脂质过氧化物及抗 Ca^{2+} 超载有关。酸枣仁水提物能对抗乌头碱、氯化钡、氯仿诱发的实验动物的心律失常，有减慢心率作用。其机制与迷走神经兴奋及 β_1 受体阻断无关。

4. 降低血压　酸枣仁总皂苷、水溶液对自发性高血压大鼠均有明显的降压作用，这种作用可能是直接扩张血管所致。

5. 降低血脂、抗动脉硬化　酸枣仁总皂苷腹腔注射，能明显降低正常大鼠血清总胆固醇和低密度脂蛋白-胆固醇，显著升高高密度脂蛋白-胆固醇和高密度脂蛋白-胆固醇第二亚组分；也能降低高脂饲养大鼠的血清甘油三酯，升高高密度脂蛋白-胆固醇第二亚组分。酸枣仁皂苷 A 可抑制动脉粥样硬化的形成与发展，其机制与其抑制血管平滑肌细胞过度增殖，降低血脂，调节血浆脂蛋白作用相关。

6. 增强免疫　酸枣仁多糖明显增加小鼠溶血素抗体水平，促进小鼠淋巴细胞转化，并对放射性损伤的小鼠有一定的保护作用。

7. 抗缺氧　酸枣仁总皂苷、酸枣仁皂苷延长缺氧动物的存活时间，对缺血性脑损伤有保护作用。能抗脂质过氧化，改善小鼠学习记忆能力。

【现代临床应用】

1. 神经衰弱、失眠　用酸枣仁粉、复方酸枣仁汤、枣仁安神胶囊、酸枣仁散治各种病因引起的失眠和神经衰弱取得良好疗效。临床处方可辨证选择配伍五味子、远志、麦冬、茯苓、川芎、丹参、刺五加、天麻、白芍、柴胡等，或用酸枣仁汤。

2. 围绝经期综合征　酸枣仁汤治疗围绝经期综合征，以失眠为主要表现者。临床处方可辨证选择配伍百合、红花、香附、熟地黄、当归、五味子、远志、麦冬、茯苓、白芍、柴胡等，或加入逍遥散使用。

3. 室性期前收缩　以酸枣仁汤治疗室性期前收缩疗效好。临床处方可辨证选择配伍熟地黄、当归、炙甘草、干姜、桂枝、细辛等，或加入炙甘草汤使用。

4. 各种疼痛　酸枣仁治疗头痛、神经痛、胃痛、四肢痛、腰痛有效，对虚证效果优于实证。临床处方可辨证选择配伍附子、干姜、桂枝、细辛、川芎、当归、白芍、延胡索，或天麻、钩藤、防风等。

二、清心安神药

能清心泻肝，镇静、催眠，以治疗失眠为主要作用的中药，称为清心安神药。

【功能与主治】清心安神药性寒，味苦，主归心、肝经。功能清心火，泻肝火，安心神。主要用于心肝火旺、痰热内扰或瘀血扰心所致心神不宁、烦躁易怒、失眠、多梦、惊悸、头昏、头痛，以及惊风、癫痫、狂躁，或兼潮热、盗汗、口渴、面红、舌红、苔黄、脉细数等症的虚证患者。

【与功能主治相对应的主要药理作用】

1. 镇静、催眠　柴胡、延胡索、黄连、川芎、丹参等均可减少小鼠自发活动，协同巴比妥类中枢抑制作用，延长动物睡眠时间，或拮抗苯丙胺等中枢兴奋作用。羚羊角水剂口服或者腹腔注射均能使小鼠自发活动减少，增强中枢抑制药物如戊巴比妥钠、硫喷妥钠、水合氯醛的催眠作用，使小鼠睡眠时间延长。羚羊角外皮醇浸出液能降低小鼠朝向性运动反应，且缩短巴比妥及乙醚麻醉的诱导期。

2. 抗心律失常　麦冬、黄连、延胡索等对心肌有负性频率作用。麦冬可使心肌收缩力减弱，心率减慢。黄连所含小檗碱能防治 $CaCl_2$、乌头碱、$BaCl_2$、肾上腺素、电刺激以及冠脉结扎所致动物室性心律失常，能减慢心率，具有广谱抗心律失常作用。延胡索总碱、四氢帕马丁及其他制剂均显示有抗心律失常作用。

清心安神常用药物与方剂主要药理作用简表

主要药理作用 相应传统功能	镇静、催眠	抗心律失常
麦冬	+	+
柴胡	+	
延胡索	+	+
黄连	+	+
川芎	+	
丹参	+	+
羚羊角	+	
地龙	+	+
参麦饮	+	+
清营汤	+	+

麦冬　Maidong

【来源采制】本品为百合科植物麦冬 *Ophiopogon japonicus*（L. f）Ker-Gawl. 的块根。夏秋采挖，干燥，生用。

【主要成分】含多种甾体皂苷：麦门冬皂苷 A、B、C、D 等，其中以苷 A 的含量最高。麦冬还含有 β-谷甾醇、豆甾醇、高异黄酮类化合物，还有麦冬多糖、β-谷甾醇-β-葡萄糖苷、氨基酸、维生素等。

【性味功能】味甘、苦、性寒，归心、胃、肺经。功能清心安神，养阴润肺，生津益胃。

【药理作用】

1. 镇静、催眠、抗惊厥　麦冬煎剂及正丁醇粗提物、乙醇乙酯粗提物具有镇静作用，麦冬总氨基酸与中枢抑制药协同作用明显。麦冬煎剂对阈下催眠剂量的戊巴比妥钠有协同作用，增强其催眠作用，亦能加强氯丙嗪的镇静作用，可拮抗咖啡因引起的小鼠的兴奋作用，能推迟二甲弗林引起的抽搐、强直性惊厥及死亡发生时间，但不能使动物免于死亡。麦冬总皂苷及总糖对阈下催眠剂量的戊巴比妥钠作用无明显影响。

2. 强心、抗心律失常　麦冬可明显加强离体蟾蜍的心肌收缩力，增加心排出量。小剂量麦冬总皂苷及总氨基酸均可使离体豚鼠心肌收缩力增强，冠脉流量增加，大剂量则抑制心肌收缩，减少冠脉流量。麦冬对氯化钡、乌头碱、肾上腺素、垂体后叶素等所致的心律失常均有改善作用。麦冬注射液可有效地预防或对抗由乌头碱、氯化钡所诱发的心律失常。犬冠状动脉结扎采用麦冬注射液进行治疗，24 小时后的室性心律失常发生率显著降低，电生理异常得到改善。

3. 抗心肌缺血　麦冬可提高小鼠缺血心肌对低氧的耐受力，改善心肌细胞营养血流量。对异丙基肾上腺素所致大鼠心肌缺血和结扎冠脉所致心肌梗死大鼠、犬，山麦冬总皂苷、麦冬提取物、麦冬总皂苷及总多糖可显著增加心肌营养血流量，改善心肌缺血状态，缩小心肌梗死面积。对小鼠长时间游泳后造成的心肌细胞缺氧性损伤所致的心肌亚微结构变化有显著改善作用。麦冬抗心肌缺血的机制可能与防止心肌细胞脂质过氧化及改善脂肪酸代谢有关，并呈一定的量效关系。

4. 抗休克　麦冬注射液可以改善失血性休克大鼠的左心室功能，能逆转失血大鼠心脏功能的抑制，改善循环而使血压回升，从而发挥抗休克作用。参麦液有稀释血液的作用，使微循环内血液黏度进一步降低，血液阻力变小，微循环改善。

5. 抗缺氧　麦冬煎剂及水提物、麦冬总氨基酸及糖类化合物均有较好的耐缺氧作用。麦冬总皂苷可极显著延长缺氧小鼠的存活时间。麦冬多糖可显著降低颈总动脉结扎所致脑缺血模型大鼠脑内乳酸含量，从而逆转缺血后酸中毒造成的各种损害。

6. 抗血栓形成　麦冬能有效地减少自由基，增加 SOD，稳定细胞膜，促进血管内皮细胞能量代谢，调节血管内皮细胞的分泌功能。麦冬提取液可显著降低大鼠血小板的聚集率，降低血黏度，从而预防中风。

7. 增强免疫　麦冬可明显增强动物的体液免疫和细胞免疫功能。麦冬多糖可极显著地增加小鼠的脾脏重量，显著增强小鼠的炭粒廓清率，对小鼠血清溶血素的形成有明显促进作用，对家兔血红细胞具有凝集样作用。麦冬可显著对抗由环磷酰胺引起的白细胞下降。麦冬须有促进抗体生成，延缓抗体消退和提高细胞免疫的作用，可明显提高接种 S_{180}

和 EAC 腹水癌细胞小鼠的白细胞和 T 细胞数量。

8. 抗衰老　麦冬水煎液灌胃可对抗 D-半乳糖引起的大鼠脑组织 SOD、肝组织谷胱甘肽过氧化物酶（GSH-PX）活性的显著降低及肝组织 MDA 含量的显著升高，提示麦冬能降低机体自由基反应而发挥抗衰老作用。

9. 抗肿瘤及抗辐射　动物实验表明麦冬皂苷 C 腹腔注射对艾氏腹水癌有抑癌活性，剂量为 20mg/kg 时，腹腔或皮下注射对 S_{180} 肉瘤有抑癌活性，而剂量为 10mg/kg 时，能提高因 $^{60}Co\gamma$ 射线照射而引发的白细胞下降，具有抗辐射作用。

10. 降血糖　麦冬多糖对四氧嘧啶型糖尿病兔有降糖作用，对正常小鼠血糖浓度也有明显的降低作用，也能拮抗肾上腺素的升糖作用，但对胰岛素浓度没有明显影响。可使肝糖原含量明显增加。

【现代临床应用】

1. 失眠　临床处方可辨证选择配伍五味子、远志、酸枣仁、茯苓、川芎、丹参、刺五加、天麻、白芍、柴胡等，或用参麦饮，或加入酸枣仁汤。

2. 心血管系统疾病　参麦注射液、麦冬煎剂、麦冬注射液治疗冠心病、心绞痛、心肌梗死、心律失常、房室传导阻滞、心力衰竭、休克有较好疗效。麦冬为主药治疗原发性低血压。临床处方可辨证选择配伍五味子、人参、知母、当归、丹参、牡丹皮、赤芍、黄芪、刺五加、附子、干姜、细辛等。

3. 糖尿病　麦冬多糖胶囊治疗Ⅱ型糖尿病患者，可降低空腹血糖和餐后血糖。临床处方可辨证选择配伍知母、人参、生地黄、葛根、黄芪等，或用玉女煎，或用参麦饮，或用麦味地黄丸，或加入知柏地黄丸、人参白虎汤使用。

4. 呼吸系统疾病　麦门冬汤治疗老年慢性呼吸系统疾病患者咯痰困难、慢性咽炎、咯血、喘息、肺不张、久咳不愈等肺阴虚证。临床处方可辨证选择配伍五味子、贝母、知母、当归、生地黄、玄参、沙参，或用沙参麦冬汤。

5. 肿瘤　参麦注射液治疗晚期癌症患者，可明显提高癌症患者的免疫功能。临床处方可辨证选择配伍当归、丹参、姜黄、三棱、黄独、白英、龙葵、川芎、茯苓、人参等。

6. 干燥综合征　用麦冬汤治疗，对病发初期患者效果更好。

第十五节　护　肾　药

能减轻肾组织损害，保护肾脏功能，用于治疗肾脏疾病的中药，称为护肾药。

肾脏疾病是原发于肾脏或其他脏器病变影响到肾脏的一类疾病，其临床表现主要有水肿、尿量异常（少尿与无尿、多尿、夜尿增多）、排尿异常（尿频、尿急、尿痛、尿潴留、尿失禁）、腰痛、高血压、血尿、蛋白尿，血中尿素氮、肌酐升高等。其发病因素涉及感染、中毒、药物、遗传、免疫反应、代谢障碍等。主要病理有肾小球系膜细胞增殖及炎细胞浸润，肾小球肿胀，系膜上胶原和纤维连接蛋白的积聚，基底膜增厚；肾小管上皮细胞溶酶体破裂，肾小管坏死，肾小管间质损害，等等。

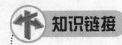

知识链接

肾 衰 竭

　　肾衰竭是肾功能不全的晚期阶段，多种代谢产物、药物和毒物在体内蓄积，水、电解质和酸碱平衡紊乱，以及肾脏内分泌功能障碍为其病理特点。急性肾衰竭继发于多种疾病及肾毒物质损害，导致双肾在短时间内功能急骤下降，临床出现少尿甚至无尿、氮质潴留症状及水盐代谢紊乱。急性肾衰竭发病率高，预后不良，病死率可高达 40% ～50%，血液净化疗法的早期应用预后较好。慢性肾衰竭是各种肾脏疾病发展至晚期，肾实质遭到严重破坏，逐渐出现肾功能不全以至衰竭。在其终末阶段，出现一系列以蛋白质代谢产物潴留为主，以及水、电解质和酸碱平衡失调的综合征，临床上表现为尿毒症。慢性肾衰竭预后较差，积极治疗肾脏原发病，防止其发展为肾衰竭具有重要临床意义。

　　肾脏疾病和肾衰竭属中医"肾虚"、"本虚标实"之证。本虚是指肺、脾、肾三脏的亏虚，标实是指肾脏疾病之邪毒侵袭、湿浊阻滞、瘀血积聚、水饮停聚。通常采用扶正祛邪、清除瘀血，排毒泄浊，利水渗湿等治疗方法。中医药治疗慢性肾衰竭在延缓肾衰发展，改善临床症状，提高患者生存质量方面具有优势。

　　常用护肾药依据性味、功能和药理作用，可分为补虚护肾和活血护肾两类。

一、补虚护肾药

　　凡是能补益气血阴阳，减轻肾组织损害，保护肾功能的中药，称为补虚护肾药。

　　【功能与主治】 补虚护肾药多甘平或甘温，主归肾经，功能补益气血阴阳，并能减轻肾脏损伤，改善肾脏功能。主要用于治疗肾脏疾病中医辨证以虚为主，水肿、尿少、神疲乏力、腰膝酸软、面色苍白、舌质淡胖、苔白滑、脉沉迟细弱者。

　　【与功能主治相对应的主要药理作用】

　　1. 减轻肾小管损害　冬虫夏草、当归、胡芦巴、灵芝、黄芪、红景天对肾小管及肾功能均有保护作用。冬虫夏草能稳定肾小管上皮细胞溶酶体膜，防止溶酶体破裂；促进肾小管内皮细胞生长因子的合成释放，减少肾小管组织破坏加快其修复；降低乳酸脱氢酶活性，保护细胞膜 Na^+-K^+-ATP 酶功能，维持正常肾功能。当归对甘油所致的急性肾小管坏死有明显防治作用，其机制可能与当归具有抑制脂质过氧化反应、保护肾脏抗氧化酶和 ATP 酶的活性，以及减轻肾组织钙超载有关。当归所含阿魏酸钠可减轻庆大霉素肾损伤，减轻高钙对细胞膜和线粒体的损伤。胡芦巴全草的水或醇提取物，均可降低肾衰竭大鼠血清中尿素氮和肌酐水平，改善肾功能，保护肾单位。薄盖灵芝注射液对家兔模型肾小球肾炎肾小球损害有保护作用。黄芪对家兔系膜增殖性肾炎，可明显减少肾小球系膜区 IgG 和 C_3 沉积，能显著减少尿中蛋白的量，减轻肾脏病变程度。黄芪注射液治疗肾病，可减少微量白蛋白尿和蛋白尿、减轻肾损害、保护肾功能，且毒副反应小、安全性高。玉米须具有显著利尿作用，临床用于治疗慢性肾炎、肾病综合征效果良好。圣地红景天可明显降低阿霉素所致肾病大鼠血脂、MDA 水平，减少尿蛋白排泄，增强 SOD 活性。

　　2. 促进肾单位修复　冬虫夏草能改善细胞内线粒体呼吸功能，使其增加能量以维持细胞内外正常的离子梯度，加速病损细胞的修复；还能延缓慢性肾衰竭（CRF）大鼠的肾功能减退，减轻蛋白尿，纠正氨基酸、蛋白质和脂质代谢紊乱，抑制残余肾组织的肾小球硬化和肾小管-间质损伤的发展。当归、红景天均能促进肾单位修复，减轻肾脏损伤，改善肾脏功能。紫河车水解产物对幼仓鼠肾-21/G-13细胞的增殖有促进作用，其活性成分可能是一种碱性氨基酸。黄芪注射液静脉注射能使大鼠微小病变肾病模型的血清白蛋白明显升高，并能增加肾小球毛细血管丝的血运。黄芪治疗肾病综合征的机制为促进患体的蛋白质合成，提高血清白蛋白浓度，从而改善其临床表现。

补虚护肾常用药物与方剂主要药理作用简表

主要药理作用 相应传统功能	减轻肾小管损害 补益肝肾	促进肾单位修复 补益肝肾
冬虫夏草	+	+
黄芪	+	+
胡芦巴	+	+
当归	+	+
红景天	+	+
灵芝	+	+
紫河车	+	
当归补血汤	+	

冬虫夏草 Dongchongxiacao

【来源采制】为麦角菌科真菌冬虫夏草 *Cordyceps sinensis*（Berk.）Sacc. 寄生在蝙蝠蛾科昆虫幼体上的子座及幼虫尸体的复合体。夏季子座出土，孢子未散发时挖取。生用。

【主要成分】冬虫夏草含粗蛋白，其中多为人体必需氨基酸，还含脂肪酸，其中含饱和脂肪酸。又含虫草酸、维生素、烟酸、烟酰胺、麦角甾醇、尿嘧啶、腺嘌呤、腺嘌呤核苷及多种微量元素等。

【性味功能】味甘，性温，归肾、肺经。功能补肾益精，益肺固表。

【药理作用】

1. 减轻肾小管损害　冬虫夏草对于肾小管及肾功能有显著的保护作用。能稳定肾小管上皮细胞溶酶体膜，防止溶酶体破裂；促进肾小管内皮细胞生长因子的合成释放，减少肾小管组织破坏并加快其修复；降低乳酸脱氢酶活性，保护细胞膜 Na^+-K^+-ATP 酶功能，维持正常肾功能。冬虫夏草煎剂可明显减轻由庆大霉素和卡那霉素所造成的大鼠急性肾小管损伤程度，并可促进实验大鼠的肾功能损伤恢复。冬虫夏草可减轻实验性缺血性急性肾衰竭大鼠皮质线粒体钙离子内流和 ATP 酶的活性，从而改善肾功能。冬虫夏草对慢性肾毒性也有明显的保护作用，能减轻肾小管细胞损伤并促进其病变修复，对肾血流动力的改善亦有一定的作用。虫草煎剂对大部肾切除导致慢性肾功能不全的大鼠可降低死亡率，改善贫血状况，降低血中尿素氮及肌酐水平。

2. 促进肾功能修复　冬虫夏草能改善细胞内线粒体呼吸功能，使其增加能量以维持细胞内外正常的离子梯度，加速病损细胞的修复；还能延缓慢性肾衰竭（CRF）大鼠的肾功能减退，减轻蛋白尿，纠正氨基酸、蛋白质和脂质代谢紊乱，抑制残余肾组织的肾小球硬化和肾小管-间质损伤的发展。冬虫夏草制剂能明显降低糖尿病大鼠尿蛋白、尿 NAG、血胆固醇、血三酰甘油、血肌酐、抑制肾脏肥大、延缓肾小球基底膜增厚及足突融合，对糖尿病肾病具有保护作用。

3. 增强免疫　虫草具有提高动物单核-巨噬细胞系统吞噬功能的作用。虫草能提高老年小鼠 RBC-C$_3$bR 花环率，降低 RBC-ICR 花环率，增加 IL-1、IL-2 的含量，其具有免疫功能正向调节作用。

4. 抗心律失常　冬虫夏草醇提物能明显对抗乌头碱引起的麻醉大鼠的心律失常，明显提高豚鼠心脏对哇巴因中毒的耐受量，对氯化钡诱发的室性心动过速亦有一定的治疗作用。虫草水提物能纠正氯化铯引起的各种室性心律失常。

5. 降血压、降血脂　虫草能明显降低肾性高血压大鼠的血压，并逆转肾性高血压所产生的心肌肥大。冬虫夏草浸膏皮下注射，可降低正常小鼠血清胆固醇，抑制 Trition 引起的 TC 及 TG 升高。

6. 抗肿瘤作用　冬虫夏草 50mg/ml 对 Hela 细胞的生长有显著抑制作用，对小鼠淋巴瘤有明显抑制作用，对小鼠 Lewis 肺癌的原发灶生长和自发肺转移均有显著抑制作用。冬虫夏草醇取液对人和小鼠 NK 细胞活性具有增强作用，并能保护免疫抑制小鼠 NK 活性的降低，抑制小鼠肺瘤克隆的形成。

7. 抗衰老、抗疲劳、抗应激　虫草小鼠灌胃剂量相当 1/5 ~ 1/15LD$_{50}$有明显抗疲劳，耐高温作用。小鼠腹腔注射虫草 2.5g/kg、5g/kg 有增加常压耐缺氧作用。小鼠每天灌胃虫草混悬液，连续 14 天，结果负重游泳时间和常压耐氧时间均显著延长，LDH 活性增高，糖原储备增加，肌红蛋白和乳酸脱氢酶含量降低明显。

8. 抗肝纤化　冬虫夏草对大鼠肝星状细胞生长具有较强的抑制作用，可明显抑制大鼠肝星状细胞核因子 κB 的活性和下调肿瘤坏死因子-α 蛋白和 mRNA 表达。小剂量虫草多糖脂质体治疗 CCl$_4$所致雄性大鼠肝纤维化，能使大鼠肝组织中胶原酶 mRNA 含量增加非常显著。通过增加肝组织胶原酶 mRNA 的表达，促使 I、III 型胶原降解，可能是其抗纤维化的主要机制之一。

9. 保护心肌　冬虫夏草水提液明显地减轻缺氧再给氧时心肌细胞内脂质过氧化作用，且呈良好量效关系。

10. 镇静、催眠　能明显延长小鼠戊巴比妥钠的睡眠时间，能显著对抗小鼠戊四唑所致惊厥百分率。

11. 雄激素样作用　虫草对摘除睾丸的雄性大鼠灌胃给药，使精囊明显增重，显示雄激素样作用，调节恢复性功能紊乱。

【现代临床应用】

1. 慢性肾炎及肾衰竭　虫草煎汤连渣服或碾粉服用，治疗慢性肾炎及肾衰竭有一定疗效。临床处方可辨证选择配伍黄芪、蒲黄、当归、胡芦巴、紫河车、灵芝、红景天，或加入当归补血汤。

2. 慢性气管炎、支气管哮喘　虫草焙干碾粉开水冲服用于治疗慢性气管炎、支气管哮喘。临床处方可辨证选择配伍黄芪、白术、当归、党参、干姜、细辛、五味子、刺五加、杏仁等，或加入小青龙汤、都气丸。

3. 心血管系统疾病　冬虫夏草可用于治疗冠心病、高血压、心律失常等。临床处方可辨证选择配伍黄芪、当归、延胡索、丹参、红花、川芎、赤芍、人参、甘草等，或加入桃红四物汤等方中使用。

4. 慢性乙型病毒性肝炎　虫草胶囊治疗乙型肝炎、肝硬化，可改善肝功能。临床处方可辨证选择配伍五味子、垂盆草、白芍、柴胡、当归、黄芪、茵陈蒿、栀子、茯苓、白术等。

5. 阳痿、遗精 虫草炖肉或鸡服，治疗阳痿、遗精有效。临床处方可辨证选择配伍巴戟天、淫羊藿、蛤蚧、紫河车、鹿茸、仙茅、黄狗肾等。

二、活血护肾药

凡是能活血化瘀，减轻肾组织损害，保护肾功能的中药，称为活血护肾药。

【功能与主治】活血护肾药多味辛、苦，性寒或平，主归肾、肝经。功能活血化瘀，并能减轻肾脏损伤，增加肾血流，促进肾单位修复，改善肾脏功能。主要用于治疗肾脏疾病中医辨证属于血瘀水停，虚实夹杂证，症见水肿、尿少、腰膝酸痛、面色晦滞、舌质紫黯、苔白滑、脉沉迟细涩或结代者。

【与功能主治相对应的主要药理作用】

1. 减轻肾小球损害 川芎嗪能使肾组织合成血栓素 A_2（TXA_2）减少，有效地抑制血小板激活与聚集，不同程度地抑制肾小球系膜细胞增殖及炎细胞浸润，减轻肾小球肿胀，从而减轻肾小球病理损害和保护肾功能。川芎嗪能提高膜性肾炎家兔肾组织的 SOD 活性，减轻肾组织细胞的脂质过氧化损伤。姜黄素具有抑制肾小球内细胞增殖、肾组织炎细胞浸润，阻止肾小球上皮细胞足突的融合，延缓基底膜的增厚等作用。姜黄素可以抑制肾炎组织内IV型胶原和纤维连接蛋白的积聚，并可能延缓肾小球硬化的发生发展。大黄能使肾组织中 RNA 合成减少，抑制肾小球系膜细胞增生，减少系膜上纤维连接蛋白的沉积，降低残余肾组织的耗氧量，延缓肾衰的发展。

2. 减轻肾小管损害 益母草可以明显改善大鼠近曲小管上皮细胞损伤程度。益母草对初发期急性肾小管坏死有一定的防治作用，能明显减轻肾小管坏死，降低尿素氮，减轻肾组织损伤。姜黄素也可减轻肾小管间质损害。水蛭液对肌内注射甘油所致大鼠初发期急性肾小管坏死有明显防治作用，使血尿素氮（BUN）、血肌酐（BCr）值的升高明显降低，肾小管病变明显改善。

3. 增加肾血流量，促进代谢产物排泄 川芎嗪能显著增加肾血流量，减轻兔肾炎缺血模型的肾组织损伤，加速其修复过程。丹参浸膏及丹参提取物腹腔给药，对腺嘌呤诱发的肾功能不全大鼠，均能降低血尿素氮、肌酐，使肾小球滤过率、肾血流量、肾血浆流量显著增加，肾脏功能明显改善，能显著增加尿中尿素、肌酐、钠和无机磷的排出。蒲黄注射液对家兔肾急性缺血再灌注损伤有明显的保护作用，可降低血清尿素氮、肌苷、脂质过氧化物含量，升高超氧化物歧化酶活性。

活血护肾常用药物与方剂主要药理作用简表

主要药理作用 相应传统功能	减轻肾小球损害 活血化瘀	减轻肾小管损害 活血化瘀	增加肾血流 活血通络
蒲黄	+	+	+
大黄	+		+
川芎	+		+
丹参		+	+
益母草		+	+
姜黄	+	+	+
水蛭		+	+

蒲黄　Puhuang

【来源采制】蒲黄为香蒲科植物水烛香蒲 *Typha angustifolia* L.、东方香蒲 *Typha orientalis* presl 或同属植物的花粉。夏季采收蒲棒，晒干后碾轧，筛取花粉。

【主要成分】主要含黄酮类如异鼠李素、槲皮素、山奈酚、柚皮素等，甾类如香蒲甾醇，β-谷甾醇等。此外尚含脂肪油、生物碱和多种多糖及多种氨基酸。

【性味功能】味甘，性平，归肝、肾经。功能生用活血，利尿，炒用止血。

【药理作用】

1. 抗肾损伤　蒲黄对肾的损伤具有保护和治疗作用。蒲黄注射液对家兔肾急性缺血再灌注损伤有明显的保护作用，可降低血清尿素氮、肌苷、脂质过氧化物的含量，升高超氧化物歧化酶活性。蒲黄对草鱼胆汁所致的大鼠肾脏损害具有治疗作用，能降低血肌苷和尿 N-乙酰-β-D-氨基葡萄糖苷酶，使肌苷清除率增加，减少近曲小管上皮细胞坏死及囊腔内有红细胞的肾小球数目。

2. 止血　蒲黄可作用于凝血过程，促进血液凝固而止血。家兔口服蒲黄煎剂、水浸液、醇浸液能明显缩短凝血时间，作用持久。家兔皮下注射蒲黄提取物能增加血小板数，缩短凝血酶原时间，促进凝血。蒲黄成炭后服用，止血作用较生品强，其止血成分极有可能是黄酮类化合物。

3. 抗血小板聚集　蒲黄煎剂及其总黄酮、有机酸、多糖可抑制由二磷酸腺苷（ADP）、花生四烯酸（AA）和胶原诱导的血小板聚集，而以总黄酮作用最强。其作用机制与抑制磷酸二酯酶活性，升高血小板内环腺苷酸（cAMP），减少 TXA_2 的合成，使细胞内 Ca^{2+} 浓度降低，减少 5-羟色胺（5-HT）释放有关。

4. 扩血管、降血压　蒲黄醇提取物静脉注射，能明显降低实验动物外周阻力，血压明显下降。股动脉内注射小剂量醇提物，即可使麻醉犬股动脉血流量增加，外周血管阻力系数明显下降。说明蒲黄确有扩张外周血管的作用。作用机制与增强副交感神经功能有关。

5. 抗心肌缺血　从蒲黄中提取的水仙苷能明显对抗脑垂体后叶素引起的心肌缺血，增加心肌对 ^{86}Rb 摄取率，增加心肌营养性血流量，这可能与水仙苷的钙拮抗作用有关。

6. 降血脂、抗动脉硬化　蒲黄可降低实验性高胆固醇血症的血清胆固醇，减少过多地胆固醇在动脉壁上的沉着堆积，抑制动脉粥样硬化斑块形成。其降脂的有效成分在脂溶性部位。蒲黄还能减轻纤维蛋白对牛、人动脉内皮的损伤。

7. 兴奋子宫　蒲黄煎剂、醇提物，以及乙醚浸出物对豚鼠、大鼠、小鼠的离体子宫均呈兴奋作用，大剂量时可致痉挛性收缩。还可使产后子宫收缩力加强或紧张性增加。蒲黄水煎液对小鼠中期妊娠有较显著的致流产，致死胎作用。

8. 兴奋肠管　蒲黄提取物可使离体家兔肠蠕动增强，可使家兔、大鼠及豚鼠离体十二指肠紧张度上升，节律收缩加强。

9. 抗菌、抗炎　蒲黄水溶性成分体外对金黄色葡萄球菌、弗氏痢疾杆菌、铜绿假单胞菌、大肠杆菌、伤寒杆菌、史密痢疾杆菌及 2 型副伤寒杆菌均有较强的抑制作用。蒲黄水提醇沉液腹腔注射对蛋清性足肿以及毛细血管通透性增高具有明显的抑制作用。

10. 调节免疫　蒲黄能增强大鼠巨噬细胞的活力，随着剂量的增大作用增强，并能拮抗免疫抑制剂醋酸可的松对巨噬细胞功能的抑制作用。蒲黄水溶性部分可用于治疗与免疫过敏及感染有关的特异性溃疡性结肠炎。

【现代临床应用】

1. 慢性肾炎及肾衰竭　临床处方可辨证选择配伍冬虫夏草、黄芪、当归、胡芦巴、紫河车、灵芝、红景天，或加入当归补血汤。

2. 子宫出血　蒲黄可用于多种出血证，特别对产后子宫收缩不良的出血、功能性子宫出血作用较好。临床处方可辨证选择配伍益母草、山楂、三七、地榆、槐花、仙鹤草、紫珠、大蓟、小蓟等。

3. 高脂血症　以蒲黄浸膏制成降脂片治疗高脂血症。或复方中配伍泽泻、生首乌、山楂、龙胆、姜黄、黄芩、黄柏等使用。

4. 冠心病　蒲黄的多种药理作用对冠心病具有治疗作用。生蒲黄长时间口服可治疗冠心病。临床处方可辨证选择配伍黄芪、川芎、赤芍、丹参、当归、延胡索、葛根等。

5. 特发性溃疡性结肠炎　口服蒲黄提取物肠溶片配合5%蒲黄提取物溶液保留灌肠，治疗特发性溃疡性结肠炎有效。临床处方可辨证选择配伍黄芪、白术、党参、茯苓、泽泻、薏苡仁、陈皮、木香等，或加入香砂六君子汤中使用。

第十六节　健 骨 药

能强筋健骨，促进骨骼生长或骨折愈合，改善骨质疏松的中药，称为健骨药。

小儿骨骼发育不良，行迟、齿迟、佝偻，或老人筋骨痿软，步履不健，骨脆易折，中医责之于肝肾亏虚，精血不足，筋骨失养。治疗以补肝肾，强筋骨为主，辅以健脾、活血，以促精血生化和循行。

现代医学研究，小儿骨骼发育不良或佝偻，与丘脑-垂体-肾上腺皮质功能和生长激素的分泌，以及钙质、维生素 D 等营养物质的不足有关。老年人骨脆易折属于现代临床医学骨质疏松症，是全身骨骼成分减少的一种病症。主要病理表现为骨组织内单位体积中骨量减少，骨矿物质和骨基质随年龄的增加（或妇女绝经后）而减少，骨组织的显微结构发生改变而致其骨组织的正常荷载功能变化。临床表现为腰背或周身骨骼的疼痛、病理性骨折、椎体变形、体态变形。

 知识链接

骨质疏松症

骨质疏松症是由多因素所导致的一组骨病。其特点为单位体积内骨组织量减少，骨的微细结构破坏：骨皮质变薄，海绵骨骨小梁数目及大小均减少，髓腔增宽，骨荷载功能减弱，表现为骨的脆性增加，从而产生腰背疼痛、四肢疼痛、脊柱畸形甚至骨折。其发病与内分泌因素、遗传因素、营养因素、失用因素、药物及疾病等因素有关。

【功能与主治】健骨药多性味甘温，多归肝肾经，功能补肝肾，强筋骨，主治小儿行迟、齿迟、佝偻，老人筋骨痿软，腰膝酸痛，步履不健，骨脆易折。也可用于中风后遗半

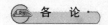

身不遂或风湿痹证日久，肝肾亏虚筋骨痿软，以及骨外伤等。

【与功能主治相对应的主要药理作用】

1. 促进成骨细胞增殖　具有补肝肾、强筋骨功能的中药，如杜仲、淫羊藿、鹿茸、刺五加、丹参等能促进成骨细胞增殖。从杜仲叶Ⅰ、Ⅱ提取部位明显促进体外培养的成骨细胞增殖和碱性磷酸酶（ALP）分泌，增加骨质疏松动物的骨密度，减少骨破坏，加强骨稳定。淫羊藿水煎液具有促进骨髓细胞 DNA 合成的作用，对长期应用肾上腺激素所引起的骨质疏松有拮抗作用。丹参能促进成骨细胞样细胞成熟，分泌胶原性物质和碱性磷酸酶，并使钙盐在胶原基质上沉积，形成骨小结节，可促进骨折愈合。鹿茸对长期不愈和新生不良的溃疡及创伤，能增强其再生过程，加强氮素及碳水化合物的代谢，从而促进溃疡面和骨折的愈合。从鹿茸中分离出一种骨生长因子，在体实验具有促进骨髓生长及骨折愈合的作用，离体可增强鸡胚头盖骨细胞和兔肋软骨细胞 DNA 合成，可促进骨细胞增殖。刺五加可提高失重大鼠胫骨生长速率、股骨硬度、增强股骨抵抗外力的强度，提高钙、磷和蛋白质在骨中的百分含量，并能促使大鼠恢复期骨钙的沉积。夏天无能有效改善骨折部位微循环，加速骨折愈合，并能加强成骨细胞信息传递，进而调节成骨细胞的生物学行为，使其增殖、分化一致，使一个群体的细胞同时进入增殖期，迅速大量增加骨折患者增殖期的骨细胞比例，大大缩短骨折愈合时间及愈合率。

2. 调节骨质代谢　淫羊藿总黄酮可通过保护性腺、抑制骨吸收和促进骨形成等途径，使机体骨代谢处于骨形成大于骨吸收的正平衡状态，抑制骨量丢失。体外培养的大鼠骨髓细胞在 $1,25(OH)_2VitD_3$ 的作用下可分化形成破骨细胞，但若在培养液中加入淫羊藿水提物，则不能分化为破骨细胞，说明该提取物可通过抑制破骨细胞的产生而降低骨吸收活动，从而具有抗骨质疏松作用。骨质疏松和自然衰老两种模型的大鼠其软骨代谢处于低下或紊乱状态，软骨氨基多糖中的己糖醛酸和氨基己糖含量均低于对照水平。用补肾壮骨药（含补骨脂、川牛膝、狗脊、骨碎补、当归、熟地等）喂饲大鼠，可有效提高软骨氨基多糖各组分含量，接近或达到正常水平，提示该药可促进或恢复软骨的生长发育，延缓软骨衰老，防治软骨变性坏死。

3. 促进钙磷离子吸收　一些中药能调节机体内环境微量元素的平衡，加强骨结构力学特征。由当归、黄芪、续断、白芍、桃仁等组成的复方治疗骨质疏松型大鼠，可使血清钙、磷含量，骨密度值明显提高，并有耐疲劳作用。以六味地黄丸加淫羊藿、肉苁蓉治疗地塞米松所诱发的大鼠骨质疏松模型，可显著提高大鼠骨密度、血清骨钙素水平，降低尿钙排泄。该方并能促进骨组织中Ⅰ型胶原的表达，提高小肠黏膜 CaBP9K 基因表达，使小肠黏膜钙结合蛋白（CaBP）的合成增加，促进小肠对钙的吸收。

4. 升高激素水平　补肾中药刺五加、杜仲、黄芪、丹参等对于去卵巢大鼠骨质疏松模型，可改善实验大鼠骨丢失，其作用机制可能是通过兴奋垂体-肾上腺轴或性腺轴的功能实现的。大豆异黄酮可提高去卵巢大鼠的骨密度及血清雌激素水平，降低尿钙、尿磷及尿羟脯氨酸的排泄。葛根可使去卵巢大鼠血清雌二醇水平、骨钙素水平升高，尿钙、尿脱氧吡啶啉水平降低。淫羊藿水提液可降低去睾丸大鼠胫骨近端骨小梁的骨吸收率和类骨质周长，增加骨形成率和矿化沉积率。

健骨常用药物与方剂主要药理作用简表

主要药理作用 相应传统功能	抗骨骼衰退 补肝肾强筋骨	促进钙磷吸收	升高激素 补肝肾	抗衰老补肝肾
淫羊藿	+	+	+	+
杜仲	+		+	+
鹿角胶	+		+	+
刺五加	+		+	+
当归	+	+	+	+
黄芪	+	+	+	+
丹参	+			
苍术	+	+		
葛根	+	+	+	
夏天无	+			
右归丸	+	+	+	+

杜仲 Duzhong

【来源采制】本品为杜仲科落叶乔木植物杜仲 *Eucommia ulmoides* Oliv. 的树皮。4—6月剥去粗皮，晒干。生用或盐水炙用。

【主要成分】主要含有木脂素类、苯丙素类、环烯醚萜类、杜仲胶、多糖类、杜仲抗真菌蛋白、黄酮类、氨基酸、脂肪酸、维生素、微量元素等。

【性味功能】味甘，性温，归肝、肾经。功能补肝肾，强筋骨，安胎。

【药理作用】

1. 抗肌肉、骨骼衰退　杜仲含有一种可促进人体的皮肤、骨骼、肌肉中的蛋白质胶原的合成与分解的特殊成分，具有促进代谢、防止衰退的功能，可用来预防宇航员因太空失重而引起的骨骼、肌肉衰退。从杜仲叶中提取五个极性不同的部位（极性由低到高为Ⅰ、Ⅱ、Ⅲ、Ⅳ、Ⅴ），采用体外成骨细胞培养与活体动物的实验方法，结果显示Ⅰ、Ⅱ提取部位明显促进体外培养的成骨细胞增殖和 ALP 分泌，增加骨质疏松动物的骨密度，减少骨破坏，加强骨稳定。

2. 抗氧化、抗衰老　杜仲能够有效抑制过氧自由基造成的大鼠红细胞溶血，具有很强的超氧阴离子和羟自由基清除活性。杜仲提取液有清除氧自由基的作用，在低密度脂蛋白的氧化过程中发挥重要作用，能显著抑制 Cu^{2+} 诱导的氧化损伤，发挥抑制作用的主要是原儿茶酸。杜仲水煎液灌胃，可使醋酸可的松造成的类阳虚小鼠红细胞超氧物歧化酶活力增加。杜仲抗衰老的机制可能是通过激活蛋白代谢，提高超氧化物歧化酶（SOD）、谷胱甘肽过氧化物酶（GSH-PX）活力和抑制丙二醛（MDA）产生，进而保护细胞膜结构和功能的完整性。

3. 增强免疫　杜仲煎剂灌服可提高小鼠吞噬炭墨粒，还可对抗氢化可的松所致 T 淋巴细胞百分比降低，使 S_{180} 小鼠外周血中 T 淋巴细胞百分比增高和腹腔巨噬细胞吞噬功能增强。杜仲叶乙醇提取物能够增强细胞免疫及非特异性免疫功能。

4. 兴奋垂体-肾上腺皮质　杜仲具有兴奋垂体-肾上腺皮质系统，增强肾上腺皮质功能的作用。杜仲水煎剂醇提液给大鼠灌胃，可使大鼠外周血嗜酸性粒细胞及淋巴细胞减少，

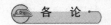

肝糖原增加，血糖升高，胸腺萎缩，血浆中皮质醇含量增加。

5. 降血压　杜仲降压效果明显，平缓而较持久。杜仲煎剂降压作用强于酊剂、炒杜仲的降压作用大于生杜仲。杜仲降低血压的有效成分可能是松脂醇二葡萄糖苷或环烯醚萜类的京尼平苷酸。杜仲降压作用的机制可能是通过诱导血管内皮产生扩血管物质，扩张外周血管所致。但对于不同部位的血管作用机制可能不同，对主动脉和颈动脉的扩张作用完全是有由血管内皮产生的扩血管物质—氧化氮（NO）介导的，而在外周血管则由内皮衍生的超极化因子（EDHF）和 NO 共同参与。杜仲的各种制剂对麻醉犬及正常大鼠、小鼠均具有利尿作用，可降压。

6. 降血糖　杜仲能够降低糖尿病大鼠的血糖水平，增加脂肪细胞的葡萄糖转运和消耗，同时使血浆胰岛素、C 肽水平显著升高。从杜仲叶中分离出三种黄酮类化合物能够抑制糖基化终产物的产生。

7. 降血脂　杜仲可明显降低人体皮下及内脏周围的中性脂肪水平，能预防心血管疾病。杜仲提取液具有抑制人间质干细胞向脂肪细胞的分化，而间质干细胞向脂肪细胞的分化过多是导致肥胖的一个重要原因。

8. 抑制子宫　杜仲皮的水煎剂或醇提取物对正常或妊娠大鼠离体子宫均有抑制作用，并能对抗乙酰胆碱对子宫的兴奋。杜仲煎剂高浓度能对抗垂体后叶素和乙酰胆碱引起的妊娠小鼠离体子宫的兴奋作用。生杜仲、杜仲炭和砂烫杜仲煎剂对大鼠离体子宫也有抑制作用并能对抗垂体后叶素兴奋。杜仲煎剂也能抑制垂体后叶素对兔离体子宫的兴奋。对子宫的抑制作用可能是传统安胎功能的基础。

9. 抗肿瘤　杜仲有抗癌和抑癌的作用，其有效成分与其所含有木脂素、苯丙素及环烯醚萜类化合物有关。杜仲水提液腹腔注射，对小鼠 S_{180} 实体瘤和 U_{14} 实体瘤均有抑制作用。杜仲提取液能通过抑制组织细胞氧化应急损伤，阻止癌症的进展。杜仲提取物对于幽门螺杆菌阳性胃癌的进展有明显的阻碍作用。杜仲叶氯仿提取物对人鼻咽癌和鼠淋巴细胞白血病均有生长抑制活性。

10. 抗菌、抗病毒　杜仲所含的绿原酸对结核杆菌、福氏痢疾杆菌、大肠杆菌、铜绿假单胞菌等有很强的抗菌作用。桃叶珊瑚苷有抑菌作用，并能促进伤口愈合，它与葡萄糖苷酶一起培养后会产生明显的抗病毒作用，抑制乙型肝炎病毒 DNA 的复制，但其本身并不具有抗病毒功能。杜仲提取物中的绿原酸、咖啡酸、表儿茶素、儿茶素等化合物可有效保护病毒感染的细胞，有抗 HIV 作用。

【现代临床应用】

1. 骨质疏松症　老人骨质疏松，腰膝腿痛，临床处方可用杜仲与熟地、续断、牛膝、山药、补骨脂、巴戟天、当归、黄芪、制首乌等同用。

2. 习惯性流产　配伍续断、桑寄生、黄芪、白术、黄芩、黄芪、菟丝子、枸杞子、巴戟天，可用于治疗习惯性流产。

3. 高血压　杜仲叶、杜仲皮煎服治疗各期高血压有缓解效果。临床处方也可辨证选择配伍黄芩、夏枯草、天麻、地龙、钩藤、白芍、当归、知母、山楂等。

第十七节　抗衰老药

凡能补益肾脏虚衰或补益气血阴阳，延缓衰老的药物，称为抗衰老药。

中医认为衰老是生命的自然过程，是随着生命的发展进程而出现的必然结果。脏腑虚衰，气血阴阳的失调与衰老有密切关系，其中肾为先天之本，肾气的亏虚是衰老发生和发展的首要因素。补肾固本是抗衰延年的首要方法。

现代医学认为衰老是生物体生长发育到达成熟期以后，生物体在形态结构和生理功能方面出现的一系列慢性、进行性、退化性的变化。衰老与神经、内分泌、免疫三大系统有密切联系。体内氧自由基的增多，内分泌腺与免疫器官的萎缩退变，在衰老中具有重要作用。自由基在机体内有很强的氧化反应能力，且易产生连锁反应，对蛋白质、核酸、脂质等产生损害作用。氧自由基诱发体内脂肪产生过氧化脂质，使膜蛋白和酶分子聚合与交联，使细胞损伤。多余的自由基不断攻击细胞内的遗传物质 DNA，令 DNA 所受到的氧化性损伤越来越重，这便是发生衰老及其与衰老有关的退行性疾病的主要机制。

【功能与主治】抗衰老药性味多甘温或甘平，多归肾经。功能补肾益精，或补益脏腑气血阴阳，延缓衰老。主要用于改善面焦、发堕、齿槁、耳聋、眼花、须发斑白、健忘、失聪等衰老证候。

【与功能主治相对应的主要药理作用】中药抗衰老有其独特的效果，主要是通过抗氧自由基，抗细胞凋亡，调节内分泌系统功能和免疫系统功能，延缓器官组织退行性变，以及补充硒等微量元素，甚至降血糖，降血脂，防止动脉硬化等，表现出综合的抗衰老整体效应。

1. 抗氧化 制首乌、枸杞、鹿茸、淫羊藿、人参、黄芪、刺五加、灵芝、当归、三七、银杏叶、天麻等药物能清除氧自由基，降低脂质过氧化或延长动物寿命。何首乌提取物明显抑制乙醇脱氢酶（ADH）及烟酰胺腺嘌呤二核苷酸磷酸（NADPH）升高，增强老年小鼠脑和肝超氧化物歧化酶（SOD）活性，可延长两倍体细胞的生长周期，改善老年人的脂质代谢以延缓衰老。人参对老年动物脑中单胺氧化酶 B（MAO-B）活性有抑制作用，使大脑皮质去甲肾上腺素（NE）水平接近青年动物水平，能清除自由基，减轻自由基所致生物膜的损害。还能明显减少老年动物心肌、脑、肝组织脂褐素含量和增龄色素的堆积，显著降低血清过氧化脂质，以及提高超氧化物歧化酶（SOD）的活性，延缓细胞壁 SOD 活性的降低。具有明显延长实验动物的寿命和细胞寿命作用。灵芝调节核酸蛋白质的代谢，清除血浆氧自由基等抗衰老的作用。白术能提高 12 月龄以上小鼠红细胞 SOD 活性，抑制小鼠脑单胺氧化酶 B（MAO-B）活性。黄精能明显降低心脂褐素的含量和提高体内 SOD 的活性，防止自由基损害。当归的有效成分阿魏酸钠有增强过 SOD 活性，抗红细胞膜脂质过氧化，延缓肝细胞衰老等作用。鹿茸中抗衰老的有效成分是次黄嘌呤，而次黄嘌呤是人体一种内源性调节单胺氧化酶活性物质的生理性调节剂，它能抑制 β-单胺氧化酶活性。三七茎叶皂苷能显著延长果蝇的寿命，降低果蝇头部脂褐素含量，增强其飞翔能力。淫羊藿对自然衰老动物下丘脑神经递质老年性变化有明显的延缓作用。淫羊藿多糖和总黄酮复合物可增高老龄雄性大鼠下丘脑中单胺类神经递质水平，抑制老龄小鼠脑内胆碱酯酶活性，增加脑神经递质乙酰胆碱的含量，提高老龄大小鼠的学习记忆能力。刺五加含有 SOD 复合物，具有抗氧化的功能，能促进人体免疫及抵抗自由基所产生的衰老。银杏叶能清除自由基，抗脂质过氧化，具有抗衰老作用。银杏叶中的槲皮素黄酮苷类可以显著减轻紫外线照射后线粒体的损伤，对抗脂质过氧化程度增强，线粒体膜流动性降低，细胞色素 C 氧化酶（CCO）活力降低。天麻能明显提高 D-半乳糖致衰老小鼠红细胞 SOD 活力，降低心肌脂褐质；降低老龄大鼠血清 LPO 含量，使老人血中 SOD 活性增高。

2. 增强免疫 制首乌、枸杞、鹿茸、紫河车、人参、黄芪、灵芝、刺五加等药，均有不同程度增强细胞免疫、体液免疫或非特异性免疫的作用，提高 T 淋巴细胞比值，升高白细胞等，能对抗衰老动物免疫器官萎缩，改善老年人因免疫功能降低导致的大脑功能减退及自身免疫性疾病，减少疾病发生而延缓衰老。如枸杞子能提高人体巨噬细胞吞噬能力，增加 T 淋巴细胞转化率；黄芪有提高老年免疫功能，有促诱生干扰素，延长寿命的作用。淫羊藿中的多糖和粗黄酮可使被抑制的 T、B 淋巴细胞功能明显恢复，对老年人免疫功能有改善作用。

3. 调节内分泌 神经内分泌网的兴衰在机体发育与衰老过程中起主导作用。枸杞子、淫羊藿、制首乌、紫河车、鹿茸、人参、黄芪、当归等能不同程度的增强机体的丘脑-垂体-性腺、肾上腺、甲状腺系统功能，改善细胞代谢和营养，对抗性腺、肾上腺、甲状腺萎缩，减退衰老进程。如淫羊藿有雄性激素样作用，人参能兴奋垂体，使肾上腺皮质激素分泌增多，并有促进性腺发育的作用。改善内分泌系统功能是抗衰中药补肾强精益寿的重要药理作用基础。

4. 补充营养物质 抗衰老药均含有丰富的各类生命必需物质，如制首乌含卵磷脂、蛋白质、类激素及维生素等成分，鹿茸含有脂质、卵磷酯、激素、各种维生素、白蛋白、氨基酸及钙、镁等。这些物质能营养细胞、延缓老化。枸杞含较高的硒，是一种良好的抗氧化剂。

抗衰老常用药物与方剂主要药理作用简表

主要药理作用 相应传统功能	抗氧化 补肾益精	增强免疫 补益气血	调节内分泌 滋补肝肾	补充营养物质 补益脏腑气血阴阳
制首乌	+	+	+	+
枸杞子	+	+	+	+
紫河车	+	+		+
鹿茸	+	+	+	+
人参	+	+	+	+
冬虫夏草	+	+	+	+
当归	+	+	+	+
淫羊藿	+	+	+	+
黄芪		+	+	+
灵芝	+	+		+
刺五加	+	+	+	+
银杏叶	+	+		
三七	+	+		+
天麻	+			+
龟鹿二仙胶	+	+	+	+
七宝美髯丹	+	+	+	+

制首乌 Zhishouwu

【来源采制】本品蓼科草本植物何首乌 *Polygonum multiflorum* Thunb. 的块根。秋、冬叶枯萎时采收，去两端，洗净，切片，干燥，用黑豆汁拌匀，蒸至呈棕褐色，晒干。

【主要成分】主要含有磷脂类（其中卵磷脂为3.7%），蒽醌类（约为1.1%，有大黄酚、大黄素、大黄酚蒽酮、大黄素甲醚、大黄酸等），葡萄糖苷类（主要为二苯乙烯苷，含量超过1.2%、何首乌乙素、何首乌丙素等）。还有β-谷甾醇、胡萝卜素、没食子酸及多种微量元素等。

【性味功能】味甘，性温，归肝、肾、心经。功能补益精血，抗衰延年。

【药理作用】

1. 抗氧化、抗衰老 体外实验，制首乌提取物明显抑制乙醇脱氢酶（ADH）及烟酰胺腺嘌呤二核苷酸磷酸（NADPH）升高。体内实验也发现何首乌提取物能明显抑制大鼠因食过氧化玉米油而导致肝脏脂质过氧化物进一步产生和积累，防止组织细胞受损。制首乌水提液增强老年小鼠脑和肝 SOD 活性，可延长两倍体细胞的生长周期，改善老年人的脂质代谢以延缓衰老。饲喂制首乌提取液，可明显延长果蝇的半数死亡时间。二苯乙烯苷能明显提高学习记忆能力，降低脑皮质白介素-6的含量，具有神经保护作用。

2. 调节内分泌系统 制首乌水煎液灌胃，可使小鼠肾上腺重量明显增加。何首乌还有类似于肾上腺皮质功能的作用。制首乌能促进饥饿小鼠的肝糖原积累，使肝糖原明显增加，对血糖的影响呈一定的时相性，先升高，之后逐渐下降。

3. 调节免疫 制首乌具有提高机体细胞免疫与体液免疫功能。何首乌水煎醇提物对小鼠 T 淋巴细胞及 B 淋巴细胞免疫功能均有增强作用，对前者作用更为明显。何首乌提取物腹腔注射正常小鼠，可提高由 ConA 诱导的胸腺和脾脏 T 淋巴细胞增殖反应；皮下注射可显著增加正常小鼠脾脏抗体形成数。

4. 补充微量元素 制首乌含有的卵磷脂在维持细胞的结构完整和功能方面有重要意义。老年人头发的钙含量下降，人灰白发中锰、钙含量较黑发低。何首乌含有丰富的锰、钙、铁、锌、铜、镍等微量元素，这与何首乌"乌须发，补肾益精"等功能有一定联系。

5. 促进造血 制首乌提取物腹腔注射，可使小鼠骨髓造血干细胞数、粒-单系祖细胞及红系祖细胞数增加，还可提高外周血网织红细胞比例。

6. 保肝 生首乌、制首乌和清蒸首乌水煎液均能对抗对醋酸可的松引起的肝脂蓄积；可降低 CCl$_4$ 所致的肝大。

7. 改善心血管功能 制首乌还有减慢心率、增加冠脉血流量、抗心肌缺血、能扩张血管、缓解痉挛，使脑组和头发等组织获得足够营养，使精力充沛，须发乌黑。

8. 降低血脂、抗动脉硬化 制首乌灌胃，能显著降低高脂血症大鼠的血清总胆固醇及甘油三酯含量。制首乌醇提物给动脉粥样硬化鹌鹑灌胃，可显著升高血浆高密度脂蛋白/胆固醇（HDL-C/TC）的比值，从而抑制动脉粥样硬化病变。

【现代临床应用】

1. 衰老症 老人脱发、白发早衰，耳聋耳鸣，血管性痴呆等，可用何首乌丸，或何首乌片口服，或以制首乌为主配伍枸杞子、菟丝子、杜仲、黄芪、当归、熟地黄、淫羊藿、巴戟天等用于防治衰老。或用七宝美髯丹。

2. 高脂血症 何首乌片口服可调节血脂。临床处方可辨证选择配伍大黄、泽泻、虎杖、姜黄、山楂、绞股蓝、茵陈蒿、决明子等。

3. 老年人便秘 临床处方可辨证用生首乌选择配伍生地黄、当归、玄参、火麻仁、郁李仁、麦冬。或加入玉女煎使用。

4. 失眠　何首乌注射液肌内注射或首乌片口服治疗失眠。

第十八节　益 智 药

能改善记忆与思维能力，主要用于治疗记忆与识别能力下降、思维迟钝的药物，称为益智药。

中医学认为"肾为先天之本"，"肾主骨生髓通于脑"，"脑为髓海"，健忘、迟钝、痴呆等智力减退，责之于脏腑精血不足，尤其是心血亏虚或肝肾精血亏虚，以致脑髓不充，智力衰减。治疗以补血养心，填精补髓、益肾健脑为主。此外，亦有因为痰浊蒙蔽，心窍不开而健忘、痴呆者，当治以化痰开窍，安神益智。益智中药多为补养之品，能补益心脾肾，或具豁痰开窍之功，能宁心定志，可供临床辨证施治选用。

记忆力下降、识别功能衰退、思维迟钝甚至痴呆的发生，涉及疲劳、失眠、神经衰弱、脑缺血、缺氧、衰老、神经系统疾病等。

 知识链接

阿尔茨海默病

阿尔茨海默病是一种起病隐匿的进行性发展的神经系统退行性疾病。临床上以记忆障碍、失语、失用、失认、视空间技能损害、执行功能障碍以及人格和行为改变等全面性痴呆表现为特征。认知功能障碍出现的同时，可伴有多种精神症状及情感障碍，如定向力障碍、徘徊与多动、妄想、幻觉、抑郁、焦躁不安等。65 岁以前发病者，称早老性痴呆；65 岁以后发病者，称老年性痴呆。其发病因素与年龄、家族史、颅脑外伤等有关。病理改变主要累及前脑基底、海马和大脑皮质，以神经元丧失、老年斑、神经纤维缠结、细胞外淀粉样蛋白沉积、淀粉样血管病为特征。

【功能与主治】　益智药多味甘，性温，归肾经或心经。功能滋补心肾，填精补髓健脑。用于年老肾衰，髓海不足，或心脾两虚、心肾不交，或痰浊闭阻，心窍不开而致健忘、迟钝、痴呆者。

【与功能主治相对应的主要药理作用】

1. 调节中枢神经　人参、刺五加、五味子、三七对中枢神经系统兴奋与抑制均有影响，不仅改善兴奋过程，而且加强抑制过程，调整大脑皮质功能紊乱，使抑制趋于平衡，改善睡眠质量，提高学习记忆力。人参还能减少脑组织中脂褐素的沉积，改善大脑功能。三七二醇苷（PDS）能抑制中枢神经的兴奋性，而三七三醇苷（PTS）对中枢有兴奋作用，三七能消除疲劳并能提高学习能力。黄芪多糖升高衰老大鼠下降的超氧化物歧化酶水平，抗氧自由基及衰老，改善大脑功能。灌服熟地黄氯仿、乙醇或水提液，可提高衰老模型小鼠脑组织超氧化物歧化酶活性，熟地黄氯仿提取液还能降低脑内 MDA 含量，有延缓大脑衰老的作用。

2. 增强记忆力　益智药物大多含有丰富的蛋白质、脂肪、糖类、维生素、矿物质（锌、硒等）等营养成分，利于提高大脑工作效率，增强学习记忆力。人参还能提高脑血氧的利用率，使人瞬时记忆广度增加，可强化动物的学习和记忆全过程，对记忆力和反应迟钝都有一定改善。人参皂苷 Rg₁ 和 Rb₁ 是人参促智的主要有效成分，其改善记忆缺失的机制是多重的。银杏叶具有增强记忆力和防治痴呆的作用，银杏叶乙醇提取物及水提取物能明显改善学习记忆，对抗由 NaNO$_2$或东莨菪碱引起的记忆损害，醇提物作用较水提物作用强，且对正常成年小鼠也有促进记忆巩固的作用。银杏叶制剂可以延缓识别功能的衰退。三七中的 Rg1、Rb1 等 5 种成分对学习、记忆有帮助，能促进记忆的获得、巩固和再现。川芎水煎剂 50g/kg 灌胃可以对抗东莨菪碱所造成的小鼠记忆获得障碍，可以对抗 40% 乙醇造成的小鼠记忆再现障碍。

3. 改善脑血供、促进能量代谢 黄芪、淫羊藿苷、淫羊藿总黄酮、川芎嗪、三七总皂苷等均有明显扩张脑血管，降低脑血管阻力，改善脑缺血和脑缺氧，提高大脑功能。川芎嗪可迅速透过血脑屏障，扩张脑血管，改善微循环，还能提高缺血脑线粒体膜的流动性。三七总皂苷静脉注射可明显扩张动物软脑膜微血管，加快血流速度，增加局部血流量。三七还能缓解缺血脑组织中 ATP 的分解，改善能量代谢，抑制脂质过氧化，提高脑组织中超氧化物歧化酶的活性，清除氧自由基等。黄芪可以进入血脑屏障，对脑血管扩张效果显著。

益智常用药物主要药理作用简表

主要药理作用 相应传统功能	调节中枢神经系统 滋补心肾	增强记忆 填精补髓健脑	抗衰老 补肾益精	改善脑血供 益气活血通脉
刺五加	+	+	+	+
人参	+	+	+	+
银杏叶	+	+	+	+
远志	+	+		
石菖蒲	+	+		
五味子	+		+	
三七	+	+		+
黄芪	+		+	+
川芎	+	+		+
党参	+	+		
参麦饮	+	+	+	+

刺五加 Ciwujia

【来源采制】 为五加科植物刺五加 *Acanthopanax senticosus*（Rupr. et Maxim.）Harms 的根及根茎。春秋季挖取，晒干。生用。

【主要成分】 从刺五加根中分离出多种刺五加苷成分，有刺五加糖苷 A、B、C、D、E、F、G（eleutheroside A、B、C、D、E、F、G），苷 J、K、L、M 均为齐墩果酸的三萜皂苷。有胡萝卜苷、紫丁香酚苷、乙基半乳糖苷、丁香树脂醇葡萄糖苷等。此外，尚含刺五加多糖、刺五加总黄酮、苦杏仁苷、挥发油和锌、硅、锰等 10 多种微量元素等。

【性味功能】 味辛、苦，性温，归脾、心、肾经。功能益气健脾，补肾安神，强筋健骨。

【药理作用】

1. 调节中枢神经系统 刺五加对中枢神经系统能改善兴奋过程，也能加强抑制过程，能提高人的脑力劳动效能，增强对温度的变化适应能力，调节多种病理过程使之趋于正常化。此作用与神经系统功能状态及剂量大小有关。刺五加的兴奋作用与人参类似，不影响正常睡眠过程，但能减轻水合氯醛、氯丙嗪、巴比妥的抑制作用，缩短乙醚麻醉时间。刺五加水提物、醇提物及挥发油等具有显著的镇静作用，能缩短环己巴比妥所致睡眠的潜伏期并延长睡眠时间，明显降低小鼠的自发活动，其机制是抑制了药物代谢酶。

2. 促进学习记忆　刺五加提取物可扩张脑部血管，改善大脑的血流供应。刺五加醇提物对小鼠脑内蛋白质、DNA、RNA 的生物合成有促进作用，蛋白质是长期记忆形成的内在基础，记忆的巩固与脑内 RNA 和蛋白质大分子密切相关，因此刺五加可防止脑衰老及增强记忆。

3. 抗衰、健骨　刺五加具有抗氧化作用，能显著提高大鼠机体 SOD 活性，并显著降低血清、心脏中过氧化脂质的含量。刺五加对蛋白质、DNA 和 RNA 的生物合成有促进作用，对防止脑衰老及增强记忆有一定的作用。刺五加可明显延长果蝇的寿命，促进婴儿双歧杆菌的生长。并可提高失重大鼠胫骨生长速率、股骨硬度、增强股骨抵抗外力的强度，提高钙、磷和蛋白质在骨中的百分含量，并能促使大鼠恢复期骨钙的沉积。表明刺五加具有延缓衰老，强筋健骨的作用，与中医传统功能一致。

4. 增强免疫功能　刺五加有全面增强免疫功能的作用。①增强细胞吞噬功能。刺五加、刺五加多糖、刺五加苷 A、D、E 能促使正常及荷瘤小鼠巨噬细胞数显著增加，显著促进豚鼠腹腔巨噬细胞系统的吞噬功能，以及安静、饥饿、冷冻状态下的小鼠腹腔巨噬细胞吞噬功能。②增强细胞免疫。刺五加提取物可明显阻止小鼠因游泳疲劳所致 T、B 淋巴细胞、杀伤细胞下降。③增强体液免疫。刺五加多糖、浸膏溶液、制剂能增加小鼠脾细胞玫瑰花结形成率，促进实验兔及豚鼠的抗体生成，明显增加小鼠分泌 IgG 和 IgM 的抗体分泌细胞（PFC）。刺五加浸膏灌胃能促进感染动物模型抗体生成。④抗白细胞减少。刺五加能对抗痢疾杆菌内毒素引起的白细胞减少，预防苯或环磷酰胺引起的动物白细胞减少，临床用于防治慢性苯中毒及粒细胞减少症有效。⑤诱生干扰素。干扰素有抗病毒、抗肿瘤和免疫调节作用，可促进淋巴细胞、自然杀伤细胞、杀伤细胞及巨噬细胞发挥杀肿瘤细胞效应。刺五加多糖 B、D、E 等成分可促进干扰素诱生。⑥升白细胞。刺五加对抗癌药所致的白细胞减少有预防作用。

5. 抗应激　①抗疲劳。刺五加苷有很强的抗疲劳作用，能延长小鼠游泳时间及爬绳时间等。②提高耐缺氧能力。刺五加浸膏水溶液、挥发油等能明显提高小鼠耐低压缺氧能力，刺五加总黄酮能显著提高小鼠在低压和常压缺氧条件下的存活率，显著减少小鼠的整体耗氧量。③抗应激。刺五加能提高机体对物理、化学、生物等有害刺激（如寒冷、灼热、四氯化碳、细菌毒素等）的抵抗力，能减轻抗癌药物的毒性，降低小鼠在高温下的死亡率。

6. 调节内分泌系统　刺五加能调节肾上腺、甲状腺、性腺功能和血糖代谢，纠正内分泌功能紊乱。①双向调节肾上腺、甲状腺功能。刺五加既能对抗促肾上腺皮质激素引起的肾上腺增生，又可抑制可的松引起的肾上腺皮质萎缩；既可防止甲状腺素引起的甲状腺肥大，又可拮抗甲基硫脲嘧啶引起的甲状腺萎缩。②促性腺作用。刺五加既有雄激素样作用，也有雌激素样作用。刺五加提取物及刺五加苷 B、B_1、E 均能使雄性幼鼠体重、精囊和前列腺重量增加，又能促进雌鼠的性早熟，防止雌兔的自然流产。

7. 调节物质代谢　刺五加苷能调节蛋白质、糖、脂肪的代谢，促进肝细胞再生，提高核酸与蛋白质的合成和机体的免疫功能，增强体质。①调节糖代谢。刺五加既能使食物性及肾上腺素性的高血糖症血糖降低，又可使胰岛素性低血糖症血糖升高。刺五加对糖的有氧代谢、无氧代谢均有一定的影响，静止状态下促进肌肉和肝脏糖原的合成，运动状态下促进糖的分解，以满足机体对能量的需要。②促进核酸、蛋白质合成。刺五加对核酸和蛋白合成均有促进作用。刺五加提取物能使运动大鼠肌肉内蛋白质水解酶活性增强，血中总氮和氨含量升高，尿素氮含量增加。对静止大鼠，刺五加可使水解蛋白酶活性降低，肌肉中氨、残余氮含量减少，谷酰胺含量增加，表明刺五加对蛋白质代谢起到一定调节作用。刺五加总皂苷能刺激肝细胞的再生，强化 DNA 合成。③促进脂质代谢。刺五加提取物使运动大鼠肌肉中脂肪量增加，促使脂肪在氧化反应中转变为肌肉活动所需的能量。④调节无机盐代谢：刺五加提取物肌内注射可逐步纠正阿托品所致前胃张力障碍牛血清钙、钾、磷、胡萝卜含量低下。

8. 调节心血管系统 ①防止动脉粥样硬化，改善心脏缺血。刺五加叶皂苷能明显抑制高脂血症大鼠的血小板聚集，刺五加茎叶皂苷能明显增加实验性心肌梗死犬的心肌血流量，降低冠脉阻力、心率、血压及左室压力（LVP），同时减少心肌耗氧量。并可增加小鼠心肌营养性血流量，对垂体后叶素引起的大鼠急性心肌缺血再灌注损伤有很好的保护作用。刺五加皂苷、全草水溶液可增加兔和猫离体心脏的冠脉流量，并有轻度减慢心率和抑制心收缩力的作用。②抗心律失常。静脉注射刺五加叶皂苷可使 $BaCl_2$ 诱发的大鼠心律失常迅速转复窦性心律，对 $BaCl_2$ 引起大鼠心室颤动致死具有保护作用，但对抗乌头碱所致大鼠心律失常的发生无明显对抗作用。其抗心律失常的作用与维拉帕米的作用相似。刺五加浸膏可使大鼠离体心脏结扎冠脉左前降支后再灌注期心室颤动和室性心动过速发生率明显下降，使正常窦律时间增加，使异常动作电位显著减少。③调节血压。刺五加对血压有双重调节作用，可使肾上腺素引起的兔高血压降至正常，也能使猫低血压恢复正常。

9. 抗血栓形成 刺五加提取物对花生四烯酸（AA）、二磷酸腺苷（ADP）诱导的血小板聚集有明显的抑制作用，并能抑制 AA 诱导的血小板血栓烷 B2 的生成，兔静脉注射 120mg/kg 刺五加提取物对 AA、ADP 诱导的聚集也有抑制作用。

10. 抗肿瘤 刺五加对某些化学物质引起的动物肿瘤、移植性肿瘤、自发性肿瘤均有抑制作用，并可抑制多种实验动物肿瘤的扩散。刺五加醇浸膏对小鼠艾氏腹水癌实体瘤、S_{180}有抑制作用。刺五加皂苷可促进肝癌细胞凋亡，对人白血病细胞 DNA 合成有直接的抑制作用。此外，刺五加糖衣片能非常显著地降低$^{60}Co\gamma$ 射线诱发的染色体畸变率。

【现代临床应用】

1. 衰老 用刺五加水煎、刺五加流浸膏、刺五加养生素能增强体力与智力。临床处方可以辨证选择配伍人参、黄芪、五味子、远志、石菖蒲、川芎、党参等，或加入参麦饮中使用。

2. 失眠、神经衰弱、精神抑郁症 用刺五加片、复方刺五加糖浆、刺五加注射液。临床处方可以辨证选择配伍五味子、酸枣仁、知母、川芎、麦冬、白芍、远志、延胡索等。

3. 脑梗死 刺五加注射液治疗糖尿病性脑梗死或周围神经病变。临床处方可以辨证选择配伍人参、黄芪、葛根、当归、熟地黄、延胡索、石菖蒲、赤芍、天麻等。

4. 白细胞减少症 刺五加片治疗放疗、化疗引起白细胞减少。临床处方可以辨证选择配伍女贞子、黄芪、白术、党参、淫羊藿、茯苓、当归使用，或加入当归补血汤使用。

5. 慢性支气管炎 刺五加冲剂可治疗慢性支气管炎，减少复发。临床处方可以辨证选择配伍五味子、细辛、干姜、附子、黄芪、白术、党参、陈皮等，或加入小青龙汤，或

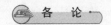

加入都气丸使用。

6. 冠心病、心绞痛、心律失常 用刺五加总黄酮制成的冠心宁胶囊或刺五加片、刺五加注射液等。临床处方可以辨证选择配伍川芎、当归、黄芪、延胡索、丹参、赤芍、红花,或加入桃红四物汤使用。

7. 原发性高血压、高脂血症 刺五加注射液静脉滴注。临床处方可以辨证选择配伍绞股蓝、山楂、泽泻、杜仲、生首乌、牡丹皮、黄芩等使用。

8. 血栓闭塞性脉管炎 刺五加注射液静脉滴注。临床处方可以辨证选择配伍丹参、赤芍、红花、玄参、金银花、当归等,或介入四妙勇安汤使用。

刺五加还用于治疗消化道溃疡、慢性肝炎、雷诺病、低血压、黄褐斑等,对老年性常见病,如性功能减退、阳痿、早泄等,亦有缓慢而持久的治疗作用。

【不良反应】临床报道刺五加引起过敏反应,轻度有药疹、瘙痒等,偶见过敏性休克,突发性血压升高伴心力衰竭。

第十九节 护 脑 药

能改善脑组织缺血缺氧,减轻脑细胞损伤,主要用于治疗脑卒中的中药称为护脑药。

脑卒中俗称"中风",是一种急性非外伤性脑局部血供障碍引起的局灶性神经损害。多因情绪激动或用力过度诱发,以突发性意识障碍,甚至突然昏仆,神志不清,语言失利,肢体偏瘫为主要临床表现。脑卒中分为缺血性与出血性两大类。缺血性脑卒中多因脑动脉硬化,血管壁脂质沉着等诱发脑血栓形成,少数由于风湿心脏病等心脏瓣膜赘生物脱漏流离,导致脑部栓塞。出血性脑卒中包括脑出血和蛛网膜下腔出血,多因高血压、脑动脉硬化或者颅内动脉瘤破裂等导致。

 知识链接

昏 迷

昏迷是人对周围环境及自身状态的识别和觉察能力出现严重的意识障碍。其发病原因可由于脑缺血、缺氧、葡萄糖供给不足、酶代谢异常,引起脑细胞代谢障碍,导致网状结构功能损害和脑活动功能减退。

脑卒中属于中医"中风"、"卒中"、"瘖痱"等范畴。病机多为本虚标实。本虚为肝肾阴亏,或精血不足,或心脾气血虚弱。标实以风、火、痰、瘀为重,或因肝风兼挟痰火,或因气滞血瘀或气虚血瘀,蔽阻心窍则神志昏迷,语言謇涩;阻滞经络,则肢体偏瘫,痿废不用。

对于缺血性脑卒中的治疗,需扩张脑血管,改善脑微循环,降低血液黏稠度,减少血小板聚集,抗凝血。对于出血性脑病的治疗,需止血,脱水降低颅内压,控制血压。两种情况均需降低脑组织新陈代谢,提高脑组织耐缺氧能力,减轻脑细胞损伤。中药护脑治疗以益气补血、滋阴补肾、活血化瘀、化痰祛风、清肝泻火诸法,择善而用,能从多种途径减轻脑细胞损伤。

【功能与主治】护脑药多气味辛香,擅通利,性寒凉,主归心、肝经。功能清心凉肝,活血化痰,开窍醒脑,主要用于改善脑细胞缺血受损,中风后遗症,肢体偏瘫,神志昏糊，语言謇涩。

【与功能主治相对应的主要药理作用】

1. **透过血脑屏障** 麝香、冰片给动物灌服后，均能迅速通过血脑屏障，并蓄积在中枢神经系统。川芎嗪、黄芪也可从肠道吸收后透过血脑屏障，并在脑中有较高分布。冰片还能提高血脑屏障的通透性，并促进其他药物通过血脑屏障。

2. **改善脑循环** 麝香、黄芪、川芎、葛根、黄连、天麻、冰片、石菖蒲、当归、银杏叶、丹参、红花均能扩张脑血管，增加脑血供，抗脑缺血缺氧。石菖蒲配冰片使脑组织内皮素含量明显下降，降钙素基因肽含量明显升高，有舒张脑血管，改善脑供血作用。川芎嗪扩张脑血管，降低血管阻力，改善微循环，对脑血管功能有保护作用，能增加麻醉犬的脑血流量，有促进缺血脑损伤犬复苏的效应。银杏叶制剂（GbE）静脉注射或口服可使人、犬、猫、大鼠的脑血流量增加，血管阻力降低，并抑制皮质血管痉挛。丹参抗脑缺血，能降低脑组织 TXA_2 的生成，抑制缺血时脑组织兴奋性氨基酸释放，改善脑组织微循环。当归对高分子右旋糖苷所致的家兔软脑膜急性微循环障碍，可使血流速度加快，血细胞解聚，流态改善。葛根总黄酮、葛根素给麻醉犬注射用药可使脑血管阻力下降，脑血流量增加，脑循环改善。葛根能减弱乙酰甲胆碱所致的脑内动脉扩张和去甲肾上腺素所致的脑内动脉收缩，使处于异常状态的脑血管功能恢复至正常水平。黄连所含多种生物碱，如小檗碱、小檗胺、四氢小檗碱等均有显著的抗脑缺血效果。小檗碱对大鼠和小鼠的实验性脑缺血均有显著保护作用。红花注射液能改善心肌和脑组织微循环障碍，能明显改善椎动脉对大脑的血供。

3. **降低脑缺氧损伤** 麝香对脑缺氧性损伤有保护作用，能减轻冷冻所致大鼠实验性脑水肿的脑细胞超微结构损害。石菖蒲能改善脑代谢，降低脑细胞耗氧量，减轻实验性脑细胞超微结构损害，提高脑细胞活力。川芎嗪能减轻 KCN 造成脑缺氧，减轻双侧结扎颈动脉造成脑缺血所致的大鼠、小鼠的脑组织损伤和脂质过氧化物的增加。川芎嗪对心肺脑复苏模型犬实验显示，该药在复苏中对心、脑具有保护作用。黄芪口服液灌胃，黄芪多糖腹腔注射，对正常和异丙肾上腺处理的小鼠常压和减压缺氧、氢化物中毒缺氧、结扎两侧颈总动脉所致的脑缺氧均有显著的对抗作用，可显著延长小鼠存活时间。小檗碱能显著升高脑缺血时 SOD，GSH-Px 活力，降低丙二醛含量，降低病灶侧海马和皮质组织的水、钙含量，对缺血再灌引起的脑组织损伤有明显的保护作用，并能降低继发性癫痫的发生率。川芎嗪能纠正脑梗死患者脑线粒体膜的分子缺陷，增加脑线粒体膜的流动性。川芎嗪能对抗急性家兔脑缺血后血浆和脑脊髓中强啡肽的明显升高，显著地减轻兔脑组织缺血性损害和神经系统功能障碍。红花醇提液可显著延长结扎大鼠总动脉所致的急性缺血乏氧脑病动物存活率，减轻脑组织损害和保护核糖核酸、琥珀酸脱氢酶、三磷酸腺苷酶活性，并可迅速恢复异常脑电图和肌电图，表明红花提取液对乏氧脑病有保护作用。

4. **清除脑氧自由基** 葛根异黄、葛根素均有抗氧化作用，能抑制脑组织匀浆中脂质过氧化产物丙二醛（MDA）和过氧化脂质（LPO）的升高。葛根异黄酮能对抗液氮冷冻引起的脑损伤和脑水肿白兔血、脑组织中的 SOD 活性降低。延胡索乙素对大鼠脑缺血再灌注损伤有保护作用，减少脑组织脂质过氧化物生成，防止 SOD、LDH 活力降低，抑制脑组织钙聚集，抑制再灌注早期一氧化氮（NO）、内皮素-1 及乳酸的过量产生，提高脑组织 ATP 含量，减轻脑组织病理损害及神经功能障碍。当归对脑缺氧、缺血后再灌注脑组织脂质过氧化物增高有明显的抑制作用。所含的阿魏酸能直接减少 H_2O_2 的含量，并与膜磷脂酰乙醇胺结合，通过直接消除自由基、抑制氧化反应等拮抗自由基对脑

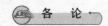

组织的损害。银杏叶制剂可保护大脑皮质神经细胞免受自由基的损伤。石菖蒲挥发油和其主要成分 β-细辛醚均能增强大鼠脑皮质神经细胞 Bcl-2 基因的表达，而抑制大鼠神经细胞的凋亡。

5. 促进脑细胞生长　地黄、麝香、冰片具有促进神经细胞增殖的作用。麝香能促进神经胶质细胞的分裂和生长，提示麝香具有神经胶质成熟因子样作用。在培养液中加入冰片，可促进神经胶质细胞的生长和分裂。熟地黄的主要成分梓醇能明显促进皮质神经元轴突生长，梓醇和桃叶珊瑚苷对神经细胞有促进生长作用。石菖蒲配合冰片能减轻神经细胞缺血、缺氧损伤，使神经细胞支配面积和神经元细胞数增加。

6. 调节中枢神经功能　护脑中药能调节中枢神经系统兴奋-抑制的平衡。麝香对中枢神经系统有兴奋或抑制的双向调节作用，与机体的功能状态和药物剂量有关。三七二醇苷 PDS 能抑制中枢神经的兴奋性，而三七三醇苷 PTS 对中枢有兴奋作用。冰片、石菖蒲、牛黄、黄连有良好的中枢抑制、镇静、抗惊厥作用，能拮抗中枢兴奋药戊四氮、苯丙胺的惊厥和运动兴奋。川芎挥发油小剂量兴奋大脑活动，对延髓的血管运动中枢、呼吸中枢、脊髓反射功能均有一定的兴奋作用，大剂量则转为抑制。石菖蒲、冰片能延长苯巴比妥钠睡眠持续时间，能对抗苦味毒兴奋中枢神经系统，具有镇静抗惊厥作用。

护脑常用药物与方剂主要药理作用简表

主要药理作用 相应传统功能	调节中枢神经 清热活血化痰	改善脑循环 通窍醒脑	降低脑损伤 清热活血化痰	透过血脑屏障 通窍醒脑	抗炎 清热活血消肿
麝香	+	+	+	+	
葛根	+	+	+	+	
银杏叶		+	+	+	
冰片	+	+	+	+	+
石菖蒲	+	+	+	+	
天麻	+		+	+	
牛黄	+		+	+	+
黄芪		+	+	+	
当归		+	+	+	
红花		+	+	+	
延胡索	+		+	+	
丹参	+	+	+	+	+
黄连	+	+	+	+	+
川芎	+	+	+	+	
牡丹皮	+	+	+	+	
安宫牛黄丸	+	+	+	+	+
麝香保心丸	+	+	+	+	
补阳还五汤	+	+	+	+	+

麝香　Shexiang

【来源采制】麝科动物林麝 *Moschus berezovskii* Flerov、马麝 *Moschus sifanicus* Przewalski 或原麝 *Moschus moschiferus* Linnaeus 成熟雄体香囊中的分泌物。冬春季猎取，割取香囊，阴干。

【主要成分】主含麝香酮 0.5% ~ 5%，还含有麝香醇、麝香吡啶、雄性激素（雄烷衍生物 5α-雄烷-3，17-二酮等 11 种）、胆甾醇酯、多肽、氨基酸、脂肪、蛋白质，以及其他含氮化合物如尿素、碳酸氨等，无机元素如钾、钙、钠、镁、铁、氯、磷等。

【性味功能】味辛，性温，归心、脾经。功能开窍醒脑、破血止痛。

【药理作用】

1. 抗脑缺氧与损伤　麝香能显著地增强中枢神经系统对缺氧的耐受性，延长缺氧下脑电波的存在时间，减轻脑水肿，对缺氧性脑损伤有保护作用。麝香对冷冻所致大鼠实验性脑水肿有保护作用，对脑组织含水量测定和脑细胞超微结构观察发现，麝香能减轻脑水肿程度。麝香注射液对大鼠大脑中动脉梗死/再灌注引起的神经元损伤也有明显的保护作用，能抑制脑组织损伤，减轻脑水肿，促进神经功能恢复。应用大鼠颈外神经节体外培养方法，发现麝香能促进神经胶质细胞的分裂和生长，提示麝香具有神经胶质成熟因子样作用。

2. 调节中枢神经功能　麝香对中枢神经系统有兴奋或抑制的双向调节作用，其机制与机体的功能状态和药物剂量有关，小剂量兴奋，大剂量抑制。麝香酮灌服能被胃肠道迅速吸收，5分钟即可透过血脑屏障进入中枢神经系统，静注时也能迅速透过血脑屏障。其兴奋呼吸中枢、循环中枢的作用，可使呼吸、心跳加速，有助于昏迷病人的苏醒。麝香与麝香酮均能减少动物的自主活动，小剂量能缩短戊巴比妥钠所致动物睡眠时间，而大剂量时则对阈下剂量的异戊巴比妥有协同作用。麝香与麝香酮能对抗小鼠烟碱急性毒性和增强士的宁毒性作用。

麝香与一般中枢兴奋药不同，可使动物出现"脑电与行为的分离现象"。给清醒兔静注或侧脑室注射麝香，先引起大脑皮质脑电图短时间去同步，部分动物伴有行为躁动的大脑皮质兴奋表现，后则见波幅增高，前额区出现高压复合波群，与动物睡眠梭状发射相似，但波幅高，持续时间长，而兔却安静，且毫无困倦和睡眠表现，也不引起惊痫和抽搐。这种脑电与行为的分离现象机制虽不明，却与中医既用麝香"醒脑"又用以"镇静安神"，既治中风昏迷、又治惊厥颇为相符。麝香对戊巴比妥钠麻醉兔有明显唤醒作用，可使其皮质脑电图频率增加，最后以低幅快波为主的脑电波伴以动物苏醒，脑室内注射比静注唤醒作用更明显，表明系药物直接作用于中枢的结果。

3. 抗血小板聚集与凝血　对细菌内毒素诱发的弥漫性血管内凝血，麝香甲醇提取物有抑制血小板聚集及抗凝血酶的作用。用麝香酮处理后的血小板凝聚率明显下降，1 次腹腔注射麝香酮 100mg/kg 能明显降低 ADP 诱导的血小板聚集率。麝香酮能影响血小板收缩蛋白功能，使血浆凝块不能正常收缩。这一作用也有利于治疗缺血性中风。

4. 强心、扩冠　麝香对离体心脏有兴奋作用。麝香 1mg/ml 给豚鼠离体心脏灌流，能使冠状动脉血流量增加 1 倍。麝香对心肌肾上腺素能有增强作用，能使离体蟾蜍心脏收缩幅度赠大，收缩力加强，心排出量增加，并能增强异丙肾上腺素对猫心乳头肌的收缩作用。此作用与麝香醚不溶物中含有能增强儿茶酚胺类 β-受体作用的物质有关。麝香酮能增加小鼠心肌营养性血流量，对心肌坏死有一定保护作用。麝香能够扩张冠脉血管，增加冠脉流量，降低心肌耗氧量，大剂量使心率减慢，有利于缓解心绞痛。

5. 兴奋呼吸　麝香和麝香酮均具有兴奋动物呼吸的作用，使动物呼吸频率和深度增加。人工及天然麝香酮给麻醉猫静脉注射，均可增加呼吸频率。人工麝香可用于小儿百日咳的咳嗽及声门痉挛。猫乳头肌、豚鼠气管平滑肌等实验表明麝香能增强儿茶酚胺的作用。

6. 抗炎　麝香对炎症早期的血管通透性增加，白细胞游走和肉芽形成三个阶段均有抑制作用。天然麝香口服或提取液腹腔注射分别对角叉菜胶性和右旋糖酐性大鼠足肿胀有显著的抑制作用。麝香水提物静脉注射，对羧甲基纤维素所致的腹腔白细胞游走有抑制作用。皮下注射麝香乳剂，对巴豆油引起的大鼠肉芽囊液的渗出和囊壁增厚有抑制作用。麝香还能抑制环氧化酶和脂氧化酶的活性而影响花生四烯酸代谢，从而减少炎症介质的产生，减轻炎症反应。麝香抗炎成分为多肽类物质，该成分经胰蛋白酶水解后会失去活性。麝香抗炎的机制可能与兴奋神经-垂体-肾上腺皮质系统有关，切除垂体不影响麝香的抗炎作用，切除肾上腺后抗炎作用则消失，说明麝香的抗炎机制与肾上腺有关，与垂体无关。

7. 兴奋子宫　麝香对大鼠、家兔及豚鼠离体子宫均呈明显兴奋作用。麝香和人工合成麝香酮对离体和在体子宫均有兴奋性作用，使子宫的收缩力增强，频率加快。其中对妊娠子宫的作用较非妊娠子宫敏感，对晚期妊娠子宫的敏感性又大于早期妊娠子宫，并有抗早孕和抗着床作用。

8. 抗肿瘤　麝香对人体食管鳞癌、胃腺癌、结肠癌、膀胱癌的组织匀浆培养液，均显示队肿瘤细胞有抑制作用，浓度大则作用强，但对贲门癌细胞未见明显抑制作用。麝香可提高荷瘤小鼠免疫功能，可使 BALB/c 乳腺癌小鼠 NK 细胞活性、IL-2R 及淋巴细胞转化率（T-TR）明显提高。

【现代临床应用】

1. 中枢性昏迷　用麝香、人工牛黄等组成的牛麝散治疗肝性脑病。含有麝香的醒脑静脉注射液，或用含麝香的著名传统急救中成药安宫牛黄丸、至宝丹等用于治疗流脑、乙脑等多种原因引起的高热神昏、惊厥。

2. 冠心病、心绞痛　将麝香或麝香酮制剂含于舌下 2~5 分钟即可发挥作用，但较硝酸甘油慢。或人工麝香雾剂口腔喷雾。

3. 支气管哮喘、慢性前列腺炎　用麝香内服或者作为敷贴药外用。

4. 视神经萎缩、弱视　用含麝香的注射液眼球后注射，或用麝香冲服，可加强视觉中枢的兴奋性，恢复或改善视神经的传导功能。

5. 血管性头痛　用麝香酮含片在先兆时含服或发病时加服，病重时加用麝香酮注射液。

6. 咽喉肿痛、外伤　常用含麝香制剂，如六神丸、麝香正骨水、麝香止痛膏等。

【不良反应】麝香酮较大剂量可使小鼠四肢伏倒，震颤，闭眼，呼吸抑制而死亡，长期毒性实验能使肝脾肿大，肝功能损伤。麝香酮小鼠静脉注射的 LD_{50} 为 152~172mg/kg，腹腔注射的 LD_{50} 为 270~290mg/kg。

葛根　Gegen

【来源采制】葛根为豆科多年生落叶藤本植物野葛 *Pueraria lobata*（Willd.）Ohwi. 或甘葛藤 *Pueraria thomsonii* Benth. 的根。春秋采挖，晒干。生用或煨用。

【主要成分】主要成分为黄酮类化合物，含量为 0.06%~12.30%，有大豆苷、大豆苷元（黄豆素）、葛根素等。还含有尿囊素、β-谷甾醇、淀粉等。

【性味功能】味辛、甘，性凉，归脾、胃经。功能解肌退热，生津止渴，止泻。

【药理作用】

1. 改善脑循环　葛根总黄酮、葛根素给麻醉犬注射用药可使脑血管阻力下降，脑血流量增加，脑循环改善。葛根能减弱乙酰甲胆碱所致的脑内动脉扩张和去甲肾上腺素所致的脑内动脉收缩，使处于异常状态的脑血管功能恢复至正常水平。葛根总黄酮连续灌服 7 天，能显著对抗反复性脑缺血大鼠脑组织含水量、Ca^{2+} 及丙二醛（MDA）升高，以及超氧化物歧化酶活性降低。葛根素静脉注射对去甲肾上腺素引起的微循环障碍具有对抗作用，可加快血流速度。葛根素注射液可通过改善血循环状态对血管内皮细胞结构和功能有保护作用，增加组织 NOS 活性及 NO 含量，调节 NO 和 ET 代谢失衡状况，从而调节血管舒缩功能。

2. 增强记忆　葛根总黄酮 400mg/kg、800mg/kg、1200mg/kg 给小鼠灌服 7 天，能对抗东莨菪碱、亚硝酸钠、乙醇、氮气吸入、双侧颈总动脉阻断再灌注引起的记忆障碍；还可剂量依赖性地对抗东莨菪碱引起的小鼠迷宫实验自主选择能力降低。葛根总黄酮 500mg/kg、1000mg/kg 连续灌服 42 天，可显著改善 D-半乳糖所致亚急性衰老小鼠的记忆功能。脑内乙酰胆碱是促进学习记忆的递质，M-胆碱能突触为记忆突触。葛根醇提物能显著对抗东莨菪碱所致中枢递质乙酰胆碱含量减少及酶活性降低，提示能促进脑内乙酰胆碱合成，升高大脑皮质和海马乙酰胆碱含量，提高胆碱乙酰转移酶的活性，这也是葛根益智的机制之一。葛根水煎液、葛根醇提物、葛根总黄酮给小鼠和大鼠灌服，或小鼠皮下注射，都能促进记忆获得，对抗东莨菪碱所致的记忆获得障碍和 40% 乙醇所致的记忆再现障碍。

3. 抗衰老　葛根总黄酮、葛根素有抗氧化，抗衰老，促进记忆作用。葛根素可提高衰老血清、脑和肝组织 SOD 活性，增强其对自由基的清除能力，抑制脂质过氧化，减少脂褐素类物质在脑组织的堆积，从而起到保护脑组织的作用。能提高脑组织 SOD 活性，降低脑内脂褐素含量，增加海马突触后致密物质厚度，减小突触间隙宽度。

4. 抗血栓形成　葛根素体外实验，能抑制 ADP 与 5-HT 联合诱导的家兔、绵羊及正常人血小板聚集，还能明显抑制 ADP 诱导的小鼠体内血小板血栓形成。葛根总黄酮给大鼠灌胃，能显著降低全血黏度、血小板黏附率，明显抑制 ADP 诱导的体内血栓形成。葛根素可显著改善血小板活化状态和内皮细胞功能，且能与阿司匹林相媲美。葛根素还能使内皮细胞经脯氨酸代谢减慢，使内皮壁的胶原或胶原纤维含量相对减少。这有利于防止血小板黏附、聚集和血栓形成。

5. 降血脂、抗动脉硬化　葛根素注射给药可明显降低血清胆固醇。葛根口服液对大鼠饮酒所致血清载脂蛋白 A_1 降低及甘油三酯升高有显著对抗作用。体外实验在牛动脉内皮细胞液中加入葛根素，能使内皮细胞中糖胺多糖代谢明显减慢，动脉内壁表面糖胺多糖相对减少，有利于防治动脉硬化。葛根素 300mg/kg 给大鼠预防和术后腹腔注射，对胸主动脉球囊内皮剥脱术后 I 型胶原增生有抑制作用，提示葛根可能成为防治血管再狭窄的药物。葛根素对培养的人主动脉内皮细胞具有保护作用，可逆转 LDH、丙二醛（MDA）和血栓素 A_2（TXA_2）含量增加，从而对脂质过氧化所致的内皮细胞损害具有保护作用。可对抗压力条件体外培养人脐静脉血管内皮胞产生一氧化氮（NO）和血管紧张素转化酶（ACE）活性，能保护由高压引起的血管内皮细胞损害，其主要机制与葛根素的抗氧化、钙离子拮抗和 β 受体阻滞等作用有关。葛根素可通过抑制血管内皮细胞表达 ICAM-1，使内皮细胞免受炎性因子的损伤，从而保护内皮细胞的功能。

6. 扩张血管、降低血压　葛根水煎剂、醇浸膏、葛根总黄酮、葛根素、大豆苷元对外周血管具有一定的扩张作用，对高血压模型动物均有一定的降压效果。葛根素、大豆苷元能降低血浆肾素及血管紧张素水平，减少血浆儿茶酚胺含量。葛根降压机制可能在于β受体阻断效应；抑制肾素-血管紧张素系统；影响血浆儿茶酚胺代谢；改善血管的顺应性等。葛根醇浸膏及葛根素能减弱去甲肾上腺素或乙酰胆碱对高血压犬的升压或降压反应，可能含有降压与升压不同物质。

7. 抗心肌缺血 葛根素有明显的扩张冠状动脉作用，能使正常和痉挛状态的冠脉扩张，增加冠脉血流量，改善心肌供氧和心电图缺血反应。葛根总黄酮、葛根素是影响心脏功能的成分。葛根素是一种β受体阻断剂，给麻醉犬静脉注射后，可使心率明显减慢，心排出量减少。葛根水煎剂、醇浸膏均能对抗垂体后叶素引发的动物心肌缺血。使缺血区的非缺血区的冠脉血流量增加，增加侧支循环的开放和形成，改善微循环，增加缺血和梗死区心肌毛细血管供血血管密度，显著降低梗死面积。葛根素对缺血心肌及缺血再灌注心肌有保护作用，可减少心肌乳酸生成，降低耗氧量和肌酸激酶释放量，保护心肌超微结构，改善微循环障碍，减少 TXA_2 生成。葛根总黄酮和葛根素可改善梗死心肌的代谢。

8. 抗心律失常 葛根乙醇提取物、葛根素、黄豆苷元灌胃及静脉注射能明显对抗氯化钡、乌头碱所致大鼠心律失常，预防氯化钙所致大鼠心室颤动，降低氯仿所致小鼠心室颤动发生率，缩短大鼠结扎冠脉后心室颤动发作时间。葛根素静脉注射显著对抗氯仿-肾上腺素诱发的兔心律失常，提高哇巴因所致豚鼠室性期前收缩、室性心动过速的阈值，对心室颤动阈值也有提高作用。葛根抗心律失常机制可能通过影响心肌细胞膜对 K^+、Na^+、Ca^{2+} 的通透性，进而降低心肌兴奋性、自律性及传导性，也与β受体阻断效应有关。不同浓度葛根素对豚鼠单个心室肌细胞钾离子通道的开放概率有抑制作用，提示抑制心肌细胞钾离子通道可能是葛根素抗心律失常的分子机制。葛根素能明显延长豚鼠心室肌细胞动作电位复极时程和有效不应期，且呈剂量依赖性病发现此作用是通过抑制 K^+ 电流完成的。

9. 降低血糖 葛根素是葛根生津止渴，降低血糖治疗糖尿病的有效成分。用葛根素给四氧嘧啶性高血糖小鼠灌胃，可使血糖降低，作用可维持 24 小时，并能改善糖耐量；有一定的对抗肾上腺素升血糖作用。葛根素对大鼠晶体醛糖还原酶（AR）有抑制作用，对防治糖尿病并发症有积极意义。葛根与相关药物配伍治疗糖尿病效果显著。

10. 解热 葛根具有显著的解热作用，野葛和葛根素可使体温降至正常以下。葛根所含黄酮类物质是其退热作用的成分。葛根煎剂、葛根乙醇浸膏、葛根素等对实验性发热模型动物均有解热作用，葛根素作用较突出。给人工发热兔口服 20% 葛根煎剂或 20% 乙醇浸剂后半小时，升高的体温降至正常水平，1 小时后作用最强，浸剂作用强于煎剂。野葛也有显著的解热作用，与阿司匹林相似，特点为起效快，解热作用在药后 3～5 小时最明显。葛根素可阻断中枢部位的β受体而使 cAMP 生成减少，产生解热效应。葛根解热机制也与促进皮肤血管扩张，促进血液循环而增加散热有关。

11. 调节胃肠运动 葛根通过调节胃肠平滑肌活动而具有止泻作用。对离体豚鼠回肠，葛根丙酮提取物 PA3、4、5 及甲醇提取物 PM2、4 有松弛作用，而甲醇提取物 PM3、5 作用相反。葛根去黄酮后的水提取物 MTF-101 对离体小鼠小肠有乙酰胆碱样作用。黄豆苷元对小鼠离体肠平滑肌有明显解痉作用，可对抗乙酰胆碱所致的肠痉挛。

12. 雌激素样活性 葛根素和葛根总异黄酮具有雌激素受体部分激动剂的特性，对雌激素低下动物显示弱雌激素活性。葛根素和葛根总异黄酮能明显增加去卵巢大鼠阴道涂片中角化细胞数量，部分恢复去卵巢大鼠的性周期，使去卵巢大鼠和幼年小鼠子宫重量明显增加，这种作用呈明显的剂量依赖性；对正常成年小鼠的子宫生长无明显影响；在合用雌二醇时，葛根素和葛根总异黄酮均使雌二醇的促子宫生长作用明显减弱。

13. 抗肿瘤　葛根总黄酮、葛根素、大豆苷元、多糖等有抗实验性肿瘤的作用。

【现代临床应用】

1. 脑血管病　脑梗死、椎-基底动脉供血不足，可用葛根素注射液、葛根片或葛根复方制剂治疗。临床处方可辨证选择配伍黄芪、当归、川芎、熟地黄、黄芪、麝香、冰片、牛黄、天麻、石菖蒲、银杏叶、赤芍、红花等，或加入补阳还五汤使用。

2. 心血管病　葛根素注射液、葛根片或葛根复方制剂对冠心病、心绞痛、高黏血症、高血压有较好治疗效果。临床处方可辨证选择配伍赤芍、丹参、牡丹皮、当归、黄芪、毛冬青、延胡索、三七、干姜、附子、苏合香等，或加入桃红四物汤使用。

3. 偏头痛　葛根片、葛根素注射液有效。临床处方可辨证选择配伍川芎、细辛、防风、藁本、白芷、黄芪、附子、冰片、柴胡、延胡索等，或用柴葛解肌汤。

4. 感染性发热　感冒、麻疹等发热用葛根汤等治疗。临床处方可辨证选择配伍黄芩、黄连、栀子、柴胡、知母、金银花、鱼腥草，或用葛根芩连汤，或柴葛解肌汤。

5. 突发性耳聋　可口服葛根片或葛根乙醇提取物片，葛根总黄酮肌内注射或葛根素静脉注射均有较好效果。临床处方可辨证选择配伍板蓝根、鱼腥草、金银花、连翘、绵马贯众、龙胆、黄芩等。

6. 痢疾、急慢性肠炎　临床处方可辨证选择配伍黄芩、黄连、白芍、白术、茯苓、泽泻等，如葛根芩连汤、七味白术散辨证治疗有良效。

【不良反应】葛根口服毒性极小。葛根醇浸膏、葛根总黄酮、葛根素小鼠静脉注射 LD_{50} 分别是 2.1g/kg、1.6g/kg、738mg/kg。

第二十节　调　经　药

凡能调理月经周期、经期、经量，缓解行经期异常症状，用于治疗月经不调的中药，称为调经药。

月经不调是指月经周期、经期、经量异常，或行经不适的一类疾病。包括月经先期、月经后期、月经先后无定期、经期延长、月经过多、月经过少、闭经等，以及行经期间伴有腹痛、腹泻、水肿、烦躁、焦虑等症状。

中医认为月经不调，是由七情所伤或外感六淫，导致肝经气血不和所致；或因先天、年老、多病等原因而肾气亏虚，脏腑精血不足，冲任虚损所致。治疗需疏肝、补肾、和血、清热、散寒等。

现代医学理论，月经周期的形成，是下丘脑-垂体-性腺（卵巢）轴释放促卵泡生长素和黄体生成素，使卵泡和黄体分泌出雌激素和孕激素作用于子宫，子宫内膜生长、脱落、再生、修复周期性变化。月经的正常与否与妇女内分泌激素水平密切相关，也与身体发育，全身营养状况，以及子宫的结构和位置有关。月经不调可分为全身性神经内分泌功能失调和卵巢子宫器质病变两大类。许多全身性疾病如血液病、高血压、肝病、内分泌病、闭经，以及子宫卵巢局部疾病如不规则子宫出血、功能性子宫出血、绝经后阴道出血、流产、宫外孕、葡萄胎、生殖道感染、卵巢肿瘤、子宫肌瘤等均可引起月经失调。

【功能与主治】性味多辛温、热，主归肝、肾经，功能疏肝行气，或活血化瘀。主要治疗痛经、闭经、月经先后不定期、月经量少或崩漏、经行腹痛、腹泻、水肿、烦躁、焦虑。调经中药亦可以用于女性围绝经期综合征，临床伴见上述症状者，或作妇女不孕症的调理用药。

【与功能主治相对应的主要药理作用】

1. 雌激素样作用　红花、香附、鹿茸、淫羊藿、菟丝子、枸杞子、冬虫夏草、补骨脂、黄芪、刺五加均有雌激素样作用。香附挥发油有雌激素样活性，以香附烯Ⅰ作用最强，皮下注射或阴道内给予香附，可出现阴道上皮细胞完全角化。淫羊藿、枸杞子、冬虫夏草、补骨脂等能兴奋下丘脑-垂体-性腺轴，分泌促性腺激素，加速性成熟过程，可使促卵泡生长素和黄体生成素释放增加，使雌激素和孕激素分泌增多，调节子宫内膜的变化。黄芪有促雌激素样作用，可延长小鼠动情期。菟丝子黄酮提取物对大鼠下丘脑-垂体-卵巢有多方面的影响，如能提高垂体对下丘脑促性腺素释放激素的反应性，增强卵巢 hCG/LH 受体数目和亲和力，使去势大鼠、小鼠阴道上皮细胞角化和增加子宫重量，可能具有雌激素样活性。鹿茸含有女性卵泡激素，有促进生殖系统的生长发育，兴奋机体功能。刺五加有雌激素样作用，刺五加提取物及刺五加苷 B、B_1、E 均能促进雌鼠的性早熟。

2. 松弛子宫平滑肌　香附、芍药、当归挥发油、阿魏酸、川芎内酯等调经中药，主要通过抑制子宫平滑肌收缩、痉挛以缓解痛经。如香附能使子宫平滑肌松弛，收缩力减弱，肌张力降低。当归挥发油、阿魏酸，抑制离体子宫平滑肌收缩。川芎成分丁烯基酞内酯和丁基酞内酯有很强的抑制子宫收缩的作用，阿魏酸与中性成分川芎内酯也有解痉作用。川芎浸膏溶液对离体妊娠家兔子宫的作用，大剂量抑制，甚至麻痹。芍药苷对大鼠子宫平滑肌的自发性收缩及催产素引起的收缩均有抑制作用，其配糖体对小鼠离体子宫，低浓度呈兴奋作用，高浓度呈抑制作用。延胡索所含 *dl*⁻ 四氢帕马丁能明显对抗催产素和 KCl 所引起的大鼠离体子宫收缩，使 $CaCl_2$ 量效曲线右移，并抑制最大效应，显示钙拮抗作用。白术醇提液、水提液、石油醚提取物对未孕小鼠子宫的自发性收缩，对益母草引起的子宫兴奋性收缩均呈显著的抑制作用。

3. 收缩子宫平滑肌　红花、益母草、当归非挥发性成分、姜黄、吴茱萸、山楂、大剂量川芎浸膏能加强子宫收缩。柴胡能够兴奋子宫及其周围组织。对子宫平滑肌的收缩作用，可达到促进宫内瘀血排除，压迫止血的效果，从而治疗崩漏、月经过多，或产后出血不止，子宫复旧不全。红花对各种实验动物如小鼠、豚鼠、兔、猫、狗等的子宫均呈明显收缩作用。益母草流浸膏用作产后调理药，可加速子宫复旧，治疗产后出血不止。当归水溶性、醇溶性的非挥发性成分具有兴奋子宫平滑肌的作用。川芎浸膏溶液对离体妊娠家兔子宫的作用，小剂量使子宫平滑肌兴奋，张力增加，收缩力加强。吴茱萸所含的去氢吴茱萸碱、吴茱萸次碱和芸香胺有兴奋子宫作用，这种作用与兴奋 5-HT 受体和刺激前列腺素合成有关。姜黄煎剂或浸出液对多种动物离体和在体子宫均有兴奋作用，促进收缩。山楂有收缩子宫、促进子宫复原的作用，可促进宫腔内血块排出。

4. 扩张子宫内膜血管　桂枝、牡丹皮、山楂有特异性子宫黏膜血管扩张作用，使子宫内膜充血而促进月经来潮，以显出通经效果。桂皮油对子宫有特异性充血作用。牡丹酚能使动物子宫黏膜充血，有通经作用。山楂也有扩张子宫血管作用。

5. 镇痛　中医常用调经止痛中药，香附、柴胡、川芎、白芍、牡丹皮，以及温经止痛中药干姜、肉桂、细辛、小茴香、吴茱萸等，经动物实验证实均具有良好的镇痛作用。其直接的镇痛、镇静作用，是其临床用于治疗痛经的药理作用基础。

调经常用药物与方剂主要药理作用简表

主要药理作用 相应传统功能	雌激素样作用 疏肝	松弛子宫 止痛、安胎	收缩子宫肌 行气活血	扩张子宫血管 活血化瘀	镇痛 行气活血
红花	+		+	+	+
香附	+	+			+
当归	+	+	+		+
绵马贯众	+				
川芎		+	+		+
益母草			+	+	+
白芍		+			
柴胡			+		
桂枝					
鹿茸	+				
淫羊藿	+				
黄芪	+			+	
吴茱萸			+		+
山楂			+		
当归补血汤	+	+	+	+	+
桃红四物汤	+	+	+	+	+
逍遥散	+	+	+		
柴胡疏肝散	+	+	+		+

红花 Honghua

【来源采制】 本品为菊科草本植物红花 *Carthamus tinctorius* L. 的干燥花。夏季花由黄变红时采摘，干燥，生用

【主要成分】 主要有效成分有红花黄色素、红花苷、红花醌苷及新红花苷等，还含有红花多糖、甘油酯类等。

【性味功能】 味辛，性温，归心、肝经。功能活血通经，祛瘀止痛，扩张冠脉，降低血脂。

【药理作用】

1. 雌激素样作用 在摘除卵巢的小鼠阴道周围注射红花煎液，可使小鼠子宫重量明显增加，表明红花具有雌激素样作用。

2. 兴奋子宫 红花煎剂能明显收缩实验动物小鼠、豚鼠、兔、猫、犬的子宫，收缩张力和节律均明显增加，大剂量时甚至可使子宫平滑肌痉挛，对已孕子宫作用更明显。红花苷、红花黄色素均可使子宫发生节律性收缩。其作用机制为红花兴奋组胺 Hi 受体肾上腺素 α 受体有关。

3. 扩张血管 红花扩张血管的作用广泛。红花注射液对周围血管有明显扩张作用，

并能改善心肌和脑组织微循环障碍。能明显改善椎动脉对大脑的血供。可扩张冠脉降低冠脉阻力，增加冠脉流量，改善心肌缺血的临床症状，对实验性心肌缺血、心肌梗死等动物模型均有不同程度的对抗作用。离体实验，红花可对抗微量肾上腺素或去甲肾上腺素灌流造成的血管紧张度增加，对血管扩张的作用是由于阻断 α-肾上腺素受体所致。犬在体实验显示，红花有增加下肢血流量的作用。

4. 抗凝血、抗血栓形成、抗动脉硬化　红花煎剂及红花黄色素可抑制 ADP 诱导的血小板聚集，增加与改善纤维蛋白溶酶活性、防止血栓形成发展、促进血栓溶解。红花醇提物可显著延长犬的全血凝固时间与血浆复钙时间。红花黄色素可使家兔血浆复钙时间、凝血酶原时间和凝血酶时间延长，明显延长血栓形成时间、缩短血栓长度、减轻血栓的干重和湿重。红花还有降低血液黏度的作用，能降低全血比黏度、红细胞聚集指数及纤维蛋白原。红花注射液可以通过提升红细胞的变形性和电泳率改善微循环障碍，同时可提高血清 NO 水平及其活酶活性，从而治疗冠心病。

5. 降低血脂、降低血压　红花油有降低血脂作用。给高脂血症家兔灌胃红花油能明显地降低家兔血清总胆固醇、甘油三酯、总脂水平。红花注射液也有调整血脂的作用。红花煎剂对狗、猫均有较持久的降低血压的作用。

【现代临床应用】

1. 妇科疾病　红花用于治疗月经不调、围绝经期综合征等。临床处方可辨证选择配伍香附、牡丹皮、当归、黄芪、熟地黄、蛤蚧，柴胡、白芍、白术，或用桃红四物汤。

2. 产后子宫复旧不全　临床处方可辨证选择配伍大剂量益母草、蒲黄、山楂、香附等。

3. 冠心病　红花注射液治疗冠心病、心绞痛，可使心电图、血液流变性指标明显改善。临床处方可辨证选择配伍香附、牡丹皮、当归、黄芪、赤芍、丹参、桃仁、川芎，或用桃红四物汤、血府逐瘀汤。

4. 脑血管疾病　红花注射液可用于治疗脑梗死、闭塞性脑血管病、短暂性脑缺血、椎-基底动脉供血不足患者。临床处方可辨证选择配伍当归、黄芪、熟地黄、地龙、葛根、银杏叶、天麻、赤芍、川芎，或用补阳还五汤。

5. 糖尿病周围神经病变、视网膜病变　可用红花注射液。

6. 肺源性心脏病　红花注射液。

【不良反应】孕妇慎用。红花煎剂对妊娠大鼠母体及胚胎均有明显毒性，对妊娠子宫收缩作用尤为明显，可导致流产、胚胎死亡率及宫内生长延缓发生率增加，且与用药剂量相关。

第二十一节　安　胎　药

凡能缓解胎动不安，胎漏下血，主要用于治疗滑胎的中药，称为安胎药。

中医理论认为胎儿为肾气所系，肝血所养，由冲任二脉供奉气血，于胞宫之中孕育成长。腹痛，胎动不安，胎漏下血，滑胎等妊娠疾病主要由肾气不足，精血亏虚，冲任不固，胎失所养导致，或与热扰肝经有关。治疗首重补肾养肝、补养气血，或兼以清肝泻热。

妇女受孕以后，多种内分泌激素水平显著升高，以维持和完成妊娠生理过程。其中主要有初期由妊娠黄体分泌而中后期由胎盘合体层细胞产生的雌激素、孕激素，由胚胎滋养层细胞分泌的绒毛膜促性腺激素（hCG），以及由胎盘合体层细胞分泌的绒毛膜促生长生乳素（HPL）。胎儿活动过度频繁，受孕妇女阴道出血，甚至先兆流产等妊娠异常现象，与内分泌激素水平、子宫的结构与功能、抗精子抗体等因素密切相关。部分自然流产，是胎儿染色体异常所出现的人类自然淘汰现象。

临床辨证利用保胎中药的补肝肾，养气血，固冲任功能，可以调节孕妇内分泌激素，调节子宫的舒张与收缩节律，改善全身状况而有利于胎儿的孕育。

 知识链接

流　产

妊娠不足 28 周，胎儿体重不足 1000g 而终止者，称为流产。早期流产较为常见的原因为染色体异常、内分泌异常、子宫发育不良或畸形。流产主要表现为妊娠妇女突发腹痛、阴道流血，并进行性加重。

【功能与主治】安胎药多性味甘温，归肝、肾经。功能补肾益气，或滋养肝血，或清肝泄热。主要治疗胎动不安、胎漏下血或滑胎，西医的先兆流产和习惯性流产等。

【与功能主治相对应的主要药理作用】

1. 抑制子宫收缩　白术、香附、芍药、杜仲、续断等能抑制妊娠子宫收缩。白术醇提液能完全对抗催产素引起豚鼠在体怀孕子宫的紧张性收缩对益母草引起的子宫兴奋性收缩均呈显著的抑制作用。香附流浸膏对豚鼠、兔、猫、犬等动物的离体子宫，不论已孕或未孕均有抑制作用。能使子宫平滑肌松弛，收缩力减弱，肌张力降低。当归挥发油和阿魏酸具有抑制子宫平滑肌收缩的作用，能对抗垂体后叶素、肾上腺、组胺引起的子宫平滑肌收缩。芍药或芍药苷对大鼠子宫平滑肌自发性收缩或催产素引起的收缩均有抑制作用。杜仲皮的水煎剂或醇提取物对正常或妊娠大鼠离体子宫有抑制作用，并能对抗乙酰胆碱对子宫的兴奋。杜仲煎剂高浓度能对抗垂体后叶素和乙酰胆碱引起的妊娠小鼠离体子宫的兴奋作用。生杜仲、杜仲炭和砂烫杜仲煎剂对大鼠离体子宫也有抑制作用并能对抗垂体后叶素兴奋。杜仲煎剂也能抑制垂体后叶素对兔离体子宫的兴奋。续断浸膏、总生物碱及挥发油对未孕或妊娠小鼠子宫皆有显著的抑制收缩作用。浸膏与挥发油能显著抑制妊娠小鼠离体子宫的自发收缩频率；川续断生物碱能显著抑妊娠大鼠在体子宫平滑肌自发收缩活动，降低其收缩幅度和张力，对抗 0.25μg/kg 催产素诱发的妊娠大鼠在体子宫平滑肌收缩幅度和张力的增加，并能对抗大鼠摘除卵巢后导致的流产。

2. 女性激素样作用　香附、鹿茸、淫羊藿、菟丝子、枸杞子、巴戟天、仙茅、冬虫夏草、补骨脂、黄芪具有女性激素样作用。淫羊藿能增强下丘脑-垂体-性腺轴的功能。淫羊藿提取液喂饲雌性大鼠，能提高垂体对黄体生成释放激素的反应性及卵巢黄体生成素的反应性，明显增加正常大鼠垂体前叶、卵巢、子宫的重量。淫羊藿苷体外实验能明显促进大鼠间质细胞睾酮的基础分泌和 cAMP 的生成，对培养的卵泡颗粒细胞分泌雌二醇有直接的刺激作用。菟丝子黄酮提取物对大鼠下丘脑-垂体-卵巢有多方面的影响，如能提高垂体对下丘脑促性腺素释放激素的反应性，增强卵巢 hCG/LH 受体数目和亲和力，使去势大鼠、小鼠阴道上皮细胞角化和增加子宫重量，可能具有雌激素样活性。鹿茸含有女性卵泡激素，有促进生殖系统的生长发育，兴奋机体功能。刺五加有雌激素样作用，刺五加提取物及刺五加苷 B、B₁、E 均能促进雌鼠的性早熟，防止雌兔的自然流产。香附的挥发油有雌激素样活性。巴戟天水煎剂、仙茅水煎剂对正常雌性大鼠可其使垂体前叶、卵巢和子宫的重量明显增加，能提高卵巢绒毛膜促性腺激素/黄体生成素受体功能，并可使去卵巢大白鼠垂体对注射黄体生成素释放激素后黄体生成分泌反应明显增加。菟丝子能使雌性大鼠的脑垂体、卵巢和子宫的重量增加，卵巢 hCG/LH 受体数目增加，亲和力增强，能使去势大小鼠阴道上皮细胞角化，子宫重量增加，能使家兔卵泡发育。

安胎常用药物与方剂主要药理作用简表

主要药理作用 相应传统功能	抑制子宫收缩 补肝肾安胎	女性激素样作用 补肝肾
白术	+	+
香附	+	+
白芍	+	
杜仲	+	
续断	+	
鹿茸		+
淫羊藿		+
刺五加		+
菟丝子		+
枸杞子		+
冬虫夏草		+
仙茅		+
巴戟天		+
黄芪		+
补骨脂		+
泰山磐石散	+	+

续断 Xuduan

【来源采制】为川续断科多年生草本植物川续断 *Dipsacus asper* Wall. ex Henry 的根。秋季采挖，切片生用。

【主要成分】根含环烯醚萜糖苷，如当药苷、马钱子苷、茱萸苷等；又含三萜皂苷、挥发油，以及常春藤皂苷元、胡萝卜苷、蔗糖、β-谷甾醇、微量元素钛等。

【性味功能】味苦、辛，性微温，归肝、肾经。功能补肝肾，强筋骨，止血，安胎。

【药理作用】

1. 保胎、促生殖　续断浸膏、总生物碱及挥发油对未孕或妊娠小鼠子宫皆有显著的抑制收缩作用。浸膏与挥发油能显著抑制妊娠小鼠离体子宫的自发收缩频率。川续断生物碱能显著抑制妊娠大鼠在体子宫平滑肌自发收缩活动，降低其收缩幅度和张力，对抗催产素诱发的妊振大鼠在体子宫平滑肌收缩幅度和张力的增加，并具有对抗大鼠摘除卵巢后导致的流产作用。续断还可促进去卵巢小鼠子宫的生长发育。

2. 促进骨愈合　续断具有促进组织再生的作用。续断水煎液对实验性大鼠骨损伤愈合有促进作用，且随剂量增加作用加强，总皂苷是其促进骨损伤愈合的活性成分。续断水煎液能降低实验动物的骨激活频率，抑制骨吸收，抗骨质疏松。

3. 延缓衰老　续断有抗衰老作用，能使家蚕生存时限延长，身长、体重增加缓慢，食桑量较少。续断和 VE 对淀粉样前体蛋白在神经元的过度表达有明显的抑制作用，并可以改善大鼠学习记忆力。续断能恢复 AD 模型大鼠的学习记忆缺损，有抑制和清除海马结构齿状回和 CAI 区 β-AP 沉积的作用。

4. 抗疲劳　续断的水煎液灌胃，能提高小鼠耐缺氧能力，延长小鼠负重游泳持续时间，具有抗疲劳作用。续断能抗维生素 E 缺乏症。

5. 调节免疫　续断的水煎液灌胃，能促进小鼠巨噬细胞吞噬功能。川续断根的水煎醇沉粗提物的多糖部分，具有抗补体活性和刺激淋巴细胞的致有丝分裂作用，而蛋白质部分却具有抑制巨噬细胞的吞噬作用。表明川续断根的热水提取物中存在着抗补体多糖和具有免疫调节活性的高分子量活性成分。

6. 抗炎　续断乙醇提取物及水煎剂灌服，能显著抑制大鼠蛋清性足肿胀、二甲苯所致的小鼠耳部炎症、醋酸所致的小鼠腹腔毛细血管通透性亢进及纸片所致的肉芽组织增生。

【现代临床应用】

1. 先兆流产、女性不育症　用续断配伍补肝肾、安胎药物使用。临床处方可辨证选择配伍香附、黄芪、白芍、白术、枸杞子、菟丝子等，如泰山磐石散。

2. 维生素 E 缺乏症　临床处方可辨证选择配伍苍术、白术、当归、党参等。

（徐晓玉　周建辉　徐晶晶　尚远宏　石　青　朱　峰）

复习思考题

1. 山楂有哪些主要药理作用？

2. 常用抗溃疡药有哪些？

3. 抗溃疡药防治消化性溃疡病的药理基础是什么？

4. 润下药、攻下药与功能相对应的主要药理作用有哪些？

5. 常用利胆药有哪些？

6. 常用排石药有哪些？

7. 扶正抗癌药、解毒抗癌药分别有哪些常用中药和代表药物？

8. 扶正抗癌药、解毒抗癌药发挥抗癌作用的药理学基础是什么？

9. 常用抗过敏中药有哪些？

10. 其抗过敏的主要药理作用机制是什么？

11. 甘草解毒作用的有效成分和作用机制为何？

12. 抗病毒药、广谱抗菌药、抗真菌药、抗痨药、截疟药各有哪些常用药物？

13. 抗病原微生物感染中药的作用机制与抗生素有何区别？

14. 青蒿抗疟疾的药效物质和药理学基础是什么？

15. 扶正保肝药、解毒保肝药分别有哪些常用中药和代表药物？

16. 扶正保肝、解毒保肝的主要药理作用有何相同，有何不同？

17. 常用扩冠中药有哪些？

18. 扩冠中药的主要药理作用有哪些？

19. 常用护心中药有哪些？

20. 护心中药的主要药理作用有哪些?

21. 常用温补强心、清泻强心中药有哪些?

22. 强心中药的主要药理作用有哪些?

23. 养心安神药、清心安神药各有哪些常用中药?

24. 酸枣仁对中枢神经系统有哪些作用?

25. 常用护肾中药有哪些?

26. 护肾中药的主要药理作用机制是什么?

27. 常用健骨中药有哪些?

28. 健骨的主要药理作用有哪些?

29. 中药抗衰老是否可信?为什么?

30. 常用抗衰老中药有哪些?

31. 常用益智中药有哪些?

32. 刺五加发挥益智作用的药理学基础是什么?

33. 护脑药有哪些常用药物与方剂?

34. 护脑药保护脑组织的药理作用基础是什么?

35. 简述调经药的主要药理作用。

36. 常用调经中药有哪些?

37. 常用安胎药有哪些?

38. 安胎的主要药理作用机制为何?

第七章　对症治标药

学习要点

1. 利咽药的主要药理作用及代表药物。
2. 止咳药的主要药理作用及代表药物。
3. 平喘药的主要药理作用及代表药物。
4. 止呕药的主要药理作用及代表药物。
5. 止泻药的主要药理作用及代表药物。
6. 各类止血药的药理作用异同、主治区别及代表药物。
7. 各类止痛药的药理作用特点、主治区别及代表药物。
8. 升高白细胞药的主要药理作用及代表药物。
9. 降低血脂药的主要药理作用及代表药物。
10. 降低血糖药的主要药理作用及代表药物。
11. 各类降低血压药的药理作用异同、主治区别及代表药物。
12. 两类复脉药的药理作用异同、主治区别及代表药物。

对症治标药，是主要针对某一症状或者某一指标起改善作用的药物。如针对咳嗽、哮喘、出血、疼痛、腹泻、呕吐、泛酸、昏迷等常见临床症状，而具有缓解作用的药物。也包括针对现代临床病理或生化检验某项指标异常，如而冠脉狭窄、心力衰竭、心肌劳损、心律不齐、血脂过高、血压过高、血糖过高、白细胞过低等，具有改善作用的药物。

对症治标药仅能针对临床症状或指标起到缓解或改善作用，通常不能对证候或者疾病本质而起治疗作用，也不能消除导致疾病的因素。因此，多数情况下是作辅佐之用而不是作主药，辅佐辨证治本或者祛因治病的药物使用。

对症治标药的使用，应该遵照"急则治标，缓则治本"的原则。所使用的对象，通常为病久，体虚，正气虚弱，邪气不盛而久稽不去的证候。如久泻、久痢，呕吐、崩漏日久，脾胃气虚；或咳嗽哮喘，日久不愈，肺肾气虚等，治疗当以补气固本为主，兼以治标。即使用于临床病理或检验指标的改善，如降脂、降糖、降压等，也应该在辨证施治的原则下使用。即以辨证治本药为主，以对症治标药为辅。但是若遇剧烈疼痛，大量出血、呕吐、腹泻等标症急重时，当以治标为主，或者标本同治，迅速缓解症状，以防加重病情或变生危症。

每一味对症治标中药，都有其具体的寒热温凉之性和归经，应用时应尽可能选择符合疾病所需，与辨证治本的原则相吻合的药物。

第一节　利　咽　药

能消除或缓解咽喉肿痛、干痒或音哑，主要用于治疗咽喉不适症的中药，称为利

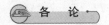

咽药。

咽喉干痒、肿痛及声音嘶哑等不适症状，常由风寒、风热、秋燥等外邪侵袭所致；也可由于肝肾肺胃等脏腑阴虚，咽喉失养，阴不制阳，虚火上炎，导致咽喉不利。治疗应辨证施予疏风散寒、疏风清热、清热解毒、清燥润肺或生津润燥、养阴清热等原则，配合使用恰当的清利咽喉之药。

现代医学认为，咽喉干、痒、肿痛或声音嘶哑，多为病原微生物感染或物理、化学等有害刺激引起的急、慢性咽喉炎症反应的临床表现，少数为咽喉赘生物等器质性病变或全身性疾病所致。常见咽喉不适症的治疗方案主要为抗炎、抗菌或抗病毒、止痛，积极治疗原发性疾病等。

 知识链接

慢　性　咽　炎

慢性咽炎为咽部黏膜、黏膜下及淋巴细胞组织的慢性炎症。临床表现为：咽部异物、灼热、干燥、痒、刺激和疼痛等不适感，严重时可引起呕吐，咳嗽时常无分泌物咳出。病理可分为两类：慢性单纯性咽炎及慢性肥厚性咽炎。

利咽中药可通过抗病原微生物感染、抗炎、解热、增强免疫等作用，消除咽喉不适。可供临床辨证使用。

【功能与主治】利咽药多味苦、辛，性寒凉，多归肺、胃经。具有清热解毒，或疏风解表，或滋阴润燥之功。主要用于治疗风、寒、燥邪所伤咽喉不利，或肺肾阴虚，症见咽喉痒、干、肿痛，咳嗽及声音嘶哑等。

【与功能主治相对应的主要药理作用】

1. 抗病原微生物　常用利咽中药对于常见致病菌有不同程度的抗菌作用。山豆根、青果、草珊瑚、金荞麦、马勃、玄参对金黄色葡萄球菌、大肠杆菌均有抑制作用。山豆根对白色葡萄球菌、甲型链球菌、乙型链球菌、白色念珠菌、乙型肝炎病毒（HBV）及柯萨奇病毒（CVB）有抑制作用；金荞麦对肺炎球菌、铜绿假单胞菌有抑制作用；马勃对肺炎球菌、铜绿假单胞菌及多种真菌有抑制作用；玄参对白喉杆菌、伤寒杆菌、铜绿假单胞菌、乙型链球菌及福氏痢疾杆菌有抑制作用；青果对痢疾杆菌、铜绿假单胞菌、肺炎链球菌、乙型链球菌、肺炎克雷伯杆菌、变形杆菌、枯草杆菌及多种真菌均有抑制作用。青果中的黄酮类物质及没食子酸可能是其抑菌的主要药效成分，没食子酸可能是青果中抗 HBV 的主要有效成分。草珊瑚对伤寒沙门菌、铜绿假单胞菌有抑制作用，能灭活流感京科病毒。板蓝根具有广谱抗菌、抗病毒作用。体内、体外实验对乙型脑炎病毒、腮腺炎病毒、流感病毒、腺病毒及乙型肝炎表面抗原（HBsAg）均有一定抑制作用。体外实验对金黄色葡萄球菌、甲型链球菌、肺炎双球菌、脑膜炎双球菌、卡他球菌、淋球菌、流感杆菌、大肠杆菌、痢疾杆菌、铜绿假单胞菌、伤寒杆菌、白喉杆菌等常见致病菌均有不同程度抑制作用，对葡萄球菌耐药菌株仍有效。薄荷水煎剂体外实验对金黄色葡萄球菌、白色葡萄球菌、甲型链球菌、乙型链球菌、卡他球菌、肠炎球菌、福氏痢疾杆菌、炭疽杆菌、白喉杆菌、伤寒杆菌、铜绿假单胞菌、大肠杆菌、变形杆菌、白色念珠菌等有抑菌作用。薄荷脑有很强的杀菌作用。薄荷水煎剂 5% 可抑制孤儿病毒（$ECHO_{11}$），对单纯性疱疹病毒、森林病毒、流行性腮腺炎病毒亦有抑制作用。

2. 抗炎、解热 山豆根、青果、金荞麦、马勃、玄参、桔梗均有抗炎、解热作用。山豆根通过直接途径及兴奋垂体-肾上腺皮质系统的间接途径抑制组胺、醋酸和二甲苯引起的炎症反应，并能降低正常大鼠体温。青果可明显抑制小鼠角叉菜胶引起的足肿胀、巴豆油引起的耳肿胀及棉球肉芽组织的增生。马勃能显著抑制二甲苯所致小鼠耳壳肿胀；有降低干酵母所致实验动物体温升高的作用。玄参中苯丙素苷对大鼠腹腔中性白细胞中花生四烯酸代谢产物白三烯 B_4（LTB_4）产生较强抑制作用；玄参中肉桂酸具有抗菌消炎作用，对甲氧基肉桂酸有解热作用，玄参乙醇提取物及所含的对甲氧基肉桂酸对注射伤寒疫苗所致的家兔发热有良好的退热作用。金荞麦对伤寒菌苗所致家兔发热有明显解热作用，所含化学成分黄烷醇可显著抑制巴豆油所致小鼠耳肿胀及皮下注射酵母所致大鼠的足爪足趾肿胀肿，切除肾上腺后抗炎作用消失，表明其抗炎机制与肾上腺有关。桔梗对咽喉肿痛，音哑有较好疗效，抗炎是其药理作用基础。桔梗粗皂苷灌胃对角叉菜胶及醋酸所致大鼠足肿胀、棉球肉芽肿、佐剂性关节炎均有显著的抗炎作用。桔梗皂苷可显著抑制小鼠醋酸所致毛细血管通透性增加，明显抑制过敏性休克小鼠毛细血管通透性增强。

利咽常用药物与方剂主要药理作用简表

主要药理作用 相应传统功能	抗菌 清洁解毒	抗病毒 清热解毒	抗炎 清热泻火	解热 清热泻火
山豆根	+	+	+	+
青果	+	+	+	+
草珊瑚	+	+	+	
板蓝根	+	+		+
薄荷	+	+		+
桔梗			+	
金荞麦	+		+	+
马勃	+		+	
射干	+		+	
玄参			+	
胖大海	+		+	
西瓜霜	+		+	
六神丸	+		+	
玄麦甘桔汤	+		+	

山豆根　Shandougen

【来源采制】为豆科灌木植物越南槐 *Sophora tonkinensis* Gagnep. 的根及根茎。秋季采挖，切片生用。

【主要成分】 主要含有喹喏里西啶类生物碱、黄酮类及多糖成分。其中，生物碱以苦参碱（含量约 0.09% ~ 0.69%）与氧化苦参碱（含量约 0.65% ~ 1.91%）为主，尚含有槐醇、13,14-去氢槐醇、槐果碱及少量的臭豆碱、甲基金雀花碱。黄酮类化合物包括柔枝槐酮、柔枝槐素、柔枝槐酮色烯、柔枝槐素色烯、红车轴草苷、芦丁、斛皮素、紫檀素、山槐素等。

【性味功能】 味苦，性寒，有毒，归肺、胃经。功能利咽消肿，清热解毒。

【药理作用】

1. 抗病原微生物 山豆根有良好的抑菌作用，100% 浸出液体外对大肠杆菌、金黄色葡萄球菌、白色葡萄球菌、甲型链球菌、乙型链球菌、白色念珠菌均有明显抑制作用。山豆根总碱、苦参碱、氧化苦参碱、槐果碱、13,14-去氢槐定碱均具有抗乙型肝炎病毒（HBV）作用，可降低乙型肝炎病毒转基因小鼠肝脏内 HBsAg 和 HBeAg 的含量。

2. 抗炎、解热、镇痛 山豆根通过直接途径及兴奋垂体-肾上腺皮质系统的间接途径对组胺、醋酸和二甲苯引起的炎症。本品能降低正常大鼠体温，并能抑制醋酸所致小白鼠扭体反应。

3. 抗肿瘤 山豆根水提取液对体外培养的人食管癌细胞具有杀伤作用，随药物作用时间的延长而增强，对于肿瘤乏氧细胞具有选择性毒性，并使谷氨酸脱氢酶、苹果酸脱氢酶和乳酸脱氢酶活性下降；抑制体外培养的人肝癌细胞的增殖，降低线粒体代谢活性。山豆根所含多种生物碱为其抗肿瘤有效成分，苦参碱、氧化苦参碱、槐果碱等对实验性肿瘤均有明显抑制作用。山豆根生物碱对小鼠宫颈癌、肉瘤、胃鳞状上皮的癌，大鼠腹水型肉瘤、腹水实体肝癌等多种实验性肿瘤均有不同程度的抑制作用；抑制急性淋巴细胞型白血病和急性粒细胞型白血病患者白细胞的脱氢酶。

4. 保肝 山豆根提取物口服或注射给药，降低四氯化碳所致肝损伤小鼠血清转氨酶及肝脏羟脯氨酸含量，升高血清白蛋白和白/球（A/G）比值，减轻肝组织的变性坏死；可降低乙型病毒性肝炎患者的黄胆指数，降低 ALT、AST，缓解慢性肝炎临床症状。山豆根所含的主要成分苦参碱通过抑制巨噬细胞、肝枯否细胞分泌的白介素-1（IL-1），白介素-6（IL-6），肿瘤坏死因子-α（TNF-α），阻断转化生长因子-β₁（TGF-β₁）的作用，从而抑制储脂细胞增殖和胶原合成，发挥抗肝纤维化的作用。

5. 抗溃疡病 山豆根醇提部分能抑制胃液分泌，对大鼠幽门结扎性溃疡、应激性溃疡、醋酸性溃疡等均有治疗作用，所含黄酮类成分有抑制胃液分泌、抗溃疡作用。

6. 抗心律失常 山豆根总生物碱腹腔注射或肌内注射，或所含苦参碱、氧化苦参碱、槐果碱等均具有明显抗心律失常活性，均能对抗乌头碱、氯仿、肾上腺素、哇巴因、氯化钙或冠脉结扎等诱发的实验动物心律失常。苦参碱可抑制乌头碱诱发大鼠左房的自律性，延长乌头碱诱发自动节律的潜伏期，减慢其初始频率，可直接抑制心肌细胞膜 Na⁺ 的内流。苦参碱尚可使豚鼠右心房自动频率减慢、收缩力增强、左房最大驱动率降低，表明其抗心律失常作用还与其负性频率作用有关。氧化苦参碱对家兔心房和豚鼠乳头肌也有正性肌力作用，并能缩短功能不应期，减少右心房的自动节律，降低氯化钙所致正性频率。槐果碱可使豚鼠心室乳头肌动作电位时间延长，主要对抗室性心律失常。其机制可能是对心脏的直接作用和通过神经系统产生的间接效果。

7. 升压与降压 山豆根用乙醇提取经酸处理所得脂溶性酸性部分给麻醉犬静注可升

高血压，升压作用与激动 α 受体有关。山豆根总碱有降低血压的作用，可能与其直接扩张血管作用有关。山豆根总碱还能显著增加豚鼠离体心脏冠脉流量，作用强度与心肌收缩力增强无关，为直接的扩冠作用。

8. 对中枢神经系统的双向作用　山豆根能抑制小鼠自发活动，拮抗苯丙胺的兴奋作用，加强戊巴比妥钠、硫喷妥钠及水合氯醛对中枢的抑制作用，表明山豆根对中枢神经系统具有抑制作用。山豆根不能对抗士的宁、戊四氮引起的惊厥，反能加强士的宁惊厥发作，增加死亡动物数，提示山豆根在抑制高级中枢的同时，可能对低级中枢具有兴奋作用。

9. 抑制免疫　山豆根注射液能抑制小鼠腹腔巨噬细胞的吞噬功能，降低特异性玫瑰花形成细胞数和血清溶血素的水平，使体内淋巴细胞转化率下降。

【现代临床应用】

1. 急慢性咽喉炎　山豆根口服液治疗急性咽喉炎。临床处方可以根据辨证选择配伍连翘、射干、天花粉、金银花、板蓝根、桔梗、甘草等治疗急性咽喉炎，配伍生地黄、玄参、麦冬、白芍、黄芪、白术、防风等治疗慢性咽喉炎。

2. 扁桃体炎　单用本品作煎剂含漱或配生大黄研细末吹撒患处，用于治疗扁桃体炎。临床处方可以根据辨证选择配伍连翘、射干、金银花、板蓝根、桔梗、防风、白术、黄芪等。

3. 乙型肝炎　以山豆根经提取加工制成的注射液用于慢性乙型肝炎的治疗。临床处方可以根据辨证选择配伍五味子、垂盆草、酸枣仁、白芍、白术、柴胡、黄芪、当归等使用。

4. 乙型脑炎　以山豆根的主要有效成分苦参碱制备的肝炎灵注射液，可作为乙型脑炎的一种辅助治疗药物。临床处方可以根据辨证选择配伍苍术、藿香、佩兰、石菖蒲、远志、砂仁、板蓝根、连翘、知母、栀子等。

5. 皮肤病　以植物油浸取山豆根，外搽可治疗体癣、面癣、手脚癣。以醋或 75% 乙醇浸提山豆根，浸提液外搽可治头皮糠疹、脂溢性皮炎引起的头皮屑。山豆根粉高压消毒后局部用药可用于治疗宫颈糜烂。临床处方可以根据辨证选择配伍苍术、栀子、黄柏、龙胆、苦参、蒲公英等内服外洗。

6. 肿瘤　对鼻咽癌、肺癌、肝癌、宫颈癌、膀胱癌、滋养叶细胞肿瘤、白血病有治疗效果，对食管癌前病变有一定的阻断作用。山豆根与喜树碱合用治疗膀胱癌有一定疗效。临床处方可以根据辨证选择配伍冬凌草、白英、龙葵、黄独、姜黄、三棱、白花蛇舌草，或者当归、黄芪、党参、白术等。

7. 心律失常　山豆根用于治疗心律失常，有一定的疗效。临床处方可以根据辨证选择配伍干姜、细辛、桂枝、麻黄或者黄连、葛根、牡丹皮、毛冬青、防己、钩藤等。

【不良反应】山豆根有毒，较大剂量口服可致胃肠道、心血管及中枢系统不良反应。如恶心、呕吐、腹泻；血压降低、房颤；头晕、四肢无力，严重者可出现四肢抽搐、昏迷，甚至呼吸停止而死亡。山豆根水煎剂小鼠腹腔注射 LD_{50} 为 15.6g/kg。苦参碱小鼠腹腔注射 LD_{50} 为 652mg/kg，肌内注射 LD_{50} 为 74.2mg/kg，静脉注射的 LD_{50} 为 64.9mg/kg。氧化苦参碱小鼠腹腔注射 571mg/kg，肌内注射 LD_{50} 为 257mg/kg，静脉注射的 LD_{50} 为 125mg/kg，皮下注射 LD_{50} 为 953mg/kg。槐果碱小鼠灌服 LD_{50} 为 242mg/kg，肌内注射 LD_{50} 为 92.4mg/kg，静脉注射的 LD_{50} 为 72mg/kg，大鼠灌服 196mg/kg，腹腔注射 LD_{50} 为 124mg/kg。

第二节 止 咳 药

能制止或减轻咳嗽症状，主要用于治疗咳嗽的中药，称为止咳药。

中医理论认为咳嗽与痰密切相关。因其痰浊阻滞于肺，肺气壅滞，失其宣发肃降，肺气上逆而形成咳嗽之症。痰涎是咳嗽的之源，是疾病之本，咳嗽是痰涎的临床表现，是疾病之标。按照"治病求本"的原则，止咳嗽通常以化痰为主，主要应用化痰药。本节所介绍的止咳药，为治标之药，多数情况下作为辅佐，配合化痰除湿药用于缓解咳嗽症状。当久咳不止，肺气已虚，或者干咳无痰，则可以止咳为主或专于止咳。

咳嗽是呼吸系统疾病的一个主要症状，是一种保护性反射，具有促进呼吸道的痰液和异物排出，保持呼吸道清洁与通畅的作用。咳嗽常发生于急慢性喉炎、气管和支气管炎、慢性阻塞性肺疾病、支气管扩张或肺脓肿、肺炎、肺结核、百日咳、咳嗽型哮喘、支气管肺癌、特发性肺纤维化或支气管肺泡癌等疾病。在应用镇咳药前，应该寻找引起咳嗽的原因，并针对病因进行治疗。若咳嗽伴有咳痰困难，则应使用祛痰药，慎用镇咳药，否则积痰排不出，易继发感染，并且阻塞呼吸道，引起窒息。对于剧烈无痰的咳嗽，为了减轻病人的痛苦，避免剧烈咳嗽引起的并发症，应该采用镇咳药物进行治疗。

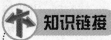 知识链接

百 日 咳

百日咳是由百日咳嗜血杆菌感染引起的急性呼吸道传染病，传染性很强。百日咳临床特征为咳嗽逐渐加重，渐呈阵发性痉挛性咳嗽，咳嗽末伴有特殊的吸气吼声，病程较长，可达数周甚至3个月左右，故有百日咳之称。婴儿及重症患者常并发肺炎及百日咳脑病。

止咳中药作用机制较为复杂。一味中药可能具有中枢性镇咳与外周性镇咳其中一种或两种作用。也可能兼有祛痰药作用，使痰液稀释易于排除，利于气道通畅，间接止咳嗽。止咳中药甚至可能兼有抗炎、抗病原微生物、增强免疫消除病因等作用。止咳中药有温性凉性之分，临床应区别使用。痰浊阻肺或肺热壅盛者，应配伍化痰药、行气药、清肺药等以求治本。对于肺阴虚燥咳，久咳，干咳无痰或痰少而黏者，应配伍滋阴生津润肺药使用。

【功能与主治】止咳药多味苦，药性多平和，主归肺经。具有缓解咳嗽的功能，主要用于咳嗽之症。止咳药尤其适宜于咳嗽日久，肺气耗散而邪气不重之时，或者干咳无痰，或者痰少而黏的肺阴不足咳嗽之证。

【与功能主治相对应的主要药理作用】

1. 止咳 半夏、杏仁、桔梗、贝母等均有止咳作用。实验证实，半夏、杏仁、浙贝母其止咳作用和可待因相似，但其镇咳效果不及可待因。其中，半夏、苦杏仁、浙贝母、百部已被证实其作用部位在中枢，具有显著的镇咳效果。紫菀可能作用于外周，属末梢性镇咳药。有些药物还可通过在体内分解产生微量氢氰酸，对呼吸中枢有轻微抑制作用，使呼吸运动趋于安静，从而发挥镇咳作用。

2. 祛痰 远志、桔梗、川贝母、浙贝母、紫菀能显著增加呼吸道的分泌量，促进痰

液的排出，在止咳药中具有标本兼顾的优点。

3. 抗菌、抗炎 桔梗、苦杏仁、柴胡、甘草有抗炎作用，川贝母、莱菔子、柴胡、甘草有抗菌作用。抗菌、抗炎也是中药止咳功能和临床疗效的药理基础。

止咳常用药物与方剂主要药理作用简表

主要药理作用	止咳	祛痰	抗菌	抗炎
相应传统功能	止咳	化痰	清热泻肺	宣肺化痰
半夏	+		+	+
川贝母	+	+	+	
浙贝母	+			+
百部	+		+	+
甘草	+		+	+
桔梗	+	+		
柴胡	+		+	+
远志	+			
延胡索	+		+	+
苦杏仁	+			+
紫菀	+	+	+	
止嗽散	+	+	+	+

半夏 Banxia

【来源采制】半夏为天南星科植物半夏 *Pinellia ternata*（Thunb.）Breit. 的干燥块茎。夏、秋二季采挖，洗净，除去外皮及须根，晒干，为生半夏。内服用经石灰、明矾或者姜汁炮制之品。

【主要成分】半夏块茎含挥发油，生物碱和半夏蛋白，如 β-谷甾醇、胆碱、胡萝卜苷、黑尿酸，原儿茶醛，姜辣烯酮、甲硫氨酸、2,4-二羟基苯甲醛葡萄糖苷、左旋麻黄碱、胡芦巴碱、天门冬氨酸、β-氨基丁酸和 γ-氨基丁酸等。另含多糖，直链淀粉，半夏蛋白（系一种植物凝集素）和胰蛋白酶抑制剂。

【性味功能】味辛，性温，有毒，归脾、胃、肺经。功能燥湿化痰、降逆止呕、消痞散结。

【药理作用】

1. 镇咳 生半夏、姜半夏、明矾（清）半夏的煎剂灌服对电刺激猫喉上神经或胸腔注入碘液所引起的咳嗽有明显的镇咳作用。给药后 30 分钟起效，可维持 5 小时以上。其镇咳作用与可待因相似而更弱。镇咳作用与本品所含生物碱有关。作用部位在中枢。半夏的镇咳作用为传统认为半夏或二陈汤具有燥湿化痰功能的药理作用基础。

2. 催吐和镇吐 半夏含有催吐和镇吐两种不同成分。生半夏及其未经高温处理的流浸膏有催吐作用，其催吐作用与黏膜刺激作用有关。生半夏混悬液具有显著的黏膜刺激作用，经高温处理可除去催吐成分而保留镇吐效果。各种半夏制剂，对阿扑吗啡、洋地黄、硫酸铜等3种不同机制的催吐剂所引起的呕吐有一定的抑制作用。提示其镇吐的机制可能为抑制呕吐中枢，其镇吐的成分为生物碱、甲硫氨酸、甘氨酸、葡萄糖醛酸、L-麻黄碱等。

3. 调节胃肠运动　半夏对胃肠运动功能有双向调节作用。本品可兴奋乙酰胆碱受体而对豚鼠离体肠管产生收缩作用，显著增强肠道的蠕动和输送功能。半夏又能抑制乙酰胆碱、组胺、氯化钡所引起的肠道收缩。对于胃肠功能的调节效果与机体状态有关，这一药理作用是半夏或者二陈汤理气和中的功能的药理作用基础。

4. 抗胃溃疡　半夏可显著抑制胃液分泌，抑制胃液酸度，降低游离酸和总酸酸度及抑制胃蛋白酶活性，能抑制应激性胃溃疡的发生，对急性胃黏膜损伤有保护和促进恢复作用。半夏乙醇提取物对胃溃疡有明显的抑制作用，并有一定的止痛、抗炎作用。这也是半夏作为调理脾胃的常用药品的现代药理依据之一。

5. 抗肿瘤　半夏多糖组分具有使多形核白细胞（PMN）活化作用和抗肿瘤作用。半夏各炮制品总生物碱对慢性髓性白血病细胞（K_{562}）的生长有抑制作用。以矾半夏抗 K_{562} 肿瘤细胞生长作用最强，姜制半夏次之，姜制半夏甲醇提取物亦有明显对抗作用。其所含的一种季铵生物碱-胡芦巴碱对小鼠肝癌有抑制作用，从半夏新鲜鳞茎中分离得外源性凝聚素 PTA，可凝集多种癌细胞，如肝癌细胞、艾氏腹水癌细胞。抗癌作用也许是半夏消痞散结功能的一种现代药理解释。

6. 其他作用　半夏还具有抗生育和抗早孕，抗心律失常，降血脂，降低眼内压治疗急性青光眼，抑制实验性硅沉着病等作用。

【现代临床应用】

1 咳嗽　半夏用于常见感冒、咽部充血水肿突发性失音、急慢性咽炎、急慢性支气管炎、肺炎、矽肺等各种原因的咳嗽。临床处方也可辨证选择配伍川贝母、浙贝母、柴胡、远志、桔梗、杏仁，或用二陈汤、小青龙汤等。

2. 呕吐　半夏配伍生姜为专治呕吐的小半夏汤，可用于治疗常见多种呕吐证。临床处方也可辨证选择配伍生姜、干姜、吴茱萸、丁香、砂仁等。半夏有小毒，妊娠呕吐不宜多用。

3. 胃溃疡　临床处方也可辨证选择配伍牡蛎、丹参、延胡索、苍术、党参、白术、黄芪、厚朴等，或用六君子汤。

4. 肿瘤　用于治疗甲状腺癌肿、食管癌、贲门癌性梗阻。半夏局部用药对于宫颈癌有效。临床处方也可辨证选择配伍冬凌草、白花蛇舌草、姜黄、三棱等。

5. 宫颈糜烂　生半夏洗净晒干研粉，外用治疗宫颈糜烂有效。

【不良反应】生半夏对口腔、咽喉、消化道黏膜有强烈刺激作用，人服后会发生肿胀、疼痛、失音、流涎、痉挛、呼吸困难，甚至窒息而死。生半夏忌内服。炮制后毒性降低。生半夏及半夏蛋白还具有生殖毒性。孕妇不宜。

第三节　平　喘　药

能制止或缓解哮喘症状，主要用于治疗哮喘的中药，称为平喘药。

哮喘是以呼吸困难、喘息、气促、胸闷、咳嗽或伴有喉中痰鸣，多在夜间或凌晨发生的症状。中医理论认为哮喘的发生根源是痰湿壅盛，阻滞于肺，肺失宣发肃降，肺气上逆而形成哮喘。痰浊是疾病的本质，哮喘是痰浊的临床表现，是疾病的标症。亦有因久病肺肾气虚，肾不纳气所致虚喘者。对于哮喘，治疗原则重在化痰燥湿，或补益肺肾以"治病求本"，达到增强体质，扶正祛邪，预防和减少发作为上策。平喘药为治标之药，仅辅佐燥湿化痰药或补肺益肾药用于缓解哮喘症状。

西医认为哮喘是一种继发于抗原过敏反应，由多种细胞特别是肥大细胞、嗜酸性粒细胞和 T 淋巴细胞参与的慢性气道炎症。其发病机制尚不完全清楚，变态反应、气道慢性炎症、气道反应性增高及自主神经功能障碍等因素相互作用，共同参与哮喘的发病过程。急性支气管收缩，气道黏膜水肿，黏液分泌增加和气道重塑，引起气道狭窄与阻塞是哮喘发作的直接因素。

平喘中药通过激动肾上腺素 β-受体松弛支气管平滑肌，或直接抑制支气管平滑肌，或阻断 M 受体从而阻断乙酰胆碱，或稳定肥大细胞膜，抑制肥大细胞释放过敏介质，或抗炎等途径达到平喘的效果。应用中辨证配合化痰燥湿药，尤其是补益肺肾药，标本同治，才能取得良好效果。

【功能与主治】平喘药味苦、辛，性温或凉，主归肺经。功能宣肺降气平喘，主治哮喘。平喘药尤其适宜于哮喘日久，肺气耗散而邪气不重之时，或者肺肾气虚，肾不纳气的虚喘之证。

【与功能主治相对应的主要药理作用】

1. 抑制呼吸中枢　苦杏仁、桃仁的平喘作用是中枢性的。通过在体内分解产生微量氢氰酸，对呼吸中枢有轻微抑制作用，使呼吸运动趋于安静从而发挥止咳平喘作用。

2. 松弛支气管平滑肌　麻黄、川贝母、浙贝母、百部所含生物碱，有直接松弛支气管平滑肌的作用，可以缓解哮喘。麻黄碱为肾上腺素受体激动剂，能通过激动肾上腺素 β 受体松弛支气管平滑肌，对于各种刺激所引起的支气管痉挛有舒张作用。浙贝母、川贝母所含的生物碱如浙贝碱等，能扩张家兔、猫支气管平滑肌，直接抑制支气管痉挛以缓解哮喘症状。地龙具有良好的平喘效果，其作用的机制与阻滞组胺受体有关。百部生物碱提取液，对组胺引致的豚鼠支气管平滑肌痉挛有松弛效果，其作用与氨茶碱近似，但较缓慢而持久。艾叶油平喘作用与异丙肾上腺素相近而更持久。艾叶油灌胃、腹腔注射、肌内注射或喷雾吸入均能对抗乙酰胆碱、组胺对豚鼠致喘作用，可明显延长引喘潜伏期，减少抽搐动物数，对药物性哮喘也有明显保护作用。

3. 抗过敏　麻黄、甘草、桔梗、前胡、细辛等均有抗过敏反应的作用。麻黄碱还能抑制肥大细胞释放过敏介质。麻黄水提物、醇提物能使溶血素明显减少，呈现抗补体作用。白花前胡素 A、紫花前胡素 C-Ⅲ 和 Pd-C-Ⅳ 均可抑制刀豆球蛋白 A 和磷脂酰丝氨酸诱发的大鼠肥大细胞组胺释放，此作用似与其阻滞肥大细胞钙内流有关。白花前胡石油醚提取物能抑制乙酰胆碱和氯化钾所致兔离体气管平滑肌收缩，使乙酰胆碱收缩气管平滑肌的量效曲线右移，最大反应降低。甘草水煎剂能抑制被动皮肤过敏反应，降低小鼠血清 IgE 抗体水平，其抑制 IgE 的合成主要是通过促进 CD_8^+ T 细胞的活性而产生的。甘草甜素能降低细胞对前列腺素和巨噬细胞移动因子的反应性，拮抗组胺、乙酰胆碱和慢反应物质对兔回肠和豚鼠气管平滑肌的收缩。桔梗皂苷能抑制组胺所致豚鼠支气管痉挛，其作用可能与抗过敏有关。前胡具有较强的抗过敏作用。细辛也有抗变态反应的作用。

平喘常用药物与方剂主要药理作用简表

主要药理作用 相应传统功能	抑制呼吸中枢 平喘	松弛支气管平滑肌 平喘	抗过敏
麻黄		+	+
苦杏仁	+		
洋金花		+	+
地龙		+	+
前胡		+	+
甘草			+
川贝母		+	
浙贝母		+	
细辛		+	+
陈皮		+	+
艾叶		+	
桃仁	+		
百部		+	
三拗汤		+	+
麻黄汤		+	+
麻黄附子细辛汤			+
麻杏石甘汤	+	+	+

苦杏仁　Kuxingren

【来源采制】 苦杏仁为蔷薇科植物山杏 *Prunus armeniaca* L. var. *ansu* Maxim. 、西伯利亚杏 *Prunus Sibirica* L. 、东北杏 *Prunus mandshurica*（Maxim.）Koehne 或杏 *Prunus armeniaca* L. 的干燥成熟的种子。夏季采收，潵制去皮，晒干，生用。

【主要成分】 苦杏仁中一半是脂肪油，还含有苦杏仁苷、蛋白质及多种游离氨基酸。此外，尚含有苦杏仁苷酶、苦杏仁酶以及樱苷酶等。

【性味功能】 苦杏仁味苦，性微温，有小毒。归肺、大肠经。功能止咳、平喘、润肠通便。

【药理作用】

1. 止咳、平喘　小量口服，所含苦杏仁苷经消化酶或苦杏仁苷酶分解，逐渐产生氢氰酸，并对呼吸中枢产生抑制作用，使呼吸运动趋于安静而达到镇咳、平喘的效果。苦杏仁苷对油酸型呼吸窘迫综合征实验动物可促进肺表面活性物质的合成，并使病变得到改善。其止咳平喘作用于传统功能和临床应用相一致。

2. 抗炎　苦杏仁的胃蛋白酶水解产物仅对大鼠棉球肉芽肿有抑制作用，对佐剂引起的关节炎鼠，能延长优球蛋白溶解时间，并抑制结缔组织的增殖。杏仁水溶性部分无上述活性。从杏仁中提得的蛋白质成分有明显的抗炎作用。

3. 通便　苦杏仁含大量的脂肪油，能起润滑肠道，并能产生脂肪酸刺激肠壁起到促进排便的作用。

4. 抗癌 苦杏仁对癌细胞有一定的选择作用，这与肿瘤细胞内硫氰化酶较正常细胞少，对苦杏仁苷水解释放出的氢氰酸的解毒能力较弱有关。对实验性肝癌、艾氏腹水癌、W$_{265}$癌肉瘤以及人子宫颈癌 JTC-26 细胞株均有抑制作用。

5. 其他作用 杏仁还具有镇痛，促进有丝分裂原对 T 淋巴细胞的增殖，增强肝库普弗细胞吞噬能力等作用。

【现代临床应用】

1. 咳嗽、哮喘 取苦杏仁与等量冰糖研碎混合，制成杏仁糖，治疗咳嗽、哮喘。杏仁炒干粉碎加红糖搅匀服，治疗慢性咽炎。临床处方可辨证选择配伍陈皮、半夏、洋金花、诃子、地龙、麻黄、细辛、干姜小青龙汤、三拗汤、麻杏石甘汤等。

2. 肠燥便秘 临床处方可辨证选择杏仁配伍黑芝麻、当归、肉苁蓉、柏子仁，或用五仁丸等。

3. 肿瘤 苦杏仁苷，口服或静脉滴注，治疗肺癌、食管癌、支气管癌、梭状细胞肉瘤、精母细胞瘤、慢性髓性白血病、胸膜癌、恶性淋巴瘤、多发性直肠癌、乳癌并发骨转移等有一定疗效。治疗呼吸系统肿瘤最宜，临床处方可辨证选择浙贝母、百部、白花蛇舌草、陈皮、半夏、姜黄、三棱、黄芪、白术等。

4. 外阴瘙痒 杏仁研成细粉，加麻油调成糊状涂擦，或用带线棉球蘸杏仁油糊塞入阴道。

【不良反应】 苦杏仁的主要成分苦杏仁苷水解后的产物氢氰酸，为有效成分，也是毒性成分，误服过量杏仁可产生氢氰酸中毒，使延髓各生命中枢先抑制后麻痹，并抑制细胞色素氧化酶的活性而引起组织窒息。临床表现为眩晕、心悸、恶心、呕吐等中毒反应，重者出现昏迷，惊厥、瞳孔散大、对光反应消失，最后因呼吸麻痹而死亡。杏仁与桃仁合用，毒性有累加作用。

第四节 止 呕 药

能够抑制或缓解呕吐症状的中药，称为止呕药。

呕吐的发生可因饮食不洁或贪食过饱，或寒邪直中脾胃，或湿热困阻脾胃，或气虚不运，致脾胃功能失常，胃失和降，胃气上逆而为呕吐。

呕吐是通过胃的强烈收缩迫使胃或小肠的内容物经食管、口腔而排出体外的现象。呕吐过程是由呕吐中枢发出指令所引起的一系列复杂反射的综合。呕吐中枢位于延髓网状结构孤立束中。呕吐中枢受到刺激后，迷走神经、膈神经、腹肌的神经共同参与，胃、十二指肠、空肠、横膈肌等协同作用下，使胃内容物吐出。

呕吐可由多种原因引起。①反射性呕吐原因有咽部受到刺激、胃或十二指肠疾病、肠道疾病、肝胆胰疾病、腹膜及肠系膜疾病等。②中枢性呕吐的原因有神经系统疾病如颅内感染、脑血管疾病、颅脑损伤、癫痫等；全身性疾病如尿毒症、肝性脑病、糖尿病酮症酸中毒、甲亢危象等；或药物、中毒。③前庭性呕吐因前庭功能障碍所致。临床检查通过呕吐的时间，呕吐与进食的关系，呕吐的特点及呕吐物的性质来区分。

食物、药物中毒所导致的呕吐，属于机体保护性反应，不宜使用止呕药。

【功能与主治】 止呕药味性多辛温或苦寒，归脾、胃经。具有和胃降逆止呕，或兼温

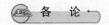

胃散寒，或兼清胃泄热，或兼化湿运脾之功能。主要用于治疗各种原因所致的恶心呕吐症状。

【与功能主治相对应的主要药理作用】

1. 末梢性镇吐　生姜、干姜、丁香、吴茱萸等能直接缓解胃肠痉挛，均有显著的镇吐作用。如生姜浸膏、干姜浸膏能抑制末梢性催吐药硫酸铜对犬引起的催吐作用，但对家鸽由洋地黄、犬由阿扑吗啡诱发的呕吐无抑制作用，提示镇吐作用是末梢性的。姜酮及姜烯酮的混合物是其镇吐的有效成分。丁香的芳香气味，可缓解腹部气胀，增强消化功能，减轻恶心呕吐。吴茱萸能抑制正常小鼠的胃肠推进、大鼠胃肠自发活动，抑制乙酰胆碱和 $CaCl_2$ 引起的胃肠痉挛性收缩。

2. 中枢性镇吐　半夏加热炮制或姜汁、明矾炮制的各种半夏制剂，对阿扑吗啡、洋地黄、硫酸铜等三种不同机制的催吐剂所引起的呕吐有一定的抑制作用，提示其镇吐的机制可能为抑制呕吐中枢。其镇吐的成分为生物碱、甲硫氨酸、甘氨酸、葡萄糖醛酸、L-麻黄碱等。黄连、延胡索、柴胡、白芍等具有显著而广泛中枢抑制作用，对于呕吐均有缓解作用，是其临床清胃、行气、和胃而止呕功能的药理作用基础。

止呕常用药物与方剂主要药理作用简表

主要药理作用 相应传统功能	末梢性镇吐 和胃止呕	中枢性镇吐 和胃止呕
生姜	+	+
干姜	+	+
制半夏		
吴茱萸	+	
丁香	+	
砂仁	+	+
小半夏汤	+	+

生姜　Shengjiang

【来源采制】　为姜科植物姜 *Zingiber officinale* Rosc. 的新鲜根茎。主产于四川、贵州等省，为栽培品。冬季采收。鲜用。

【主要成分】　生姜含挥发油 1.2% ～2.8%，主要成分为姜醇、姜烯、水芹烯、榄香烯、α-姜黄烯、α-，β-金合欢烯等。其辣味成分为姜辣素及分解物姜酮、姜烯酮、姜萜酮等。

【性味功能】　味辛，性微温，归肺、胃、脾经。功能温中止呕，解表散寒。

【药理作用】

1. 镇吐　犬灌服生姜浸膏能抑制末梢性催吐药硫酸铜的催吐作用，但对中枢性催吐药洋地黄和阿扑吗啡诱发的呕吐无抑制作用，提示镇吐作用是末梢性的。10%～50%的姜汁 30ml 有镇吐效果。镇吐的有效成分是姜酮及姜烯酮的混合物。

2. 促进消化　给犬灌服生姜煎剂能使胃液分泌和游离酸分泌增加，脂肪分解酶的活性加强。生姜还能增强唾液分泌，加强对淀粉的消化力。生姜所含芳香性挥发油，对消化道有轻度刺激作用，可使肠张力、节律及蠕动增强，从而促进胃肠的消化功能。

3. 抗溃疡病　生姜具有抗盐酸-乙醇性溃疡的作用，其有效成分是姜烯，对胃黏膜损伤的抑制率可达95%。生姜水煎液可使胃蛋白酶对蛋白的消化作用降低。生姜水煎液给大鼠灌服，对应激性溃疡、醋酸诱发胃溃疡、幽门结扎性胃溃疡均有明显抑制作用。

4. 抗炎　鲜生姜注射液可拮抗大鼠鸡蛋清及甲醛性足跖肿胀。姜烯酮能明显抑制组胺和醋酸所致小鼠毛细血管通透性增加，抑制肉芽增生，减轻幼年大鼠胸腺重量，并使肾上腺重量增加。提示生姜的抗炎作用可能是通过促进肾上腺皮质的功能产生的。

5. 镇痛、镇静、解热　生姜对于中枢神经系统有镇静作用。姜酚、姜烯酚抑制小鼠自发运动，延长戊巴比妥钠睡眠时间，增强其催眠作用，又能抗戊四氮引起的惊厥。对酵母所致大鼠发热有解热作用，还能延长小鼠热刺激反应潜伏期。

6. 抗病原微生物　姜酮、姜烯酮等对伤寒杆菌、霍乱弧菌、沙门菌、葡萄球菌、链球菌、肺炎球菌等有明显抑制作用。

7. 强心、升压　生姜能兴奋血管运动中枢。姜酚给犬静脉注射，可使心肌收缩力增加30%。强心成分为姜酚和姜烯酮。姜酚及姜烯酚能使血管扩张，促进血液循环。姜烯酚静脉注射可使大鼠血压一过性降低后上升，然后又持续下降。

【现代临床应用】

1. 呕吐　生姜可单用于手术后、妊娠恶心呕吐等。配半夏为小半夏汤，用于胃寒呕吐物清冷，配黄连用于胃热呕吐物酸苦。临床处方可辨证选择配伍丁香、砂仁、吴茱萸。

2. 溃疡病　生姜用于胃及十二指肠溃疡能减轻疼痛、反酸、饥饿感及黑便。临床处方可辨证选择配伍牡蛎、柴胡、甘草、黄芪、白术、党参等。

3. 胃寒疼痛　生姜少许，加水煮沸片刻，加红糖趁热服。临床处方可辨证选择配伍附子、干姜、吴茱萸、胡椒、肉桂、高良姜等。

4. 中毒急救　用于解救半夏、天南星、乌头、闹羊花、木薯、百部等中毒。

5. 皮肤癣　将生姜切成片擦患处。

6. 未破皮的冻疮　生姜片加白酒煮沸，用棉球蘸酒洗患处。

第五节　止　泻　药

凡以涩肠固脱为主要功能，用于治疗肠道滑脱，泻痢日久不止的中药，称为止泻药。

久泻、久痢多因素体脾虚，或饮食所伤，或湿热久稽损伤正气而致，属于脾胃气虚，中气下陷的一种症状。治疗以补中益气，升阳举陷为主，兼以止泻或祛邪除湿。

止泻药主要针对慢性腹泻者使用。慢性腹泻是指排便次数增多（＞3次/日），粪便量增加（＞200g/d），粪质稀薄（含水量＞85%），腹泻超过3～6日或反复发作。引起慢性腹泻的常见原因，有：①胃肠道疾病如胃癌、萎缩性胃炎、胃切除术后、慢性细菌性痢疾、肠结核、肠易激综合征、肠道菌群失调、结肠血吸虫病、溃疡性结肠炎、结肠癌等；②肝胆胰腺疾病如慢性肝炎、长期阻塞性黄疸、肝硬化、慢性胰腺炎、肝癌、胆管癌、胰腺癌等；③全身性疾病如甲亢、糖尿病、尿毒症、系统性红斑狼疮、结节性多动脉炎、混合性风湿免疫疾病、食物过敏等。

止泻药只是治标之药，临床使用需辨证施治配伍其他药物使用，积极治疗原发病，增强体质，改善消化功能，方能收到满意效果。腹泻症状急重时，急则治标，止泻药也可用

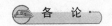各　论

于剧烈腹泻，以防止人体过度脱水、电解质紊乱及营养不足。

【功能与主治】止泻药多有酸、涩之味，归脾、胃经。主要用于治疗体质虚弱、中气下陷、泻痢日久不愈或剧烈腹泻者。

【与功能主治相对应的主要药理作用】

1. 缓解肠痉挛　诃子、石榴皮、五倍子、金樱子含多量鞣质，可使肠壁神经末梢蛋白质沉淀，呈微弱的局麻作用，对肠内容物的刺激不敏感，因而延缓排便而有止泻作用。诃子、罂粟壳对平滑肌有类似罂粟碱样的解痉作用，能缓解平滑肌痉挛，从而达到止泻效果。金樱子可对抗乙酰胆碱、氯化钡引起的家兔空肠平滑肌收缩。

2. 减少消化液的分泌　五倍子、金樱子、诃子、石榴皮等止泻药所含鞣质与黏膜、创面接触后，能沉淀或凝固局部的蛋白质，使表面形成较为致密的保护层，减少肠道分泌细胞的分泌。罂粟壳所含生物碱也可抑制消化腺的分泌。

3. 抗菌　鞣质与有机酸具有抗菌的活性。诃子、乌梅、五倍子、金樱子、山茱萸等对金黄色葡萄球菌、链球菌、伤寒杆菌、痢疾杆菌、铜绿假单胞菌等均有抗菌作用。

止泻常用药物与方剂主要药理作用简表

主要药理作用 相应传统功能	止泻 涩肠止泻	减少消化液分泌 收敛固涩	抗菌 涩肠止泻
五倍子	+	+	+
诃子	+	+	+
罂粟壳	+	+	
乌梅			+
石榴皮	+	+	
金樱子	+	+	+

五倍子　Wubeizi

【来源采制】本品为漆树科植物盐肤木 *Rhus chinensis* Mill.、青麸杨 *Rhus potaninii* Maxim. 或红麸杨 *Rhus punjabensis* Stew. Var. *sinica*（Diels）Rehd. et Wils. 叶上的虫瘿，主要由五倍子蚜虫 *Melaphis chinensis*（Bell）Baker 寄生而形成。立秋至白露前采摘。沸水杀死蚜虫，晒干。

【主要成分】五倍子的化学成分主要包括鞣质、没食子酸、五倍子油、微量元素、树脂及蜡质、淀粉等。其中鞣质为五倍子的主要有效化学成分。没食子酸在制药等工业上广泛应用，是药物中间体，也是五倍子中主要成分之一，含量约占 2%～4%。五倍子油成分，其化学成分为癸酸、月桂酸、肉豆蔻酸、棕榈酸、硬脂酸、油酸、亚油酸、亚麻酸等8 种。五倍子中含有多种金属矿物质微量元素。

【性味功能】味酸，性平，归肺、胃、大肠经。功能止泻、敛疮、止血。

【药理作用】

1. 收敛止泻　五倍子所含的鞣质能与蛋白质结合生成不溶性的化合物，皮肤黏膜、溃疡面接触鞣质后，其组织蛋白即被凝固，形成一层薄膜而呈收敛作用，同时小血管也被压迫收缩，血液凝固而起止血效应。腺细胞的蛋白被凝固引起分泌抑制，导致黏膜干燥，

神经末梢蛋白质沉淀，呈微弱局部麻醉效果。鞣酸在胃肠道中被吸收后通过胃肠道时被水解成没食子酸。没食子酸有收敛止泻作用。没食子酸及其酯类还能抑制缓激肽对豚鼠回肠的收敛作用。

2. 抗菌 五倍子煎剂对大多数革兰阴性菌及革兰阳性有抑菌作用。对某些致病性真菌也有较强的抑制作用。并能抑制接种于鸡胚的流感甲型 PR_8 株病毒。其抗菌机制与所含鞣质对蛋白质的凝固作用有关。此外，除去鞣质后的五倍子液仍有抗菌作用，说明其他成分也有抗菌作用。五倍子还能抑制致龋齿菌如变形链球菌、黏性放线菌等的生长、去除或控制菌斑生物膜的形成。

3. 保肝和抗氧化 五倍子鞣酸灌胃对四氯化碳引起的小鼠急性肝损伤能起到保护作用。五倍子鞣酸能在胃内阻止氨基比林的硝基化，并能明显防止其氧化反应，对亚硝酸胺致癌过程可能有抑制作用。

4. 解毒 五倍子鞣酸能够和很多重金属离子、生物碱及苷类形成沉淀，有解毒作用，故可作为化学解毒剂。五倍子中水解鞣质还有降低肾衰竭病人血液中尿毒素含量的作用。

5. 抗溃疡 以五倍子为主的复方五倍子液能显著减少胃黏膜出血的出血量，缩短出血时间，并能明显降低胃液和胃酸分泌量。

6. 抗生育 100%五倍子甘油溶液具有很强的杀精能力，具有抗生育能力。

【现代临床应用】

1. 久泻、久痢 配伍与诃子、五味子同用。临床处方可辨证选择配伍茯苓、泽泻、薏苡仁、莲子、芡实、白术、白芍、桂枝等。

2. 放射性直肠炎 五倍子、云南白药各1.5g，地塞米松5mg，保留灌肠，治疗放射所致直肠炎。临床处方可辨证选择配伍党参、黄芪、当归、白术、茯苓、枳壳等。

3. 湿疮，肿毒 五倍子单味或配伍枯矾研末外敷或煎汤熏洗，治湿疮流水、溃疡不敛、疮疖肿毒等。临床处方可辨证选择配伍鱼腥草、蒲公英、金银花、连翘、黄芩、黄柏、龙胆等。

4. 宫颈糜烂 用五倍子、枯矾各等量研细末，加甘油调成糊剂，用带线的小纱布块涂药贴塞于宫颈糜烂处，12小时后取出。临床处方也可配伍百部、苦参、绵马贯众外用。

5. 出血 五倍子配伍诃子、明矾水煎液，局部用于口腔、鼻腔、咽部及肛肠出血。

6. 龋齿 五倍子能抑制致龋齿菌以及牙釉质脱矿。

第六节 止 血 药

凡能促进血液凝固，以制止体内外出血为主要作用的药物，称为止血药。

出血一症，中医学认为其病因或血热妄行，或寒凝经脉，或瘀血阻滞，或气虚无力摄血，以至血不归经溢于脉外。治疗当以辨证论治，或清热凉血，或温阳补气，或活血化瘀为主以治本，辅以止血之药以治标。如若大出血，更当遵循"有形之血不可速生，无形之气所当即固"的原则，以人参为主大补元气，挽救虚脱，非止血药力所能及。

据现代医学研究，出血与血管损伤或通透性、脆性增强，凝血与抗凝血对立统一动态平衡的失调有关。凝血机制障碍在出血中具有重要意义，可因为血小板减少，凝血因子缺乏及其功能障碍，纤维蛋白溶解系统功能亢进等造成。止血药能明显缩短凝血时间、凝血酶原时间、出血时间。

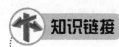

知识链接

凝 血

生理性凝血过程是在凝血启动因子作用下，凝血系统各相关因子有序地活化，使血液中可溶性的纤维蛋白原 Fbg 转化成不容性纤维蛋白 Fbn 并形成血凝块的过程。除 Ca^{2+} 外，各种血浆凝血因子大多在肝脏合成，其中具有潜在功能的凝血酶原、因子Ⅶ、因子Ⅸ和因子 X 的合成依赖于维生素 K 的参与。

根据止血中药的现代药理作用特点和应用对象，可分为收敛止血药、止血化瘀药。止血中药以药性寒凉者多，亦有收涩之性或者温热之性，又可分为寒凉止血药、温热止血药，应在符合辨证施治的原则下合理选用。

一、收敛止血药

能收敛止血，用于缓解出血症状的中药，称为收敛止血药。

【功能与主治】收敛止血药性味各不相同，主归肝经。主要用于各种出血症，如咯血、衄血、吐血、尿血、便血、崩漏、紫癜以及创伤出血等。

【与功能主治相对应的主要药理作用】

1. 收缩局部血管 小蓟、紫珠收缩局部小血管。槐花收缩局部小血管，降低毛细血管的通透性，增强毛细血管的抵抗性。白茅根降低毛细血管的通透性。

2. 增加血小板数目和活性 小蓟、紫珠能增加血小板数目。三七亦能增加血小板数目，并增进血小板的黏附力和集聚性，或促进其伪足伸展，加速血小板促凝物质的释放。白及能增强血小板因子Ⅲ的活性。地榆能增强血小板功能。

3. 促凝血因子生成 某些止血中药能促凝血因子生成，增加凝血因子浓度和活性，或者抑制抗凝血酶活性。如白及等促进凝血酶的形成，增加血浆中凝血酶含量。仙鹤草可促进凝血因子生成。白茅根促进凝血酶原生成。大蓟促进凝血酶原激活物生成。小蓟含有凝血酶样活性物质。

4. 抗纤维蛋白溶解 白及、小蓟、紫珠、地榆、艾叶具有抗纤维蛋白溶解作用而利于止血。

收敛止血常用药物与方剂主要药理作用简表

主要药理作用 相应传统功能	收缩局部血管 收敛止血	增强血小板活性 收敛止血	促凝血因子生成 收敛止血	抗纤维蛋白溶解 收敛止血
白及		+	+	+
紫珠	+	+		+
花生衣	+	+		+
血余炭		+	+	
花蕊石			+	
十灰散	+	+	+	+

白及 Baiji

【来源采制】白及是兰科植物白及 *Bletilla striata*（Thunb.）Reichb. f. 的块茎。夏秋采

挖，晒干。生用。

【主要成分】 主要化学成分为白及胶（白及甘露聚糖）、菲类衍生物（二氢菲类衍生物、联菲类化合物、双菲醚类化合物、二氢菲并吡喃类化合物、具螺内酯的菲类衍生物、菲类糖苷化合物等）、苄类化合物等。此外，尚含大黄素甲醚、对羟基苯甲酸、对羟基苯甲醛、淀粉等。

【性味功能】 味苦、甘、涩，性微寒，归脾、肺、胃经。功能收敛止血、消肿生肌。

【药理作用】

1. 止血 白及浸出液制成的白及膜，能自行紧贴黏附于出血的创面，使出血立即停止。白及能阻止创面局部渗血，覆膜后5日左右就可被吸收。如果静脉注射白及胶液可显著缩短凝血时间及凝血酶原时间，加速红细胞沉降率。白及促进凝血的机制可能与抑制纤维蛋白溶解及增强血小板因子Ⅲ的活性有关。

2. 保护胃黏膜 大鼠灌服白及煎剂，可明显减轻由盐酸引起的胃黏膜损伤，但对胃液分泌量，胃液总酸度却无明显影响。吲哚美辛可拮抗白及对胃黏膜的保护作用，说明白及的这种胃黏膜细胞保护作用可能是通过刺激胃黏膜合成和释放内源性前列腺素而起作用的。

3. 促进组织修复 白及能促进肉芽生长，促进创面愈合，对实验性烫伤、烧伤动物模型有明显效果。

4. 抗菌 含羟基、苄基的化合物在试管内对革兰阳性菌、金黄色葡萄球菌、枯草杆菌、蜡样芽孢杆菌和加得那诺卡菌有明显的抑菌效果；对真菌如白色念珠菌和须发癣菌也有抑制作用。

5. 抗肿瘤 白及多糖能提高机体免疫能力，使抗体生成增多，巨噬细胞功能增强，刺激网状内皮系统，提高宿主对肿瘤细胞的特异抗原免疫反应，和5-氟尿嘧啶合用，可以纠正因化疗所致免疫功能低下并减轻其毒性。

【现代临床应用】

1. 出血 白及可广泛用于各种出血。鼻衄可用白及粉末散布于凡士林纱布或纱球表面，填塞鼻腔出血侧。用于过敏性紫癜可配伍大黄或云南白药。用于胃、十二指肠溃疡上消化道出血可用白及、三七、大黄以3:2:1制粉口服。用于肺结核咳血，可配伍百部、川贝母、知母、鱼腥草、黄连、黄柏、青蒿等。

2. 口腔黏膜病 白及粉与白糖按2:3比例混匀涂于病损部位。

3. 烧烫伤 白及胶浆制成涂膜剂直接涂抹。也可加黄连、黄柏、生地黄等制成外涂药膏。

4. 痤疮 白及与白芷各等分研成极细粉末，开水调成稀糊状做面部皮肤及穴位按摩。

5. 肛裂 白及粉与医用滑石粉各半装入瓶内高压消毒，涂于肛门裂处。

6. 乳头皲裂 白及配白矾、金银花水煎浓缩涂于患处。

二、止血化瘀药

止血而兼能化瘀，用于缓解出血且有血瘀症状的中药，称为止血化瘀药。

【功能与主治】 单纯止血药性味各不相同，主归肝经。主要用于各种出血症，如咯血、衄血、吐血、尿血、便血、崩漏、紫癜以及创伤出血等。尤其适用于出血而兼有血瘀，症见出血而肢体肿胀、青紫或见赤丝缕纹，或妇女月经不调，痛经，崩漏，产后出血不止而兼见血块者，或见爪甲、口唇、舌质青紫或有瘀斑，脉涩或结代。

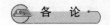

【与功能主治相对应的主要药理作用】

1. 止血 三七收缩局部小血管。蒲黄、仙鹤草增加血小板数目；三七增加血小板数目，增进血小板的黏附力、集聚性或促进其伸展伪足，加速血小板促凝物质的释放。三七、茜草等增加凝血因子浓度和活力，促进凝血酶的形成，或者抑制抗凝血酶活性，增加血浆中凝血酶含量；仙鹤草可促进凝血因子生成。紫珠能抗纤维蛋白溶解，有促进止血的作用。

2. 抗凝 三七或其总皂苷能抑制血小板聚集，并使血液黏度降低。三七含有以 Rg_1 为代表的三醇型皂苷，可使血小板内 cAMP 含量增加，减少血栓素的生成。蒲黄煎剂及其总黄酮、有机酸、多糖可抑制由 ADP、花生四烯酸和胶原诱导的血小板聚集，而以总黄酮作用最强。其作用机制与抑制磷酸二酯酶活性，升高血小板内 cAMP，减少 TXA_2 的合成，使细胞内 Ca^{2+} 浓度降低，减少 5-HT 释放有关。茜草根煎剂可能因含茜草素的柠檬酸，通过增加 ATP 含量，对 ADP 引起的血小板聚集有解聚作用以及和血清中钙离子结合等途径抗血栓的形成，有轻度抗凝血效应。仙鹤草水提物能明显延长血浆凝血酶原时间、凝血反应时间，降低血凝块的弹性，抑制 ADP 和胶原诱发的血小板聚集。

止血化瘀常用药物与方剂主要药理作用简表

主要药理作用 相应传统功能	止血 收敛止血	抗凝 活血化瘀
三七	+	+
蒲黄	+	+
茜草	+	+
仙鹤草	+	+
云南白药	+	+
百宝丹	+	

三七 Sanqi

【来源采制】 又名田七，为五加科人参属植物三七 *Panax notoginseng* （Burk.）F. H. Chen 的根。秋季采挖。生用。

【主要成分】 主要含有三七皂苷、黄酮苷等。三七皂苷与人参皂苷相似，为达玛烷系四环三萜皂苷，总皂苷含量可达 8%～12%。三七总皂苷水解所得苷元为人参二醇和人参三醇，但因无齐墩果酸而与人参不同。黄酮苷中有三七黄酮 A、三七黄酮 B。止血有效成分为三七氨酸。三七氨酸的旋光异构体也有止血活性，但含量甚微。

【性味功能】 味甘、微苦，性温，归肝、胃经。功能化瘀止血，补血活血，消肿定痛。

【药理作用】

1. 止血 现已证明，三七能促进凝血过程，给麻醉犬口服三七粉后，其凝血时间和凝血酶原时间缩短。三七还可以通过收缩血管而止血，使止血时间明显缩短。三七还能增加血小板数目，增进血小板的黏附力、集聚性或促进其伸展伪足，加速血小板促凝物质的释放。止血的有效成分是三七氨酸。

2. 抗血栓形成 三七有"止血不留瘀"的特点，兼有止血、活血双重功能，其活血之功与三七总皂苷（PNS）能抑制血小板聚集，并使血液黏度降低有关。PNS 能显著抑制胶原、ADP 诱导的血小板聚集，抗实验性血栓的形成。三七含有以 Rg_1 为代表的三醇型皂苷，三七皂苷 Rg_1 可使血小板内 cAMP 含量增加，减少血栓素的生成，是抗血栓形成的主要成分。三七抗血栓形成的主要环节包括抗血小板聚集，抗凝血酶和促进纤维蛋白溶解过程。

3. 抗心肌缺血 从三七中提取的黄酮苷有扩张冠状动脉作用，三七乙醇提取物可使冠脉流量增加，提高心肌营养性血流量。三七总皂苷还能降低心肌收缩力，扩张外周血管降低外周阻力，减慢心率，从而降低心肌耗氧量，恢复心肌供氧和耗氧之间的平衡。

4. 扩张血管、降低血压 三七及其总皂苷能扩张血管，使血压降低，尤其是降低舒张压作用明显。三七总皂苷对不同部位的血管表现有一定的选择性，对小动脉及静脉作用强。三七 Rb_1 和 Rg_1 都有扩血管作用，Rb_1 的作用大于 Rg_1，单体皂苷之间在扩血管方面上有协同作用。三七扩血管，降血压的机制主要为特异性阻断血管平滑肌上受体依赖性钙通道（ROC），减少 Ca^{2+} 内流。

5. 抗心律失常 三七总皂苷对于乌头碱、肾上腺素、哇巴因、毒毛花苷 K、氯化钡、氯仿或冠脉结扎所诱发的心律失常、心动过速、心室颤动均有明显的拮抗作用。其抗心律失常的有效成分是三七总皂苷、三七二醇苷、三七三醇苷等。作用机制包括降低自律性，减慢传导，延长动作电位时程和有效不应期，消除折返激动，阻滞慢钙通道，阻断期前收缩的冲动传导。

6. 抗脑缺血 三七总皂苷静脉注射可明显扩张动物软脑膜微血管，加快血流速度，增加局部血流量，可缓解不完全性脑缺血所致的脑电波低平，显著改善大脑皮质组织水、钠、钙含量及脑静脉血中磷酸肌酸激酶和乳酸脱氢酶的活性，减少大脑皮质组织结构损伤。此外，三七还能缓解缺血脑组织中 ATP 的分解，改善能量代谢，抑制脂质过氧化，提高脑组织中超氧化物歧化酶的活性，清除氧自由基等。三七对于记忆获得障碍，记忆巩固障碍有一定的改善作用。

7. 抗炎 三七及其总皂苷对组胺、醋酸、二甲苯、5-羟色胺、缓激肽等引起的毛细血管通透性升高具有明显的抑制作用。对大鼠蛋清性、甲醛性、右旋糖酐性足肿及棉球肉芽肿等多种急、慢性炎症模型都有明显抑制作用，能明显抑制巴豆油所致小鼠耳廓炎症。抗炎有效部位在皂苷，以二醇型皂苷为主。

8. 镇痛、镇静 三七为治疗跌打损伤的常用药，有确切的镇痛作用，对小鼠扭体法、热板法及大鼠光辐射甩尾法等多种疼痛模型有效。镇痛有效成分是人参二醇皂苷。三七人参皂苷 Rb_1 能显著减少小鼠自发活动，延长硫喷妥钠引起的睡眠时间，协同戊巴比妥钠的催眠作用，对抗咖啡因、苯丙胺引起的中枢兴奋作用。

9. 促进造血 三七总皂苷腹腔注射对于骨髓多能造血干细胞的增殖有明显的促进作用，使脾结节中粒细胞、红细胞二系有丝分裂活跃，脾重量增加。能对抗免疫抑制小鼠白细胞减少，促进大鼠急性失血性贫血红细胞、网织红细胞、血红蛋白恢复。

10. 保肝 PNS 对四氯化碳造成的肝损伤有保护作用，可抑制血清 ALT 的升高。三七甲醇提取物对四氯化碳、D-半乳糖胺引起的大鼠肝损伤有显著保护作用，能降低血清中的 ALT、AST、LDH 的活性，使肝细胞变形坏死减轻。三七具有抗肝纤维化的作用，可减少成纤维细胞和胶原的增生。三七还能促进肝脏蛋白质合成，增加 ^{3}H-TdR 对受损肝脏的掺入速率，增加 ^{3}H-亮氨酸对肝脏蛋白质的掺入速率。

11. 延缓衰老 三七总皂苷和三七二醇苷可延长果蝇寿命，提高飞翔能力，降低头部脂褐素含量，可显著提高血清、脑组织中超氧化物歧化酶活性，减少氧自由基的生成。三七醇提物还能促进小鼠脑内 DNA、RNA 和脑蛋白的合成。

12. 促进免疫　三七总皂苷和三七多糖具有抗放射所致脾损伤和白细胞减少的作用，可提高巨噬细胞吞噬率和吞噬指数，显著增加溶血空斑形成数，提高补体含量等。三七总皂苷可增强被激活的免疫细胞对肿瘤的杀伤活性。

13. 其他　①调节中枢神经系统：三七二醇苷 PDS 能抑制中枢神经的兴奋性，而三七三醇苷 PTS 对中枢有兴奋作用，三七能消除疲劳并能提高学习能力。②松弛平滑肌：三七浸膏或醇提物能降低离体肠肌张力，使收缩停止，对离体子宫也有抑制作用。③影响代谢：三七有双向调节糖代谢，促进肝脏、肾脏和睾丸组织蛋白质、细胞核 RNA 合成的作用。④利胆：三七还具有一定的利胆作用，能显著降低血清胆红素，促进胆汁分泌作用。⑤抗肿瘤：三七所含人参皂苷 Rh_1 能抑制肝癌细胞增殖，人参皂苷 Rh_2 可抑制小鼠黑色素瘤生长。

【现代临床应用】

1. 上消化道出血　用参三七注射液静脉滴注。临床处方可辨证选择配伍白及、茜草、蒲黄、仙鹤草、白术、白芍、茯苓、党参、黄芪等，或加入四君子汤，或用三七粉，或用云南白药、百宝丹。

2. 眼前房出血　以 10% 三七注射液电离子导入眼内。或以含三七提取物的血栓通注射液静脉滴注。临床处方可辨证选择配伍三七、仙鹤草、黄芩、大黄、紫珠，牡丹皮等，或用三七粉，或用云南白药、百宝丹。

3. 跌打损伤、瘀滞肿痛　各种外伤、手术伤、软组织损伤、骨折等均可口服三七粉。临床处方可辨证选择配伍乳香、没药、姜黄、骨碎补、三棱、莪术、桃仁、红花等，或加入复元活血汤，或用云南白药、百宝丹。

4. 冠心病、心绞痛　用三七冠心宁片或胶囊。临床处方可辨证选择配伍延胡索、丹参、当归、赤芍、川芎、红花、葛根、银杏叶等。或加入桃红四物汤。

5. 脑血栓　用血栓通注射液静脉滴注。临床处方可辨证选择配伍葛根、川芎、熟地黄、当归、黄芪、冰片、赤芍、地龙、麝香等。或加入补阳还五汤。

6. 高胆固醇血症　服用生三七粉，日用量 0.9g，连用 10 周以上。临床处方可辨证选择配伍泽泻、生首乌、茯苓、山楂、姜黄、黄芩、黄柏、龙胆、绞股蓝等。

7. 肝炎　用参三七注射液治疗难治性血瘀型慢性肝炎，肌内注射或静脉滴注；口服生三七粉治疗慢性迁延性肝炎。临床处方可辨证选择配伍白术、茯苓、茵陈、黄芩、栀子、五味子、垂盆草、当归等，或加入茵陈五苓散、逍遥散等。

三、寒凉止血药

性属寒凉而能止血，主要用于治疗血热妄行而出血的中药，称为寒凉止血药。

【功能与主治】本类药物性属寒凉，味苦，主归肝经，具有止血功能。适用于血分有热，热迫血行，或热伤血络，血热妄行而出血。通常发病急，病程短，血色鲜红而量多，或兼有发热，口渴，面红，烦躁，尿黄，舌红，苔黄，脉数等症。本类药物凉血之力不强，需配清热凉血之药以求治本方能取得较好效果。

【与功能主治相对应的主要药理作用】

1. 收缩局部血管　槐花、侧柏叶所含槲皮苷有抗毛细血管脆性和止血作用。槐花能收缩局部小血管，降低毛细血管的通透性，增强毛细血管的抵抗性。小蓟能收缩局部小血管，其乙酸乙酯部位、正丁醇部位、总黄酮部位可增强毛细血管功能。白茅根也可降低毛细血管的通透性。

2. 增加血小板功能　地榆能增强血小板功能。小蓟能增加血小板数目，诱导血小板聚集。羊蹄具有抑制血小板抗体作用，促进血小板的再生功能。

3. 促凝血因子生成　槐花、大蓟可促进凝血酶原激活物的生成。小蓟含有凝血酶样活性物质，还能促进凝血酶原转变成凝血酶。地榆、小蓟炒炭后可使可溶性钙离子含量大幅度增加。白茅根能促进凝血酶原生成。

4. 缩短凝血时间　羊蹄、地榆、侧柏叶、小蓟、大蓟等可缩短凝血时间；白茅根生品和炭品均能明显缩短小鼠出血时间、凝血时间和血浆复钙时间。大黄、黄芩、生地黄具有良好的促凝血作用。大黄止血作用显著，见效快，止血机制涉及凝血机制的多个环节。生地黄煎剂给小鼠灌药，具有止血作用。生地黄醇提取物能缩短凝血时间和出血时间，具有显著地促进凝血作用。

5. 抗纤维蛋白溶解　小蓟、地榆均有抗纤维蛋白溶解作用。黄芩苷水溶性成分可促凝血和延长纤维蛋白溶解酶活性。

寒凉止血常用药物与方剂主要药理作用简表

主要药理作用 相应传统功能	收缩局部血管 凉血止血	增强血小板活性 凉血止血	促凝血因子生成 凉血止血	缩短凝血时间 凉血止血	抗纤溶 凉血止血
槐花	+		+	+	
大黄	+	+	+	+	+
黄芩			+		+
小蓟	+	+	+	+	
大蓟			+	+	
地榆		+		+	
白茅根	+			+	
侧柏叶	+			+	
生地黄				+	
羊蹄		+		+	
三黄泻心汤		+	+	+	
小蓟饮子	+	+	+	+	
槐花散	+	+		+	

槐花　Huaihua

【来源采制】槐花为豆科落叶乔木植物槐 Sophora japonica L. 的花蕾及花。花开季节采收，干燥后生用、炒用或炒炭用。

【主要成分】槐花内主要含有黄酮及其苷类黄酮苷、皂苷及其苷元、甾类等。富含芸香苷（芦丁），槲皮素、葡萄糖、鼠李糖、鞣质（0.66%）等。还有槐花米甲素（黄酮类化合物）、乙素、丙素（均为固醇类化合物）以及植物血凝素。桦皮醇、桦皮二醇、桦木素、槐二醇、蛋白质、黏液质、氨基酸、肽以及维生素 A 类物质。主要止血成分可能是芸香苷、槲皮素、鞣质等。

【性味功能】味苦，性微寒，归大肠、肝经。功能凉血止血，清肝泻火。

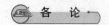

【药理作用】

1. 止血　生槐花、槐花炭水浸液给小鼠灌胃均明显缩短出血时间和凝血时间，炒炭后促凝作用增强，槐花炭鞣质含量约为生槐花的4倍，所以炒炭后止血作用增强。槐花中植物血凝素（PHA）可促使红细胞凝集，促进血栓形成。所含芸香苷及其苷元槲皮素有维生素P样作用，能降低毛细血管的通透性和脆性，保持毛细血管的正常抵抗力，并能使脆性增加而出血的毛细血管恢复正常弹性。槐花止血活性成分有芸香苷及其水解后生成的槲皮素，以及鞣质、植物血凝素等。

2. 抗炎　芸香苷及槲皮素对大鼠组胺、蛋清、5-HT、甲醛等引起的足趾肿胀以及透明质酸酶引起的足踝部肿胀均有明显的抑制作用。硫酸芸香苷钠给犬肌内注射25mg/kg，能减轻实验性血栓静脉炎的肿胀。抗炎作用机制与黄酮类物质的抗氧化作用和抑制过氧化物的形成有关。

3. 抗菌、抗病毒　槐花水浸液（1∶5）体外对堇色毛癣菌、许兰黄癣菌、奥杜益小芽孢癣菌、羊状小芽孢癣菌、星形奴卡菌等皮肤真菌均有不同程度的抑制作用。槐花水提物对流感病毒引起的小鼠肺炎有保护作用。芸香苷在200μg/ml浓度对水疱性口炎病毒有抑制作用。

4. 减慢心率、抗心律失常　槐花煎液可显著降低家兔心肌收缩力，减慢心率，降低心肌耗氧量，对心动过速、房性或室性期前收缩、心绞痛等有治疗作用。芸香苷、槲皮素能增加离体、在体蛙心的收缩力及输出量，并减慢心率。槐花煎液对家兔体外心房肌具有负性频率及负性肌力作用，能延长心房肌的功能不应期；所含苦参型生物碱可对抗多种实验性动物心律失常。槲皮素有扩张冠状动脉、增加冠脉血流量、降压等作用。

5. 降脂、降压　槐花水提液能预防小鼠实验性高胆固醇血症，降低血清胆固醇含量。槲皮素能降低肝、主动脉及血中胆固醇量，并增加胆固醇-蛋白复合物的稳定性，对实验性动脉硬化有预防及治疗作用。芸香苷对脂肪肝有一定的祛脂作用。槐花水浸液、酊剂对麻醉犬、猫有短暂而显著的降低血压作用；芸香苷制剂、槲皮素亦有降压作用。

6. 解痉、抗溃疡病　槲皮素能降低肠、支气管平滑肌的张力，芸香苷能降低大鼠的胃运动功能，并对抗氯化钡所致小肠平滑肌痉挛。皮下注射芸香苷（5～10mg/kg）能显著降低大鼠幽门结扎型胃溃疡病灶数目。

7. 降低血糖　槐花有降血糖作用，芸香苷能抑制醛糖还原酶，有利于糖尿型白内障的治疗。

8. 促进免疫　槐花中植物血凝素（PHA）可促使红细胞凝集，促进淋巴细胞转化成淋巴母细胞并进行分裂，提高巨噬细胞的吞噬能力。

9. 抗肿瘤　槲皮素还有抗肿瘤作用，抑制艾氏腹水癌细胞DNA、RNA和蛋白质的合成。芸香苷有抗辐射作用。

【现代临床应用】

1. 各种出血　单用或复方煎服治疗吐血、衄血、便血、痔疮出血、血痢、崩漏等。临床处方可用槐花散，或可辨证选择配伍地榆、大黄、白及、黄芩、生地黄、大蓟、小蓟、三七、仙鹤草等。

2. 皮肤病　槐花粉食用油调膏涂于患处治疗小儿头部黄癣；槐花炒后研末口服治疗银屑病。临床处方可辨证选择配伍防风、荆芥、柴胡、秦皮、龙胆、黄芩、蝉蜕，或加入消风散。

3. 高血压　由槐米、五味子等制剂，治疗各型高血压。临床处方可辨证选择配伍天麻、地龙、钩藤、白芍、罗布麻叶，或配伍黄芪、当归、知母、人参、山楂、杜仲等。

4. 高脂血症 首乌山楂槐米汤可降低患者血胆固醇和甘油三酯。临床处方可辨证选择配伍泽泻、山楂、姜黄、生首乌、虎杖、牡丹皮、绞股蓝等。

5. 烫伤 槐花油可治疗烫伤。临床处方可辨证选择配伍地榆、生地黄、栀子、黄芩、白芍、知母、冰片等。

【不良反应】槐花，尤其槐角的果荚具有溶血作用。槐花水提物对人血淋巴细胞有致突变作用。芦丁小鼠腹腔注射 LD_{50} 为 950mg/Kg，槲皮素小鼠口服的 LD_{50} 为 160mg/Kg。

四、温热止血药

药性温热而能止血，主要用于治疗虚寒性出血的中药，称为温热止血药。

【功能与主治】本类止血药性温，主归肝经。主要用于寒凝经脉，瘀阻不通；或气虚下陷，统摄无力等虚寒性出血，尤其适合于妇女气血虚寒崩漏下血。通常出血日久，病情缓慢，血色淡红或者紫黯而量少，或兼有神疲倦怠，语音低微，面色不华，畏寒肢冷，便溏，舌淡，苔白，脉沉迟细弱。本类药热性较弱，温经散寒力所不及，常需配伍温里散寒类、益气补血类药物，方能振奋脏腑功能，固摄血液。

【与功能主治相对应的主要药理作用】

1. 改善毛细血管功能 艾叶能降低毛细血管通透性。陈皮所含的橙皮苷、甲基橙皮苷均有维生素 P 样作用，能对抗组胺、蝮蛇毒素、溶血卵磷脂对血管通透性的增加作用，降低血管通透性和脆性。灶心土能使血管收缩，减少渗血。

2. 缩短凝血、出血时间 灶心土能缩短凝血时间，还能增加血小板Ⅲ因子活性。艾叶不同炮制品制剂如炒炭品、醋炒艾叶炭、焖煅艾叶炭均能明显缩短小鼠凝血、出血时间。乌药粉能明显地缩短家兔血浆再钙化时间，促进凝血而具有止血作用。荆芥炭混悬液、荆芥炭挥发油能缩短出血时间，凝血时间，有明显的止血作用，且高剂量不易引起毛细血管内凝血。荆芥炭止血活性成分主要为其中的脂溶性提取物，其作用机制有促凝血及抑制纤溶活性双重途径。熟地黄能缩短凝血酶时间，有促进凝血作用。

3. 抗纤维蛋白溶解 艾叶、灶心土能对抗纤维蛋白溶解作用而利于止血。

4. 抗血小板聚集 艾叶炒焦、醋炒炭和生艾叶对血小板聚集率有很强的抑制作用。

温热止血常用药物与方剂主要药理作用简表

主要药理作用 相应传统功能	改善血管功能 温经止血	缩短凝血时间 温经止血	抗纤维蛋白溶解 温经止血
艾叶	+	+	+
三七		+	
乌药		+	
陈皮	+	+	
荆芥炭		+	
灶心土	+	+	+
熟地黄		+	
胶艾汤	+	+	

艾叶　Aiye

【来源采制】为菊科多年生草本植物艾 *Artemisia argyi* Lévl. et Vant. 的叶。夏季花未开时采摘，生用、捣绒或制炭用。

【主要成分】艾叶主要化学成分为挥发油，含量可达 0.75%，其中主要为柠檬烯、香桧烯、β-派烯、龙脑等。含有 1,8-桉树脑、异蒿属（甲）酮、2-莰酮（樟脑）、2-莰醇（冰片）、石竹烯、α-荜澄茄烯，还有倍半萜、环木菠烷型三萜、黄酮类化合物及甾醇类成分。此外，尚含有绿原酸，朝鲜蓟酸和脂肪酸等，以及微量元素，如 K、Si、Ca、Cl、Sc（钪）、P、Mg 和 Pe。

【性味功能】味苦、辛，性温，归肝、脾、肾经。功能温经止血，芳香行气，化湿避秽。

【药理作用】

1. 止血　艾叶能降低毛细血管通透性，抗纤维蛋白溶解，从而发挥止血作用。小鼠灌服艾叶不同炮制品制剂，炒炭品、醋炒艾叶炭、焖煅艾叶炭均能明显缩短凝血、出血时间，艾叶制炭后止血作用加强，焖煅艾叶炭止血作用最强。生艾叶水制剂能对抗纤维蛋白溶解，有剂量依赖性抑制作用。

2. 抗凝　生艾叶能活血。生艾叶水制剂可使兔、犬、人正常新鲜血浆部分凝血活酶时间、凝血酶原时间和凝血酶时间不同程度的延长，产生肝素样作用。生艾叶、炒焦艾叶、醋炒炭艾叶制剂还能显著地抑制血小板聚集，主要活性成分为 β-谷甾醇和 5,7-二羟基-6,3',4'-三甲氧基黄酮。

3. 抗病原微生物　艾叶有广谱抗菌作用，艾叶水煎液、艾叶烟熏和艾叶挥发油对多种细菌、病毒和真菌有杀灭或抑制作用。艾叶水浸剂或煎剂体外实验对炭疽杆菌、α-溶血链球菌、β-溶血链球菌、白喉杆菌、肺炎双球菌、金黄色葡萄球菌、大肠艾希菌、表皮葡萄球菌、白念珠菌及多种致病真菌均有不同程度的抑制作用；艾叶油对肺炎球菌、甲、乙溶血型链球菌、奈瑟球菌有抑制作用，对呼吸道合胞病毒也有抑制作用。烟熏对大肠杆菌、甲型链球菌、表皮葡萄球菌、铜绿假单胞菌、肺炎双球菌以及腺病毒、鼻病毒、疱疹病毒、流感病毒、腮腺炎病毒等均有不同程度的抑制作用。接种常见化脓菌的平皿，经艾叶烟熏 10 分钟，则全部不生长。艾叶熏蒸对乙肝病毒也有一定的灭活作用。艾叶 45% 醇提液在 12.5mg/ml 的浓度对短帚霉、黑曲霉、共头霉、交链孢霉、芽枝霉、葡柄霉、葡萄孢霉、杂色曲霉、土曲霉、焦曲霉、皱褶青霉、产紫青霉、草酸青霉、绳状青霉、圆弧青霉、镰刀菌有抗菌活性。艾叶燃烧后灰分的甲醇浸取液的抗病原微生物作用更强。对病原微生物的抑制作用，是艾叶"芳香化浊，祛邪避秽"的药理作用基础。

4. 调节免疫　艾叶挥发油灌胃给药，能抑制小鼠脾和胸腺的生长，抑制小鼠体内抗体溶血素的生成，以及抑制小鼠单核吞噬功能，显示对免疫系统具有免疫抑制作用。艾灸可增强机体细胞免疫功能，灸后 ^{3}H-TdR 掺入淋巴细胞数量显著增加，淋巴细胞转化率明显提高。给小鼠艾灸"中脘穴"，可提高单核吞噬细胞系统对血中胶体炭的廓清能力，吞噬指数提高；肝内、脾脏和腹腔巨噬细胞活性亦明显增强。艾灸动物"大椎穴"可促进家兔的凝血素和溶血素的产生，溶血空斑数、血清 IgG 含量均明显升高。

5. 平喘　艾叶油平喘作用与异丙肾上腺素相近而更持久。艾叶油灌胃、腹腔注射、肌内注射或喷雾吸入均能对抗乙酰胆碱、组胺对豚鼠致喘作用，可明显延长引喘潜伏期，减少抽搐动物数，对药物性哮喘也有明显保护作用。艾叶油能增加豚鼠肺灌流量，油中低沸点部位还能松弛离体豚鼠气管平滑肌，对抗乙酰胆碱、组胺和氯化钡引起的气管平滑肌收缩。α-萜品烯醇为艾叶油中平喘活性成分之一，平喘作用较为明显，平喘机制与提高气管平滑肌内 CAMP 含量和抗过敏作用有关。此外，艾叶油中反式香苇醇和 β-石竹烯的直接松弛支气管平滑肌和平喘作用均强于艾叶油。

6. 镇咳　艾叶油灌胃或腹腔注射，对刺激喉上神经引咳法、二氧化硫或氨雾引咳法以及丙烯醛、枸橼酸引咳法所致动物咳嗽均有明显对抗作用；其镇咳作用可被呼吸中枢兴奋可拉明拮抗，提示艾叶油对延髓呼吸中枢有抑制作用。镇咳活性较强的单体成分有萜品烯醇、反式香苇醇以及桉油素等。

7. 祛痰　艾叶油灌胃、皮下或腹腔注射，有明显祛痰作用。艾叶油及 β-丁香烯能使小鼠酚红排泌增加，切断迷走神经不影响其祛痰效果，提示祛痰作用可能与直接刺激支气管腺体分泌有关。

8. 兴奋子宫　艾叶煎剂能兴奋家兔离体子宫，产生强直性收缩。艾叶粗制浸膏对豚鼠离体子宫亦有明显的兴奋作用。

9. 利胆　艾叶油混悬液十二指肠给药，可使正常大鼠胆汁流量增加，与给药前比较，有明显利胆作用。

10. 抗炎、解热、镇静　艾叶油腹腔或皮下注射有明显镇静作用，能延长戊巴比妥钠的睡眠时间。对实验性发热家兔有解热作用。艾叶油对角叉菜胶、巴豆油、醋酸所致的动物炎症模型均有较强的抑制作用。

11. 抑制心脏　艾叶油对蟾蜍、兔离体心脏均有抑制作用，且能对抗异丙肾上腺素的强心作用。

【现代临床应用】

1. 子宫出血　先兆流产出血、习惯性流产、功能性子宫出血。陈艾叶水煮荷包鸡蛋服。临床处方可辨证选择配伍熟地黄、蒲黄、三七、荆芥炭、炮姜、益母草、绵马贯众、山楂、红花、香附等，或加入泰山磐石散、八珍汤中使用。

2. 哮喘　慢性支气管炎、支气管哮喘、典型喘息型慢性支气管炎，用艾叶油胶囊内服，平喘作用较为显著。临床处方可辨证选择配伍细辛、干姜、杏仁、地龙、陈皮、诃子、五味子、罂粟壳。

3. 过敏　过敏性皮炎、过敏性鼻炎、药物过敏、麻风反应期、荨麻疹、皮肤瘙痒、湿疹等，用艾叶油内服，或同时以艾叶油局部外用。临床处方可辨证选择配伍黄芪、黄芩、秦皮、金银花、防风、荆芥、羌活、青蒿、紫草等，或加入消风散中使用。

4. 烧伤　艾叶油除口服外还可局部涂擦用于烧伤，尤其是大面积烧伤及 Ⅱ～Ⅲ度烧伤的清创、脱痂和植皮。临床处方可辨证选择配伍槐花、大蓟、小蓟、地榆、白及等。

【不良反应】艾叶煎剂腹腔注射小鼠 LD_{50} 为 23g/kg；艾叶油小鼠灌胃 LD_{50} 为 2.47ml/kg，腹腔注射 LD_{50} 为 1.12ml/kg，动物依次出现镇静，翻正反射消失。

第七节　止　痛　药

凡能消除或缓解各种疼痛症状，减轻因疼痛而引起的情绪反应和躯体功能改变的药物，称为止痛药。

疼痛是由于各种刺激引起的一种主观痛苦感觉，是一个常见的临床症状。中医认为其病因病病机与下列因素有关：①"不通则痛"。可因气滞、血瘀、痰阻、湿滞、寒凝，以致经脉气血不畅而致各种内脏及肢体疼痛。②经脉失去濡养，拘挛而痛。以阴血亏虚而滋养经脉不足为主，也可因为阳气虚弱所致。疼痛的性质，以寒性为多，但因气血痰湿寒诸邪，郁久化热，则可能伴有热象。疼痛可见于中医风湿痹病、胸痹、协痛、腹痛、胃脘痛、痛经、癥瘕积聚、跌打损伤等各种疾病中。治疗以祛除病因，针对病本，如行气、活血、化痰、除湿、散寒、滋阴、补血、温阳、补气为主，若见热证，则兼以清热。本章介绍的止痛药，通常作为辅佐之用。若当疼痛剧烈之时，则应以止痛为先，以防变生他症。

西医理论，疼痛由机械性刺激、物理因素、化学因素、生物活性物质（释入细胞外液中的钾离子、5-羟色胺、乙酰胆碱、缓激肽、组胺等）引起。各种致痛因素刺激机体，痛觉冲动通过传入神经纤维、脊髓上行到脑干部位，再传至大脑皮质，产生疼痛感觉。疼痛的位置常指示病灶所在，常见头痛、胸痛、腹痛和腰背痛、牵掣痛等。疼痛的性质间接说明病理的类型，通常有刺痛、灼痛、跳痛、钝痛或绞痛等。西药通常有抑制前列腺素合成的非麻醉性镇痛药（如阿司匹林）和与阿片受体结合的麻醉性镇痛药（如吗啡），以及一些非固醇类抗炎药。

止痛中药的作用，与脑内各种递质5-羟色胺、乙酰胆碱、去甲肾上腺素、多巴胺等有密切关系。有些药物选择性地与吗啡受体结合而发生镇痛作用。某些药物抑制局部致痛物质的形成与释放，并阻断这些物质对疼痛感受器的刺激而镇痛。止痛中药的镇痛机制有全身麻醉镇痛，局部麻醉镇痛，肌肉松弛，解除血管与胃肠道痉挛，控制炎症等环节。

根据止痛中药缓解疼痛的机制，结合在中医临床应用的实际，本章药分为麻醉止痛、解痉止痛、止痛化瘀三类。在应用中，还应考虑到各药的寒热性质，以符合中药辨证施治的使用原则。

一、麻醉止痛药

具有全身或局部麻醉作用，能缓解疼痛，可广泛用于各种疼痛的中药，称为麻醉止痛中药。

【功能与主治】麻醉止痛药多味苦辛性温，主归脾、肺、肝经，功能麻醉、止痛，散寒。可用于各种原因所致的内脏或肢体疼痛，以及创伤及手术疼痛。

【与功能主治相对应的主要药理作用】

1. 全身麻醉止痛　洋金花等药能对中枢神经系统产生广泛的抑制作用，意识、感觉、反射和肌张力消失或者部分消失。洋金花总生物碱或东莨菪碱能阻断神经冲动在突触处的传递而抑制中枢神经系统。东莨菪碱通过抗肾上腺素能作用产生镇痛。乌头、防己均有明显的镇痛作用，可显著提高实验动物的痛阈。乌头碱镇痛作用的部位在中枢神经系统，但无耐受性，无吗啡样成瘾作用。乌头碱的镇痛作用可能与中枢去甲肾上腺素和阿片能系统有关。

2. 局部麻醉止痛　细辛、花椒、蟾酥、九里香等中药，能选择性的阻断神经末梢和神经干冲动的传导，使有关神经所支配的组织暂时丧失痛觉，外用可局部止痛。马钱子、乌头、雪上一枝蒿、祖师麻等能麻痹神经末梢。桂枝、细辛等对动物实验性疼痛模型均有明显的抑制作用，能减少内源性致痛物质对外周感受器的刺激作用，促进血液循环。镇痛的成分有细辛挥发油、桂皮醛等。

麻醉止痛常用药物与方剂主要药理作用简表

主要药理作用 相应传统功能	全身麻醉止痛 温经通络止痛	局部麻醉止痛 温经通络止痛	镇静 温经散寒
洋金花	+		+
乌头	+	+	
附子	+	+	+
马钱子		+	
细辛		+	+
川椒		+	
九里香		+	
蟾酥			+
祖师麻		+	
雪上一支蒿		+	
乌辛茶	+	+	+
整骨麻药方	+	+	+

洋金花　Yangjinhua

【来源采制】洋金花为茄科植物白花曼陀罗 *Datura metel* L. 的干燥花。花初开时采收，晒干或低温干燥。

【主要成分】洋金花含总生物碱，主要为东莨菪碱及莨菪碱、阿托品等。

【性味功能】性温，味辛，有毒，归肝、肺经。功能麻醉镇痛、解痉缓急、平喘止咳。

【药理作用】

1. 麻醉　洋金花中的东莨菪碱有中枢抑制作用，小剂量对大脑皮质及皮质下的脑干网状结构即有抑制作用而引起麻醉。给家兔脑内注射有效成分东莨菪碱，动物翻正反射及听觉消失，疼痛反应下降，呈现浅麻醉状态。其麻醉作用的机制与阻断大脑皮质和脑干网状结构的 M 胆碱受体有关，也可能与其在中枢对抗去甲肾上腺素能神经的作用有关。

2. 镇痛　热板法、热辐射法证明东莨菪碱、洋金花总碱能提高小鼠痛阈，可通过抗肾上腺素能神经产生镇痛作用，加强哌替啶的镇痛效果。东莨菪碱能使大鼠的痛阈提高42% ~80%。洋金花能明显阻止小鼠热板法中连续应用吗啡出现镇痛作用耐受性的发展，恢复小鼠对吗啡镇痛作用的敏感性。表明洋金花对阿片类物质成瘾可能具有较好的治疗作用。对于由血管痉挛，供血不足，微循环障碍所致的疼痛，洋金花能解除血管痉挛，改善微循环而发挥镇痛作用。

3. 镇静　家兔脑室注射东莨菪碱可出现闭眼、侧卧、翻正反射消失，苏醒后仍显现活动减少现象。东莨菪碱对条件反射有阻断作用，能不同程度地阻断大鼠、小鼠的回避性条件反射和二级条件反射。电生理方法证明，洋金花有效成分东莨菪碱对大脑皮质及中脑网状结构上行激活系统有抑制作用，有显著的镇静效果；洋金花灌胃对直接电刺激大鼠皮质惊厥值测定模型，能明显增高大鼠惊厥阈值。其抗惊厥作用较卡马西平弱。

4. 松弛平滑肌　洋金花还能松弛胃肠、气管、子宫等多种平滑肌，降低胃肠道的蠕

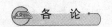

动和张力，可缓解平滑肌痉挛性疼痛。

5. 兴奋呼吸　随着剂量的增加，东莨菪碱和阿托品对于延髓和脊髓有不同程度的兴奋作用，对延髓呼吸中枢兴奋作用较明显，使呼吸加快，通气量增加。家兔静脉注射东莨菪碱，可对抗乌拉坦和硫喷妥钠造成呼吸抑制，可显著兴奋呼吸中枢和恢复血压，使呼吸频率、潮气量增加。但过量则发生呼吸抑制，死于呼吸中枢麻痹。

6. 平喘　小剂量洋金花注射液可对抗乙酰胆碱或组胺引起的离体豚鼠气管平滑肌的收缩。洋金花对实验性气管炎大鼠的气管黏液腺的分泌功能有抑制作用，使杯状细胞显著减少，此作用与切断单侧迷走神经的作用相似。

7. 升压、抗休克　洋金花具有升高动脉平均压的作用，并可解除血管痉挛，改善微循环及组织器官的血液供应，有良好的抗休克作用。对创伤性休克的小鼠，洋金花总碱能显著地延长其存活的时间。洋金花总碱能使去甲肾上腺素或创伤性休克所引起的微循环停滞的血流重新流动，改善微循环障碍。对失血性休克兔肾脏也有保护作用。洋金花抗休克的机制是改善微循环，纠正组织细胞缺氧所发生的一系列代谢障碍。对休克状态下的机体能呈现血压回升、脉压增大、尿量增多、脏器供血恢复等抗休克效应。

8. 抗缺氧、抗氧化　洋金花对心脑缺血再灌注损伤有防治作用。洋金花总碱能对抗因缺氧引起的乳酸增加而延长缺氧动物的生存时间。还具有增强机体抗氧化能力，抑制过剩自由基引发的脂质过氧化反应，提示洋金花总碱对动物脑缺血再灌注损伤具有保护作用。

9. 抗凝血　近年发现洋金花有抑制血栓素合成，降低全血黏度与血脂。

10. 抗过敏　洋金花有对抗5-羟色胺和组胺等过敏介质释放的作用。

【现代临床应用】

1. 手术麻醉　洋金花总碱 0.08～0.1mg/kg 或氢溴酸东莨菪碱 0.06～0.1mg/kg 静脉滴注，也可口服、灌肠、肌内注射、穴位注射等。

2. 顽固性疼痛　恶性肿瘤晚期剧痛、偏头痛等。临床处方可辨证选择配伍附子、乌头、细辛、肉桂、干姜等。

3. 血管闭塞性脉管炎　肌内注射或静注东莨菪碱或洋金花总碱合并应用氯丙嗪麻醉治疗脉管炎第三期。

4. 哮喘　洋金花浸膏加渗透剂制成胶布橡胶皮膏穴位敷贴有效。临床处方可辨证选择配伍杏仁、地龙、五味子、诃子、罂粟壳、陈皮、艾叶、麻黄等。

5. 慢性气管炎　用洋金花注射液，但要注意剂量，以免产生强烈副作用。临床处方可辨证选择配伍陈皮、半夏、干姜、细辛、射干、桔梗、黄芪、当归等。

6. 伤科急症　洋金花伤膏外敷急性闭合性外伤。

【不良反应】洋金花有散瞳、升高血压作用，青光眼病人、高血压患者禁用。中毒表现有口干、皮肤潮红、瞳孔散大、心动过速、头痛眩晕、烦躁、谵语、幻觉、昏迷，甚至死亡。洋金花注射液小鼠 LD_{50} 为 8.2mg/kg。洋金花总碱犬静脉注射的 LD_{50} 为 75mg/kg。东莨菪碱成人致死量约为 100mg，幼儿为 10mg。

二、解痉止痛药

具有肌肉松弛和镇痛作用，能缓解平滑肌、骨骼肌痉挛疼痛的中药，称为解痉止痛药。

【功能与主治】解痉止痛药多味苦辛性温，主归肝、肺经，能解痉止痛。主要治疗肌肉痉挛引起的疼痛。

【与功能主治相对应的主要药理作用】

1. 松弛胃肠平滑肌　解痉止痛类中药具有松弛胃肠平滑肌的解痉作用。如香附、川芎等均能降低实验动物离体肠管的紧张性，使收缩幅度减少，节律减慢，使平滑肌松弛从而达到镇痛的目的。徐长卿所含丹皮酚及罂粟壳中所含罂粟碱能解除胃肠道痉挛，天仙子、洋金花等亦有类似的作用。芍药苷对豚鼠离体小肠自发收缩活动有抑制作用，能降低肠管张力。芍药或芍药苷能对抗氯化钡引起的肠管收缩，对乙酰胆碱引起的肠管收缩无明显影响。甘草解痉作用的有效成分主要是黄酮类化合物，如甘草素。甘草所含黄酮类、异甘草素对肠管痉挛性收缩有明显解痉作用。

2. 松弛子宫平滑肌　常用调经止痛中药香附、芍药、当归、荔枝核等具有松弛子宫平滑肌的作用。香附可抑制子宫平滑肌，使痉挛的子宫平滑肌松弛。芍药苷对大鼠子宫平滑肌的自发性收缩及催产素引起的收缩均有抑制作用。其配糖体对小鼠离体子宫，低浓度呈兴奋作用，高浓度呈抑制作用。香附、芍药调经止痛，治疗经前腹痛、月经不调或产后腹痛等临床疗效与其缓解子宫痉挛的药理作用有密切关系。

3. 松弛骨骼肌　汉防己碱、八角枫碱等能对抗乙酰胆碱的合成或释放过程，或者能对抗乙酰胆碱与突触后膜 N_2 受体的结合，从而起到骨骼肌松弛作用。

4. 镇痛　徐长卿、牡丹皮、丹皮酚、白芍总苷、香附醇提物、天仙子、东莨菪碱均有直接的镇痛作用。白芍总苷能加强吗啡的镇痛效果，但纳洛酮对白芍总苷的镇痛作用无明显影响，提示白芍总苷的镇痛作用与阿片受体无关。

解痉止痛常用药物与方剂主要药理作用简表

主要药理作用 相应传统功能	镇痛 止痛	镇静 调和	松弛胃肠肌 行气或解痉止痛	松弛子宫肌 调经	抗心肌缺血 行气活血
徐长卿	+	+	+	+	
罂粟壳	+	+			
天仙子			+		
洋金花		+	+		
汉防己	+		+		+
厚朴	+		+		
白芍	+	+	+	+	+
甘草	+	+	+		
川芎	+	+	+		+
香附	+	+	+	+.	
芍药甘草汤	+	+	+		
平胃散	+	+	+		

徐长卿　Xuchangqing

【来源采制】 徐长卿为萝藦科植物徐长卿 *Cynanchum paniculatum*（Bge.）Kitag. 的干燥根及根茎。秋末或春初挖根，晒干。生用。

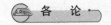

【主要成分】 主要含牡丹酚。其次，还含有黄酮苷、糖类、氨基酸及少量生物碱。

【性味功能】 解痉止痛、消肿解毒、祛风胜湿、止呕。

【药理作用】

1. 镇痛 小鼠腹腔注射徐长卿主要成分丹皮酚的注射液或油剂、丹皮酚磺酸钠均能使动物痛阈显著提高，有较强的镇痛作用。去除丹皮酚的徐长卿提取液小鼠腹腔注射也有镇痛作用，并且作用持久。说明徐长卿的镇痛作用除丹皮酚成分外，还有其他成分。

2. 镇静 腹腔注射丹皮酚能使小鼠自发活动减少，睡眠时间延长，还能明显延长环己巴比妥钠对小鼠的麻醉周期。腹腔注射不含丹皮酚的徐长卿提取液，也可使小鼠自主活动显著减少，眼睑下垂，但对外界刺激仍有反应。说明徐长卿的多个有效部位均有镇静作用。

3. 松弛胃肠平滑肌 徐长卿有松弛平滑肌，抑制胃肠蠕动作用，并有解痉作用。徐长卿注射液可使豚鼠离体回肠张力下降，并可对抗氯化钡引起的回肠强烈收缩。丹皮酚对乙酰胆碱、组胺、氯化钡引起的豚鼠离体回肠强烈收缩也有显著对抗作用。从徐长卿中分离出的3-羟-4-甲氧苯乙酮具有抑制胃肠蠕动作用，其效果与丹皮酚相当。丹皮酚还能防止应激性小鼠溃疡病及抑制大鼠胃液分泌。

4. 松弛子宫平滑肌 徐长卿有抑制子宫收缩和抗早孕作用，提取物丹皮酚对实验性动物子宫收缩抑制作用显著。

5. 抗心肌缺血 徐长卿提取液可增加冠脉流量，改善心肌代谢，缓解心肌缺血。不能防治给家兔静脉滴注垂体后叶素引起的心肌急性缺氧性心电图的变化。注射牡丹酚油剂能使小鼠的冠脉血流量增加，正常心率减慢，具有缓解心脏缺血的作用。所含黄酮具有扩张冠脉作用。

6. 降低血脂、抗动脉硬化 徐长卿具有降血清总胆固醇和 β 脂蛋白作用，并且能抑制粥样硬化斑块的形成。提取物丹皮酚对血小板聚集及动脉粥样硬化有抑制作用。丹皮酚和去丹皮酚的徐长卿煎剂均可降低动脉血压。

7. 抗炎 徐长卿有类似肾上腺素样的抗过敏、抗风湿性关节炎等作用。大鼠腹腔注射丹皮酚磺酸钠，对甲醛所致足跖肿胀有明显抑制作用。丹皮酚也可抑制由二甲苯所致的小鼠耳廓肿胀以及角叉菜胶等致炎剂所致的大鼠足跖肿胀。丹皮酚还可抑制内毒素所致动物腹腔毛细血管通透性的升高。

8. 抗变态反应 实验表明丹皮酚对Ⅱ、Ⅲ、Ⅳ型变态反应均有显著抑制作用。它并不显著影响特异性抗体形成，但可选择性抑制补体经典途径的溶血活性，还可调节细胞免疫功能。

9. 抗菌 徐长卿有抗菌作用，丹皮酚是其有效抗菌成分之一。徐长卿煎剂对福氏痢疾杆菌、伤寒杆菌、铜绿假单胞菌、大肠杆菌、枯草杆菌、甲型链球菌、金黄色葡萄球菌均有抑制作用，对趾间发癣菌也有抑制作用。

【现代临床应用】

1. 心绞痛 牡丹酚油剂注射。临床处方可辨证选择配伍附子、细辛、桂枝、干姜、牡丹皮、川芎、延胡索、赤芍、当归、红花、黄芪、人参等。

2. 疼痛 关节疼痛、牙痛、胃肠痛、肿瘤疼痛等，用丹皮酚溶于花生油制成注射剂。丹皮酚与青木香油肌内注射用于治疗内外伤疼痛，消化系统止痛效果较好。治疗牙痛用徐长卿水煎药液漱口再咽下，或口服徐长卿根粉。临床处方可辨证选择配伍附子、乌头、细辛、肉桂、干姜等。

3. 风湿性关节炎　徐长卿全草或根水煎趁热涂于患处。徐长卿注射液穴位注射或肌内注射。临床处方可辨证选择配伍附子、细辛、肉桂、秦艽、独活、雷公藤、青风藤、防风、防己等。

4. 皮肤病　徐长卿和硫黄霜按1∶10调和于患部，治疗手部湿疹、手癣和指掌角皮症。临床处方可辨证选择配伍黄芩、秦皮、苦参、黄柏、龙胆等外用。

5. 蛇咬伤　徐长卿根煎水服。临床处方可配伍甘草、干姜等。

三、止痛化瘀药

既有镇痛作用，又能扩张血管或抗凝血，用于缓解血管痉挛或栓塞所致疼痛的中药，称为止痛化瘀中药。

【功能与主治】止痛化瘀药药性较温和，多属平性或微寒、微温之品，主归心、肝、脾经，功能消肿止痛、活血化瘀。主要治疗血瘀引起的疼痛之症。

【与功能主治相对应的主要药理作用】

1. 镇痛　延胡索、夏天无、马钱子、祖师麻、细辛、三七等具有良好的镇痛作用。夏天无所含延胡索乙素对大脑皮质及皮质下的电活动均能抑制，尤以皮质运动区较为敏感，较大剂量能抑制防御性条件反射，能使动物活动减少，与巴比妥类药物有协同作用，可对抗苯丙胺及墨西卡林的兴奋作用，故可用于因疼痛而失眠的病人，有较好的镇静和安定的作用。夏天无具有强效持久的镇痛作用，无依赖性及成瘾性。生马钱子及马钱子炮制品、马钱子碱均有很强的镇痛作用。其机制是马钱子碱及其氮氧化物能抑制 PGE、5-HT 等致痛物质的释放，对感觉神经有麻痹作用。祖师麻甲素、祖师麻皂苷均有较强的镇静、镇痛作用。细辛挥发油灌胃或腹腔注射对动物物理性或化学性疼痛反应均有显著对抗作用，腹腔注射能明显提高痛阈。乳香可明显减少小白鼠腹腔注射冰乙酸的扭体反应次数，从而证明其有镇痛作用，其镇痛的有效成分为乙酸正辛酯。

2. 扩血管　祖师麻甲素对垂体后叶素所引起的心肌缺血具有保护作用，这一作用与其扩张冠脉、增加冠脉流量、扩张末梢血管、降低周围血管阻力、减低心肌耗氧量等有关。细辛具有明显的强心、扩张血管、降低外周阻力。细辛挥发油可对抗垂体后叶所致心肌缺血，还能延长动物耐缺氧的能力。醇提液及去甲乌药碱还具有抗心源性休克的作用。夏天无总生物碱对血管的平滑肌能迅速解除痉挛，舒张平滑肌，增加血管灌流量，具有持久的扩张毛细血管作用。麻醉犬静注后血压下降，股动脉、冠状动脉和颈内动脉血流增加，血管阻力降低。

3. 抗凝血　马钱子碱及其氮氧化物具有阿司匹林样抑制血小板聚集及抗血栓形成的作用。将祖师麻所含瑞香苷的药液给家兔灌服，可降低血液凝固性，凝血时间延长，血液对肝素的耐受性降低，为维生素 K 的拮抗剂。没药固酮 E 在 10^{-4} mol/L 最终浓度时，对 ADP、肾上腺素及 5-羟色胺诱导的血小板聚集有很强的抑制作用，这一作用与等浓度氯贝丁酯的作用十分相似。以乳香、没药组成的药方在体外能抗血栓形成，在临床上可改善病人的甲皱微循环和红细胞聚集状态，可显著降低高血黏度，并能降低血脂，而有利于抗体内血栓的形成。也可使家兔血瘀模型眼球结膜微循环恢复正常状态，并释放 β 血小板微球蛋白，调节血栓素 β_2 和前列腺素的平衡。

止痛化瘀常用药物与方剂主要药理作用简表

主要药理作用 相应传统功能	镇痛 活血止痛	催眠 活血安神	扩张血管 活血通脉	抗凝血 活血化瘀
祖师麻	+	+	+	
延胡索	+	+	+	+
夏天无	+		+	
乳香	+			+
三七	+	+		
当归			+	
川芎	+	+	+	+
牡丹皮	+		+	+
洋金花	+	+		
天仙子	+	+		
云南白药	+		+	+
血府逐瘀汤	+	+	+	+
金铃子散	+	+		+

祖师麻　Zushima

【来源采制】为瑞香科植物黄瑞香 *Daphne giraldii* Nitsche 的根皮及茎皮。晒干，生用。

【主要成分】祖师麻主要含瑞香内酯 A、7,8-二羟基香豆精-7-β 葡萄糖苷、祖师麻皂苷、祖师麻甲素及瑞香苷。尚含有香豆素及祖师麻毒素。

【性味功能】味辛、苦，性温，主归心、肝经。功能止痛活血、祛风除湿。

【药理作用】

1. 镇痛、镇静　腹腔注射瑞香素可提高动物的痛阈，作用缓和而持久。进一步研究提示瑞香素可能增强脑干 5-羟色胺的代谢，同时也促进 5-羟色胺的合成。祖师麻皂苷也有较强的镇静、镇痛作用。小鼠腹腔注射瑞香素可使自发活动明显减少，但对阈剂量下的戊巴比妥钠引起的小鼠睡眠无明显协同作用。

2. 扩张冠脉及外周血管　静脉注射瑞香素可使猫在体心冠脉流量显著增加；对垂体后叶素引起的家兔急性心肌缺血有保护作用；可对抗异丙肾上腺素造成的小鼠心肌耗氧量增加，提高小鼠对缺氧的耐受力。离体兔心灌流瑞香素，也见冠脉流量明显增加。瑞香素还可扩张离体兔耳血管，使灌流液流量增加 1~2 倍。以含瑞香素的灌流液进行大鼠下肢血管灌流，也可明显增加流出量。提示祖师麻甲素对垂体后叶素所引起的心肌缺血的保护作用，可能与其扩张冠脉增加冠脉流量，减低心肌耗氧量，扩张末梢血管降低周围血管阻力等有关。

3. 抗凝　大鼠静脉注射瑞香素可防止颈总动脉动脉血栓的形成，可显著抑制 ADP 诱导的血小板聚集。给家兔灌服一定剂量的瑞香苷可降低血液凝固性，延长凝血时间，血液对肝素的耐受性下降。显示瑞香苷为维生素 K 拮抗剂。

4. 抗炎　祖师麻注射液给大鼠肌内注射，对蛋清、角叉菜胶、甲醛、佐剂等所致的大鼠关节肿胀具有明显抑制作用。对蛋白性及角叉菜胶性大鼠急性渗出性炎症的抑制作用与相同临床剂量倍数的氢化可的松相似或略强；对甲醛所致大鼠的慢性渗出性炎症的抑制稍优于相同剂量倍数的氢化可的松；对于佐剂所致的原发性及继发性病变也有较强的抑制作用。祖师麻中所含的祖师麻甲素、祖师麻皂苷可能为抗炎消肿的药效成分。作用机制分析研究的结果显示，瑞香素的抗炎作用与其兴奋下丘脑-垂体-肾上腺皮质系统的功能有关，作用部位可能在下丘脑，是通过下丘脑神经体液机制，促使垂体释放 ACTH 的结果。

5. 抗菌　祖师麻甲素和祖师麻皂苷对金黄色葡萄球菌，大肠杆菌、铜绿假单胞菌、福氏痢疾杆菌的生长具有抑制作用。

【现代临床应用】

1. 损伤性疼痛　手术后创口疼痛、闭合性软组织损伤，可内服或用生药外敷，可减轻疼痛。临床处方可辨证选择配伍白及、三七、延胡索、洋金花、天仙子、牡丹皮、乳香、当归、川芎等。

2. 血栓闭塞性脉管炎　用长白瑞香注射液、瑞香素治疗。临床处方可辨证选择配伍丹参、玄参、金银花、当归、牡丹皮、桂枝、川芎等，或加入四妙勇安汤中使用。

3. 关节炎　风湿关节炎、类风湿关节炎、增生性关节炎、肩周炎等各种关节炎症，用祖师麻注射液肌内注射、局部注射或穴位注射，或贴敷祖师麻关节止痛膏。临床处方可辨证选择配伍附子、细辛、肉桂、秦艽、独活、雷公藤、青风藤、防风、防己等。

4. 胃和十二指肠溃疡　临床处方可辨证选择配伍牡蛎、延胡索、白术、苍术、党参、黄芪、当归、半夏、厚朴、甘草，或加入平胃散中使用。

【不良反应】有局部刺激性，生药直接外用可致皮肤发红起疱，外用贴剂可刺激皮肤，此作用与祖师麻毒素有关。经生姜、甘草炮制后可基本消除。祖师麻注射液肌内注射有皮肤瘙痒、潮红、灼痛及局部红斑的报道。有出血倾向者和孕妇慎用。

第八节　升高白细胞药

能升高外周血白细胞数量，主要用于治疗白细胞减少症的中药，称为升高白细胞药。

白细胞减少症，是成人外周血白细胞数持续低于 $4 \times 10^9/L$ 的异常状况。白细胞减少症可原发于先天性中性粒细胞缺乏症、骨髓发育不良，再生障碍性贫血、巨幼细胞性贫血，也可继发于放疗或化疗之后骨髓损伤、骨髓移植、白血病、艾滋病、恶性肿瘤骨髓转移、脾功能亢进等。临床表现随发病原因及严重程度而异。病轻者可无明显临床症状。较重者容易感冒或咽喉炎、乏力、头晕、低烧、食欲不振、失眠多梦。由于白细胞减少，抵抗力低下，患者容易合并感染，伴见高热、恶寒、周身酸痛等。

知识链接

再生障碍性贫血

再生障碍性贫血是由多种病因引起的骨髓造血功能障碍，以全血细胞减少为主要表现的疾病。发病与化学药物、放射线、病毒感染及遗传因素有关。致病因素导致红骨髓总容量减少，代以脂肪髓，造血功能降低甚至衰竭，白细胞、红细胞、血小板等全血细胞减少。临床表现有贫血（血红蛋白减少）、出血、感染、发热（高热或低热），并伴有乏力，头晕、眼花、失眠等症状。

白细胞减少症属于中医"虚劳"范畴。其发病原因或因外邪所伤，或因脏腑功能紊乱。疾病初期多为气血两虚，脾气亏损为主，晚期伤及肝肾，导致肝肾精血亏虚或阴阳两虚。临床治疗以益气补血，补脾益肾养肝药物为主。

【功能与主治】升高白细胞的中药性味多为甘温，主归脾、肾经，能升高白细胞的数量。主要用于治疗各种原因所致白细胞减少。

【与功能主治相对应的主要药理作用】

1. 升高白细胞　能升高白细胞的中药以扶正补益药为多，尤其是补气药和典型补血药效果显著。如女贞子、党参、黄芪、当归等具有明显的升高白细胞的作用，显著对抗环磷酰胺所致小鼠白细胞减少，茯苓能显著对抗 ^{60}Co 照射引起小鼠外周血白细胞的减少。何首乌、黄芪、麦冬、熟地黄均能使粒系祖细胞的产生率明显增加。一些清热药如板蓝根、鱼腥草、牡丹皮等也能显著升高白细胞数量。

2. 促进造血　黄芪、人参、党参、灵芝、白术、当归、熟地黄等补益气血的药物，除了刺激白细胞升高之外，还能促进骨髓造血功能，全面升高血红蛋白、红细胞、血小板。

3. 增强免疫　本类药物除了升高白细胞之外，还能增强吞噬细胞功能，提高淋巴细胞转化率，促进血清补体、备解素以及免疫球蛋白生成，对于免疫系统均有不同程度的增强和调节作用。

升高白细胞常用药物与方剂主要药理作用简表

主要药理作用 相应传统功能	升高白细胞 益气补血清热	促进造血 益气补血	调节免疫 益气补血清热	抗衰老 补肝肾	抗肿瘤 扶正祛邪
女贞子	+		+	+	+
黄芪	+	+	+	+	+
人参	+	+	+		+
党参	+	+	+		
茯苓	+				+
灵芝	+	+	+	+	+
白术	+	+	+	+	+
当归	+	+	+		+
熟地黄		+		+	
麦冬	+				+
五味子	+			+	
板蓝根	+				
鱼腥草	+				
牡丹皮	+		+		
当归补血汤	+	+	+	+	+
参麦饮	+	+	+	+	+
四君子汤	+	+	+	+	+

女贞子　Nüzhenzi

【来源采制】为木犀科常绿乔木植物女贞 *Ligustrum Iucidum* Ait. 的成熟果实。11—12月采收，晒干。生用，或酒制用。

【主要成分】女贞子主要含齐墩果酸、乙酰齐墩果酸、女贞子苷、10-羟基女贞苷、橄榄苦苷、10-羟基橄榄苷、洋丁香酚苷、新女贞子苷、8-表金银花苷、有旋-花旗松素、外消旋圣草素、洋橄榄苦苷、4-羟基-B-苯乙基-B-D-葡萄糖苷和桦木醇等。还含有棕榈酸、甘露醇和亚油酸等。尚含槲皮素、多糖、15 种氨基酸、20 种挥发油、7 种磷脂（以磷脂酰胆碱含量最高），以及钾、钠、钙、镁、锰、锌、铁等 11 种微量元素。

【性味功能】味甘，性凉，归肝、肾经。功能滋补肝肾，清肝明目。

【药理作用】

1. 升高白细胞　女贞子对化疗、放疗引起的白细胞下降有升高作用，齐墩果酸是女贞子中升白细胞的有效成分，但对射线^{60}Co 照射引起的白细胞减少无效。女贞子醇、女贞子齐墩果酸对红系造血功能也有促进作用。女贞于醇提物能回升环磷酰胺所致白细胞减少，可纠正泼尼松所致白细胞下降。

2. 调节免疫　女贞子水提取液连续灌胃可使幼年小鼠胸腺、脾脏重量明显增加，还能使成年小鼠脾脏重量增加。女贞子可明显提高血清溶血素抗体活性，对抗环磷酰胺的免疫抑制作用。女贞子在体内外对淋巴细胞转化均有促进作用。齐墩果酸和女贞子多糖是调节机体免疫功能的两种活性成分。女贞子在不同免疫状态下具有不同的调节作用，可使环磷酰胺降低的 IL-2 升高，使硫唑嘌呤引起的 IL-2 超常升高受抑制，而对正常组织则无明显影响，显示了明显的双向调节作用。

3. 抗衰老　女贞子及其复方还可增加组织耗氧量，清除自由基。女贞子能抑制高龄鼠脑的过氧化脂质的形成，提高小鼠肝超氧化物歧化酶活性，从而延缓衰老。女贞子抑制高龄鼠肝过氧化脂质的形成作用与维生素对比，优于维生素。

4. 抗癌　女贞子水浸剂对小鼠宫颈癌有抑制作用，并能抑制动物某些移植性肿瘤的生长。所含油酸、亚油酸有抗癌作用。果蝇 SLRL 试测法显示，女贞子能显著抑制由环磷酰胺和乌拉坦所引起的果蝇致死突变升高。

5. 保肝　女贞子所含齐墩果酸对实验性急性肝损伤有一定的治疗作用，并能降低血清转氨酶的活性。

6. 降低血糖　女贞子素，齐墩果酸均有良好的降血糖作用。女贞子煎剂对正常小鼠及肾上腺素、四氧嘧啶、葡萄糖引起的小鼠葡萄糖升高均有明显的降糖作用。齐墩果酸是女贞子降血糖的主要成分，女贞子果皮中齐墩果酸含量高。

7. 防治冠心病　女贞子能扩张冠状血管。女贞子水煎醇提液能使离体兔心冠脉流量增加，同时降低心肌收缩力。女贞子能明显降低高脂血症患者的血清总胆固醇、甘油三脂、血清高密脂蛋白，阻止或消减主动脉粥样硬化斑块的形成，减少冠脉病变数及病变程度。

8. 抗菌　50% 女贞子煎剂对金黄色葡萄球菌、福氏痢疾杆菌、伤寒杆菌、铜绿假单胞菌和大肠杆菌均有抑制作用，特别是对伤寒杆菌，金黄色葡萄球菌作用比氯霉素强。女贞子各种炮制品对伤寒杆菌、痢疾杆菌、金黄色葡萄球菌均有抑制作用，其中以酒蒸炮制品作用最强。其抑菌主要成分为齐墩果酸。

9. 抗炎、抗变态反应　女贞子水煎剂对二甲苯引起的小鼠耳廓肿胀、乙酸引起的小鼠腹腔毛细血管通透性增加有抑制作用。其抗炎机制为：①激活垂体肾上腺皮质系统，促进皮质激素释放；②抑制PGE的合成或释放，降低豚鼠血清补体活性。女贞子煎剂对Ⅰ、Ⅲ、Ⅳ型变态反应有明显抑制作用。齐墩果酸Ⅱ、Ⅲ、Ⅳ型变态反应有明显抑制作用。

10. 调节内分泌　女贞子中既有雌二醇，又有睾酮，对于内分泌系统有双向调节作用。

【现代临床应用】

1. 白细胞减少症　女贞子注射液肌内注射，或用女贞子配伍黄芪组成的贞芪扶正冲剂，预防和治疗癌症患者放疗、化疗引起的白细胞减少症。临床处方可辨证选择配伍黄芪、党参、白术、茯苓、当归、熟地黄、五味子等，或加入当归补血汤、四君子汤使用。

2. 免疫功能低下症　女贞子配以黄精、苡仁制成冲剂，可减少上呼吸道感染和皮肤感染复发率。临床处方可辨证选择配伍黄芪、当归、淫羊藿、刺五加、党参、白术、茯苓、熟地黄、五味子等，或加入当归补血汤、四君子汤使用。

3. 慢性肝炎　齐墩果酸制剂用于保肝降酶。临床处方可辨证选择配伍白芍、柴胡、茵陈蒿、栀子、黄芩，或黄芪、党参、白术、茯苓、当归、五味子、垂盆草等，或加入茵陈五苓散、当归补血汤、四君子汤使用。

4. 冠心病　以女贞子注射液治疗冠心病，效果良好。临床处方可辨证选择配伍延胡索、红花、川芎、当归、丹参、牡丹皮等，或加入桃红四物汤使用。

5. 老年脂褐质斑　女贞子酒，补益肝肾，抗衰祛斑。临床处方可辨证选择配伍枸杞子、桑椹、褚实子、菟丝子等。

第九节　降低血脂药

能显著降低机体的血清胆固醇总量和低密度脂蛋白、甘油三酯水平的中药称为降脂药。

由于脂肪代谢或运转异常使血浆一种或多种脂质高于正常称为高脂血症。表现为高胆固醇血症、高甘油三酯血症或两者兼有，当血清胆固醇超过正常值230mg/100ml或甘油三脂超过140mg/100ml，即可称之为高脂血症。高脂血症有原发性和继发性两种。原发性高脂血症多因饮食不当所引起，体内积存的脂肪过多；而继发性多由于各种慢性疾病或少数急性疾病治疗过程中服药和饮食习惯改变所引起。高脂血症可引起各种心脑血管疾病、肥胖症及结石症。由于高脂血症产生的机制不同，其临床表现各异，亦可无明显临床表现。

高脂血症可见于中医痰浊阻遏、脾肾阳虚、肝肾阴虚、阴虚阳亢、气滞血瘀等证候。其治疗应在辨证施治的原则下，选用适当的降脂中药。

【功能与主治】降脂药性味多苦寒和苦温，归肝胆、脾、肾经，能降血脂，主要治疗高脂血症。

【与功能主治相对应的主要药理作用】

1. 降低血脂　一些降脂中药可通过减少外源性脂质的吸收，减少内源性脂质的合成，促进脂质的转运和排泄，调节脂肪代谢。如大黄、生首乌含有大黄酚、大黄素、大黄酸等蒽醌物质，不仅有抑制食欲的作用，还能使肠蠕动增加，促进甘油三酯、脂肪胆固醇的排泄，减少脂肪胆固醇的吸收，服用后可使动物体重明显减少和脂肪细胞瘦素表达减弱。灵芝抑制脂质的结合和转化，达到降血脂，防止动脉粥样硬化和减肥作用。制首乌、山楂等药物能显著降低血脂和抗动脉粥样硬化。泽泻能使主动脉内各种脂质减少，特别是胆固醇显著减少，对实验性高胆固醇血症有明确的降胆固醇和抗动脉粥样硬化作用。玉米须水煎剂灌服可降低高胆固醇血症小鼠的血清胆固醇含量，有一定降血脂作用。茵陈蒿所含6,7-二甲氧基香豆素具有降低血脂、抗动脉粥样硬化的作用。

2. 促进脂质排出　大黄、首乌、虎杖、决明子除了降低血脂外，还具有泻下作用；大黄、虎杖、泽泻、决明子、茵陈、玉米须等兼有利尿作用，有助于脂质及其代谢产物的排出。

降低血脂常用药物与方剂主要药理作用简表

主要药理作用 相应传统功能	降低血脂 除湿化浊	泻下 通便	利尿 利湿化浊	降低血压 清心泻肝	保肝 化浊泻肝
大黄	+	+	+		+
泽泻	+		+	+	+
银杏叶	+			+	+
虎杖	+	+	+		+
姜黄	+				+
山楂	+			+	
蒲黄	+		+		
牡丹皮	+				
绞股蓝	+			+	+
骨碎补	+				
冬虫夏草	+				+
茵陈蒿	+		+		+
决明子	+	+	+		+
生首乌	+	+			+
制首乌	+				+
山茱萸	+				
灵芝	+			+	+
玉米须	+		+		
茵陈蒿汤	+	+	+		+
茵陈五苓散	+	+	+		
六味地黄丸	+	+			+

泽泻　Zexie

【来源采制】本品为泽泻科植物泽泻 *Alisma orientalis*（Sam.）Juzep. 的块茎。冬季采挖，晒干。生用。

【主要成分】主要含四环三萜及倍半萜氧化物。四环三萜类包括：泽泻醇 A、泽泻醇 A 乙酸酯、泽泻醇 B、泽泻醇 B 乙酸酯、泽泻醇 C 及其乙酸酯；少量倍半萜类氧化物包括：泽泻醇和泽泻醇氧化物。此外，尚含有糖醛、胆碱、乳糖六磷酸酯和内消旋肌醇六磷酸酯的钠盐。还含有挥发油、植物甾醇、生物碱、苷类、黄酮、天门冬素、胆碱、卵磷脂、氨基酸、糖类、多种脂肪酸及多种微量元素。

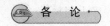

【性味功能】 味淡，性寒，归肾、膀胱经。功能化浊降脂，利水渗湿，泄热。

【药理作用】

1. 降低血脂、抗动脉硬化　泽泻有降低高脂血症动物的血清胆固醇、甘油三酯的作用。泽泻提取物、醇浸膏及醇浸剂等可抑制实验性家兔动脉粥样硬化，血管内膜斑的生成和减轻病变的程度，缩小病变范围。泽泻能使主动脉内各种脂质减少，特别是胆固醇显著减少，从而导致主动脉斑块减轻。泽泻的脂溶性部分腹腔注射，对口服棉籽油所引起的高脂血症大鼠，能使其血浆脂质澄清化，对实验性高胆固醇血症有明确的降胆固醇和抗动脉粥样硬化作用。其有效成分为泽泻醇 A 及 A、B、C 的醋酸酯，尤以泽泻醇 A 醋酸酯作用最强。泽泻抗动脉粥样硬化的机制与降低血脂，调整动脉壁内微量元素含量，调节 PGI_2/TXA_2 的动态平衡，降低脂质过氧化物的含量，降低动脉壁内钙异常升高，改善血液流变性有关。

2. 减肥　泽泻水煎剂能使谷氨酸钠（MSG）诱发的肥胖大鼠 Lee 指数明显降低，性器官（子宫及睾丸）周围脂肪蓄积减少，血清甘油三酯含量明显降低，并使肥胖大鼠体重有所减轻，而对正常大鼠体重、身长及 Lee 指数无明显影响。

3. 抗脂肪肝　泽泻经甲醇、苯和丙酮提取的组分对各种原因引起的动物脂肪肝均有良好效应，对低蛋白饮食、乙基硫氨酸所致脂肪肝均有不同程度的抑制作用。用含泽泻的脂肪性饲料喂养，可使大鼠的肝脂肪蓄积受到抑制，并能改善肝功能。泽泻中所含的胆碱、卵磷脂、氨基酸及苯-丙酮可溶性部分 T 均具有抗脂肪肝作用，对四氯化碳引起的急性肝损伤有保护作用，使肝脂肪量降低，抑制血浆和肝中磷脂质的下降并改善肝色素排泄功能。泽泻可使实验性高脂动物模型肝内总胆固醇、胆固醇酯、甘油三酯及总酯含量明显降低。其作用机制可能为影响与胆固醇代谢有关的酶及抑制肝内甘油三酯合成。

4. 利尿　泽泻对人和动物均有显著的利尿作用，能使尿中钠、氯、钾及尿素的排泄增加。兔口服泽泻水煎液尿量增加 18.5%，泽泻流浸膏腹腔注射可使尿量增加 24%。健康成人临床剂量的泽泻水煎剂口服，可使尿量增加 63%，排钠量增加 34%。其利尿机制有人认为与螺内酯相似，直接作用于肾小管的集合管，抑制钾离子及酸的排泄，同时抑制钾离子的再吸收而起到利尿作用。另有实验显示，100% 泽泻煎剂每只 0.5ml 给小鼠灌胃可明显升高血浆心钠素（ANF）的含量，提示其利尿作用与 ANF 有关。泽泻提取物还具有剂量依赖性的抑制肾脏 Na^+-K^+-ATP 酶的活性。冬季产泽泻利尿效力最强，春泽泻效力稍差。生泽泻、酒炙泽泻均有一定的利尿作用，而盐泽泻则无。

5. 抗肾结石　泽泻水提液能明显抑制乙二醇与活性维生素 D_3 诱导的大鼠实验性肾结石的形成。其作用机制为降低肾钙含量，减少肾小管内草酸钙结晶形成。

6. 抗炎　泽泻具有抑制急慢性炎症反应的作用。泽泻煎剂可显著减轻二甲苯所致小鼠耳廓肿胀，可明显抑制大鼠棉球肉芽肿增生，对胸腺、肾上腺重量及肾上腺中维生素 C 含量无显著影响，提示抗炎机制是直接作用。

7. 降低血糖　泽泻可使正常小鼠血糖降低，使四氧嘧啶诱发的小鼠糖尿病的高血糖明显降低。

8. 对心血管的影响　泽泻醇提取物能引起兔血压迅速下降，对离体兔主动脉有松弛作用，能显著增加离体兔心的冠脉流量，对心率无影响，对心肌收缩力呈轻度抑制作用。

【现代临床应用】

1. 高脂血症 泽泻浸膏片对 II_a、II_b、IV 和 V 型高脂蛋白血症均有疗效。临床处方可辨证选择配伍山楂、茵陈蒿、大黄、虎杖、姜黄、绞股蓝，或者制首乌、灵芝、山茱萸、玉米须，或加入茵陈五苓散、茵陈蒿汤、六味地黄汤中使用。

2. 脂肪肝 可用泽泻配伍生首乌、草决明、丹参等组成降脂益肝汤。临床处方可辨证选择配伍柴胡、白芍、茵陈蒿、大黄、虎杖、姜黄、绞股蓝、川芎、当归、牡丹皮、红花等，或者加入茵陈蒿汤、茵陈五苓散、桃红四物汤使用。

3. 单纯性肥胖 泽泻配伍番泻叶、山楂、草决明等组成轻身饮 II 号。临床处方可辨证选择配伍决明子、茵陈蒿、大黄、虎杖、姜黄、绞股蓝使用。

4. 肾性水肿 泽泻用于治急慢性肾炎的尿少、浮肿，也用于治疗肝硬化腹水、脑水肿等。临床处方可辨证选择配伍与茯苓、车前子、猪苓、白术、桂枝、玉米须，或用五苓散。

5. 泌尿系统疾病 泽泻广泛应用于泌尿系统结石、感染、肾盂肾炎、肾炎。临床处方可辨证选择配伍茯苓、车前子、猪苓、萹蓄、瞿麦、木通、金钱草、海金沙、鸡内金、石韦、大黄、黄柏、苍术、栀子等，或加入八正散、二妙散、栀子柏皮汤等方中使用。

6. 耳源性眩晕 以泽泻汤（泽泻、白术）治疗有效。临床处方可辨证选择配伍茯苓、天麻、半夏、苏叶等。

第十节 降低血糖药

能降低血糖，主要用于缓解糖尿病血糖升高的中药，称为降低血糖药。

血糖指血液中所含的葡萄糖，它是糖在体内的运输形式。血糖的主要来源是食物，当食物被人体摄取之后，经过消化道分解吸收从而形成葡萄糖。身体本身的蛋白质、脂肪以及从肌肉生成的乳酸可通过糖异生过程变成葡萄糖。空腹时血糖主要来自于肝糖原。血糖经过胰岛 B 细胞分泌的胰岛素作用，进入细胞内进行代谢，释放出能量。空腹血糖 $\geq$ 7.0mmol/L 或餐后血糖 $\geq$ 11.1mmol/L 可诊断为高血糖。糖化血红蛋白正常值应 $\leq$ 6.0mmol/l。

糖尿病是以持续高血糖为特征的一种慢性全身性代谢性疾病。主要是由于胰岛素分泌绝对缺少或胰岛素需求增多相对不足，或由于胰岛素抵抗而导致以糖代谢紊乱为主的糖、蛋白质、脂肪代谢紊乱综合病症。临床表现以高血糖为主要特点，典型病例可出现多尿、多饮、多食、消瘦等表现，即"三多一少"症状。随着病程延长，可导致眼、神经、血管、肾脏等组织器官损害的并发症。

糖尿病属于中医"消渴"病证。乃因饮食失节，嗜食肥甘，或情志失调所致脏腑阴津亏损，燥热偏胜，属于阴虚燥热证。消渴病依据其燥热所伤的脏腑不同分为 3 种：上消在肺，肺热阴虚，口渴多饮，干咳无痰或少痰；中消在胃，胃热津伤，消食多饥、口渴、消瘦、口臭、牙龈肿痛等；下消在肾，肾阴不足，多溲而甘，腰膝酸软，耳鸣眼花。

【功能与主治】降糖药性味多苦、甘、寒，主归心、肺、胃、肾经。具有养阴清热、生津止渴，降血糖之功，主要用于治疗消渴证。

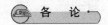

【与功能主治相对应的主要药理作用】

1. 降低血糖　人参皂苷、人参多糖对肾上腺素或高渗葡萄糖所致高血糖均有降低作用，对四氧嘧啶糖尿病动物有降血糖和尿糖的作用。人参能增强组织呼吸、促进糖类酵解、提高能量代谢，与胰岛素合用可减少胰岛素用量。地黄低聚糖可明显降低四氧嘧啶型糖尿病大鼠高血糖水平，增加肝糖原含量，降低肝葡萄糖-6-磷酸酶活性，地黄低聚糖可预防葡萄糖和肾上腺素引起的高血糖，对生理性高血糖状态有一定的调节作用。知母多糖可明显降低正常小鼠血糖及肝糖原含量，并可使四氧嘧啶高血糖小鼠血糖降低。灵芝孢子粉醇提物能拮抗正常小鼠外源性葡萄糖或肾上腺素引起的血糖升高，改善糖尿病小鼠的葡萄糖耐量，对正常小鼠血糖也有一定程度的降低作用。葛根素是葛根生津止渴，治疗糖尿病降低血糖的有效成分，并能改善糖耐量，对抗肾上腺素升血糖作用。地骨皮对小鼠葡萄糖性及肾上腺素性高血糖有降低作用，对糖尿病模型鼠胰岛 B 细胞形态结构的损害有一定减轻作用。黄连煎剂及小檗碱均能对抗葡萄糖、肾上腺素、四氧嘧啶引起的血糖升高，其降糖作用有磺脲类和双胍类口服降糖药的特点，对正常小鼠、自发性糖尿病 KK 小鼠和四氧嘧啶糖尿病小鼠均有降血糖作用。黄芪有双向调节血糖作用，对胰岛素性低血糖动物有升高血糖的趋势，并能对抗苯乙双胍所致血糖降低，而对肾上腺素和葡萄糖负荷所致血糖升高有降低的作用。

2. 抗感染　性味苦寒或甘寒降低血糖的中药，部分兼有抗菌、抗炎、提高免疫等作用，对于糖尿病患者免疫功能低下，容易感染，具有综合治疗效果。

降糖常用药物与方剂主要药理作用简表

主要药理作用 相应传统功能	降低血糖 止消渴	降低血脂 除湿化浊	抗菌 清热	提高免疫 扶正、祛邪
人参	+	+		+
知母	+		+	
生地黄	+		+	
黄连	+	+	+	+
葛根	+			
地骨皮	+	+	+	
玉米须	+			
山茱萸	+		+	+
灵芝	+			+
麦冬	+	+		+
夏枯草	+		+	
消渴方	+			
参麦饮	+			+
人参白虎汤	+		+	
玉女煎	+		+	+
知柏地黄丸	+	+	+	+
麦味地黄丸	+	+	+	+

玉米须　Yumixu

【来源采制】 为禾本科植物玉蜀黍 *Zea mays* L. 的花柱及柱头。秋后采收。鲜用或晒干生用。

【主要成分】 玉米须含大量硝酸钾、维生素 K、α-托科醌、β-谷甾醇、豆甾醇和玉蜀黍酸，另外还含有多聚戊糖、挥发性生物碱、挥发油、黄酮类、皂苷、尿囊素等。

【性味功能】 味淡，性平，归肝、胆、膀胱经。功能降低血糖，利水消肿、利湿退黄。

【药理作用】

1. 降低血糖　玉米须水煎剂对四氧嘧啶所引起的糖尿病小鼠有显著的降血糖作用，对葡萄糖、肾上腺素引起的小鼠高血糖亦有明显的降低作用。剂量在 7.5g/kg 时已有明显降糖作用，30g/kg 的作用接近 2.5mg/kg 格列苯脲及 100mg/kg 苯乙双胍，但对正常小鼠血糖无明显影响。玉米须的发酵制剂亦有显著的降糖作用。

2. 降低血压　玉米须水浸液、乙醇水浸液、乙醇浸液和煎剂，静脉注射麻醉犬、猫和家兔均有一定程度的降压作用。腹腔注射玉米须提取液对高血压大鼠有降压作用，而对正常大鼠则无作用。切断迷走神经后，玉米须的降压作用显著减弱，说明其降压与迷走神经有关。

3. 降低血脂、利胆　玉米须水煎剂灌服可降低高胆固醇血症小鼠的血清胆固醇含量，有一定降血脂作用。玉米须有显著增加胆汁分泌和促进胆汁排泄的作用，能使胆汁内有机物和渣质减少，黏稠度、比重和胆红素含量降低。

4. 利尿　玉米须煎剂对正常人有轻度利尿作用，但弱于猪苓和咖啡因。玉米须皮下注射亦有利尿作用。给药后，首先血中氯化物浓度增加，然后尿量和尿中氯化物含量增加，大剂量时则反使尿量减少。由此推测，其利尿作用机制主要是肾外性的，而与咖啡因不同。与咖啡因合用，有协同作用。

5. 止血　玉米须有止血作用，对维生素 K 缺乏所致的凝血功能障碍有效。

【现代临床应用】

1. 糖尿病　可用大剂量玉米须煎汤代茶服。或者配伍葛根、生地黄、女贞子、知母、灵芝、人参、山茱萸，或配伍黄连、夏枯草、地骨皮。或加入玉女煎、知柏地黄丸、人参白虎汤中使用。

2. 水肿　玉米须煎汤代茶用于肾性水肿、肝硬化水肿、晚期血吸虫病腹水。临床处方可辨证配伍茯苓、泽泻、猪苓、白术、车前草、茵陈蒿、半边莲，罗布麻叶，或加入五苓散、金匮肾气丸等使用。

3. 治疗乳糜尿　大剂量单用，或湿热症状明显者，可用玉米须、萆薢、黄芪、茯苓、泽泻、车前草等煎服。

4. 胆囊炎　玉米须流浸膏 30～40 滴或浸膏片 0.8g，每日 3～4 次。临床处方可辨证配伍金钱草、茵陈蒿、栀子、黄柏、海金沙、大黄、柴胡、白芍等，或加入茵陈蒿汤、栀子柏皮汤、大柴胡汤中使用。

5. 肾性高血压　用玉米须 30～60g，煎水代茶饮。

第十一节　降低血压药

能够缓解或消除病理性血压升高，降低高血压的中药，称为降压药。

　　血压指血管内的血液对于单位面积血管壁的侧压力，即压强，通常指动脉血压。血压的高低与血管的结构和舒缩，血容量的多少，以及心脏的泵血功能密切相关。正常的血压是血液循环流动的前提，血压的稳定由多种因素调节。

　　血压升高见于临床医学高血压、肾脏疾病等，常伴有眩晕、头痛。可由于动脉硬化，血管收缩，外周阻力增加或血容量增加所致。

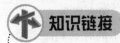

高 血 压

　　高血压是指在静息状态下动脉收缩压或舒张压增高（≥140/90mmHg），常伴有脂肪和糖代谢紊乱，以及心、脑、肾和视网膜等器官功能性或器质性改变，以器官重塑为特征的全身性疾病。休息5分钟以上，3次以上非同日测得的血压≥140/90mmHg可以诊断为高血压。高血压患者临床常伴有头痛、眩晕、耳鸣、心悸气短、失眠、肢体麻木等症状。

　　血压升高多见于中医范畴"肝阳上亢证"，"肝风内动证"或"中风"病，主要因为肝肾阴虚，阴不制阳而发生。或以阳亢为主，或以阴虚为主，病重者可致阴阳两虚。

　　降压中药根据其性味、功能应用和药理作用特点，可分为养肝降压药、平肝降压药、清肝降压药3类。

一、养肝降压药

　　具有滋补肝肾功能，能降低病理性高血压，主要用于肝肾阴虚或阴阳两虚型高血压的中药，称为养肝降压药。

　　【功能与主治】养肝降压药味多甘温，主归肝经，功能滋养肝阴或滋补肝血，降低血压。主要用于治疗高血压，辨证属于肝阴不足或肝血亏虚为主者。症见血压升高，伴有眩晕，头重脚轻，肢体麻木、腰酸膝软、舌红、少苔、脉细。

　　【与功能主治相对应的主要药理作用】

　　1. 降低血压　养阴中药当归、熟地黄和酸味入肝药山楂，以及补益肝肾中药杜仲、淫羊藿、肉苁蓉均有明显的降压作用，作用环节各有不同。当归、黄芪对冠状血管、脑血管、肺血管及外周血管均有扩张作用，黄芪对肾血管亦有扩张作用，使血管阻力降低而血压下降。静注地黄水煎浸膏剂或醇浸剂对麻醉犬均有降压作用，重复给药有明显的快速耐受现象。山楂总提物、乙醇浸出物等均有一定的降血压作用，其降压作用与其扩张外周血管有关。淫羊藿煎剂对家兔、大鼠及猫均有降压作用，淫羊藿甲醇提取物给肾性高血压大鼠灌服，有明显降压作用。

　　2. 调节血压　人参、党参、刺五加、黄芪、灵芝等中药对血压有双向调节作用，使低血压回升，高血压下降，在小剂量时可使血压轻度上升，大剂量则使血压下降。人参对正常大鼠、各种高血压大鼠均有降血压作用，其降压作用可能与血管扩张有关，阿托品可抑制此种扩张。党参既可扩张外周血管使血压下降，也可对抗肾上腺升压作用而起到降压效果。刺五加可使肾上腺素所致的家兔高血压降至正常，也能使猫的低血压恢复正常。灵芝的多种制剂静脉注射给药，对多种麻醉动物有明显的降压作用。血压呈现先降后升的双向作用。

养肝降压常用药物与方剂主要药理作用简表

主要药理作用 相应传统功能	降血压 滋补养肝	降血脂 扶正化浊	镇静 养心安神
黄芪	+		
当归	+	+	
熟地黄	+	+	
知母	+		+
山楂	+		
人参	+	+	+
党参	+		+
杜仲	+		
淫羊藿	+		
肉苁蓉	+		
刺五加	+	+	
灵芝	+		
当归补血汤	+		
大补阴丸	+		+
知柏地黄丸	+	+	+

熟地黄　Shudihuang

【来源采制】本品为玄参科植物地黄 *Rehmannia glutinosa* Libosch. 的新鲜或干燥块根。秋季采挖，为鲜地黄；根烘熔至八成干，内部变黑，为生地黄；生地黄熏蒸或酒炖后干燥，为熟地黄。

【主要成分】含环烯醚萜苷类，如梓醇。含多种氨基酸、地黄低聚糖、甘露醇、地黄素、β-谷甾醇及菜油甾醇及微量元素。

【性味功能】性温，味甘，归肝、肾经。功能养血填精，滋阴补髓。

【药理作用】

1. 降低血压　酒制熟地黄及蒸制熟地黄均有显著的降压作用，可使收缩压和舒张压显著下降。分别给犬酒熟地和蒸熟地煎剂，降压强度无显著差异。熟地黄水提液对于急性实验性高血压有明显降压作用，能改善左室高压、心肌劳损、心肌供血不足，缓解血压升高引起的头晕、头痛、失眠、手足麻木、心悸等临床症状。其降低血压的机制可能与利尿而减少血容量，抑制心脏，减慢心率，减少心排出量有关。

2. 降低血脂　服用蒸熟地可使血中胆固醇、甘油三酯含量下降。熟地黄的降脂作用以降胆固醇为主。其作用强度与氯贝丁酯、考来烯胺相似。而酒熟地则无此作用。

3. 降低血糖　静注熟地黄热水提醇沉淀组分，对正常及链脲菌素诱导的高血糖小鼠均有显著降血糖作用。该组分能刺激胰岛素分泌，并降低正常大鼠肝脏的糖原含量。熟地多糖能提高阴虚小鼠肝脏糖原的含量。熟地黄复方可以治疗非胰岛素依赖型糖尿病，能显著改善糖尿病临床症状，改善血脂、血液流变学指标，调节血清胰岛素异常。地黄低聚糖可明显降低四氧嘧啶型糖尿病大鼠高血糖水平，增加肝糖原含量，降低肝葡萄糖-6-磷酸酶活性，地黄低聚糖对生理性高血糖状态也有一定的调节作用。

4. 抗甲状腺功能亢进　熟地黄水煎剂灌胃可使甲亢型阴虚模型大鼠血浆中 T_3、T_4 浓度改变，使 T_3 降低 T_4 升高，并使血浆中醛固酮含量升高，24 小时饮水量及尿量明显减少，使体重减轻得到缓解，提示熟地黄不仅能改善阴虚症状，并能调节异常的甲状腺激素状态。

5. 促肾上腺皮质功能　熟地黄能兴奋垂体-肾上腺皮质功能，促进肾上腺皮质激素的合成，可对抗地塞米松对垂体-肾上腺系统的抑制作用，拮抗外源性可的松所造成的肾上腺皮质萎缩及功能低下。熟地黄提高机体适应性作用，与其兴奋垂体-肾上腺皮质功能有关。

6. 促进造血和凝血　熟地黄水煎剂对骨髓造血系统有促进作用，可升高外周白细胞数，对失血性贫血小鼠可促进红细胞、血红蛋白的恢复，加快多能造血干细胞，骨髓红系造血祖细胞的增殖、分化作用。醇提液对小鼠粒系祖细胞的生长有促进作用。地黄多糖可促进正常小鼠骨髓造血干细胞的增殖，并能促进粒单系祖细胞和早期、晚期红系祖细胞的增殖和分化。熟地黄能显著抑制肝脏出血性坏死灶及单纯性坏死，能缩短凝血酶时间，有促进凝血的作用。生地、生地炭、熟地、熟地炭均有止血作用，且无显著性差异。

7. 增强免疫　熟地黄制剂、提取物及其成分对机体的免疫功能均有增强作用。熟地黄对猕猴细胞免疫功能和红细胞膜稳定性均有明显增强作用，熟地黄醚溶性物质能对抗氢化可的松引起的小鼠血液中 T 淋巴细胞的减少。地黄提取液还能增强病毒诱生人白细胞干扰素的作用。熟地黄醇提取物给小鼠灌服，对受角叉菜胶抑制的巨噬细胞功能有明显的保护作用。地黄多糖在体内外实验中，能明显提高正常小鼠 T 淋巴细胞的增殖反应能力，促进 IL-2 的分泌，显示了明显的免疫调节活性。

8. 抗氧化、抗衰老　熟地黄能增强老龄动物细胞免疫功能和恢复老龄动物 IL-2 的表达能力，具抗衰老作用。给小鼠灌服熟地黄水煎液，可明显增强血清中谷胱甘肽过氧化物酶的活性，抑制脂质过氧化作用，降低过氧化脂质含量。灌服熟地黄氯仿、乙醇或水提液，可提高衰老模型小鼠脑组织超氧化物歧化酶活性，熟地黄氯仿提取液还能降低脑内 MDA 含量，有延缓大脑衰老的作用。熟地黄梓醇 215mg/ml 能明显促进皮质神经元轴突生长。熟地黄水提液还能显著提高小鼠红细胞 Na^+-K^+-ATP 酶活性和降低心肌 LPO 含量，提高 GSH-Px 的活性。

9. 抗溃疡病　熟地黄液十二指肠给药，能降低大鼠幽门结扎型胃溃疡的发生率和溃疡指数，抑制胃液量、总酸度及总酸排出量。

10. 其他　熟地黄浸膏液对麻醉犬有利尿作用，水提物具有抑制上皮细胞有丝分裂和增生的作用，还具有抗炎、镇静作用。

【现代临床应用】

1. 高血压　酒制熟地黄及蒸制熟地黄治疗高血压。临床处方可辨证选择配伍当归、黄芪、知母、灵芝、山楂、杜仲、刺五加等。

2. 糖尿病　用地黄注射液静脉滴注或黄连地黄汤治疗 2 型糖尿病。临床处方可辨证选择配伍知母、人参、山茱萸、葛根，或黄连、玉米须、地骨皮、夏枯草等，或用玉女煎、知柏地黄丸。

3. 减轻放疗毒副反应　扶正膏（黄芪、地黄等组成）可减少放射反应，并能升高白细胞。临床处方可辨证选择配伍黄芪、当归、党参、茯苓、白术、女贞子、淫羊藿、熟地黄等，或用四物汤、八珍汤，或加入当归补血汤、四君子汤。

4. 衰老 熟地黄还用于治疗退行性脊柱炎、骨质疏松、老年斑以及白发、脱发、牙齿松动、阳痿、视力减退等。临床处方可辨证选择配伍黄芪、当归、淫羊藿、制首乌、枸杞子、刺五加、淫羊藿、灵芝等。

5. 银屑病 熟地黄注射液肌内注射。

二、平肝降压药

具有平肝潜阳功能，能降低病理性高血压，主要用于肝阳上亢型高血压的中药，称为平肝降压药。

【功能与主治】平肝降压药味多苦寒，主归肝经，功能平肝潜阳，降血压。主要用于治疗高血压，辨证属于肝阳上亢为主者。症见血压升高，伴有眩晕，头痛且胀，耳鸣，烦躁易怒，舌红、苔黄、脉弦数。

【与功能主治相对应的主要药理作用】

1. 降低血压 罗布麻叶、天麻、地龙、钩藤、羚羊角、白芍等腰均有显著的降低血压作用。降压中药的降压作用可能涉及多个不同作用环节和部位。如地龙主要作用于脊髓以上部分，抑制血管运动中枢；还可通过体内感受器反射引起内脏血管扩张，从而引起血压下降。天麻通过扩张外周血管降低血压。决明子、青葙子等也有降压作用。

2. 镇静 罗布麻叶、天麻、地龙、钩藤、羚羊角、白芍等中药同时具有镇静作用，对于高血压患者改善临床症状，缓解血压升高有协同作用。

平肝降压常用药物与方剂主要药理作用简表

主要药理作用 相应传统功能	降血压 平肝潜阳	镇静 平肝息风
罗布麻叶	+	+
天麻	+	+
地龙	+	+
钩藤	+	+
羚羊角	+	+
白芍	+	+
天麻钩藤饮	+	+
羚角钩藤汤	+	+

罗布麻叶 Luobumaye

【来源采制】本品为夹竹桃科植物罗布麻 *Apocynum venetum* L. 的叶。夏季采收，除去杂质，干燥。

【主要成分】罗布麻叶含黄酮为类化合物，含量达 2%，酚性物质，有机酸，氨基酸，多糖苷，鞣质，甾醇，甾体皂苷元和三萜类物质。

【性味功能】味苦，性凉，归肝经。功能平肝潜阳，清热利尿。

【药理作用】

1. 降低血压 罗布麻叶煎剂对肾型高血压狗灌胃后 2 小时，血压从 194/142mmHg 降至 152/100mmHg，并一直稳定在较低水平，3 天后才有回升。其有效成分黄酮苷及芸香苷等，可引起组织释放组胺或直接作用于组胺受体，使血管扩张、血压下降，并防止心肌及冠状血管的硬化，对冠脉的收缩作用尤为显著。

2. 利尿　罗布麻叶水浸膏及浸膏的烧残渣有利尿作用，大鼠口服罗布麻叶水浸膏后 6～24 小时及 24 小时总尿量分别增加 50.60% 及 32.28%，与此同时尿钠及尿钾排出量也相应增加，但给药组与对照组之间尿钾及尿钠浓度无显著差异。家兔静脉注射罗布麻叶水浸膏 30 分钟后，尿量明显增加，作用可持续 2 小时以上，而尿钠及尿钾排出量未见有明显增加（尿钾排出量仅在 2 小时内有增加现象），尿钠及尿钾浓度均低于给药前水平。罗布麻叶浸膏灼烧残渣对家兔有快速而强烈的利尿作用，但作用持续时间较浸膏剂为短。

3. 降血脂　罗布麻叶水浸膏对 Triton 造成的高脂血症大鼠的血清总胆固醇值、血清三酸甘油酯值均有明显降低作用；但未能降低因高脂饲料形成高胆固醇血症的胆固醇值。提示其降血脂的作用并非影响了动物对脂肪的吸收，对内源性高脂血症有降血脂作用，对外源性高胆固醇血症无降胆固醇作用。罗布麻叶水浸膏降血清总胆固醇的作用大于氯贝丁酯。

4. 镇静　罗布麻叶水浸膏的醚溶部分和戊巴比妥钠的阈下催眠剂量有协同作用，入睡动物数随剂量增大而增加。

5. 抗抑郁　从罗布麻叶中提取，2.1% 金线桃苷和 2.7% 异槲皮苷，是抗抑郁作用的活性成分。急性径口人以提取物 125mg/kg 和丙味嗪，30mg/kg 均可使，强迫动动游泳实验大鼠静止时间明显缩短，证明该提取物的抗抑郁活性是特异性的，且与金丝桃苷和异槲皮苷有关。

6. 增强免疫　5% 高浓度罗布麻叶水提物灌胃，或腹腔注射 1% 罗布麻液，能显著增强体液免疫功能。口服罗布麻茶能使免疫球蛋白的含量有不同程度的上升。罗布麻叶提取物 PH-1 口服给药，可使家兔血清中 IgG 含量明显上升，血清总补体 CH_{50} 明显增加，血清中溶菌酶含量上升。罗布麻叶中三十烷醇能使成年鼠及幼鼠脾重增加，也能增强小鼠腹腔巨噬细胞吞噬能力。罗布麻叶水溶性成分能使小鼠脾重增加，可显著减轻环磷酰胺（CY）对小鼠脾脏的萎缩作用。

7. 延缓衰老　罗布麻叶提取物对果蝇、家蚕、小鼠有延缓衰老或延长寿命作用。罗布麻叶浸膏对小鼠内脏脂褐质含量有不同程度的降低作用，并可使不同年龄组小鼠的肝脏和心脏的超氧化物歧化酶（SOD）活力普遍上升。

8. 保肝　罗布麻叶水提取物对四氯化碳、D-半乳糖胺或脂多糖所致的小鼠肝损伤有很强的保护作用，其中黄酮醇苷是起肝保护作用的主要有效成分，从罗布麻叶中分离出的夹竹桃麻素 A、B、C、D 可强烈抑制 D-半乳糖胺和肿瘤坏死因子-α（TNF-α）诱导的大鼠肝实质细胞死亡。

【现代临床应用】

1. 高血压　每日用罗布麻叶开水浸泡，早晚分服。临床处方可辨证选择配伍钩藤、天麻、白芍、牡丹皮、龙胆、地骨皮、夏枯草、羚羊角等。或加入羚羊钩藤汤、天麻钩藤饮使用。

2. 水肿　以罗布麻叶水煎服。临床处方可辨证选择配伍玉米须、泽泻、茯苓、车前草、猪苓、黄芪，或加入五苓散使用。

3. 高血脂　罗布麻制剂用于高脂血症患者，可使血清胆固醇、甘油三酯大幅度降低。临床处方可辨证选择配伍绞股蓝、山楂、泽泻、山茱萸、牡丹皮、生首乌、大黄、龙胆、黄芩、茵陈蒿、虎杖、姜黄，或加入茵陈蒿汤，或加入六味地黄丸使用。

4. 失眠、抑郁症　罗布麻叶泡茶饮用。临床处方可辨证选择配伍柴胡、五味子、刺五加、白芍、酸枣仁、知母、延胡索、远志、石菖蒲、钩藤、天麻、川芎，或加入酸枣仁汤、天麻钩藤饮中使用。

三、清肝降压药

具有清肝泄热功能，能降低病理性高血压，主要用于肝火亢盛型高血压的中药，称为清肝降压药。

【功能与主治】清肝降压药味多苦寒，主归肝、胆经，功能清肝泻火，降血压。主要用于治疗高血压辨证属于肝火上炎为主者。症见血压升高，伴有目赤，烦躁易怒、寐少多梦、胁肋胀痛，口苦，舌红，苔黄，脉弦数。

【与功能主治相对应的主要药理作用】

1. 降低血压 夏枯草水浸出液注射于兔静脉引起血压下降降压，其作用可能与所含的钾盐有关。黄芩降低血压的作用与扩张血管以及阻滞钙通道有关。银杏叶制剂刺激血管内皮细胞释放内源性松弛因子，同时抑制血管紧张素转化酶，而产生降压作用。牛黄口服对自发性高血压大鼠及肾性高血压大鼠，均可产生显著而持久的降压作用。作用环节分别与扩张血管、抗肾上腺素作用有关，也可能是中枢性降压作用。栀子降压作用部位在中枢，主要通过增强延髓副交感神经中枢紧张度而发挥降压效应。

2. 降低血脂 银杏叶、牡丹皮、地骨皮、黄芩等均有降低血脂的作用，可以防治动脉粥样硬化和高血压。

3. 解热、镇静 牡丹皮、牛黄、黄芩、黄连、黄柏、栀子、地骨皮、龙胆都具有显著的解热、镇静作用。对于控制血压升高，缓解临床症状均有促进作用。

清肝降压常用药物与方剂主要药理作用简表

主要药理作用 相应传统功能	降血压 清肝泻火	降血脂 泻肝利胆	镇静 清肝泻火
银杏叶	+	+	+
牡丹皮	+	+	+
牛黄	+		+
黄芩	+	+	+
黄连	+		+
黄柏	+		+
栀子	+		+
龙胆	+		+
地骨皮	+	+	+
决明子	+	+	
青葙子	+		
夏枯草	+		+
葛根芩连汤	+	+	+
黄连解毒汤	+	+	+
龙胆泻肝汤	+	+	+

银杏叶 Yinxingye

【来源采制】 为银杏科落叶大乔木植物银杏 *Ginkgo biloba* L. 的叶。秋季采收，晒干，生用。

【主要成分】 银杏叶含有 20 多种黄酮类化合物，其含量在总提取物中大于 24%，主要有银杏双黄酮、异银杏双黄酮，7-去甲基银杏双黄酮（白果黄素）。银杏叶中还含有萜内酯类化合物，二萜内酯主要有银杏内酯 A、B、C、M、J 等，倍半萜内酯即白果内酯。此外，还含有酚类、山奈酚、槲皮素、25 种有益元素、17 种氨基酸、生物碱等。银杏内酯 B 是主要有效成分，总黄酮、内酯类成分是药理作用的重要物质基础。

【性味功能】 味苦，性平，归心、肺、肾经。功能活血通脉，祛痰平喘。

【药理作用】

1. 扩血管、降低血压　银杏叶中的黄酮类用于兔、大鼠、豚鼠下肢灌流，能扩张血管、增加灌流量。银杏叶制剂（GbE）有扩张血管作用，能对抗多种动物的脑动脉和肾上腺素引起的动脉条收缩。此作用与刺激血管内皮细胞释放内源性松弛因子有关，去除血管内皮，可部分阻断银杏叶制剂的血管舒张作用，也与抑制血管紧张素转化酶（ACE）的活性有关。银杏叶水提物、醇提物和单黄酮山奈酚、槲皮素及银杏内酯 B 体外实验，对正常人血清血管紧张素转换酶有抑制作用，从而使血管紧张素 II 生成减少。超氧阴离子能灭活内源性扩张因子（EDRF），而银杏叶提取物可捕获超氧阴离子，从而使 EDRF 发挥扩张血管作用，并且还可以通过增加 cGMP 的合成来扩张血管。

2. 保护心肌　银杏叶有扩张冠脉、抗心肌缺血作用，对心肌缺血再灌注微循环改变有显著的保护作用。银杏叶提取物预先静注，对家兔结扎冠脉左支造成缺血再灌注损伤模型，在各时间点均可使微动脉口径、微静脉口径、微静脉流速、流量、毛细血管密度等显著增加。银杏叶水提取物静脉注射，可降低麻醉猫的心肌耗氧量。银杏叶制剂 GbE 可显著减弱大鼠和豚鼠离体再灌注心脏心室颤动强度，降低缺血心肌心律失常的发生率。银杏内酯 B 能显著缩短豚鼠心室肌细胞动作电位的时程，浓度依赖性地抑制 L-型钙通道，减轻细胞内钙超载。此外，GbE 能降低毛细血管通透性，对由毛细血管通透性增加引起水肿和由丙种球蛋白引起的低血容量性休克有较好的治疗作用。

3. 抗凝血　银杏叶具有抗血小板聚集、血栓形成的作用。银杏叶口服液能溶解体外血栓，并抑制血小板聚集，降低血液黏度。银杏内酯可抑制血小板活化因子（PAF）诱导的血小板聚集，静脉注射可抑制由 PAF 引起的豚鼠血小板和白细胞减少，使抗原诱导的豚鼠离体肺细胞 PGE_2 和 TXB_2 的释放量呈剂量依赖性地减少。银杏叶总黄酮能对抗胶原-肾上腺素引起的小鼠体内血栓形成。

4. 保护脑组织　银杏叶提取物腹腔注射能显著延长大鼠低压缺氧存活时间，对急性实验性脑缺血引起的脑电图的异常有明显改善作用。银杏叶制剂（GbE）静脉注射或口服可使人、犬、猫、大鼠的脑血流量或局部血流量增加，血管阻力降低，并能抑制自体血清引起的家兔皮质血管痉挛，对脑细胞缺血、缺氧、脑水肿有保护作用。预防性应用 GbE，能明显减轻颈外动脉注入放射性微球引起的大鼠大脑半球栓塞和脑水肿，使脑细胞能量代谢趋于正常。口服银杏叶提取物可减少小鼠脑缺血时脑组织耗能，对抗缺血时 ATP、磷酸肌酸（PC）的减少和乳酸（LA）的增加，提示银杏叶提取物可减少脑缺血时脑组织耗氧。银杏叶非黄酮成分可能是对缺氧脑损害起主要保护作用的成分。银杏叶对大脑的保护作用机制有以下方面。①扩张脑血管。静注银杏叶水煎醇沉制成的注射液，可显著扩张猫和狗的脑血管，增加脑血流量，降低脑血管阻力。椎动脉注射银杏叶总黄酮，可明显降低椎动脉灌流压，降低椎动脉阻力。②减轻脑组织损伤。防止脑缺血再灌注损伤。银杏叶提取物给大鼠连续灌胃，可明显改善大鼠急性脑缺血再灌注损伤。梗死中心区和周边区水含量、钠和钙含量均明显降低。银杏叶提取物和银杏内酯对纹状体和边缘系统多巴胺（DA）代谢有抑制作用。银杏叶提取物和银杏内酯 B 能够阻止谷氨酸诱发的 Ca^{2+} 的升高，对抗谷氨酸神经毒性，保护神经元免受其损伤，并还能逆转谷氨酸诱发的下丘脑弓状核神经元核面积的减少。银杏叶提取物能加速三乙基锡（TET）所致脑水肿的吸收，提高神经胶质细胞的功能。银杏叶总黄酮可显著降低体外脑组织培养营养液中葡萄糖含量，提示银杏叶总黄酮可促进脑组织对糖的利用能力。③抗脑脂质过氧化。银杏叶口服液、胶囊，均可使缺血大鼠脑中的 SOD 明显增加。

5. 益智　银杏叶具有增强记忆力和防治痴呆的作用。银杏叶乙醇提取物及水提取物能明显改善学习记忆，对抗由东莨菪碱或 $NaNO_2$ 引起的记忆损害，且对正常成年小鼠也有促进记忆巩固的作用，醇提物作用强于水提物。银杏叶制剂 GbE 对老年性的脑功能紊乱、脑功能不全、失眠症、记忆损害均具有明显改善作用，对脑血管意外、各种类型痴呆，甚至继发于抑郁症的识别紊乱，识别能力的衰退均有效，而且安全。GbE 有神经保护作用可减轻听神经、前庭感觉上皮细胞损害。

6. 抗衰老　银杏叶能清除自由基，抗脂质过氧化，具有抗衰老作用。GbE 有增强超氧化物歧化酶（SOD）活性，抗自由基作用。GbE 静脉注射能明显抑制烧伤家兔在钙载体 A_{2318} 刺激下的过氧阴离子（O_2^-）和白三烯（LTB_4）的产生。槲皮素黄酮苷类可以显著抑制线粒体紫外线照射后小鼠肝细胞脂质过氧化程度增强，线粒体膜流动性降低，线粒体损伤，细胞色素 C 氧化酶（CCO）活力降低。

7. 增强免疫　银杏叶乙醇、水提取物均可明显增强小鼠淋巴细胞线粒体脱氢酶的活性和中性粒细胞过氧化物酶的释放，提高小鼠机体免疫细胞功能，乙醇提取物作用较强。银杏叶总黄酮灌胃给药能增加荷瘤小鼠的胸腺重量及 SOD 活性，调动机体内在的抗肿瘤能力。

8. 祛痰、平喘　银杏叶所含槲皮素能促进痰液分泌和气管纤毛运动，有良好的祛痰作用。β-谷甾醇也有祛痰作用。银杏叶醇提物及总黄酮腹腔注射能对抗组胺、乙酰胆碱及氯化铁所致支气管平滑肌痉挛，能松弛豚鼠离体支气管平滑肌，可对抗组胺引起的豚鼠哮喘。

9. 降脂　银杏叶水提取物能明显降低动物血清胆固醇，提高血清磷脂含量，改善血清胆固醇与磷脂的比例。

10. 保肝　银杏叶总黄酮灌胃可明显对抗四氯化碳和乙醇所致小鼠血清 ALT 增高和肝脏 MDA 含量增高，减轻乙醇所致肝脏还原型谷胱甘肽（GSH）的耗竭。

11. 镇痛　银杏叶总黄酮可显著减少醋酸所致小鼠扭体次数，提高小鼠热板法痛阈。

【现代临床应用】

1. 高血压　临床处方可辨证选择配伍罗布麻叶、牛黄、黄芩、黄柏、牡丹皮、龙胆等。

2. 脑血管病　银杏叶制剂用于脑栓塞、脑血管痉挛、脑缺血、血管性头痛。临床处方可辨证选择配伍葛根、黄芪、当归、丹参、川芎、红花、天麻、冰片等。

3. 帕金森病　静脉注射含槲皮素、山奈素及异鼠李素混合注射液，或口服银杏叶浸膏剂，均可增加病人脑血流量，其神经系统症状也有一定改善。

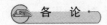

4. 冠心病心绞痛　银杏叶总黄酮能改善病人自觉症状和心电图等。临床处方可辨证选择配伍延胡索、丹参、牡丹皮、红花、川芎、当归等。

5. 高胆固醇血症　常用银杏叶水提物"冠心酮片"治疗，有较好疗效。临床处方可辨证选择配伍绞股蓝、泽泻、黄芩、大黄、龙胆、山楂、生首乌等。

6. 呼吸系统疾病　银杏叶制剂还可用于治疗慢性支气管炎、慢性肺源性心脏病等。临床处方可辨证选择配伍细辛、五味子、杏仁、远志、桔梗、陈皮、半夏等。

【不良反应】银杏叶提取物小鼠腹腔注射的 LD_{50} 为 $1.5g/kg$。

第十二节　复　脉　药

能促进脉搏节律或频率恢复正常，主要用于改善结代脉，以及脉动过数或过迟的中药，称为复脉药。

结代脉见于阳气虚弱证，阴盛气结，心阳不振，治当益气壮阳消阴为主。迟脉主寒证，可见于实寒与虚寒，治以散寒、温阳为主。数脉主热证，可见于实火与阴虚，治以清热或滋阴为主。

结代脉为心律失常的表现，见于各种心脏疾病。心律失常指心律起源部位、心搏频率与节律以及冲动传导等任一项异常。这是临床最常见的心血管病表现之一。数脉可见于心动过速，可因发热，心力衰竭或甲状腺功能亢进症等代谢性疾病导致。迟脉可见于心动过缓，缓慢型心律失常，如病态窦房结综合征、窦性心动过缓、窦房传导阻滞、房室传导阻滞等。均与心肌收缩节律性和传导性有关。

 知识链接

窦性心律不齐

窦性心律不齐是窦房结不均匀地发出激动，使窦性心律快慢不规则的症状。患者可有心慌、心悸症状，也可能没有任何症状。窦性心律不齐有两类：呼吸性窦性心律不齐占绝大多数，是因为吸气时交感神经张力增高，心率增快，呼气时迷走神经张力增高，心率变慢。心率快慢变化的周期恰等于一个呼吸周期。通常不需要治疗。非呼吸性窦性心律不齐较少见，具体原因还不清楚，可能与情绪不稳定，或使用某些药物（如洋地黄、吗啡等）有关，或出现在某些心脏病中，同时伴有心电图的其他改变，需要治疗。

复脉药主要用于抗心律失常，根据其寒热性质特点，药理作用加快心率或减慢心率，以及临床效果，可分为温阳复脉和清热复脉两类。

一、温阳复脉药

药性温热，能改善脉迟，可用于心动过缓型心律失常的中药，称为温阳复脉药。

【功能与主治】温阳复脉药味多辛甘性温，或苦温，主归心、肺、脾经，功能温阳复脉，主要用于脉迟，缓慢型心律失常。如病态窦房结综合征、窦性心动过缓、窦房传导阻滞、房室传导阻滞等。

【与功能主治相对应的主要药理作用】

兴奋心脏、加快心率、抗心律失常　本类药物通常对于心肌细胞有正性肌力，正性频率，正性传导作用，增加心肌耗氧量及心肌代谢。使心肌收缩力增强，心率加快，心排出量增加，使血液循环加速。使心率加快的同时身体温暖。如附子及乌头煎剂对各种动物的离体心脏和在位心脏均有强心作用，可使收缩力加强，心率加速，冠脉血流量和心肌耗氧量增加。亦能增加培养的心肌细胞搏动频率及振幅，使动物恢复窦性心律，使大部分动物的 ST-T 波的改变恢复正常。并能对抗小鼠实验性缓慢型心律失常。临床用于缓慢型心律失常及各型休克均有较好疗效。细辛亦能增加心肌收缩力，明显改善左室泵功能。麻黄碱有拟肾上腺素能神经作用，对心脏具有正性肌力，正性频率作用。桂皮醛能增强心脏的收缩力，增加心率。

温阳复脉常用药物与方剂主要药理作用简表

主要药理作用 相应传统功能	加快心率、抗心律失常 辛热散寒，温阳通经	镇静 温阳散寒
附子	+	+
麻黄	+	
细辛	+	+
干姜	+	
肉桂	+	
桂枝	+	+
淫羊藿	+	
麻黄附子细辛汤	+	+
四逆汤	+	+

细辛 Xixin

【来源采制】本品为马兜铃科植物北细辛 *Asarum heterotropoides* Fr. Schmidt var. *mandshuricum*（Maxim.）Kitag.、汉城细辛 *Asarum sieboldii* Miq. var. *seoulense* Nakai 或华细辛 *Asarum sieboldii* Miq. 的根及根茎。夏秋采挖，阴干。生用。

【主要成分】全草含挥发油，油中主要成分为甲基丁香油酚和黄樟醚，并含有 α-及 β-蒎烯。但在北细辛挥发油中还有细辛素、优香芹酮及爱草醚等，而华细辛中则含有桉油精及 2-甲氧基黄樟醚。

【性味功能】味辛，性温，归肺、心、肾经。功能解表散寒，祛风止痛，通窍，温肺化饮。

【药理作用】

1. 强心、加快心率、抗心律失常 细辛具有明显的强心作用，细辛醇提液、挥发油及其有效成分去甲乌药碱均能增强心肌的收缩力，使心率加快，增加心排出量。细辛挥发油对离体家兔、豚鼠心脏有明显的兴奋作用，表现为正性肌力、正性频率作用。北细辛醇提液对离体兔和豚鼠心脏，均有明显的兴奋作用，在用药后迅速出现心肌收缩力增强，心率加快，具有正性肌力和正性频率作用。醇提液及去甲乌药碱还具有抗心源性休克的作用。去甲乌药碱是细辛对心血管系统作用的主要活性成分。消旋去甲乌药碱具有 β-受体激动剂样的药理效应，可增强心肌的收缩力，使心率加快，可对抗缓慢型心律失常。

2. 抗心脑缺血 辛挥发油能明显增加豚鼠离体心脏的冠脉流量，静注能对抗兔因脑垂体后叶素所致的急性心肌缺血，并能增强小鼠减压缺氧的耐受力。去甲乌药碱还具有抗心源性休克的作用，对狗冠脉前降支分段结扎和冠状窦插管阻流法制备的心源性休克模型，能提高休克动物平均动脉压，左室压峰值、冠状血窦流量，使狗左室泵血功能和心肌收缩性明显改善，其作用强度与多巴胺相似。β-细辛醚能降低高脂血症大鼠脑组织中内皮素（ET）及神经肽 Y（NPY）含量，升高脑降钙素基因相关肽（CGRP）浓度，舒张血管，改善组织血液供应。β-细辛醚还能降低血小板的活性，抗血小板的聚集和黏附。

3. 镇静、镇痛、局部麻醉 细辛挥发油有明显的中枢抑制作用，小剂量腹腔注射可使动物安静、驯服、自主活动减少，大剂量可使动物睡眠，翻正反射消失，并有明显的抗惊厥作用。细辛挥发油灌胃或腹腔注射对动物物理性或化学性疼痛反应均有显著对抗作用，腹腔注射能明显提高痛阈。细辛 50% 煎剂能阻滞蟾蜍坐骨神经的冲动传导。细辛挥发油在兔角膜反射试验中，具有表面麻醉作用；在豚鼠皮丘试验中，有浸润麻醉效力。50%细辛酊涂于人舌后半分钟，舌尖即有辛冷感，一分钟后有麻木感，以后痛觉完全消失，经一小时后始逐渐恢复。

4. 抗炎 细辛挥发油无论灌胃或注射均有明显的抗炎作用。对甲醛、酵母、蛋清、角叉菜胶等多种致炎剂所引起的炎症反应均有明显的抑制作用，并能对抗巴豆油所致小鼠耳廓肿胀，抑制抗血清引起的大鼠皮肤浮肿、由组胺引起的毛细血管通透性增加以及抑制塑料环和棉球肉芽增生。细辛挥发油能降低炎症组织及渗出液中组胺含量，对正常及切除肾上腺炎症均有效。去甲乌药碱、细辛水提物亦有较好抗炎作用。细辛中的去甲乌药碱对组胺诱发的大鼠踝关节肿胀有明显的抗炎作用，能对抗超氧自由基诱发的透明质酸和牛关节液中氨基多糖的解聚，这对治疗关节炎有积极作用。

5. 抗变态反应 北细辛所含甲基丁香油酚、去甲乌药碱、N-异丁基十二碳四烯酰胺，均可明显抑制组胺所致豚鼠离体回肠收缩。细辛的水提取物或乙醇提取物均能使速发型变态反应总过敏介质释放量减少，有抗变态反应作用。细辛及其醇提物均能使小鼠胸腺、脾脏指数下降，T 细胞数减少；细辛煎剂能明显降低豚鼠 T 细胞 a-醋酸萘酯酶（ANAE）染色阳性 T 细胞的百分率，具有免疫抑制作用。

6. 平喘 细辛挥发油、甲基丁香酚以及去甲乌药碱都能够使支气管平滑肌松弛而解除其痉挛达到平喘效果。细辛挥发油能松弛组胺、乙酰胆碱引起的离体气管痉挛；甲基丁香油酚对豚鼠离体气管有显著的松弛作用。北细辛醇浸剂对离体肺灌流量先呈短暂的降低，而后持续增加。β-细辛醚对组胺和乙酰胆碱所致豚鼠离体器官平滑肌的痉挛有明显舒张作用，且呈现量效作用。对整体哮喘模型，β-细辛醚能明显延长豚鼠哮喘发作的潜伏时间，减轻症状发作的严重程度。细辛醚也有一定平喘、祛痰作用。

7. 松弛子宫、胃肠平滑肌 细辛挥发油对兔的离体子宫、肠管，低浓度使张力先增加后下降，振幅增加；高浓度则呈抑制。细辛挥发油能松弛组胺、乙酰胆碱以及氯化钡引起的离体回肠痉挛，对大鼠离体子宫呈抑制作用。

8. 抗菌 细辛挥发油对黄曲霉菌、黑曲霉、腊叶枝霉、白色念珠菌等 16 种真菌有抗菌作用。抗菌有效成分为挥发油中的黄樟醚，体外有较强的抗菌作用，是一种广谱和较强的抗菌化学成分。其抗菌效果比 40% 甲醛气熏杀菌作用强 4 倍，比石炭酸直接杀菌作用强 1 倍。体外实验证明，细辛醇浸剂、挥发油对革兰阳性菌、枯草杆菌及伤寒杆菌有抑制作用，煎剂对结核杆菌及伤寒杆菌亦有抑制作用。α-细辛醚抑制呼吸道合胞病毒的增殖。细辛挥发油抗菌作用靶点之一是细胞膜，它可以破坏供试菌株细胞膜的选择通透性，导致内容物的外渗。由于细辛挥发油中含有多种单体成分，抗菌作用可能是多种成分协同作用的结果。

9. 解热　细辛挥发油对动物有一定程度的解热作用，并能降温，且维持的时间较长。细辛挥发油灌服对多种原因如四氢β-萘胺、伤寒、副伤寒混合疫苗所引起的家兔实验性发热有明显的解热作用，对啤酒酵母所致的大鼠发热也有明显的解热效果。还能降低正常大鼠的体温。

【现代临床应用】

1. 心绞痛、心律失常　复方细辛气雾剂，于心绞痛发作时喷雾有效。临床处方可辨证选择配伍麻黄、附子、干姜、桂枝、人参、黄芪、当归等，或用麻黄附子细辛汤。

2. 慢性支气管炎　用细辛醚片。临床处方可辨证选择配伍麻黄、附子、干姜、五味子、桔梗、陈皮、半夏、远志等，或用小青龙汤。

3. 口腔炎和局部麻醉　细辛醚与甘油调和外用或用3%细辛挥发油注射液，做浸润麻醉和神经阻滞麻醉，进行五官科和眼科手术，麻醉效果较好。

4. 类风湿关节炎、风湿关节炎　以细辛配伍其他药物组成复方使用。临床处方可辨证选择配伍附子、干姜、秦艽、独活、肉桂、防风、防己等。

5. 头痛　用10%细辛液穴位注射有效。临床处方可辨证选择配伍川芎、白芷、藁本、防风、荆芥、当归、钩藤等。

6. 牙痛　细辛白芷散（细辛、白芷、冰片）喷雾治疗牙痛。

【不良反应】细辛每日用量超过20g可致唇舌及指（趾）发麻。华细辛煎剂小鼠灌服与静注的 LD_{50} 分别为 12.38g/kg 和 0.78g/kg。细辛挥发油小鼠腹腔注射的 LD_{50} 为 0.55 ml/kg。辽细辛油小鼠腹腔注射的 LD_{50} 为 1.02ml/kg。细辛挥发油中的黄樟醚毒性较大，细辛挥发油长期喂食动物，可致肝肾脂肪变，肾功损害，诱发肝癌。

二、清热复脉药

药性寒凉，能改善脉数结代，主要用于治疗心经火热证心律失常的中药，称为清热复脉药。

【功能与主治】清热复脉药性味苦寒，主归心、肝经，功能清热复脉，主治心经火热证脉数结代，伴见心烦失眠、口渴口苦、面红目赤、小便黄少、舌红、苔黄等症。主要用于心律不齐、心动过速。

【与功能主治相对应的主要药理作用】

1. 兴奋心脏、减慢心率、抗心律失常　黄连小檗碱抗心律失常作用与溴苄胺相似，具有正性肌力，负性频率作用，能增强心肌收缩力，减慢心率，这对于伴有心力衰竭之心律失常者似更有利。临床证实，小檗碱对多种原因引起的室性及室上性心律失常均有较好疗效，表明小檗碱具有广谱抗心律失常作用。苦参碱、苦参总黄酮能显著对抗乌头碱、氯化钡、冠脉结扎所导致的心律失常，苦参碱具有正性肌力作用。

2. 抑制心脏、减慢心率、抗心律失常　本类中药大多数均能抑制心肌，具有降低心肌收缩力，降低心肌细胞自律性，减慢传导，减慢心率的作用。葛根素静脉注射能显著对抗氧仿-肾上腺素诱发的兔心律失常，提高哇巴因所致豚鼠室性期前收缩、室性心动过速的阈值，对心室颤动阈值也有提高作用。葛根抗心律失常机制可能通过影响心肌细胞膜对

K^+、Na^+、Ca^{2+}的通透性，进而降低心肌兴奋性、自律性及传导性。北豆根所含蝙蝠葛碱抗多种实验性心律失常，其作用机制是抑制心肌细胞 Ca^{2+}、Na^+内流。防己所含的粉防己碱能明显降低麻醉犬心肌收缩力和泵血功能，减慢心率，作用与维拉帕米相似。

清热复脉常用药物与方剂主要药理作用简表

主要药理作用	减慢心率抗心律失常 兴奋心脏	减慢心率抗心律失常 抑制心脏	镇静
相应传统功能	清热泻火通脉	清热泻火通脉	清心泻火
黄连	+		+
葛根		+	
苦参	+		+
北豆根		+	
大黄	+		
牡丹皮		+	+
毛冬青	+		
地龙		+	+
钩藤		+	+
前胡		+	
防己		+	
青蒿		+	
葛根芩连汤		+	

苦参　Kushen

【来源采制】　系豆科多年生落叶亚灌木植物苦参 *Sophora flavescens* Ait. 的根。春秋两季采收，晒干，生用。

【主要成分】　主要成分为生物碱与黄酮类。已分离出 20 余种生物碱，合称苦参总碱。主要为苦参碱、氧化苦参碱、异苦参碱、槐果碱、槐胺碱、异槐果碱、杯化槐果碱、槐定碱、槐醇碱、臭豆碱等。还含有苦醇 C、苦醇 G、异苦参酮、苦参醇、新苦参醇等黄酮类化合物，以及游离氨基酸、脂肪酸、蔗糖、芥子酸十六酯等。

【性味功能】　味苦，性寒，有小毒，归心、肝、膀胱经。功能清热燥湿，利尿，杀虫。

【药理作用】

1. 强心、减慢心率、抗心律失常　苦参碱等生物碱对心脏具有负性频率、负性自律性、负性传导和延长有效不应期的作用，是其抗心律失常作用的药理学基础。苦参生物碱对多种类型的心律失常均有对抗作用，能对抗乌头碱、哇巴因、氯化钡、肾上腺素等诱发的动物心律失常。苦参注射液、苦参总碱、苦参碱、氧化苦参碱、苦参总黄酮等多种成分对心律失常均有对抗作用，其抗心律失常的机制是多样性的。氧化苦参碱具有广谱的抗心律失常作用，不仅对各种原因诱发的室性心律失常有显著效果，而且对氯化钙乙酰胆碱混合液诱发的房性心律失常也有显著的对抗作用。苦参碱能明显减低异位节律性，对离体右心房的自律性也能明显对抗。对大鼠心电图作用表现为 P-R 间期延长，也能使 Q-T 间期延长。又因苦参生物碱还具有正性肌力作用，通过影响心肌细胞膜 L 型钙通道，促进钙内流有关，故用于慢性心力衰竭合并心律失常有较好的疗效。

2. 抗心肌缺血　苦参总碱能扩张冠状动脉，能减轻垂体后叶素引起的急性心肌缺血，增加冠状动脉血流量，抑制 S-T 段下降和 T 波低平等心电图缺血变化。苦参还能扩张外周血管，降低外周阻力，从而减轻心脏负荷，降低心肌耗氧。氧化苦参碱有降低心率的作用，心肌舒张期供血时间延长，因此可明显改善心脏泵血功能。

3. 镇静、镇痛、解热　苦参槐果碱、苦参碱、氧化苦参碱具有镇痛、解热、降温等中枢抑制作用。三者均能明显抑制小鼠自主活动，与阈下剂量的戊巴比妥钠、水合氯醛、氯丙嗪等中枢神经抑制剂有协同作用；与苯丙胺或咖啡因的中枢神经兴奋作用有拮抗效果，对士的宁惊厥有易化作用，能增加士的宁惊厥死亡动物数。提示其对低级中枢与高级中枢的作用在性质上可能有所区别。实验证实氧化苦参碱有类似安定的镇静作用。苦参碱的镇静催眠作用与脑和脊髓中 GABA 和 GLY 的含量有关。槐果碱、苦参碱、氧化苦参碱另外尚有镇痛作用，对化学性刺激和热刺激所致小鼠痛反应均有明显的抑制作用，并且三者均能降低正常小鼠体温，给药后 2 小时体温下降，至 5 小时才恢复正常。

4. 抗病原微生物　①抗菌。苦参碱对痢疾杆菌、大肠杆菌、变形杆菌、金黄色葡萄球菌和乙型链球菌均有明显抑制作用。苦参的高浓度煎剂对结核杆菌有抑制作用，苦参水煎剂对毛癣菌、黄癣菌、红色表皮癣菌常见的皮肤致病性真菌也有不同程度的抑制作用。②抗病毒。苦参提取物抗 HBeAg 有较好效果，与 ALT 的恢复正常呈平行关系。苦参碱、氧化苦参碱有直接抗乙肝病毒，抑制 HBV 及 HCV 增殖的作用，对柯萨奇病毒（CVB）、RSV、CB、ORV、AdV 等病毒作用也较强。干扰素是机体对抗病毒感染最重要的淋巴因子，具有广谱抗病毒及免疫调节作用，苦参生物碱可诱生人白细胞产生 α-干扰素，是其抗病毒感染的主要因素。苦参碱对鸭乙型肝炎病毒有较好的持续抑制作用。

5. 抗炎　苦参素对多种致炎剂诱发的动物炎症有抗炎作用，能明显对抗巴豆油、角叉菜胶（大鼠）和冰醋酸（小鼠）诱发的渗出性炎症，对正常小鼠与摘除双侧肾上腺小鼠都有明显的抗急性渗出性炎症的作用。苦参碱能明显抑制小鼠腹腔毛细血管通透性，并对大鼠后足致炎后肿胀及肉芽组织增生都有抑制作用。苦参素可抑制实验动物接触性皮炎组织中表皮细胞的细胞内水肿，抑制环核苷磷酸二酯酶的活性，从而阻止肥大细胞释放组胺，而对各种炎症有抑制作用。苦参素对红细胞膜、溶酶体膜均有稳定作用，从而减少炎症介质释放，有直接抗炎效果。氧化苦参碱的抗炎机制可能与其抑制炎性细胞因子有关，具有非甾体类抗炎作用，副作用较少。

6. 免疫抑制、抗过敏　苦参碱的免疫抑制作用最强。氧化苦参碱对Ⅰ型过敏反应、反相皮肤过敏反应（Ⅱ型）、Arthus 反应（Ⅲ型）及绵羊红细胞（SRBC）诱导的迟发型过敏反应（Ⅳ型）均有显著的抑制作用。口服苦参水煎液可在小鼠胸腺细胞中，对 ConA 刺激的 T 细胞增殖反应和对 LPS 刺激的 B 细胞增殖反应都受到了明显抑制，同时还抑制了小鼠脾细胞产生 IL-2 的活性和小鼠腹腔巨噬细胞产生 IL-1 的活性。同时氧化苦参碱和苦参碱对淋巴细胞浆内游离钙及钙摄取有很大影响，从而抑制了淋巴细胞的增殖和活化。氧化苦参碱具有非甾体类抗炎症、抗过敏的作用，副作用较少。氧化苦参碱能有效地抑制 IgE、组胺及其特异性抗原引起的肥大细胞组胺释放，而对非特异性肥大细胞激活剂诱导的组胺没有影响。氧化苦参碱显著降低肥大细胞膜流动性，加强膜稳定性是其抑制肥大细胞组胺释放的重要原因。

7. 平喘　氧化苦参碱可显著减轻哮喘小鼠气道及肺组织中嗜酸性粒细胞的浸润，显著抑制哮喘小鼠肺组织中白介素-4 的表达水平。大鼠离体气管加入苦参碱能对抗组胺、乙酰胆碱及氯化钡兴奋气管平滑肌作用，并对抗乙酰胆碱激动 M 受体的作用。

8. 抗肿瘤　苦参、苦参总碱、苦参碱、氧化苦参碱、苦参煎剂及血清均有明显的抗肿瘤活性，对恶性葡萄胎、绒癌、子宫癌、肉瘤 S_{180}、艾氏腹水瘤、淋巴内癌细胞均有不同程度的抑制作用，其作用机制是多方面的。苦参总碱对肿瘤细胞有选择性杀伤作用。苦参碱能改变细胞核酸的分子序列，使已知核酸序列的酶切图谱发生特征性改变，从而抑制肿瘤生长。苦参碱能显著抑制部分肿瘤细胞进入 S 期，通过抑制 G_1 和 G_2 期的 CDK 蛋白激酶的活性，导致细胞增殖受到抑制。苦参碱不仅能抑制肿瘤细胞增殖并促进其良性分化，还能诱导肿瘤细胞的凋亡，为一种有效的端粒酶活性抑制剂。苦参碱对肿瘤细胞与内皮细胞的黏附具有明显的抑制作用，并可明显抑制黏附因子的表达，还可减轻内皮细胞的通透性，可减轻肿瘤转移。氧化苦参碱对肺癌、胃癌细胞诱导的血管内皮细胞增殖具有抑制作用，可明显降低 VEGF、bFGF 的表达，抑制肿瘤血管形成，可减少肿瘤细胞转移。苦参碱可使 MMC-7721 细胞聚集于 S 期，诱导其向正常肝细胞分化，并可诱导 K_{562} 细胞分化。苦参碱在一定浓度范围能有效抑制肝癌细胞的增殖，其作用有时间和剂量依赖性。

9. 保肝　苦参碱和氧化苦参碱的抗炎、免疫抑制、清除自由基、利尿和解毒等作用，是治疗各种肝损害、自身免疫性疾病及变态反应性疾病的药理学基础。在多种实验性肝损伤中，氧化苦参碱对肝细胞均有保护作用。表现为 ALT 降低，肝脏病理变化明显减轻，肝糖原保存较多，抑制了巨噬细胞释放肿瘤坏死因子，肝细胞坏死较少，并使肝细胞嗜酸性变、炎细胞浸润、中央静脉周围炎、瘀血及出血等明显减轻。对黄疸型肝炎苦参素退黄的效果亦佳。氧化苦参碱能抑制胶原活动度和防治肝纤维化，可阻断肝细胞异常凋亡，对实验性小鼠肝衰竭具有保护作用。对 CCl_4 诱导的大鼠肝纤维化模型，用药后 ALT、透明质酸、IV 型胶原、TNF-α 和肝组织羟脯氨酸含量以及肝组织内肝细胞变性、坏死、炎症活动度及纤维组织增生程度均明显降低。氧化苦参碱对大鼠贮脂细胞增殖和胶原合成有抑制作用，能抑制胶原活动度和防治肝纤维化，可阻断肝细胞异常凋亡。苦参碱通过抑制肝纤维化细胞外基质的主要来源细胞（成纤维细胞）的增殖、生长及 TGF-β1 的表达，而起抗肝纤维化作用。对慢性 HCV 感染者经苦参素治疗三个月后发现血清 IV 型胶原显著下降。慢性病毒性肝炎用苦参素后 ALT、AST、SB 的复常率明显升高。其免疫调节作用是治疗慢性病毒性肝炎的另一依据。

10. 其他　苦参能显著升高白细胞，增强免疫功能。但氧化苦参碱对免疫功能有双向调节作用，即低浓度时刺激淋巴细胞增殖，高浓度时则抑制之，但以抑制为主。氧化苦参碱有较好的清除自由基作用，对辐射导致的胸腺嘧啶核苷酸损伤有显著防护作用。苦参有良好的杀体内外寄生虫作用。

【现代临床应用】

1. 心律失常　苦参总碱肌内注射治疗有效。临床处方可辨证选择配伍山豆根、北豆根、黄连、葛根、青蒿、防己、毛冬青等。

2. 肿瘤　吗特灵注射液是一种以苦参碱为主要成分的抗癌新药。用于治疗呼吸及消化系统肿瘤。尤其适用于肿瘤晚期不能耐受化疗的恶病质患者。临床处方可辨证选择配伍白英、龙葵、黄独、姜黄、冬凌草、白花蛇舌草等。

3. 肝炎　氧化苦参碱对慢性乙型肝炎轻-中度病例有较好的疗效，而且其安全性良好。

不同制剂苦参素可能使 HBcIgM、HBV-DNA、HBeAg 转阴。临床处方可辨证选择配伍五味子、垂盆草、大黄、柴胡、白术、白芍、当归等。

4. 急慢性肠炎 复方苦参各种制剂用于治疗滴虫性肠炎、慢性结肠炎、急性肠胃炎、细菌性痢疾、慢性迁延性细菌性痢疾。临床处方可配伍黄芩、白芍、木香等。

5. 感染性疾病 苦参注射液肌内注射治疗急性扁桃体炎、急性结膜炎、急性乳腺炎、牙周炎、外科感染和疖肿、肾盂肾炎、急性气管炎、急性淋巴结炎等。

6. 寄生虫病 苦参粉与等量葡萄糖、硼酸粉及枯矾粉混合，阴道局部外用治疗滴虫性阴道炎。苦参碱制成阴道栓剂治疗真菌性及滴虫性阴道炎也有良效。50% 苦参煎剂保留灌肠治疗人肠蛔虫、鞭毛虫病。

7. 皮肤病 苦参片、苦参总碱、苦参注射液用于治疗急慢性湿疹、荨麻疹、接触性皮炎、药物性剥脱性皮炎等。

【不良反应】苦参内服量过大会造成中毒，对中枢神经系统先兴奋后麻痹。症状可见头昏、头痛、烦躁、肢麻、呼吸急促、心率加快，继而见流涎、步伐不稳、痉挛、呼吸缓慢，最终因呼吸衰竭而死亡。苦参总碱小鼠灌胃给药 LD_{50} 为 586.2mg/kg，腹腔注射的 LD_{50} 为 147.2mg/kg。苦参碱小鼠肌内注射的 LD_{50} 为 74.15mg/kg。氧化苦参碱小鼠肌内注射的 LD_{50} 为 256.74mg/kg。苦参总黄酮小鼠静脉注射 LD_{50} 为 103.1mg/kg。

（徐晓玉 王 雪 刘 莲 姚淑琼）

复习思考题

1. 常用利咽药有哪些？
2. 利咽功能的主要药理作用基础为何？
3. 止咳药是如何发挥作用的？
4. 常用止咳中药有哪些？
5. 平喘药是如何发挥作用的？
6. 常用平喘药有哪些？
7. 止呕药是如何发挥止呕作用的？
8. 常用止呕中药有哪些？
9. 止泻药为什么有减轻腹泻的作用？
10. 常用止泻中药有哪些？
11. 止血药都有止血作用，但其作用机制有何不同？
12. 三七为何止血而不留瘀？
13. 麻醉止痛中药、解痉止痛中药、止痛化瘀中药的主要药理作用有何异同？
14. 麻醉止痛、解痉止痛、止痛化瘀常用中药各有哪些？
15. 女贞子"滋补肝肾"的传统功能体现在哪些现代药理作用方面？
16. 泽泻中哪些成分具有降血脂作用？其降脂机制如何？
17. 哪些中药可以降低血脂？
18. 玉米须降血糖的成分有哪几种？作用机制如何？
19. 能降低血糖的常用中药有哪些？
20. 降压中药都有降压的作用，其作用机制是否相同？
21. 常用降压中药有哪些？
22. 复脉中药可以分为几类，常用药物有哪些？
23. 温阳复脉与清热复脉的药理作用有哪些区别？

附录 常用英文缩略词表

英文缩略词	英文	中文
AA	arachidonic acid	花生四烯酸
ACE	angiotensin converting enzyme	血管紧张素转换酶
ACEI	angiotensin-converting enzyme inhibitors	血管紧张素转换酶抑制剂
ACTH	corticotrophin	促肾上腺皮质激素
Ad	adrenaline	肾上腺素
ADH	antidiuretic hormone	抗利尿激素
AFB	aflatoxin B	黄曲霉毒素 B
AFP	alpha-fetoprotein	甲胎蛋白
AGE	advanced glycosylation end product	晚期糖基化终末产物
AIDS	acquired immunodeficiency syndrome	获得性免疫缺陷综合征（艾滋病）
ALT	alanine aminotransferase	丙氨酸转氨酶
ANP	atrial natriuretic peptide	心房利钠肽（心钠素）
APA	antiphospholipid antibody	抗磷脂抗体
APD	action potential duration	动作电位时程
ApoA-1	apoprotein A1	载脂蛋白 A1
AP	acute phase protein	急性期反应蛋白
AQP	aquaporin	水通道蛋白
AR	aldose reduetase	醛糖还原酶
ARF	acute renal failure	急性肾衰竭
AST	aspartate aminotransferase	天冬氨酸转氨酶
Ang	angiotensin	血管紧张素
AngⅡRA	angiotensin Ⅱ receptor antagonists	血管紧张素Ⅱ受体拮抗剂
AT-Ⅲ	antithrombin-Ⅲ	抗凝血酶-Ⅲ
ATN	acute tubular necrosis	急性肾小管坏死
BK	bradykinin	缓激肽
BSA	bovine serum albumin	牛血清白蛋白
BFU-E	burst-forming unit-erythroid	爆式红系集落形成单位
CaBP	calcium binding protein	钙结合蛋白
CAD	coronary artery disease	冠心病
CA	catecholamine	儿茶酚胺
CAT	catalase	过氧化氢酶
CAM	cell adhesion molecule	细胞黏附分子
cAMP	cyclic AMP	环腺苷酸
CEA	carcinoembryonic antigen	癌胚抗原

英文缩略词	英文	中文
CSF	colony-stimulating factor	集落刺激因子
CFU-CM	colony-forming unit-granulocyte macrophage	粒细胞-单核细胞集落生成单位
CFU-E	colony-forming unit-erythroid	红细胞系集落形成单位
CFU-S	colony-forming unit-spleen	脾脏集落形成单位
cGMP	cyclic GMP	环鸟苷酸
CI	cardiac index	心脏指数
CIC	circulating immune complex	循环免疫复合物
CK	creatinine kinase	肌酸激酶
CO	cardiac output	心排出量
ConA	concanavalin A	刀豆蛋白A
COPD	chronic obstructive pulmonary disease	慢性阻塞性肺部疾患
CPK	creatinine phosphokinase	磷酸肌酸激酶
CRF	chronic renal failure	慢性肾衰竭
CRH	corticotrophin releasing hormone	促肾上腺皮质激素释放素
CRP	C-reactive protein	C-反应蛋白
CT	caleitonin	降钙素
CGRP	calcitonin gene-related peptide	降钙素基因相关肽
DA	dopamine	多巴胺
DβH	dopamine β hydroxylase	多巴胺β羟化酶
DNCB	dinitrochlorobenzene	二硝基氯苯
DNFB	dinitrofluorobenzene	二硝基氟苯
DIC	disseminated intravascular coagulation	弥散性血管内凝血
ECM	extracellular matrix	细胞外基质
EGF	epidermal growth factor	表皮生长因子
EIA	enzyme immunoassay	酶免疫测定
ELISA	enzyme-linked immuno sorbent assay	酶联免疫吸附试验
EP	epinephrine	肾上腺素
EP	endogenous pyrogen	内生致热原
EPO	erythrepoietin	促红细胞生成素
ERK	extracellular-signal regulated kinase	细胞外信号调节的蛋白激酶
ERP	effective refractory period	有效不应期
ET	endothelin	内皮素
ET	endotoxin	内毒素
FCM	flow cytometry	流式细胞术
FDP	fibrin derivative products	纤维蛋白降解产物
FF	filtration fraction	滤过分数
FH	familial hypercholesterolaemia	家族性高胆固醇血症
FSH	follicle-stimulating hormone	卵泡刺激素
GABA	γ-aminobutyric acid	γ-氨基丁酸
GAP	Good Agriculture Practices	药材种植质量管理规范
GC	glucocorticoid	糖皮质激素

英文缩略词	英文	中文
GCP	Good Clinical Practice	药品临床实验质量管理规范
GLP	Good laboratory practice of drug	药品非临床研究质量管理规范
GMP	Good Manufacturing Practice	药品生产质量管理规范
GnRH	gonadotrophin-releasing hormone	促性腺素释放激素
GRKs	G protein coupled receptor kinases	G 蛋白耦联受体激酶
GPCR	G protein coupled receptor	G 蛋白耦联受体
GRF	glomerular filtration rate	肾小球滤过率
GSH-Px	glutathione peroxidase	谷胱甘肽过氧化物酶
GSH	glutathione-SH	还原型谷胱甘肽
GSP	Good Supply Practice	药品经营质量管理规范
GST	glutathione S-transferase	谷胱甘肽 S-转移酶
HA	histamine	组胺
HBsAg	hepatitis B surface antigen	乙型肝炎病毒表面抗原
HBeAg	Hepatitis Be Antigen	乙型肝炎病毒 e 抗原
HBV	hepatitis B virus	乙型肝炎病毒
HDL-C	high-density lipoprotein-cholesterol	高密度脂蛋白胆固醇
HIV	human immunodeficiency virus	人类免疫缺陷病毒
HIV-RT	HIV reverse transcriptase	免疫缺陷病毒反转录酶
HSP	heat shock protein	热休克蛋白
5-HT	5-hydroxytryptamine	5-羟色胺
IC	immune complex	免疫复合物
ICAM	intercellular adhesion molecule	细胞间黏附分子
DM	diabetes mellitus	糖尿病
IP3	inositol-1,4,5-trisphosphate	三磷酸肌醇
IR	insulin receptor	胰岛素受体
IL-1	interleukin 1	白介素-1
IFN	interferon	干扰素
IgG	immunoglobulin G	免疫球蛋白 G
K562	k 562cell line	红白血病细胞株
KK	kallikrein	激肽释放酶
KKPGS	kallikrein kinin prostaglandin system	激肽释放酶-激肽-前列腺素系统
LAK	lymphokine activated killer cell	淋巴因子激活的杀伤细胞
LDL	low-density lipoprotein	低密度脂蛋白
LDL-C	low-density lipoprotein-cholesterol	低密度脂蛋白胆固醇
LH	luteinizing hormone	黄体生成素
LDH	lactate dehydrogenase	乳酸脱氢酶
LP	leukocyte pyrogen	白细胞致热原
LPO	lipid peroxidation	过氧化脂质
LPS	lipopolysaccharide	脂多糖
LRH	luteinizing releasing hormone	黄体生成素释放激素
LT	leukotriene	白细胞三烯

英文缩略词	英文	中文
LVP	left ventricle pressure	左心室内压
MAO-B	monoamine oxidase B	单胺氧化酶-B
MAPK	mitogen-activated protein kinase	丝裂原激活的蛋白激酶
MDA	malonaldehyde	丙二醛
MODS	multiple organ dysfunction syndrome	多器官功能障碍综合征
MMP	matrix metalloproteinase	基质金属蛋白酶
Mφ	macrophage	巨噬细胞
NE	norepinephrine	去甲肾上腺素
NADPH	nicotinamide adenine dinucleotide phosphate	还原型辅酶II
NF-κB	nuclear factor kappa B	核因子B
NK	natural killer cell	自然杀伤细胞
NO	nitric oxide	一氧化氮
NOS	nitric oxide synthase	一氧化氮合酶
OFR	oxygen free radical	氧自由基
17-OHCS	17-hydroxy-cortico-steroid	17-羟皮质类固醇
PAI-1	plasminogen activator inhibitor type-1	纤溶酶原激活物抑制物-1
PAF	platelet activating factor	血小板活化因子
PaO_2	arterial partial pressure of oxygen	动脉血氧分压
PAO_2	alveolar PO_2	肺泡气氧分压
PCD	programmed cell death	程序性细胞死亡
PCNA	proliferating cell nuclear antigen	增殖细胞核抗原
PFC	plaque forming cell	空斑形成细胞
PG	prostaglandin	前列腺素
PHA	phytohemagglutinin	植物血凝素
PLA	phospholipidase A	磷脂酶A
PMN	polymorphonuclear neutrophil	多形核中性粒细胞
PTK	receptortyrosine kinase	酪氨酸蛋白激酶
PWM	pokeweed mitogen	美洲商陆
RAAS	renin-angiotensin-aldosterone system	肾素-血管紧张素-醛固酮系统
RAS	renin-angiotensin system	肾素-血管紧张素系统
RIA	Radioimmunoassay	放射免疫测定法
ROC	receptor operated channel	受体依赖性通道
ROS	reactive oxygen species	活性氧
RT-PCR	reverse transcriptase-PCR	反转录聚合酶链反应
SAM	senescence-accelerated mouse	老化小鼠
SARS	severe acute respiratory syndrome	严重急性呼吸综合征
SAPK	stress activated protein kinase	应激激活的蛋白激酶
SOD	superoxide dismutase	超氧化物歧化酶
TA	tyrosine aminotransferase	酪氨酸转氨酶
TC	triglyceride	甘油三酯
TF	tissue factor	组织因子

续表

英文缩略词	英文	中文
TG	total cholesterol	总胆固醇
TIMP	tissue inhibitor of metalloproteinase	金属蛋白酶组织抑制物
T3	3,5,3,-triiodothyronine	三碘甲状腺原氨酸
T4	thyroxin	甲状腺素
TM	thrombomodulin	血栓调节蛋白
TNF	tumor necrosis factor	肿瘤坏死因子
TPR	total peripheral resistance	总外周阻力
TSH	thyroid stimulating hormone	促甲状腺激素
TXA_2	thromboxane A_2	血栓素 A_2
$T_{1/2}$	half life time	半衰期
VA	alveolar ventilation	肺泡通气量
VIP	vasoactive intestinal peptide	血管活性肠肽
VP	vasopressin	血管升压素
VLDL	very low-density lipoprotein	极低密度脂蛋白

《中药药理与应用》教学大纲

（供中药等专业用）

一、课程性质和任务

中药药理与应用是中药学专业的一门专业课程。它是以现代科学的理论阐释传统中药功效以指导中药治疗现代疾病，并进一步发掘传统中药作用与用途的学科。是介于传统中药学与现代药理学之间的一门交叉学科。也是中药现代临床应用和新药开发的基础性学科。

中药药理与应用的主要任务是：从现代药理学的角度揭示传统中药的临床疗效及其作用机制；指导临床应用传统中药治疗现代疾病；阐明传统中药功效应用与现代药理之间的相互关系；为中药新药开发提供现代药理学依据。

二、课程教学目标

【知识教学目标】本教材以培养中药、中医、中西医结合实用型人才为目标。按照"基础理论够用、适度，技术应用能力强"的高职高专学生培养要求，以介绍药物的实用价值为重点，密切结合现代中医、中西医结合临床应用实际。

【能力培养目标】注重训练学生以现代药理学的知识和理论认识传统中药的作用，训练学生在临床处方中应用中药药理作用的能力，和指导患者使用中药治疗现代疾病的能力，并且使学生具备中成药现代应用及开发的基本知识和技能。

【素质教育目标】让学生充分了解中药学的丰富内涵，热爱中华民族博大精深的科学文化遗产，并充分认识中药现代化、国际化的辉煌前景和我国面临的机遇与挑战，为重扬中医药的国际威望而努力学好专业知识。

三、教学内容与要求

第一章 绪 论

【教学目标】

1. 掌握中药药理与应用的概念。

2. 熟悉学科性质，学科任务，发展简史，各阶段主要成就及发展前沿。

3. 了解学习目的、任务和要求。

【教学内容】

第一节 中药药理学的学科性质

重点阐明中药药理学与传统中药学和现代药理学的相互关系。

第二节 中药药理学的学科任务

重点阐明学科在验证传统中药疗效，探讨中药作用机制与环节，分析中药药效物质基础等方面的重要任务。讲述指导临床合理用药，研究开发中成药、开发新的药物资源，阐明中医理论的现代科学本质，为中西医基础理论结合提供科学依据等方面的任务。

第三节 中药药理学的发展简史

阐述中药药理学的发展简史。重点介绍各阶段主要成就及发展前沿。

第二章　中药药性理论的现代阐释

【教学目标】

1. 掌握中药药性、药味与药理作用之间的关系。

2. 熟悉导致中药毒副反应的常见原因，避免中药中毒的环节，常见中药毒副作用。

3. 了解归经的现代药理研究概况。

【教学内容】

第一节　药性

1. 重点阐明寒凉药的抑制作用和温热药的兴奋作用。

2. 介绍寒凉药的抗感染作用和抗肿瘤作用。

第二节　药味

1. 重点讲述药味的概念，药味的含义和辛味药、甘味药、苦味药的药理作用。

2. 介绍酸（涩）味药、咸味药、淡味药的药理作用。

第三节　归经

介绍归经与有效成分、药理作用部位、组织环核苷酸水平、受体亲和力的关系。

第四节　毒性

1. 重点讲解导致中药毒副反应的常见原因和避免中药中毒的环节。

2. 介绍常见中药毒副作用。

第三章　中药药理作用的特点

【教学目标】

1. 熟悉中药作用的综合性。

2. 了解中药作用的双向性、机体依赖性，以及中药药理作用与功效的相关性。

【教学内容】

第一节　中药作用的综合性

重点讲清中药的临床效果通常是由多种药效成分，通过多条作用途径，多个作用环节，作用于多个药物靶点所产生的综合效应。

第二节　中药作用的双向性

1. 重点讲述药物成分的相互拮抗对于中药作用双向性的影响。

2. 介绍剂量大小的差异、机体的不同状态及反应对于中药作用双向性的影响。

第三节　中药作用的机体依赖性

讲解中药药理作用体内实验与体外实验的差别、生理状态与病理状态的差别、不同病理状态之间的差别。

第四节　中药药理作用与传统功能的相关性

中药药理作用与中药传统功能是从两个不同的侧面对于中药疗效的认识，二者必有其相通之处，大量的实践证明，二者有相当程度的一致性。

第四章　中药的应用

【教学目标】

1. 掌握炮制对中药活性的改变、中药配伍的科学性。

2. 熟悉中药新药药理毒理研究的基本要求。

3. 了解药量对中药药效的影响。

【教学内容】

第一节　炮制

重点讲清中药炮制后提高疗效、降低毒性、改变药物性能三种效果。

第二节　配伍

1. 简要介绍药性"七情"配伍和传统配伍目的。

2. 重点讲清配伍研究的两种结论：相互协同增强疗效、相互拮抗降低毒性。

第三节　药量

介绍中药量效关系的现代研究和关于中药剂量的思考。

第五章　辨证治本药

【教学目标】

1. 掌握扶正药、解表药、清热药、祛寒药、理气药、活血药、平肝药、除湿药、化痰药的概念、分类，以及各类药与功效主治相对应的主要药理作用。

2. 熟悉各类辨证治本药的常用中药和方剂。

3. 熟悉代表药物黄芪、鹿茸、当归、生地黄、麻黄、金银花、葛根、板蓝根、黄芩、牛黄、地骨皮、雷公藤、厚朴、茯苓、甘遂、桔梗、干姜、吴茱萸、陈皮、香附、川芎、水蛭、莪术、钩藤、地龙、人参的重要药理作用。

4. 了解党参、淫羊藿、知母、桂枝、防风、柴胡、鱼腥草、黄连、牡丹皮、青风藤、防己、苍术、猪苓、丁香、肉桂、木香、丹参、银杏叶、姜黄、天麻、白术的重要药理作用。

【教学内容】

第一节　扶正药

1. 重点阐述扶正药及其益气药、壮阳药、养血药、滋阴药、固脱药的概念，与功效主治相对应的主要药理作用和常用中药与方剂。

2. 介绍黄芪、党参、鹿茸、淫羊藿、当归、生地黄、知母、人参等药物的重要药理作用。

第二节　解表药

1. 重点阐述解表药及其散风寒药、散风热药的概念，与功效主治相对应的主要药理作用，常用中药与方剂。

2. 介绍麻黄、桂枝、防风、金银花、柴胡等药物的重要药理作用。

第三节　清热药

1. 重点阐述清热药及其泻火热药、凉血热药、解热毒药、除湿热药、退虚热药、消暑热药的概念，与功效主治相对应的主要药理作用，常用中药与方剂。

2. 介绍栀子、大黄、牛黄、牡丹皮、板蓝根、鱼腥草、黄芩、黄连、地骨皮、薄荷等药物的重要药理作用。

第四节　祛寒药

1. 重点阐述祛寒药及其祛中寒药、消阴寒药的概念，与功效主治相对应的主要药理作用，常用中药与方剂。

2. 介绍干姜、丁香、附子、吴茱萸、肉桂的重要药理作用。

第五节　理气药

1. 重点阐述理气药及其畅中气药、疏肝气药的概念，与功效主治相对应的主要药理作用，常用中药与方剂。

2. 介绍陈皮、木香、香附的重要药理作用。

第六节　活血药

1. 重点阐述活血药及其舒血脉药、散瘀滞药、消癥积药的概念，与功效主治相对应的主要药理作用，常用中药与方剂。

2. 介绍川芎、丹参、水蛭、姜黄、莪术的重要药理作用。

第七节　平肝药

1. 重点阐述平肝药及其潜肝阳药、息肝风药的概念，与功效主治相对应的主要药理作用，常用中药与方剂。

2. 介绍天麻、羚羊角、地龙、白芍的重要药理作用。

第八节　除湿药

1. 重点阐述除湿药及其祛风湿药、化湿浊药、利水湿药、逐水饮药的概念，与功效主治相对应的主要药理作用，常用中药与方剂。

2. 介绍雷公藤、青风藤、汉防己、厚朴、苍术、茯苓、甘遂等药物的重要药理作用。

第九节　化痰药

1. 重点阐述化痰药及其祛痰浊药、祛风痰药的概念，与功效主治相对应的主要药理作用，常用中药与方剂。

2. 介绍桔梗、川贝母、天南星的重要药理作用。

第六章　祛因治病药

【教学目标】

1. 掌握消食药、抗溃疡病药、通便药、利胆药、排石药、抗癌药、抗过敏药、解毒药、抗病原生物药、保肝药、扩冠药、护心药、强心药、安神药、护肾药、健骨药、抗衰老药、益智药、护脑药、调经药、安胎药的概念、分类，及各类药物与功效主治相对应的主要药理作用。

2. 熟悉各类祛因治病药的常用中药和方剂。

3. 了解各味药物的重要药理作用。

【教学内容】

第一节　消食药

1. 重点阐述消食药的概念，与功效主治相对应的主要药理作用，常用中药与方剂。

2. 介绍山楂的重要药理作用。

第二节　抗溃疡药

1. 重点阐述抗溃疡药的概念，与功效主治相对应的主要药理作用，常用中药与方剂。

2. 介绍牡蛎的重要药理作用。

第三节　通便药

1. 重点阐述通便药及其润下药、攻下药的概念，与功效主治相对应的主要药理作用，常用重要与方剂。

2. 介绍火麻仁、番泻叶的重要药理作用。

第四节　利胆药

1. 重点阐述利胆药的概念，与功效主治相对应的主要药理作用，常用中药与方剂。

2. 介绍茵陈的重要药理作用。

第五节　排石药

1. 重点阐述排石药的概念，与功效主治相对应的主要药理作用，常用中药与方剂。

2. 介绍金钱草的重要药理作用。

第六节　抗癌药

1. 重点阐述抗癌药及其扶正抗癌药、解毒抗癌药的概念，与功效主治相对应的主要药理作用，常用中药与方剂。

2. 介绍枸杞子、冬凌草的重要药理作用。

第七节　抗过敏药

1. 重点阐述抗敏药的概念，与功效主治相对应的主要药理作用，常用中药与方剂。

2. 介绍秦艽的重要药理作用。

第八节　解毒药

1. 重点阐述解毒药的概念，与功效主治相对应的主要药理作用，常用中药与方剂。

2. 介绍甘草的重要药理作用。

第九节　抗病原生物药

1. 重点阐述抗病原生物药及其抗病毒药、广谱抗菌药、抗真菌药、抗痨药、截疟药的概念，与功效主治相对应的主要药理作用，常用中药与方剂。

2. 介绍大蒜、绵马贯众、蒲公英、黄柏、百部、青蒿的重要药理作用。

第十节　保肝药

1. 重点阐述保肝药及其扶正保肝药、解毒保肝药的概念，与功效主治相对应的主要药理作用，和常用中药与方剂。

2. 介绍五味子、垂盆草的重要药理作用。

第十一节　扩冠药

1. 重点阐述扩冠药的概念，与功效主治相对应的主要药理作用，常用中药与方剂。

2. 介绍延胡索的重要药理作用。

第十二节　护心药

1. 重点阐述护心药及其滋养护心药、活血护心药的概念，与功效主治相对应的主要药理作用，常用中药与方剂。

2. 介绍灵芝、绞股蓝的重要药理作用。

第十三节　强心药

1. 重点阐述强心药及其温补强心药、清泻强心药的概念，与功效主治相对应的主要药理作用，常用中药与方剂。

2. 介绍香加皮、葶苈子的重要药理作用。

第十四节　安神药

1. 重点阐述安神药及其养心安神药、清心安神药的概念，与功效主治相对应的主要药理作用，常用中药与方剂。

2. 介绍酸枣仁、麦冬的重要药理作用。

第十五节　护肾药

1. 重点阐述护肾药及其补虚护肾药、活血护肾药的概念，与功效主治相对应的主要药理作用，常用中药与方剂。

2. 介绍冬虫夏草、蒲黄的重要药理作用。

第十六节　健骨药

1. 重点阐述健骨药的概念，与功效主治相对应的主要药理作用，常用中药与方剂。

2. 介绍杜仲的重要药理作用。

第十七节　抗衰老药

1. 重点阐述抗衰老药的概念，与功效主治相对应的主要药理作用，常用中药与方剂。

2. 介绍制首乌的重要药理作用。

第十八节　益智药

1. 重点阐述益智药的概念，与功效主治相对应的主要药理作用，常用中药与方剂。

2. 介绍刺五加的重要药理作用。

第十九节　护脑药

1. 重点阐述醒脑药的概念，与功效主治相对应的主要药理作用，常用中药与方剂。

2. 介绍麝香、葛根的重要药理作用。

第二十节　调经药

1. 重点阐述调经药的概念，与功效主治相对应的主要药理作用，常用中药与方剂。

2. 介绍红花的重要药理作用。

第二十一节　安胎药

1. 重点阐述安胎药的概念，与功效主治相对应的主要药理作用，常用中药与方剂。

2. 介绍续断的重要药理作用。

第七章　对症治标药

【教学目标】

1. 掌握利咽药、止咳药、平喘药、止呕药、止泻药、止血药、止痛药、升高白细胞药、降低血脂药、降低血糖药、降低血压药、复脉药的概念、分类，以及各类药物与功效主治相对应的主要药理作用。

2. 熟悉各类对症治标药的常用中药和方剂。

3. 了解各味药物的重要药理作用。

【教学内容】

第一节　利咽药

1. 重点阐述利咽药的概念，与功效主治相对应的主要药理作用，常用中药与方剂。

2. 介绍山豆根的重要药理作用。

第二节　止咳药

1. 重点阐述止咳药的概念，与功效主治相对应的主要药理作用，常用中药与方剂。

2. 介绍半夏的重要药理作用。

第三节　平喘药

1. 重点阐述平喘药的概念，与功效主治相对应的主要药理作用，常用中药与方剂。

2. 介绍苦杏仁的重要药理作用。

第四节　止呕药

1. 重点阐述止呕药的概念，与功效主治相对应的主要药理作用，常用中药与方剂。

2. 介绍生姜的重要药理作用。

第五节　止泻药

1. 重点阐述止泻药的概念，与功效主治相对应的主要药理作用，常用中药与方剂。

2. 介绍五倍子的重要药理作用。

第六节　止血药

1. 重点阐述止血药及其收敛止血药、止血化瘀药、寒凉止血药、温热止血药的概念，与功效主治相对应的主要药理作用，常用中药与方剂。

2. 介绍白及、三七、槐花、艾叶的重要药理作用。

第七节　止痛药

1. 重点阐述止痛药及其麻醉止痛药、解痉止痛药、止痛化瘀药的概念，与功效主治相对应的主要药理作用，常用中药与方剂。

2. 介绍洋金花、徐长卿、祖师麻的重要药理作用。

第八节　升高白细胞药

1. 重点阐述升高白细胞药的概念，与功效主治相对应的主要药理作用，常用中药与方剂。

2. 介绍女贞子的重要药理作用。

第九节　降低血脂药

1. 重点阐述降低血脂药的概念，与功效主治相对应的主要药理作用，常用中药与方剂。

2. 介绍泽泻的重要药理作用。

第十节　降低血糖药

1. 重点阐述降低血糖药的概念，与功效主治相对应的主要药理作用，常用中药与方剂。

2. 介绍玉米须的重要药理作用。

第十一节　降低血压药

1. 重点阐述降低血压药及其养肝降压药、平肝降压药、清肝降压药的概念，与功效主治相对应的主要药理作用，常用中药与方剂。

2. 介绍熟地黄、罗布麻叶、银杏叶的重要药理作用。

第十二节　复脉药

1. 重点阐述复脉药及其温阳复脉药、清热复脉药的概念，与功效主治相对应的主要药理作用，和常用中药与方剂。

2. 介绍细辛、苦参的重要药理作用。

四、教学时数分配与内容

本课程教学时数建议54~72学时。按54学时记，建议学时分配如下。

	总学时数	理论教学内容
第一章	2	绪论
第二章	6	中药药性理论的现代阐释
第三章	2	中药药理作用的特点
第四章	4	中药的应用
第五章	20	辨证治本药
第六章	8	祛因治病药
第七章	12	对症治标药

五、使 用 说 明

本教材主要供中药专业及中西医结合、中医学、药学、临床医学等专业高职高专学生使用。主要面向基层医院药剂科、社区医疗保健体系、药品生产企业、药品销售行业的中药学专业技术人员。本教材编写的指导思想是尽量贴近使用对象，以培养现代临床中药学及中医、中西医结合实用型人才为目标。按照"基础理论够用、适度，技术应用能力强"的高职高专培养要求，以介绍药物的实用价值为重点。注重训练学生运用现代药理学知识指导传统中药临床应用的能力，以及中成药现代应用的基本知识和技能。

使用本教材时配合网络增值版教学、预习或复习，将更容易理解教学内容，更容易掌握教学的重点。

本教材的具体使用课时可根据各学校具体情况而定。有关实验教学内容，本教材不做统一要求，各学校可自主决定。

主要参考书目

1. 徐晓玉. 中药药理与应用 [M]. 第2版. 北京：人民卫生出版社，2010.
2. 徐晓玉，中药药理学 [M]. 北京：中国中医药出版社，2010.
3. 侯家玉. 中药药理学 [M]. 北京：中国中医药出版社，2002.
4. 沈映君. 中药药理学 [M]. 上海：上海科学技术出版社，1997.
5. 李仪奎，姜名瑛. 中药药理学 [M]. 北京：中国中医药出版社，1992.
6. 王筠默. 中药药理学 [M]. 上海：上海科学技术出版社，1985.
7. 国家中医药管理局科技教育司. 中药药理学 [M]. 北京：中国中医药出版社，1997.
8. 高学敏. 中药学 [M]. 北京：中国中医药出版社，2007.
9. 雷载权. 中药学 [M]. 上海：上海科学技术出版社，1995.
10. 成都中医学院. 中药学 [M]. 上海：上海科学技术出版社，1978.
11. 庞俊忠. 临床中药学 [M]. 北京：中国医药科技出版社，1989.
12. 段富津. 方剂学 [M]. 上海：上海科学技术出版社，1995.
13. 贵阳中医学院. 方剂学 [M]. 贵阳：贵州人民出版社，1989.
14. 王永炎. 中医内科学 [M]. 上海：上海科学技术出版社，1997.
15. 上海中医学院. 内科学 [M]. 上海科学技术出版社，1978.
16. 叶任高，陆再英. 内科学 [M]. 第6版. 北京：人民卫生出版社，2004.
17. 杨宝峰. 药理学 [M]. 第6版. 北京：人民卫生出版社，2005.
18. 杨世杰. 药理学 [M]. 北京：人民卫生出版社，2005.
19. 李俊. 临床药物治疗学 [M]. 北京：人民卫生出版社，2007.
20. 欧阳钦. 临床诊断学 [M]. 北京：人民卫生出版社，2005.
21. 贾弘褆. 生物化学 [M]. 北京：人民卫生出版社，2005.
22. 沈映君. 中药药理学 [M]. 北京：人民卫生出版社，2000.
23. 陈奇. 中成药名方药理与临床 [M]. 北京：人民卫生出版社，1998.
24. 王本祥. 现代中药药理学 [M]. 天津：天津科学技术出版社，1997.
25. 黄泰康. 常用中药成分与药理手册 [M]. 北京：中国医药科技出版社，1994.
26. 颜正华. 中药学 [M]. 第2版. 北京：人民卫生出版社，2006.
27. 国家中医药管理局中华本草编委会. 中华本草 [M]. 上海：上海科学技术出版社，1999.
28. 南京中医药大学. 中药大辞典 [M]. 第2版. 上海：上海人民出版社，2006.
29. 肖培根. 新编中药志 [M]. 北京：化学工业出版社，2002.
30. 康永. 中药药理学 [M]. 北京：科学出版社，2001.
31. 阴健，郭力弓. 中药现代研究与临床应用 [M]. 北京：学苑出版社，1993.
32. 阴健. 中药现代研究与临床应用 [M]. 北京：中医古籍出版社，1995.
33. 周金黄，王筠默. 中药药理学 [M]. 上海：上海科学技术出版社，1986.
34. 吴葆杰. 中草药药理学 [M]. 北京：人民卫生出版社，1983.
35. 王浴生. 中药药理与应用 [M]. 北京：人民卫生出版社，1983.
36. 李广勋. 中药药理毒理与临床 [M]. 天津：天津科技翻译出版公司，1992.
37. 徐叔云. 中华临床药物学 [M]. 北京：人民卫生出版社，2003.

38. 梅全喜，毕焕新. 现代中药药理手册 ［M］. 北京：中国中医药出版社，1998.

39. 国家药典委员会. 中华人民共和国药典（2010 年版一部）［M］. 北京：中国医药科技出版社，2010.

40. 国家食品药品监督管理总局. 药品注册管理办法（局令第 28 号）［OL］. (2007-07-10)［2014-05-12］http：//www. sda. gov. cn/WS01/CL0053/24529. html.

41. 中华人民共和国国家卫生和计划生育委员会. 国家基本药物目录（2012 年版）（卫生部令第 93 号）［OL］. (2013-03-13)［2014-05-12］http：//www. moh. gov. cn/wsb/pwsyw/201303/f01fcc9623284509953620abc2ab189e. shtml.